运动损伤处置精要

（第10版）

〔美〕威廉斯·E. 普伦蒂斯（William E. Prentice） 主编

邢更彦 王 川 叶 恩 主审

李豪杰 鲍 捷 顾大伟 冯昊达 主译

河南科学技术出版社

·郑州·

William E. Prentice

ESSENTIALS OF ATHLETIC INJURY MANAGEMENT, 10th EDITION

ISBN 978-0-07-802275-3

Copyright © 2016 by McGraw-Hill Education.

All Rights reserved. No part of this publication may be reproduced or transmitted in any form or by any means, electronic or mechanical, including without limitation photocopying, recording, taping, or any database, information or retrieval system, without the prior written permission of the publisher.

This authorized Chinese translation edition is published byHenan Science and Technology Press Co., Ltd in arrangement with McGraw-Hill Education (Singapore) Pte. Ltd. This edition is authorized for sale in the People's Republic of China only, excluding Hong Kong, Macao SAR and Taiwan.

Translation Copyright © 2024 by McGraw-Hill Education (Singapore) Pte. Ltd and Henan Science and Technology Press Co., Ltd.

版权所有。未经出版人事先书面许可，对本出版物的任何部分不得以任何方式或途径复制传播，包括但不限于复印、录制、录音，或通过任何数据库、信息或可检索的系统。

此中文简体翻译版本经授权仅限在中华人民共和国境内（不包括香港特别行政区、澳门特别行政区和台湾）销售。

翻译版权©2024 由麦格劳－希尔教育（新加坡）有限公司与河南科学技术出版社所有。

本书封面贴有 McGraw-Hill Education 公司防伪标签，无标签者不得销售。

备案号：豫著许可备字 -2000-A-0175

图书在版编目（CIP）数据

运动损伤处置精要：第10版 / （美）威廉·E.普伦蒂斯(William E. Prentice)主编；李豪杰等主译. --郑州：河南科学技术出版社，2024.7

ISBN 978-7- 5725-1398-5

Ⅰ.①运… Ⅱ.①威… ②李… Ⅲ.①运动性疾病—损伤—诊疗 Ⅳ.①R873

中国国家版本馆CIP数据核字（2024）第068588号

出版发行：河南科学技术出版社

地址：郑州市郑东新区祥盛街 27 号　　邮编：450016

电话：（0371）65788613　65788628

网址：www.hnstp.cn

策划编辑：李　林

责任编辑：王婷婷

责任校对：崔春娟

封面设计：李小健

责任印制：徐海东

印　　刷：河南华彩实业有限公司

经　　销：全国新华书店

开　　本：889 mm×1 194 mm　1/16　印张：27　字数：741 千字

版　　次：2024 年 7 月第 1 版　　2024 年 7 月第 1 次印刷

定　　价：268.00 元

如发现印、装质量问题，影响阅读，请与出版社联系并调换。

翻译委员会名单

主　审

邢更彦（中国人民解放军总医院第三医学中心）

王　川（王川博士运动康复中心）

叶　恩（叶恩运动防护与康复工作室）

主　译

李豪杰（温州大学）

鲍　捷（苏州大学）

顾大伟（吉林体育学院）

冯昊达（北京京西学校）

副主译

张霖汐（国家体育总局训练局康复中心）

钟书翰（上海身闵佳中医门诊部）

卢柏伶（台湾左营运动训练中心）

曾　磊（北京师范大学）

译　者（按姓氏笔画排序）

马法超（中央财经大学）

吕敬诺（特乐扩运动防护研究院）

苏　奕（广西幼儿师范高等专科学校）

杨　硕（北京师范大学）

林姿吟（特乐扩运动防护研究院）

聂开迪（成都中医药大学）

顾忠科（南京体育学院）

董钊钊（河北医科大学第三医院）

校译专家（按姓氏笔画排序）

丁剑翘（山西大同大学）

卫　哲（丽水学院）

王　玮（安阳师范学院）

牛永刚（安阳师范学院）

牛衍龙（广州体育学院）

计　慧（河南体育学院）

边　颖（中山大学附属第三医院粤东医院）

朱　荣（温州医科大学）

刘春雨（玉林师范学院）

李　非（清华大学第一附属医院）

李盛村（温州医科大学）

李增明（河北体育学院）

何林宜（珠海乐康健康科技管理有限责任公司）

张国华（韩山师范学院）

陈　龙（兰州市第二人民医院）

郑　尉（天津体育学院）

郑彩霞（华中科技大学同济医学院附属同济医院）

胡精超（河南理工大学）

柳　华（武汉体育学院）

禹　洋（河南体育学院）

黄　鹏（北京体育大学）

黄信嘉（特乐扩运动防护研究院）

崔新东（河南体育学院）

董　静（吉林医药学院附属医院）

韩雨梅（山西大学）

中文版前言

2015年"运动防护师"列入《中华人民共和国职业分类大典》，同年"运动防护"列入《普通高等学校高等职业教育（专科）专业目录》。2018年《普通高等学校本科专业类教学质量国家标准》明确将"运动防护"列为"运动康复专业"的培养目标。到了2020年，《人力资源社会保障部 体育总局关于深化体育专业人员职称制度改革的指导意见》正式启动运动防护师的职称评审。虽然形势一片大好，但我们还是必须直面师资与教材不足的窘境。

《运动损伤处置精要》（*Essentials of Athletic Injury Management*）是《运动防护原理》（*Principles of Athletic Training*）主编William E. Prentice教授为对体能训练、运动科学、运动教练、体育教育有兴趣的学生所写的教科书，广泛地被美国体育相关专业选用，并成为体育与健康相关专业人员常备的参考书。在河南科学技术出版社的支持下，我们有机会以翻译本书为抓手，同时进一步促进一线运动防护工作者与医务工作者、高校相关课程教师一同探讨运动损伤等课程该学些什么，运动康复、运动防护专业教育与其他体育类专业的课程有何区别。

本书邀请在美国接受运动防护专业教育并取得职业资质的冯昊达运动防护师，具有骨科副主任医师资格并担任运动防护专业负责人的顾大伟副教授，以及长期担任队医的鲍捷副教授一同担任主译。邀请张霖汐、钟书翰、卢柏伶、曾磊等长期担任运动防护师的伙伴一同担任副主译与翻译人员。邀请黄信嘉高级运动防护师、崔新东主任医师、张国华教授等专家进行校译。最后由中国人民解放军总医院第三医学中心邢更彦教授、美国运动防护师与物理治疗师王川博士，以及具有德国运动治疗师资格的叶恩运动防护师担任主审。

他山之石，可以攻玉。希望本书能够让运动防护与运动损伤处置知识在中华大地更加普及，助力体育强国与健康中国建设。让运动员在赛场上发挥更好的表现，让大众健康地享受体育的乐趣。这本翻译教材如果达到这预期的效果，要归功于原书作者与中文版的参与者们。如果有不足之处，是本人的失误，还请大家指正。

博士、教授、正高级运动防护师、劳工卫生管理师

2023年11月27日于温州大学

前言

谁适合使用此教材？

第10版《运动损伤处置精要》是为对运动科学的健身专业、肌动学、教练学或体育教育方面感兴趣的学生所编写的。参加运动人群常见损伤预防和处置课程的大多数学生，很少或根本没有从事运动防护职业的打算。但是，确实也有很多学生选择这些课程，他们之所以这样做，是因为他们打算从事教练、健身、体育或与锻炼和运动科学相关的其他领域职业。对于这些人来说，对休闲和竞技运动员健康保健的许多方面做一些了解和理解对于他们有效地履行工作职责是至关重要的。

参加健身或训练和体能运动的学生可能会对参加本课程感兴趣，此课程将为他们提供预防损伤、识别损伤的指南和建议，并教他们如何正确处理特定损伤。因此，《运动损伤处置精要》旨在提供有关各种主题的基本信息，所有这些主题都与运动员的医疗保健相关。

《运动损伤处置精要》是在另一本公认的教科书《运动防护原理》的基础上创建的，《运动防护原理》目前为第15版。《运动防护原理》是专业运动防护师和对运动医学感兴趣者的主要教科书，而《运动损伤处置精要》的写法则更适合教练、健身专业人士和体育教师阅读。本书提供了当没有运动防护师或医师时，处理运动损伤患者的指导、提示和建议。

结构和范围

第10版《运动损伤处置精要》为读者提供了有关运动损伤的预防和基本照护的最新信息。本书的理念是，最大程度地防止因参加运动而造成的不利影响。然而，参加体育活动的本质决定了迟早可能发生损伤。在这些情况下，提供及时和正确的照护可以最大限度地减轻损伤的严重性。

总体而言，本书旨在使初学者不仅可以了解一般概念，还可以了解特定概念。各章聚焦于增进对运动损伤的预防和照护的理解。

《运动损伤处置精要》分为四个部分：组织和建立有效的运动健康照护系统、通过运动健康照护系统预防损伤、治疗和处置运动损伤的技术，以及特定损伤和状况的识别和处置。

第一部分，"组织和建立有效的运动健康照护系统"，从第1章开始，讨论"运动医学团队"中所有个人的角色和责任，这些人在某种程度上影响运动员的医疗服务。第2章提供在没有运动防护师的情况下，建立运动健康照护系统的指导和建议。在当今社会，尤其是对于那些远程提供运动健康照护的人来说，法律责任问题是最重要的问题。第3章讨论了减少医疗纠纷的方法，以及通过适当的保险范围让运动员和以任何方式参与提供运动健康照护的任何人都受到保护。

第二部分，"通过运动健康照护系统预防损伤"，讨论了各种主题，这些主题可以单独或共同使用，以减少损伤发生的机会。第4章强调确保运动员体能对预防损伤的重要性。第5章讨论了健康饮食的重要性，并就注意合理的营养习惯和使用膳食补充剂提供了合理的建议。第6章提供了选择和使用防护设备的准则。第7章探讨了最大限度地减少威胁运动员健康的潜在环境因素的方法。

第三部分，"治疗和处置运动损伤的技术"，从第8章开始，详细介绍了如何评估损伤的严重性，然后提供了应对紧急情况应采取的具体步骤。第9章提供了一些帮助减少传播传染病机会的指导方针，通过采取普遍的预防措施来处理血源性病原体。第10章讨论了可以用于防止新伤发生和旧伤恶化的常见包扎和贴扎技术。第11章简要讨论了伤后康复可能使用的一般技术。第12章讨论了受伤运动员的心理学，并就教练应如何处理损伤提出了建议。

第四部分，"特定损伤和状况的识别和处置"从第13章开始，定义并分类了体育活动人群最常见的各种损伤。第14~22章讨论了在身体的特定区域发生的损伤，包括：足，踝和小腿，膝，髋、大腿、腹股沟和骨盆，肩，肘、前臂、腕和手，脊柱，胸部和腹部，以及头、面、眼、耳、鼻和喉。对损伤最常见的原因、可能会看到的受伤迹象，以及该损伤照护的基本计划进行了单独讨论。第23章讲述处理可能会影响运动员及其参加比赛能力的各种疾病和其他健康问题的准则和建议。第24章专门讨论与药物滥用有关的问题及药物滥用对运动员的潜在影响。第25章对青少年运动员可能发生的损伤进行了专门的探讨。

此版本的更新

各章更新与补充

贯穿全文对内容进行了许多更改和说明。

第1章

- 更新健身专业人员的角色和责任的信息，这些专业人员可能会发现其岗位需要一些运动健康照护的知识。
- 根据最新的角色描述研究，重新组织和更新了运动防护师的角色和职责。
- 增加了有关将伤患转诊给适当的健康照护专业人员的新讨论。
- 强调骨科医师在照顾受伤运动员方面的作用。
- 更新了很多参考文献和注释书目，以使它们尽可能最新。

第2章

- 更新了有关在中学雇用注册运动防护师的信息。
- 增加了对美国运动防护师协会（NATA）共识声明的新讨论，该声明讨论了针对中学生运动员的适当医疗照护。

- 添加了有关青少年运动安全联盟2013年发布的《中学生运动员权利法案》的新信息。
- 添加了用于确定青春期生长和发育的青春期发育量表的新信息。
- 添加了理想的运动健康照护设施的新图纸。
- 更新了很多参考文献和注释书目，以使它们尽可能最新。

第3章

- 添加了有关《平价医疗法案》的新信息。
- 添加了新的"焦点框"，讨论了《平价医疗法案》的主要特点和好处。
- 更新了参考文献，以使其尽可能最新。

第4章

- 更新了有关热身的信息和建议。
- 健身操现在被更正确地称为自重锻炼。
- 添加了新图片，可以更好地说明能够在训练和体能计划中进行的各种预防损伤的锻炼。
- 完整修订和更新有关计算目标心率以改善心肺耐力的信息。
- 新增了美国运动医学会关于训练强度的建议。
- 将术语"间歇训练"更改为更合适的术语"高强度间歇训练"。
- 更新了很多参考文献和注释书目，以使它们尽可能最新。

第5章

- 讨论了人体的新陈代谢如何利用各种食物来产生能量。
- 添加了有关在运动中可以提供能量的食物的新建议。
- 运动损伤处置清单着重于运动员的营养饮食。
- 增加了关于暴饮暴食作为新近认识到的饮食失调的新信息。
- 更新了很多参考文献和注释书目，以使其尽可能最新。

第6章

- 替换了大多数图片以显示最新设备的示例。
- 更新了必须放在所有橄榄球头盔上的新国际运动员标准设备执行委员会（NOCSAE）警告标签。

- 添加了最新头盔技术的更新，该技术可最大限度地减小传递到运动员头部的冲击力。
- 添加了有关最新面罩紧固件的讨论。
- 更新了很多参考文献和注释书目，以使它们尽可能最新。

第7章

- 用更易于阅读的新图表替换了热量指数图表。
- 更新了用于监测热量指数的干湿计的信息。
- 更新了有关使用防晒霜的信息。
- 提供了便携手持式闪电探测器的图片。
- 更新了很多参考文献，以使它们尽可能最新。

第8章

- 添加了紧急情况的新定义。
- 添加了一个新的"焦点框"，提供了应急行动计划范例。
- 在紧急程序流程图中重新排列了危及生命的损伤。
- 对受伤患者急救流程图进行了一些细微调整，以厘清步骤。
- 添加了一张显示测量血压时手和手指的正确位置的图片。
- 添加了一张简要介绍固定颈椎的头部固定技术图片。
- 增加了一个最新建议——在运输怀疑有颈椎损伤的运动员时，考虑先由训练有素的人员取下头盔和护肩。
- 更新了很多参考文献和注释书目，以使它们尽可能最新。

第9章

- 更换显示撕裂伤和切割伤皮肤伤口的图片。
- 明确了清洁伤口和使用封闭敷料的建议。
- 更新了很多参考文献和注释书目，以使它们尽可能最新。

第10章

- 讨论了肌内效贴及其作为治疗技术的功效。

第11章

- 添加了讨论，以阐明本章的目的，并就谁在法律上能够建议或监督受伤运动员的康复计划提出警示。

第13章

- 更新了很多参考文献，以使它们尽可能最新。

第14章

- 添加了跖囊炎的定义。
- 更新了很多参考文献和注释书目，以使它们尽可能最新。

第15章

- 添加与更新了护踝图片。
- 明确了跟腱炎和跟腱变性之间的区别。
- 更新了很多参考文献和注释书目，以使它们尽可能最新。

第16章

- 添加了鞋子类型及其在不同运动场地上对预防膝关节受伤的影响。
- 添加了有关前抽屉和后抽屉试验的新讨论，以及展示这些试验的新图片。
- 添加了阐明非接触性和接触性前交叉韧带损伤机制的新信息。
- 添加了一张可以更准确地显示导致前交叉韧带损伤的作用力组合的新图片。
- 重新定义了髌股关节疼痛综合征。
- 更新了很多参考文献和注释书目，以使它们尽可能最新。

第17章

- 添加了有助于解释梨状肌综合征的新图片。
- 讲述了有关髋挫伤的损伤原因。
- 更新了很多参考文献和注释书目，以使它们尽可能最新。

第18章

- 更新可以阐明不同程度损伤的、带有箭头的肩锁关节扭伤图片。
- 添加了二头肌腱鞘炎的新图，该图显示了肌腱的位置和最常见的炎症区域。
- 更新了很多参考文献和注释书目，以使其尽可能最新。

第19章

- 添加了有关肱骨外上髁炎和内上髁炎测试的新讨论和新图片。
- 简要提到"餐叉"畸形是指科利斯（Colles）骨折。
- 添加了新的X线片，以清楚地显示前臂桡尺骨双骨折的示例。
- 添加了显示腕管综合征原因的新图。
- 更新了很多参考文献和注释书目，以使它们尽可能最新。

第20章

- 添加了可以更清楚地描绘腰椎滑脱的X线片。
- 删除了涉及睡水床的部分。
- 更新了很多参考文献和注释书目，以使它们尽可能最新。

第21章

- 增加了腹部器官触诊时出现牵涉痛的讨论。
- 确定运动员猝死综合征的非心脏原因。
- 明确了运动性疝和腹股沟疝或股疝的区别，运动性疝应更正确地称为运动性耻骨痛。
- 更新了很多参考文献和注释书目，以使它们尽可能最新。

第22章

- 更新了脑图像，可以更清楚地显示脑的不同区域。
- 添加了阐明轻度脑创伤和脑震荡之间关系的内容。
- 添加了有关脑震荡及相关症状和体征的最新定义的新讨论。
- 更新并添加了有关使用当前最被人接受的运动脑震荡评估工具3评估脑震荡的新信息。
- 添加了脑震荡照护的新指南，包括规定了脑震荡必须如何处置和重返竞技决策的美国较新的州法。
- 添加了症状分级表，用于识别与脑震荡相关的可能症状。
- 添加了一个新的"焦点框"，详细说明了疑似脑震荡的运动员在场边应遵循的程序。

- 更新了很多参考文献和注释书目，以使它们尽可能最新。

第23章

- 添加了有关处理单纯疱疹的更新建议。
- 添加了演示如何正确使用定量吸入器的新图片。
- 替换了几种皮肤疾病的图片，以更好地准确显示这些疾病的外观。
- 更新了足癣（运动员足）的治疗信息。
- 添加了避孕器替代避孕药的讨论。
- 更新了很多参考文献和注释书目，以使它们尽可能最新。

第24章

- 基于审稿人的共识，扩大了关于娱乐性药物滥用的讨论，包括酒精、滥用的非法药物和滥用的处方药。
- 更新了美国大学体育协会（NCAA）和美国反兴奋剂局（USADA）禁药的"焦点框"。
- 更新了很多参考文献和注释书目，以使它们尽可能最新。

第25章

- 更新了青少年运动安全联盟有关青少年运动损伤的统计数据。
- 更新了美国儿科学会的运动医学与健身委员会关于青少年力量训练方案的建议。
- 添加了有关美国奥林匹克委员会教练教育部的信息，该部门为40个美国运动管理机构提供支持。
- 更新了美国儿科学会关于运动损伤预防技巧的表格。
- 更新了"全球安全儿童"的"运动父母安全清单"。
- 在青少年运动安全联盟的"国家体育安全行动计划"中添加了新表格。
- 更新了很多参考文献和注释书目，以使它们尽可能最新。

附录A

- 更新了有关中学聘用运动防护师的信息。

目录

第一部分

组织和建立有效的运动健康照护系统

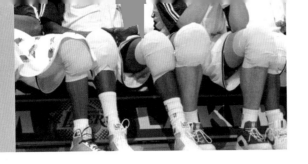

第1章

健身专业人员、教练和运动医学团队：角色定义

■ 目标

学习本章后应能够：

- 掌握"运动医学"这一术语的定义。
- 区分各运动医学组织。
- 对比有组织的与休闲的体育活动中的运动健康照护。
- 讨论健身专业人员（包括私人健身教练和体能教练）与运动医学团队的关系。
- 描述在监督休闲运动时，个人在运动损伤处置中的作用。

- 分析运动管理者在运动健康照护系统中的作用。
- 描述教练在运动损伤的预防、紧急救护及损伤处置中的作用。
- 确定运动防护师在处理受伤运动员时的职责。
- 描述队医的角色，以及如何与运动防护师互动。
- 阐明运动医学团队应如何与运动员互动。
- 确定运动医学团队的其他成员，并描述他们的角色。

在美国，有数百万人定期参与有组织的和休闲的运动或体育活动。这就需要大量受过良好教育和专业训练的相关人员在人们参与运动时进行引导和监督。这些专业人员包括教练、健身专业人员（如体能教练和私人健身教练）、休闲运动专家、运动管理人员，以及其他对运动的各个方面和运动科学感兴趣的人。

事实上，无论参与何种运动，当你在这一运动中成为"运动员"角色时，损伤就极有可能发生。参与有组织的运动和（或）参与普通休闲

> 运动员是指从事并精通体育运动和（或）体育锻炼的人。

运动的运动员都有权利期望那些运动的监督者和组织者将他们的健康和安全放在首位。因此，对于监督者和组织者来说，学习如何最好地预防运动损伤或者尽可能减少损伤发生的相关专业知识极为重要。在损伤发生后，最关键的是能够鉴别出到底是何种损伤，并学会正确地施以急救护理，随后将运动员转诊给合适的医疗或健康护理人员以寻求合适的治疗。然而，我们必须清楚，这些优秀的专业人员并不是医务人员。事实上，在美国大部分地区，这些专业人员为受伤和生病的运动员提供健康护理是违法的，并且也违反了多个获得政府认可的、为受伤运动员提供医疗护理的医疗团队的实践方案。

本书旨在给希望成为教练、健身专家、休闲体育专家、运动管理员、体育教师、运动生理学专家、生物力学专家、运动心理学专家或者运动营养学专家的学生介绍和剖析各种各样与运动损伤处理相关的话题。本章主要介绍运动医疗团队的成员和他们之间是如何建立联系的，并详细讨论运动医学团队里各成员在运动员的健康管理中的特定作用和责任。

运动医学的概念

运动医学一般指的是与体育活动和运动相关的卫生保健这一广泛的概念。美国运动医学会（ACSM）使用"运动医学"一词来描述健康管理或充分发挥人体潜能的多种学科，包含了与运动有关的生理学、生物力学、心理和病理学。这些学科的临床应用是为了提高和维持人体的体力劳动、身体锻炼和体育运动的能力。它还包括预防和治疗与运动和体育有关的疾病和损伤的学科。如果把运动医学领域看作一把"伞"，这个"伞"下涵盖了与体育锻炼或运动人群有关的一些更专业的方面，这些方面分为运动表现提高或运动损伤处理和管理（图1-1）。以运动表现提高为主要研究方向的领域有运动生理学、生物力学、运动心理学、运动营养学、体能训练、私人健身训练、教练及体育教育。相对更侧重于运动员的健康管理及损伤/疾病管理的领域有临床医学（包括医师和助理医师）、运动防护、运动物理治疗、运动按摩疗法、运动口腔医学、整骨医学、假肢矫形/修复学、运动整脊学、运动足部医学、急诊医学等。当然，运动医学这一广泛概念还包含一些既能帮助提高运动员运动表现又有助于损伤护理和管理的专业领域（如运动营养学）。

运动医学组织

大量专业组织致力于运动医学这一领域并制定了这些组织成员在为受伤患者提供健康管理时的角色。专业的运动医学组织有许多使命：

（1）通过制定和维护一套专业标准（包括道

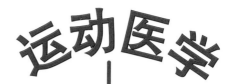

运动表现提高	运动损伤处理和管理
运动生理学	临床医学（医师、助理医师）
生物力学	运动防护
运动心理学	运动物理治疗
运动营养学	运动按摩疗法
体能训练	运动口腔医学
私人健身训练	整骨医学
教练	假肢矫形/修复学
体育教育	运动整脊学
	运动足部医学
	急诊医学

图1-1　运动医学"伞"下的专业

德规范）来实时提高领域水平。

（2）汇聚专业人士，交流思想，激发研究和促进辩证思维。

（3）使多个个人有机会以各自单一的目标组成一个团队来工作，从而使他们有可能实现无法独自实现的目标。美国运动医学组织名单见焦点框1-1。许多从事运动健康和安全防护的美国国家组织都有各州和地方组织作为其庞大主体的分支协会。所有这些国家、州、地方运动组织全部致力于减少

> 许多专业组织都致力于保障运动中的安全与健康。

运动员的疾病和降低损伤风险。

竞技性和休闲性运动中的运动健康防护

运动医学小组成员提供运动防护的系统或方法在很大程度上取决于活动是有组织的还是休闲的。有组织的体育活动通常指竞技体育，其中有不同的队伍和联盟参与，如中学、大学、职业运动队等。在有组织的体育运动中，运动医疗团队中的主要成员全职或兼职受雇于学校或者组织，包括教练、运动防护师及一名作为"队医"的医师。在大学和专

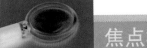

美国运动医学组织名单

- 美国儿科学会的运动医学与健身委员会（American Academy of Pediatrics，Council on Sports Medicine and Fitness）
- 美国物理治疗专家委员会，美国物理治疗协会（American Board of Physical Therapy Specialists，American Physical Therapy Association）
- 美国运动医学会（American college of Sports Medicine，ACSM）
- 美国运动医学骨科协会（American Orthopedic Society for Sports Medicine）

- 美国运动防护师协会（National Athletic Trainers' Association）
- 美国大学体育协会（National Collegiate Athletic Association，NCAA）
- 美国高中体育协会（National Federation of State High School Athletic Association）
- 美国国家体能协会（National Strength and Conditional Association，NSCA）
- 美国运动医学整骨协会（American Osteopathic Academy of Sports Medicine，AOASM）

业运动队中，还会有体能教练、运动营养师、按摩治疗师和运动心理医师。在有组织的运动活动中，运动健康防护体系往往是细致而全面的，并且在许多情况下运动医学的覆盖范围被认为是高度复杂的。

事实上休闲体育活动也可以带有竞技性。然而，休闲体育活动通常是为了娱乐和消磨空闲时间，并没有太多正式的组织结构，同时很多组织者大多是志愿参与。像市级或社区内的运动队和联盟都属于这类情况。许多人选择参加以健身为目的的运动，如跑步或者是负重训练，作为休闲体育活动。这些"非专业运动员"可能会请私人健身教练来指导自己健身。当出现了运动损伤，他们倾向于咨询家庭医生、运动防护师、运动整脊师或运动物理治疗师。运动健康护理对于休闲运动的运动员来说，主要以付费治疗服务为主。

运动医学团队成员

为运动员提供医疗保健需要集体努力才能最有效[38]。运动医学团队涉及许多人，每个人都必须履行与照顾受伤运动员有关的特定职能[5,12]。

健身专业人员如何与运动医学团队相关联

除本章节前面提到的健身专业人员（包括体能教练、私人健身教练和其他对健身和运动科学有兴趣的人员），运动医学团队还包括体育教师、运动生理学家、生物力学专家、运动心理学专家及运动营养学专家。如果我们探究下"运动医学伞"模式就会发现，这一组织主要聚焦在如何提高运动员运动能力上。如果一个运动员通过训练和身体素质调节表现出了高水平的运动能力，那么毫无疑问，他的运动能力处于高水平，同时也会更少遭受运动相关的损伤。因此，专注运动表现提高领域内的专家和聚焦运动健康防护的团队之间有关联，并需要同时参与预防运动损伤这一任务。

体能教练

体能教练是指确保运动员适合参加比赛，监督运动项目这一方面的专业人员。在专业级别的运动队和大部分大学里，全职体能教练的工作是负责运动队和个人的运动训练。在美国，这些体能教练中有很多人（但不是全部）获得了NSCA[24]的认证。NSCA有3万多名成员。体能教练最重要的责任是与运动防护师和教练积极交流与紧密合作，以共同保证运动员身体达到最佳状态[9]。所有的体能教练均应通过美国红十字会、美国心脏协会或美国国家安全委员会的CPR/AED（心肺复苏/自动体外除颤仪）认证。同时他们还需要获得美国红十字会或国家安全委员会的急救认证。

如果一名运动员受伤了并且正在接受康复治疗，体能教练需要与运动防护师沟通应该如何调整/限制该运动员的训练[22]。在关乎运动员身体状态问题上，运动防护师应该尊重体能教练的意见。但是，受伤运动员的康复工作应当归属于运动防护师。应当允许运动防护师辩证地回顾体能教练所设计的训练课程及熟知运动员在日常训练中期盼能达到的效果。运动防护师应该指出在体能训练中一个受伤运动员能做什么和不能做什么[41]。

美国大部分高中是没有体能教练的。对于这种情况，运动防护师或者教练在自身运动防护或者教练职责之外一般也会承担体能教练的工作。运动防护师或者教练会经常发现，不仅设计训练和体能课程很重要，同时监督健身房及教导年轻并且毫无经验的运动员如何让他们更适应竞技运动也很重要。运动队的日常训练和体能项目的监督必须由运动防护师和教练共同合作。

私人健身教练

私人健身教练的职责是根据客户个体的健康状况、运动能力和健身的目的来制订全面的运动健身计划[18]。曾经，聘请私人健身教练是富人和名人的行为，如今任何收入层次的人都可以聘请私人健身教练来教自己如何锻炼从而保持健康，同时获得健康生活方式的建议[13]。

在美国，大概有30万私人健身教练服务于个人和公司。虽然每个资格认证组织和机构都知道自己有多少个会员，但是有很多私人健身教练拥有不止一个机构颁发的资格证书，这就造成了在美国很难精确地计算到底有多少拥有资格认证的教练。

遗憾的是，目前在美国只有华盛顿哥伦比亚特区要求私人健身教练注册，其他地区并不要求私人健身教练必须拥有一个认证证书[7]。在美国大约有400家机构可以颁发私人健身教练证书，但其中只有少部分机构被多数专业人士认可。其中最受推崇的是ACSM，NASM（美国国家运动医学研究院），NSCA和ACE（美国运动委员会）[21]。这几个组织在考核知识和实践操作上有特殊要求，在颁发证书后也会反复进行测试和继续教育。最近，有几个组织开始要求其认证的私人健身教练具有运动科学或相关领域的正规教育学位[23]。但是，其他组织的要求并不那么严格，只要通过网络参加函授课程或参加周末或单日的培训课程就能获得相应的资格证书。个

人在聘请私人健身教练时应检查该教练是否有相应的资格证书。在美国，所有私人健身教练都应获得美国红十字会、美国心脏协会或美国国家安全委员会的CPR/AED认证，以及美国红十字会或国家安全委员会的急救认证。

私人健身训练无疑是健身行业增长最强劲的领域，并且随着私人健身教练开始提供超出一般锻炼计划的各种服务，这种增长还有望继续[18]。越来越多的私人健身教练开始面向某些特定的群体，如产前孕妇、青少年和老年人等，为其提供康复训练、体能训练，以及特殊医疗需求和体重管理方面的服务。

休闲体育专家如何与运动医学团队相关联

休闲体育运动专家负责组织、计划和监督当地娱乐活动、露营活动和公园地区的休闲活动；游乐场的活动；健康俱乐部和健身中心的活动；工作场所的活动；以及某些公司、主题公园和旅游景点的活动。休闲体育运动监督工作人员的基本职责是确保运动的环境尽可能安全，最大限度地减少受伤风险。如果参与者受伤，休闲体育运动专家应能够立即提供正确的急救，然后将伤者转诊给适当的医务人员。在美国，所有休闲体育运动专家应获得美国红十字会、美国心脏协会或美国国家安全委员会的CPR/AED认证，以及美国红十字会或国家安全委员会的急救认证。

休闲中心和公园负责人负责给地方的娱乐活动和公园委员会担任顾问，并管理各种环境中的综合娱乐计划。他们还负责对休闲体育活动进行预算。休闲运动主管是公园或休闲中心负责人与娱乐领导者之间的联络者。他们的职能是组织和管理休闲体育活动，以满足各种人群的需求，并监督娱乐领导者。受过专业训练的休闲运动主管还可以指导特殊运动或活动，监督重大活动，如水上运动、体操或娱乐演出。娱乐领导者主要负责娱乐项目的日常运

health 专业人员包括：

- 体能教练
- 私人健身教练
- 运动教练
- 其他与运动科学有关的人员

行。他们组织并指导参与者，安排设施的使用，领导并指导舞蹈、戏剧、手工艺、游戏和运动，维护设备，并确保适当使用娱乐设施。运动专家为游泳或网球等专业提供指导。营地辅导员带领并指导营员进行户外娱乐活动，如游泳、远足、骑马和露营。

休闲治疗师可以被视为医疗保健提供者。休闲治疗师在一线健康护理环境中工作，如医院和医院康复中心，或长期护理和居家护理机构。他们的工作是治疗具有特定健康状况的人群及对他们提供康复服务，通常与医师、护士、心理学家、社工，以及物理治疗师和作业治疗师合作。休闲治疗师通过休闲活动（尤其是结构化的团体计划）来改善和维持其客户的总体健康状况。他们还提供其他干预措施，防止患者遭受进一步的运动损伤，以及与疾病和残疾有关的并发症。

运动主管在运动医学团队中的角色

毫无疑问，负责管理大学和中学体育项目的运动主管在运动医学团队中发挥着重要作用。运动主管应在聘用运动医学团队的组成人员时提供意见。运动医学团队成员包括教练、体能教练、运动防护师、队医、运动营养师、运动心理学专家。运动主管要确保每个被聘用的人都具有相应的资格证书，并愿意且能够与运动医学团队的其他成员合作。运动主管的职责还包括协助体育卫生保健系统制定政策、程序、风险管理计划和紧急行动计划。运动主管还负责做出预算，为运动保健计划的各个方面提供资金，包括薪水、补给和设备，以及购买必要的保险（参阅第2章）。运动主管对运动健康护理计划的支持和履行会对运动项目的成功与否产生巨大影响。

教练在运动医学团队中的作用

对于教练而言，了解可能参与运动医学团队的每个人的具体角色和职责至关重要。尤其在没有运动防护师来监督医疗保健时，主教练就必须承担起这一职责。事实上，美国各个州在管辖非医疗人员提供医疗保健时能做什么和不能做什么方面的法律存在很大差异。主教练有责任清楚地了解其在本州作为医疗服务提供者的限制。

教练作为预防运动伤害的直接负责人需要查看运动员是否进行了损伤预防性训练。教练必须确保运动装备，尤其是运动防护用品的质量，以及这些装备是否正确维护。教练还要确保防护装备的妥善维护[38]。教练必须敏锐地意识到在特定运动中可能会导致受伤的原因，以及必须要采取的预防措施（图1-2）。教练在被呼喊上场救援时，应能够进行适当的急救。这点在严重的头部和脊柱损伤中尤其重要。在美国，所有教练（无论是主教练还是助理教练）都应获得美国红十字会、美国心脏协会或美国国家安全委员会的CPR/AED认证，也应获得美国红十字会或美国国家安全委员会的急救认证[30]。对于教练而言，获得这些认证对于能够为受伤的运动员提供正确、适当的急救和紧急护理来说非常重要。如果没有这些证书，可能会对教练及其雇主产生负面的法律影响。

教练必须透彻了解可能对运动员产生不利影响的运动技术和环境因素。例如，投掷和跑步等技能的生物力学错误会导致手臂和腿的过劳损伤，而过度暴露于炎热和高湿度环境则可能导致死亡。虽然教练是具有经验的人，但并不意味着他熟悉正确的、相应的技巧。教练必须通过诸如美国体育教育计划（ASEP）或美国国家教练员教育认证委员会（NCACE）之类的组织，进行继续教育，增加特定运动项目的知识量。当运动项目或特定运动没有运动防护师时，教练通常会担任该职位。

教练与运动防护师合作密切，双方都必须清楚彼此的角色和责任，以达到更好的合作效果，有效地发挥作用。运动防护师必须赢得主教练的尊重，以便在所有医疗事务上的判断均被接受[14]。反过来，运动防护师必须避免质疑教练在其特定领域的能力，还要避免给运动训练之外的事务建议。为了避免尴尬和矛盾，教练和运动防护师必须各司其职。就运动员的健康而言，医师和运动防护师才有

所有主教练和助理教练均应获得 CPR / AED认证和急救认证。

最终话语权。运动防护师在医疗保健相关事务上做出的决定应始终得到运动主管的支持。

运动防护师的角色和职责

对于与运动防护师一起工作的教练或其他运动专业人员来说，了解运动防护师在照顾运动员时所扮演的角色和责任至关重要（图1-3）[6]。如果没有运动防护师，其中许多责任可能落在教练身上。

在负责运动员的伤害预防和健康护理的所有专业人员中，运动防护师与运动员的关系是最紧密的[38]。

整个康复期间，在运动员完全不受限制地恢复练习或比赛之前，运动员都要和运动防护师打交道[38]。运动防护师最直接地负责运动环境中各个阶段的医疗保健，包括防止损伤发生、提供急救和损伤管理、进行损伤的评估和诊断，以及设计和监督及时有效的康复计划，可以促进运动员安全、迅速地重新参加比赛[31,32,40]。各类学校、专业运动队、运动医学诊所、工业公司及不太"传统"的组织，如表演艺术团队、纳斯卡车赛团队、国家宇航局、军队、设备销售/支持部门等都聘用了运动防护师（参阅附录A）[19,29,44]。

若要有效预防和治疗运动员受伤，运动防护师必须具备和掌握大量的运动医学专业知识。在美国，认证委员会已确立了运动防护师必须达到的要求[31]，如在体育训练环境中学术课程和临床经验的结合（参阅附录B）[3]，满足这些要求并且通过认证考试，就会获得运动防护师证书（本文中所有提及运动防护师的内容均表示该人已达到认证委员会规定的认证要求）。焦点框1-2进一步阐明了运动防护师和私人健身教练之间的差异。运动防护师的具体角色和职责在不同的工作环境中有一定差异[17,32]。虽然不同的州对运动防护师有不同的要求，但与运动员合作的运动防护师必须为经认证的运动防护师［获得ATC（Athletic trainer certification）］。

> **ATC** 被认证为运动防护师的个人证书。

伤害/疾病预防和健康保护

运动防护师的一项主要职责是通过教育运动员及使比赛环境尽可能安全，降低运动员损伤的可能性。运动防护师负责组织/安排体格检查并参与筛选运动员容易受伤的原因（参阅第2章），并教育父母、教练和运动员了

美国运动防护师的就业场所：

- 学校（除高校外）
- 学校系统
- 高校
- 职业队
- 诊所/医院
- 公司
- 纳斯卡车赛团队、美国宇航局、军队等
- 表演艺术团队

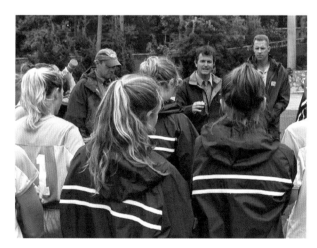

图1-2 教练是运动员在训练时损伤预防的主要负责人

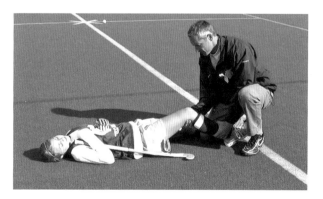

图1-3 在给运动员提供医疗护理方面，教练应该与运动防护师和队医密切合作

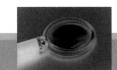
明确角色

"训练（training）"和"运动防护（athletic training）"这两个词经常被混淆。从前，训练是一种指导或教学行为。相比之下，运动防护被认为是医疗保健中的一个领域，涉及与体育活动相关的损伤的预防、管理、评估和康复[42]。

如今，公众混淆了教练、认证运动防护师、私人健身教练和体能教练这些名词。教练是指训练别人，使其掌握某种技术或动作的专业人员。经认证的运动防护师（获得认证委员会认证ATC）是受过高等教育的专职医疗保健人员，也是持有证书的运动防护（运动医学）专家。这些人都持有ATC。经认证的运动防护师在大众运动人群，尤其在运动员的保健方面发挥着重要作用[20,33]。私人健身教练也可能从至少400个现有认证组织中的任何一个获得某种程度的认证。他们主要关心的是在健康的人群中发展身体健康和提高身体素质。体能教练（在美国由美国国家体能协会认证）主要与专业或大学级别的运动员合作，以提高他们的机体水平和优化表现。

解所参与的运动固有的风险。预防损伤包括：①对运动员进行适当的训练和锻炼（参阅第4章）；②监测环境条件以确保运动能安全进行（参阅第7章）；③选择、正确穿戴及维护防护设备（参阅第6章）；④解释适当营养摄入（参阅第5章）和拥有健康生活方式的重要性；⑤药物的适当使用。

临床评估与诊断

运动防护师必须掌握如何通过评估来识别损伤性质和程度。必须能够有效、准确地评估伤害（参阅第8章）。运动防护师负责将受伤的运动员转诊至适当的医疗护理或保障部门。

紧急处理和急救

一旦完成了初步现场评估，运动防护师就必须承担为受伤的运动员提供适当急救的责任，并在管理急性损伤方面做出正确的决定（参阅第8章）[8,36]。因此，运动防护师不仅要在潜在的、严重的、危及生命的伤害方面有良好的初步识别和评估能力，还要有急救能力。美国运动防护师除了要获得CPR/AED认证，还应获得美国红十字会或美国国家安全委员会的急救认证。

治疗和康复

运动防护师必须精通设计及监督康复和重塑的流程，可以使用适当的康复设备、能够进行手法治疗技术或理疗（参阅第12章）。在某些情况下，运动防护师可以与物理治疗师和（或）体能专家紧密合作，设计功能性回归运动的计划。

运动防护师还应该意识到运动员可能出现的异常社交、情绪和心理行为等。必须认识到心理健康在损伤和康复中的作用，并使用干预策略来优化心理健康与康复之间的联系。如果运动防护师意识到运动员存在严重问题，则应将受伤的运动员转诊给适当的医务人员来进行干预[28]。

管理职业健康

运动防护师负责组织和管理运动防护计划，包括维护每个运动员的健康和受伤记录，制订应急行动计划，申购和维护必要的物资和设备，向保险公司提交信息，监督助理和运动防护学生，并为运动防护的日常运行制定规章和制度（参阅第2章）。

如同各类专职医疗保健专业人士一样，运动防护师还必须对普通民众进行普及教育，使他们了解什么是运动防护师和运动防护师的职责。完成这种科普最好的方式是举办专业研讨会，在学术期刊上发表研究成果，与地方和社区组织会面，最重要的是，做好受伤运动员的医疗保健工作[34]。

> **运动防护师的角色和职责：**
> - 损伤/疾病的预防和健康保护
> - 临床评估与诊断
> - 紧急处理和急救
> - 治疗和康复
> - 管理职业健康

队医职责

队医在运动员的损伤预防和医疗保健中承担几

种角色及责任[1,2,4,27]。

记录病史

队医应负责记录每个运动员的病史并进行体格检查，这两者都可以提供重要信息，某种程度上可以减少运动员受伤的可能性[37]。运动防护师和医师进行的运动前健康筛查对于建立运动员身体基础信息很重要，这些信息能在运动员近期受伤时用于比较和判断。

损伤诊断

队医应负责诊断损伤，并对运动防护师在诊断后制订的康复计划是否合理有敏锐的意识[39]（图1-4）。队医在决定受伤的运动员何时可以恢复正常活动时承担最大责任[26]。

思考题1-1

在赛季中期的艰苦日程中，一名篮球运动员的脚踝2级扭伤。经过3周的康复训练，大部分疼痛和肿胀已经消除。这位运动员渴望尽快恢复练习和比赛，而随后其他运动员的受伤也给教练施加了压力，使其提前返回赛场。不幸的是，该运动员仍然无法执行篮球中必不可少的功能性任务（切入和跳跃）。

? 请问谁负责决定运动员返回练习和比赛的时间？

决定是否参赛

队医应该从医学角度考虑运动员是否可以参赛，并且在运动员何时可以重新参加比赛这点上有最终决定权。但队医所做出的一系列的判断不仅必须基于医学知识，还必须基于对特定运动的心理生理要求的知识[15]。

参加练习和比赛

最理想的情况是队医尽可能多地出席运动队的日常训练和比赛。但在拥有20支或更多运动队的机构就职时很难做到这点[16]。

在运动医学计划的所有阶段，队医都必须促进并保持对运动员始终如一的高质量护理[10,25]。队医要与运动防护师密切合作，并且必须依靠他们的健康照护技能[43]。

> 队医必须拥有绝对的权力来决定运动员的健康状况能否参加体育项目。

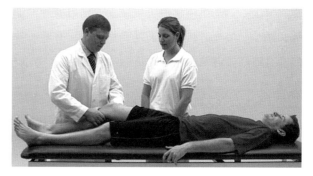

图1-4　在运动员的治疗过程中，队医要给运动防护师提供相应的建议

运动医学团队与运动员的关系

如果主教练有一名运动防护师和（或）一名医师一起提供医疗保健，则团队内的关系会极大地影响该团队或该运动项目的成功[35]。运动医学团队中每个人的主要关注点应该永远是运动员。主教练、运动防护师和队医的工作是由运动员联系起来的。队医、主教练和运动防护师的所有决定都会影响运动员。应当明确的是，与运动防护师合作的医师将具有从运动员受伤到完全恢复活动前的医疗护理的最终决定权[11]。教练们必须顺从并始终支持医务人员做出的与运动员健康有关的任何决定。

这并不是说教练不应该参与决策过程。例如，在运动员损伤康复期间，可能会有运动员可以参加的简单训练或技巧练习，而这不会加剧现有病情。因此教练、运动防护师和队医要协商出运动员在训练过程中做什么是安全的和做什么是不安全的。

有时候运动员会在教练的要求和队医的医嘱间左右为难。教练和运动防护师之间的密切沟通至关重要，要确保大家有共识。

任何个人关系都需要一些时间来发展。事实上，主教练和运动防护师之间的关系也是如此。运动防护师必须向教练证明自己正确处理伤害并指导康复计划的能力。教练需要一些时间来建立对运动防护师的信任和信心。教练必须明白，运动防护师对运动员的要求与主教练所要求的完全相同——使运动员健康并尽快安全地重新练习。

运动员必须从始至终都知情并理解制订损伤康复计划的原因、制订过程及依据。教练和运动防护师都应将对学生运动员的损伤预防和管理教育作为优先事项。运动员应学习可以减少受伤可能性的训练和调节。应充分告知他们的受伤情况，并聆听他们的身体在告诉他们什么以防止再次受伤。

家庭在运动医学团队中的重要性

在高中或初中阶段，教练、运动防护师和队医必须花时间向父母解释并告知父母有关运动损伤的管理和预防方法[3]。中学年龄阶段的运动员，家长对相关医疗保健的决定必须成为首要考虑因素。

某些情况下，尤其是在美国的高中和初中阶段，许多父母会坚持要求孩子由家庭医师看诊，而不是由运动队的队医看诊。对看诊医师的选择也可能是由父母的保险计划[如健康维护组织（HMO），首选提供者组织（PPO）]决定的。这造成了运动防护师必须与许多不同的"队医"进行交流的情况。即使家庭医生很少或没有与运动损伤有关经验，也必须尊重其意见。

在美国，教练、运动防护师和队医应确保运动员及其家人熟悉《健康保险流通和责任法案》（HIPAA），该法案规定了运动员健康信息拥有人该如何与他人共享该信息，并且不违反隐私条例。创建HIPAA是为了保护个人隐私并限制可以访问运动员医疗记录的人数。HIPAA法规将在第2章详细讨论。

运动医学团队的其他成员

在某些情况下，受伤的运动员可能需要除运动防护师或队医以外的各种医疗和非医疗服务的人员治疗和提供咨询服务。在运动防护师就特定问题咨询队医之后，运动防护师或队医都可以安排诊疗并按需转诊运动员。在对转诊运动员进行评估或提供咨询服务时，运动防护师必须了解该运动员可使用的社区服务。

一个运动项目也需要其他专业人士的支持性健康服务。这些专业人士包括护士、骨科医师、牙科和足病医师、助理医师、体能教练、营养学专家、运动心理学专家、运动生理学专家、生物力学家、物理治疗师、相关设备人员、裁判。

护士、执业护士

护士通常不负责诊断运动损伤。但是，医学相关教育背景使护士能够识别部分皮肤疾病、感染和轻微损伤。护士在医师的指导下工作，并与运动防护师和学校卫生系统联系。美国NP（nurse practitioner），一种（执业护士）受过高等教育和临床培训的注册护士，可以诊断和治疗常见的急性和慢性问题，并能开具处方和管理药物。

医师 不同医师有不同的专长领域，具有各种专业知识，可以在治疗中帮助运动医学团队的医师。

骨科医师 负责治疗肌肉骨骼系统的损伤和疾病。许多高校队伍中都有一位骨科医师在列。

皮肤科医师 可向皮肤科医师咨询有关皮肤问题和皮肤损伤情况。

妇科医师 关于女运动员的健康问题，应咨询妇科医师。

家庭医师 专门从事家庭医学的医师，对家庭所有成员进行监督或提供医疗服务。高等学校教育，特别是高中阶段的许多队医都从事家庭医疗。

内科医师 内科医师是专门从事内科医学的医师，通过手术以外的方法治疗内脏疾病。

神经科医师 神经科医师专门治疗神经系统障碍和损伤。某些运动中常见的神经性损伤（如头部受伤或周围神经受伤），需要与神经科医师合作。

眼科医师 负责诊断和治疗眼外伤的医师。验光师是评估佩戴的框架眼镜或隐形眼镜的技师。

整骨医师 采用整体治疗方法，强调肌肉骨骼系统在健康和疾病中的作用，采取整体疗法。整骨疗法在疾病的预防和治疗中结合了各种手法治疗和物理治疗措施。

儿科医师 儿科医师诊断和治疗参与体育活动的儿童和青少年的损伤和疾病。

精神科医师 精神病学是一种涉及心理疾病的诊断、治疗和预防的医学类实践。

牙医

牙医的角

? 思考题1-2 教练与运动防护师合作可以做些什么来最大程度地减少运动员受伤的机会？

色与队医的角色有些类似。牙医是运动队的牙科顾问，应参与急救和紧急护理。牙医与教练或运动防护师之间要沟通，以确保牙科诊治程序。运动队中牙医负责三个领域：

（1）组织并进行赛季前牙齿检查。

（2）在需要时提供紧急护理。

（3）调试牙套。

足病医师

足病学是专门研究足部疾病治疗和护理的专业领域，已成为运动保健的组成部分。许多足病医师接受过外科手术、足部生物力学及调试和制作鞋子矫正器的训练。像运动队牙医一样，足部疾病治疗应在咨询的基础上提供。

助理医师

助理医师是在培训后承担起部分通常由医师承担的患者护理职责的专业人士。协助医师对患者进行初步评估，依据医院的诊断流程给出诊断，适当使用药物。近年来，许多运动防护师也成了助理医师。

体能教练

美国大多数高校和一些高中都聘请了全职体能教练为运动员提供有关训练和体能的建议。运动防护师应常常与体能教练交流关于特定运动员的受伤情况，以及对于特定损伤应避免的运动。

运动心理学专家

运动心理学专家可以就康复过程的心理方面有关事项为运动员提供建议。运动员对自己受伤的感觉及其对社交、情绪、智力和身体方面的影响，都可能潜在地对治疗方案的进程及运动员恢复的速度产生重大影响。运动心理学专家使用不同的干预策略来帮助运动员应对损伤。

运动物理治疗师

当运动防护师需要专注于让某个运动员准备好练习或比赛时，一些运动防护师会让运动物理治疗师来监督受伤运动员的康复训练。许多运动防护师也是物理治疗师。

既获得运动防护师资格证又获得物理治疗师执照的人，非常适合在各种运动医学领域中发挥作用，包括私人诊所和大学。

运动整脊师

整脊师着重于肌肉骨骼系统的机械性障碍的诊断和治疗，他们认为这些障碍会通过神经系统影响整体健康。他们利用脊柱和强力的手法矫正来进行治疗。

矫形器师/假肢技师

他们根据医师的处方定制调整、设计及制作护具、鞋垫和支具。

运动生理学专家

运动生理学专家监测和评估运动的心血管和代谢影响及机制、运动过程中的体液补充，以及用于心脏和肌肉骨骼的康复运动。

生物力学专家

生物力学专家是研究和调查运动员移动方式的科学家。他们使用数学模型分析运动技术，并进行动作校正和调整，这些可潜在地提高运动效率，从而提高运动表现。

营养学专家

营养学领域的相关人士对运动领域越来越感兴趣。某些大型运动项目会聘请营养师为顾问，以针对特定运动的需求制订饮食计划。营养师还接受运动员个人的特殊营养需求咨询。

运动按摩治疗师

合格的按摩治疗师在全身各部位按摩均具有经验。他们主要在竞技比赛的赛前和赛后阶段发挥作用。

急救医疗系统专家

急救医疗系统专家是运送受伤运动员到医疗点必不可少的专业人士[4]。

- 护士
- 医师
- 牙医
- 足病医师
- 运动整脊师
- 矫形器师/假肢技师
- 助理医师
- 体能教练
- 运动心理学专家
- 运动物理治疗师
- 运动生理学专家
- 生物力学专家
- 营养学专家
- 运动按摩治疗师
- 急救医疗专家
- 装备部人员
- 裁判

一所新的中学聘请了一名教练来教授橄榄球运动。不幸的是，学校没有足够的资金来聘请运动防护师。因此，该教练必须承担起为运动员创造安全的比赛环境的责任。

? 请问，应考虑哪些因素以确保运动员在最安全的情况下参加比赛？

装备部人员

装备部人员正在成为购买和正确调试防护设备的专家。他们与教练和运动防护师紧密合作。

裁判

裁判必须熟悉规则和规章制度，尤其是那些与运动员健康相关的规章制度。他们与教练和运动防护师合作。裁判必须能够检查比赛场地是否存在危险情况和可能使运动员受伤的设备。他们必须经常检查运动员，以确保他们穿着合适的防护垫。

运动损伤处置清单

以下清单包含运动医学团队可以采取的减少受伤概率的措施。

- ❏ 安排体格检查和参与运动前的筛查。
- ❏ 确保合适的训练和调整。
- ❏ 监控环境和现场条件，确保安全参与运动。
- ❏ 选择合适的防护设备并维护好它们。
- ❏ 教育运动员父母、教练和运动员了解有关参与运动的风险。
- ❏ 教授正确的运动技术。
- ❏ 通过CPR / AED认证。
- ❏ 通过急救培训认证。

摘要

- "运动医学"一词有许多含义，取决于引用的团体。该术语同时涵盖了与运动表现，以及伤害护理和管理相关的不同领域。
- 在有组织的体育活动和休闲运动中，体育保健的提供方式有所不同。
- 专注于提高运动表现的人员（如健身专业人员和教练）和专注于卫生保健的人员都被认为能进行运动损伤预防。
- 为运动员提供高效医疗保健需要整个团队的努力。
- 教练必须确保环境和易损耗装备能提供最大限度的安全，必须妥善护理所有损伤和疾病，正确教授运动技能，并且训练要处于最高水平。
- 运动防护师负责预防损伤的发生，提供急救和损伤管理，评估损伤，以及制订和监督可以促使运动员安全重返运动的康复计划。
- 队医负责参加运动前的健康检查；诊断、治疗疾病和损伤；为运动防护师提供咨询和教学；出席比赛、练习赛和常规练习；并就健康问题给运动员提供建议。
- 运动医疗团队的其他成员可能包括护士、骨科医师、牙医、足病医师、助理医师、体能教练、营养学专家、运动心理学专家、运动生理学专家、生物力学专家、物理治疗师、整脊师、装备部人员和裁判。

思考题答案

1-1 队医负责做决定，但这个决定必须综合教练、运动防护师和运动员自身的意见。一定要记住，在这个运动医学团队中每个人的最终目标都是使运动员尽可能安全且快速地返回赛场。

1-2 为了能预防运动损伤，教练与运动防护师应该：①安排体格检查和参赛前筛查，发现容易使运动员受伤的问题；②给运动员安排合适的训练，发现问题及时调整；③确保训练和参赛环境的安全；④选择使用和正确保养合适的防护设备；⑤告诉家长、运动员关于参与某项运动的固有风险。

1–3 教练应负责设计有效的身体素质调整方案，确保防护装备具有最好的质量，并进行适当的调试和维护；能够进行适当的急救；通过CPR/AED和急救的培训认证；知道有哪些不利环境条件能影响运动员。

复习题和课堂活动

1.运动医学包括哪些领域？

2.列举一些专业的运动医学组织。

3.运动医学团队成员该如何合作来确保运动员受到最佳健康照顾和保护？

4.在没有运动防护师的情况下，负责照顾运动员的教练或健身专业人员的职责是什么？

5.运动防护师在监督运动员的整体健康护理方面有什么具体的作用？

6.说明队医作为运动医疗队重要成员的作用和职责是什么。

7.运动医疗团队的其他成员在为运动员提供保健方面有什么特别之处？

参考文献

[1] American College of Sports Medicine. 2014. *ACSM's resources for the personal trainer.* Baltimore, MD: Lippincott, Williams & Wilkins.

[2] American Orthopaedic Society for Sports Medicine. 2008. *Athletic health handbook: A key resource for the team physician, athletic trainer, and physical therapist.* Chicago, IL: AOSSM.

[3] Andersen, J. 2010. Professional behaviors for athletic training students. *Athletic Therapy Today* 15(4):13.

[4] Boyd,J.2007.Understanding the politics of being a team physician.*Clinics in Sports Medicine* 26(2):161.

[5] Brukner,P.,& Khan, K. 2010. Sports medicine: The team approach.In P. Brukner (ed.), *Clinical sports medicine,* 2nd rev. ed. Sydney: McGraw-Hill.

[6] Brumels, K. 2008. Professional role complexity and job satisfaction of collegiate certified athletic trainers. *Journal of Athletic Training* 43(4):373.

[7] Ciccolella, M. 2008. A public at risk: Personal fitness trainers without a standard of care. *Professionalization of Exercise Physiology* 11(7):10.

[8] Courson, R., et al. 2014. Inter-association consensus statement on best practices for sports medicine management for secondary schools and colleges. *Journal of Athletic Training* 49(1):128–137.

[9] Duehring, M. 2010. Profile of high school strength and conditioning coaches. *Journal of Strength and Conditioning Research* 24(2):538.

[10] Dunn, W. 2007. Ethics in sports medicine. *American Journal of Sports Medicine* 35(5):840–844.

[11] Grant, M. 2014. Developing expertise in strength and conditioning coaching. *Strength and Conditioning Journal* 36(1):9–15.

[12] Hajart, A. 2013. The financial impact of an athletic trainer working as a physician extender in orthopedic practice. *Journal of Medical Management Practice* 29(4):250–254.

[13] Halvorson, R. 2010. Fast, furious and functional:Three trends shaping today's fitness landscape.*IDEA Fitness Journal* 7(5):36.

[14] Hayden, L. 2011. The role of ATs in helping coaches to facilitate return to play. *International Journal of Athletic Therapy & Training* 16(1):24.

[15] Henry, T. 2009. Desirable qualities, attributes, and characteristics of successful athletic trainers—A national study. *Sport Journal* 12(2):1.

[16] Herring, S., Kibler, W., & Putukian, M. 2013. Team physician consensus statement: 2013 Update. *Medicine and Science in Sports and Exercise* 45(8):1618–1622.

[17] Hoffman, J. 2011. *NSCA's guide to program design (science of strength and conditioning).* Champaign, IL: Human Kinetics.

[18] Howley, E., & Thompson, D. 2012. *Fitness professionals handbook.* Champaign, IL: Human Kinetics.

[19] Kirkland, M. 2005. Increasing diversity of practice settings for athletic trainers. *Athletic Therapy Today* 10:5:1.

[20] Kutz,M. 2008. Leadership factors for athletic trainers. *Athletic Therapy Today* 13(4):15.

[21] Lofshult,D.2004.Personal fitness trainer certification. *IDEA Health & Fitness Source* 22(3):15.

[22] Malek, M. H., Nalbone, D. P., Berger, D. E., & Coburn,J. W. 2002. Importance of health science education for personal fitness trainers. *Journal of Strength and Conditioning Research* 16(1):19–24.

[23] Massey, C. D., Maneval, M. W., Phillips, J., Vincent, J., White, G., & Zoeller, B. 2003. An analysis of teaching and coaching behaviors of elite strength and conditioning coaches. *Journal of Strength and Conditioning Research* 16(3):456–460.

[24] Massey, C. 2009. An analysis of the job of strength and conditioning coach for football at a Division II level. *Journal of Strength and Conditioning Research* 23(9):2493.

[25] Matheson, G. 2005. Advocating injury prevention: The team physician's role. *Physician and Sports Medicine* 33(8):1.

[26] Matheson, G. 2011. Return-to-play decisions: Are they the team physician's responsibility? *Clinical Journal of Sport Medicine* 21(1):25.

[27] McLeod,T.,& Bliven, K. 2013. The national sports safety in secondary schools benchmark (N4SB) study: Defining athletic training practice characteristics. *Journal of Athletic Training* 48(4):483–492.

[28] Mensch, J., & Miller, G. 2008. *The athletic trainer's guide to psychosocial intervention and referral. Thorofare, NJ: Slack.*

[29] Mensch, J., & Mitchell, M. 2008. Choosing a career in athletic training: Exploring the perceptions of potential recruits. *Journal of Athletic Training* 43(1):70.

[30] frames and philosophies.*International Journal of Sports Science & Coaching* 3(4):538.

[31] National Athletic Trainers' Association Education Council. 2011. *Athletic training educational competencies,* 5th ed. Dallas, TX: NATA.

[32] National Athletic Trainers' Association. 2010. *Role delineation study,* 6th ed. Dallas, TX: NATA.

［33］Pecca, F. 2014. Physician satisfaction with residency-trained athletic trainers as physician extenders. *International Journal of Athletic Therapy and Training* 19(2):1–3.

［34］Peer, K. 2007. Ethics education: The cornerstone of foundational behaviors of professional practice. *Athletic Therapy Today* 12(1):2.

［35］Pittney, W. 2010. A qualitative examination of professional role commitment among athletic trainers working in the secondary school setting. *Journal of Athletic Training* 45(2):198–204.

［36］Potter, B. 2006. Developing professional relationships with emergency medical services providers. *Athletic Therapy Today* 11(3):18.

［37］Raab, S., & Wolfe, B. 2011. Characterizations of a quality certified athletic trainer. *Journal of Athletic Training* 46(6):672–679.

［38］Sauers, E. 2011. A team approach: Demonstrating sport rehabilitation's effectiveness and enhancing patient care through clinical outcomes assessment. *Journal of Sport Rehabilitation* 20(1):3.

［39］Testoni, D., & Hornik, C. 2013. Sports medicine and ethics. *American Journal of Bioethics* 13(10):4–12.

［40］Vesci, B. 2010. Current evidence guiding clinical practice in athletic training. *Athletic Training & Sports Health Care: The Journal for the Practicing Clinician* 2(2):57.

［41］Wagner, K. 2011. Working with athletic trainers. *Strength & Conditioning Journal* 33(1):53.

［42］Wham, G. 2010. Key factors in providing appropriate medical care in secondary school athletics: Athletic training services and budget. *Athletic Therapy Today* 45(1):75–86.

［43］Winterstein, A. 2010. The athletic trainer-physician relationship. Athletic training & sports health care. *The Journal for the Practicing Clinician* 2(4):155.

［44］Xerogeanes, J. 2007. The athletic trainer as orthopedic physician extender. *Athletic Therapy Today* 12(1):1.

注释书目

ACSM's resources for the personal trainer, 2013. Philadelphia, PA: Lippincott, Williams & Wilkins.

A guide for working and becoming certified as a personal fitness trainer.

Coburn, J., & Malek, M. 2011. *NSCA's essentials of personal training.* Champaign, IL: Human Kinetics.

NSCA's Essentials of Personal Training *is the ideal authoritative resource for personal trainers, health and fitness instructors, exercise scientists, and other fitness professionals.*

Hannum, S. 2000. *Professional behaviors in athletic training.* Thorofare, NJ: Slack.

Focuses on essentials of effective career development. Addresses many skills students will require to build their image as health care professionals, such as communication, critical thinking, networking, interpersonal skills, and recognition of cultural differences.

Prentice, W. 2014. *Principles of athletic training: A competency based approach,* 15th ed. New York, NY: McGraw-Hill.

Discusses the sports medicine team approach, paying particular attention to the role of the athletic trainer in providing health care to the athlete.

Rehberg, R. 2013. *Sports emergency care: A team approach.* Thorofare, NJ: Slack.

Addresses the specific educational needs of athletic training and emergency medical services students who are preparing to handle emergency medical situations in the sports arena.

Van Ost, L., & Manfre, K. 2013. *Athletic training exam review: A student guide to success.* Thorofare, NJ: Slack.

This text emphasizes the roles and responsibilities of the student athletic trainer necessary to make him or her successful as a health care professional.

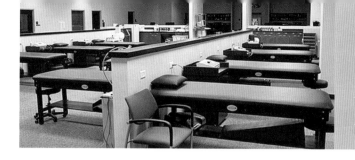

第2章

运动防护项目的组织和管理

■ 目标

学习本章后应能够:

- 知道运动防护项目中应该执行的操作规则。
- 了解运动防护项目中耗材和设备的预算和采购。
- 明白体格检查对制订运动防护计划的重要性。
- 确保对运动防护项目进行记录。

- 了解运动防护项目场地设施的设计。

运动防护项目科学有效地执行需要精心的组织和优良的管理[17]。本章是为那些在中学乃至高等院校中担任体育项目的行政领导设计的。对于他们来说,能够正确理解科学的运动防护是必要的[16]。正如第1章所述,行政领导的一贯支持和承诺是一个体育项目成功的重要保障[18]。

本章将探讨的是成功运作运动防护计划所需的行政工作,包括场地设施的设计、政策的制定、项目的预算、参加运动项目前的体检,以及过程中的记录。

建立一个运动防护项目的操作规程

每一个运动防护计划都必须有相应的政策和程序,并详细制订日常的计划[3,18]。这是处理健康问题和损伤防护的首要任务[12,22]。首要的是确定计划服务的对象和时间。体育项目的管理者或学校的校长必须决定计划所服务的运动员群体和期限。例如,计划实施是否扩展至全年,包括暑假和其他假期,或仅仅只是在赛季期间?这项政策还应该明确除本校运动员以外的学生、其他学校的运动员、教师和工作人员是否也会得到服务[28]。通常,法律和学校责任保险规定了除运动员外,谁还将得到服务[14]。

> 每一个运动防护计划都必须有相应的政策和程序,并详细制订日常的计划。

项目的服务对象

尽可能为运动员提供最合格的医疗保障是人们在所有体育项目上的主要关注点[4]。不幸的是,如第1章所述,预算的限制通常决定了由谁来负责运动员的运动防护计划。理想的情况是,学校或运动队能够聘请一名通过专业认证的运动防护师,由他来主要负责运动员的防护工作[5,19]。有时,一些学校能依靠校医来提供这方面的服务，而在一些缺乏运动防护师或护士的学校中，运动员的医疗保障责任通常直接落在教练身上。不管谁负责运动防护计划，都必须制定关于如何最好地为各运动队提供服务的政策[24]。在美国，由于条件所限，高中的运动防护只能覆盖运动队下午和假期的时间段。而理想情况则是高风险运动的所有训练和比赛都应该有一名通过认证的运动防护师和医师在场[34]。

在中学聘请合格的运动防护师

最理想的状态是让合格的运动防护师能够服务于每一所中学[10,35]。如果体育运动一开始就有运动防护师的照顾，后期许多由于训练不当而造成的身体问题是可以避免的。很多时候，一名教练在没有运动防护师的情况下还必须承担体育保健的责任。显然，这不是一个最好的情况。早在1998年，根据美国儿科学会的建议，美国医学会（American Medical Association）通过了一项政策，希望所有高中体育项目都聘请运动防护师。尽管这个政策只是一个建议而不是要求，它依然对运动防护师进入中学产生了非常积极的影响[2]。

2003年，美国运动防护师协会通过了一项声明，提出了针对中学适龄学生的运动相关损伤和疾病的预防、护理和适当管理的建议：运动防护团队可由专业的医疗人员与管理者、教练、家长和运动员共同组成。专业的医疗人员可以是运动防护师、队医、医师、学校护士、物理治疗师、急救医疗系统专家、牙医和其他专职医疗人员。

适龄中学生的运动防护不只是参与运动期间的基本紧急救护。它还包括许多其他卫生护理服务的提供。虽然紧急医疗救护和活动报道是至关重要的，但是运动防护还包括日常的运动卫生护理活动。运动防护团队应有指定的相关运动防护人员，他们受过相应的教育并通过了资格认证：

1. 确定个人参加体育项目的意愿。
2. 促进运动安全，监督适当的训练和比赛并合理利用治疗设施。
3. 为运动器材的选择、使用、功能及保养提供意见。
4. 制订并实施全面的应急救护计划。
5. 建立关于保障运动环境安全的协议。
6. 制订损伤和疾病预防方案。
7. 为受伤和疾病提供现场初步诊断、评估和即时治疗，在必要时提供适当的转诊。
8. 促进康复和调整。
9. 为服务对象提供心理咨询及相应的转诊服务。
10. 提供科学合理的营养咨询和教育。
11. 参与制定和实施一个全面的运动健康管理系统（如个人健康信息、政策和程序、保险、转诊）。

焦点框2-1解释了中学如何聘请运动防护师。

中学生运动员权利法案

2013年，在美国，一个由100多个专业组织组成的名为"青少年运动安全联盟"的组织，发布了一份名为《中学生运动员权利法案》的建议。这项法案的重点是保护参加中学体育活动的学生。它呼吁每一所参加校际体育运动的中学都应该有诸如运动防护师和医师等健康服务提供者。焦点框2-2展示了这项运动员权利法案。

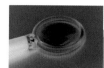

焦点框 2-1

如何聘请一位合格的运动防护师？

1. 直接聘用一名通过认证的运动防护师。他通常作为一名老师负责执行业余或课外体育运动的保健防护职责并兼顾学校的课堂纪律。当然在这种情况下，报酬则通常是基于休假的时间和作为一个教练的工资，或两者相加。

2. 一个学区的学校共用一名聘请的运动防护师。在这种情况下，运动防护师可能是全职的，也可能是兼职的，他不作为老师来服务这些学校。优点是比较省钱；缺点是一个人很难达到学校通常需要的服务水平。

3. 与诊所签订合约，让他们提供运动防护师。这种情况下，大多数运动防护师早上会在诊所治疗他的运动损伤患者，下午则会服务于当地的高中或学院的比赛和训练。

运动防护设施和场地的相关规定

运动防护设施只能用于预防和治疗运动损伤[4]。但实际上，运动防护的场地经常成为运动队和运动员的会议室或俱乐部房间。并且除非有明确的规定和良好的措施，否则场地的清洁卫生将很难保证。焦点框2-3展示了一些重要的运动防护设施的基本规定。而诸如紧急处置方案（参阅第8章）、雷电和雷暴安全、热应激和补液等问题将在稍后的章节（参阅第7章）讨论。

保持场地设施的清洁

良好的卫生习惯在运动防护计划中是非常重要的[32]。防止传染性疾病的传播是每个人的责任，如防止耐甲氧西林金黄色葡萄球菌（MRSA）这种具有广谱耐药性的细菌感染（参阅第23章）。运动员应该尽可能处于卫生的环境中，每个人都必须养成良好的卫生习惯。第9章还会讨论血源性病原体的管理。在美国，遵守职业安全与健康管理局（OSHA）规定的运动防护设施操作指南很重要。

焦点框2-4列出了一些有助于保持环境卫生的建议。

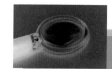

焦点框 2-2

《中学生运动员权利法案》

1. 学生运动员有权由在运动安全方面受过良好教育的教练指导，并由运动防护团队成员监督。

2. 学生运动员有权参加定期的高质量赛前检查，每个运动员都有权参加全面的脑震荡管理计划。

3. 学生运动员有权在室内或室外安全、清洁的运动场地上参加体育活动。

4. 学生运动员受伤时有权通过专业人员使用安全、合适并有着常规维护的装备。

5. 学生运动员有权利在所有环境都符合条件的情况下安全地参加比赛，且该比赛必须执行标准的赛事医疗程序和政策，并有合理的补水措施。

6. 必须确保学生运动员的比赛环境安全，须有运动防护团队协调安排好的应急救护计划和场地，并定期与当地应急人员演练。

7. 学生运动员享有健康信息隐私权，并有适当的转诊医疗、社会心理和营养咨询的权利。

8. 学生运动员有权拒绝"带伤比赛"，除非有医学评估。

9. 学生运动员受伤后有权接受运动医学专业人员的诊断，立即进行现场损伤评估。

10. 学生运动员有权和他们的父母一起获得参加某项竞技运动的益处和潜在风险的最新信息，包括青少年运动员死亡和重伤的统计数据。

在大多数学校里，清洁工作是由运动

> 良好的个人卫生和环境卫生对运动训练计划是必不可少的。

防护团队或教练组和维修队共同承担的。建筑结构的维护和垃圾处理通常是维修队的责任，而专门设备的维护则属于教练或运动防护师的职责范围。具体的日常清洁分工可按焦点框2-5的建议进行。

建立运动员的健康习惯

为了促进运动员的健康，教练和运动防护师应该鼓励他们养成良好的健康习惯。焦点框2-6提供的检查表可以作为教练、运动防护师和运动员的参考。

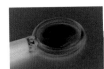

使用运动防护设施的相关规定和规则

- 不允许穿带钉的鞋子进入运动防护场地。泥块和垃圾碎片会粘在鞋钉上，因此，在运动员进入运动防护场地之前，应脱鞋。
- 体育器材必须放在外面。由于球和球棒等运动器材会增加卫生问题，因此应将其放在运动防护场地之外。必须不断提醒运动员运动防护设施场地不是体育器材的储藏室。
- 治疗台上不能放鞋。因为鞋子容易污染治疗台，所以在对运动员进行任何护理之前，必须把鞋子拿掉。
- 运动员在接受治疗前应淋浴。如果不是紧急情况，运动员应该养成在治疗前洗澡的习惯。这一程序有助于保持桌子和治疗设备的卫生。
- 不允许粗暴和不正确地使用设施。必须不断地提醒运动员，运动防护设施是用于损伤护理和预防的。不正确地使用会背离运动防护设施的基本用途，造成浪费。
- 治疗室内禁止携带食物和吸烟。

提供紧急电话

　　负责运动安全保障的人员以及运动员自身都应该携带手机，以便在需要时与急救人员和医院联系或沟通。当练习或比赛在几个不同的场所同时进行时，对讲机也很有用。这些设备可以极大地增强通信能力。

紧急救护计划

　　与现有的以社区为基础的紧急医疗服务系统合作，运动防护计划的制订者应做好相应系统的计划，以便使用紧急医疗系统并随后将受伤运动员送往紧急医疗点[7,13]。应定期与社区的急救人员或护理人员举行会议，以确保他们了解自己作为医疗救护者的角色。在紧急情况出现之前，对于一些运动器材特殊性问题的考虑和沟通处理是很重要的[5]。第8章详细论述了应急救护计划。集点框8-1为紧急救护计划的一个例子。管理者应严格审查紧急行动计划，并定期修正。

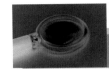

保持环境卫生的建议

- 每天打扫体育馆的地板。
- 每天清洁和消毒饮水机、淋浴器、水槽、小便池和厕所。
- 经常给储物柜通风和消毒。
- 每天清洁摔跤垫和墙垫。
- 督促每个运动员每天使用干净的干毛巾。
- 发给每个运动员单独装备和服装，以避免皮肤刺激。
- 不允许运动员之间交换设备和衣服。
- 运动员应经常换洗衣服。
- 湿衣服要彻底晾干。

运动防护项目的记录

　　记录是做好运动防护的一项主要工作。必须无条件地做记录！做记录和填写表格是一项很费时甚至某种程度上说是一项烦人的工作。然而，在这个法律诉讼成为常态的时代，准确和及时地记录是绝对必要的。医疗记录对于准确、及时地评估和评价实际效果是非常重要的，对于实践和活动也

> 保持足够的记录在运动防护计划中是非常重要的。

是至关重要的，可以确保责任和预期得到满足。除了保存医疗记录、受伤报告、治疗日志、个人信息卡、受伤评估和治疗进展等记录，供应和设备清单以及年度报告也必须保存。在今天的医疗保健系统中，电子记录在很大程度上取代了纸质记录。

参与运动前的健康检查

　　健康检查的主要目的是在运动员参加某项运动之前确定其是否有危险[1,11,20]。运动前的检查应包括询问病史、体格检查和简短的骨科筛查。从运动前检查中获得的信息可作为基础信息与受伤后的检查进行对比[2]。检查结果可能会揭示出某些情况，据此可以取消某些运动项目的资格[1]。检查也可为保险和责任提供依据（参阅第3章）。

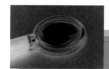

焦点框 2-5

日常清洁卫生责任

维修人员需做到：
- 每天打扫地板。
- 每天清洁和消毒水槽和内置浴缸。
- 清洁及消毒水疗区，一周两次。
- 根据需要补充纸巾和饮水杯。
- 每天清空废纸篓和处理垃圾。

运动防护人员需做到：
- 每天清洁消毒治疗台。
- 每天进行清洁和消毒水疗设备。
- 每周清洁和养护其他治疗设备。

健康检查

- 病史
- 体格检查
- 发育程度评估
- 骨科检查

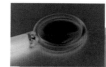

焦点框 2-6

卫生健康措施检查表

- 运动员是否经过医学许可参加该项运动？
- 每个运动员都有保险吗？
- 运动员是否及时向教练或运动防护师报告伤病和皮肤问题？
- 运动员是否养成良好的休息、睡眠和适当营养的日常生活习惯？
- 运动员训练后洗澡吗？
- 运动员洗澡后会彻底擦干再离开体育馆吗？
- 运动员会避免使用普通饮水机吗？
- 运动员会避免使用普通的毛巾吗？
- 运动员会避免和队友交换运动服吗？
- 运动员会注意脚部的卫生吗？
- 运动员是否会避免接触有传染性疾病或感染的队友，如MRSA感染者或疱疹患者？

运动前的身体检查可以由私人医师（医师或整骨治疗师）来完成和管理，也可以由一组检验员通过医疗站检查系统来完成[11]。由私人医师进行检查的好处是可以深入了解病史和获得理想的医患关系。但它的缺点是，不能直接检测出运动员易受运动损伤的因素[2]。

最彻底、最具运动性的检查是专业的医疗站检查。这种方法可以在短时间内为运动员提供详细的检查。一个9人的小组能够检查30名或更多的患者。这个小组应该包括2名医师、2名受过医学训练的非医师（护士、运动防护师、物理治疗师或助理医师）和5名工作人员，可以是运动防护学生或助理教练，在健康检查中根据他们的专业水平分配相应的任务。

健康检查应该包括以下所有内容：

病史

体格检查及骨科检查前应填写病史表，它的目的是确定任何过去或现有的医疗问题。此表格应每年更新一次。医师、教练和运动防护师应仔细询问病史，以便在出现紧急情况时能有所准备。参与某项运动前必须填写的一些表格和保险信息也应该收集在病史中（图2-1）。

体格检查

体格检查应包括对身高、体重、身体成分、血压、脉搏、视力、皮肤、牙齿、耳鼻喉、心肺功能[8]、腹部、淋巴结、生殖器、成熟指数的评估。如果经费允许，还可以做尿检和血检（图2-2）。

成熟度评估

作为保护年轻运动员的一种手段，成熟度评估应成为体格检查的一部分。最常用的方法是青春期（性成熟）、骨骼和牙齿评估。青春期发育量表（PDS）是一种自我检测手段，常用来评估青春期男性和女性的发育情况[26]。量表涉及青少年的生长、体毛、皮肤变化（尤其是青春痘），以及男性声音的变化和面部毛发的生长，女性乳房的发育和月经的情况。Tanner发育评估表的5个评估阶段显示了第二特征的成熟度，在医疗站检查中最常用[33]（参阅第25章）。

思考题2-2

全美高中提供18项体育运动项目，秋季、冬季、春季的运动项目各6项。一所学校共有约500名运动员，其中大约200人参加了秋季运动。设计和安排一个健康检查，以便每名运动员都能够获准参加比赛。

? 如何设计健康检查，才能最有效地让200名运动员能够获准参加秋季运动会的比赛？

骨科检查

骨科检查可以作为体格检查的一部分，也可以由医师或运动防护师单独进行。

表2-1提供了快速的骨科筛查方法，大概只需要90 s即可完成。而更详细的骨科检查则需要评估各关节的力量、活动范围和稳定性。

运动风险筛查

如前所述，参加体育运动是有风险的。健康评估中，大多数不适宜参加该项运动的情况都可以被查出，并应在病史中注明[20]。因为在美国有相应的残疾保护法案，医师不能因为现有的医疗问题而在法律上取消运动员参赛资格。他们只能建议运动员自愿选择是否参加。一般来说，如果运动员失去了两个成对器官中的一个，如眼睛或肾脏，就会被警告不要参加有对抗性或接触性的运动[2]。并建议他们参加一些非接触性运动。例如，对那些只有一个睾丸或者睾丸未下降的运动员，必须告知存在一些较小的风险，而使用运动护具和保护装置则可以大大降低发生损伤的风险。

运动员医疗记录的公布

未经书面同意，教练、运动防护师或运动医学团队的其他成员不得将患者的病历以书面或口头形式发给任何人。如果运动员希望向学校、大学、专业体育组织、保险公司、新闻媒体或任何其他团体或个人公布医疗记录，其本人或家长或监护人必须签署一份授权书，明确规定将公布哪些信息。唯一的例外就是可以向那些提供医疗服务的专业人员披露伤病运动员相应的情况。

HIPAA 法案

美国的《健康保险携带和责任法案》（HIPAA）规定了任何拥有运动员健康信息的运动医学团队成员如何与他人共享该信息[23]。该规定保证了运动员可以获得他们的医疗记录，让他们对如何使用和披露自己受保护的健康信息有更多的控制权，并为他们在医疗隐私受到损害时提供了明确的申诉途径。运动员公布医疗信息的授权并不需要根据其受伤情况而定。运动员在年初签署的全面授权书足以应对该年参加比赛期间的所有伤病和治疗。这些一次性的授权必须清楚地表明什么信息可以公布，向谁公布和公布时间是多长[21]。

FERPA法案

美国的《家庭教育权利和隐私法案》（FERPA）是一部保护学生教育记录隐私的法律。有人建议，在某些情况下，医疗记录应该与学生的教育记录一起保存，因此，医疗记录的隐私权将受到FERPA的保护，而不是HIPAA。FERPA给予父母一定的权利来重新检查孩子的教育记录。这些权利在学生年满18岁或就读高中以上学校时转移给学生，这样的学生可以称为"具备资格的学生"。父母或具备资格

表 2–1	骨科筛查方法
动作和指令	**评估**
面对检查者站立	肩锁关节对称性
视线绕着天花板、地面及双肩转动；耳朵贴着肩膀	颈椎活动度
耸肩（抗阻）	斜方肌肌力
外展肩关节90°（抗阻）	三角肌肌力
上臂完全外旋	肩关节活动度
屈伸肘关节	肘关节活动度
前臂中立位，旋前和旋后	肘关节和腕关节活动度
屈伸手指	掌指的活动度和畸形
绷紧（收缩）和放松股四头肌	对称性和膝关节积液、踝关节积液
两条腿做弓步	髋、膝、踝的活动度
背对检查者站立	肩膀对称性，脊柱侧弯
站立位膝关节伸直弯腰触脚尖	脊柱弯曲弧度，髋关节活动度，腿后肌群紧张度
脚尖抬高，脚跟抬高	小腿对称性，小腿肌力

病史的格式

姓名：_____ 编号：_____

出生日期：_____ 运动项目：_____ 记录日期：_____

状态：实时_____ 既往_____ 签名：_____

请回答以下所有问题并对肯定的回答做出解释：

1.你曾经出现或被告知出现下列任何一种情况吗？圈出你的答案，并在"是"答案旁边写上日期，在下面写出具体情况。

是/否 中暑	是/否 肺部疾病	是/否 溃疡	是/否 反复腹泻
是/否 热衰竭	是/否 肾脏疾病/结石	是/否 直肠出血	是/否 偏头痛
是/否 心脏杂音	是/否 风湿热	是/否 血尿	是/否 花粉症
是/否 心悸	是/否 吞咽障碍	是/否 异常瘀伤	是/否 接吻病
是/否 糖尿病	是/否 皮肤病/皮疹	是/否 异常出血	是/否 消瘦
是/否 高血压	是/否 肌肉痉挛（超过4.5 kg）	是/否 疝	是/否 胆固醇过高
是/否 癫痫或痫性发作	是/否 反复感染（皮肤、窦等）	是/否 抑郁	
是/否 贫血	是/否 哮喘	是/否 反复焦虑	

具体情况：_____

是/否　2.是否还有其他重大的疾病？时间/具体情况：_____

是/否　3.是否做过手术？时间/具体情况：_____

是/否　4.是否因为手术以外的原因住院？时间/具体情况：_____

是/否　5.是否失去了：肾脏、眼睛、睾丸（或隐睾）或者其他任何器官？时间/具体情况：_____

是/否　6.是否曾出现过明显或反复的咳嗽、呼吸短促、气喘、胸痛、胸闷或因运动而几乎昏厥的经历？时间/具体情况：_____

是/否　7.是否出现过心律不齐、过快或骤停？时间/具体情况：_____

是/否　8a.是否有药物过敏？时间/具体情况：_____

是/否　8b.是否有其他东西过敏（如虫咬、食物等）？时间/具体情况：_____

是/否　9.是否检测过镰状细胞性状？结果：_____

是/否　10.运动时有戴眼镜或者眼罩的习惯吗？

是/否　11.牙齿是否有破损、脱落、松动或缺失？具体情况：_____

是/否　12.曾经晕倒过吗？时间_____ 具体情况：_____

是/否　13.曾经有过脑震荡吗（头部受伤，不论是否失去知觉）？时间：_____

是/否　14.脖子受过伤吗，有针刺或灼烧样痛吗？时间：_____

有没有感到麻木、刺痛、无力或麻痹？

是/否　15.骨、关节是否有过骨折或脱位（包括应力性骨折）？时间：_____ 部位：_____

是/否　16.在过去三年中肌肉有否受过损伤？具体情况：_____

现在痊愈了吗？

是/否　17.是否有关节感觉松动？

是/否　18.身体里有钉、钢板、螺丝或其他金属吗？结果：_____

是/否　19.是否穿戴护具或其他辅助设备（如膝关节支架）？结果：_____

20.家庭成员情况（如父亲、姐姐）

是/否 心脏疾病或马方综合征_____　　是/否 胆固醇过高_____

是/否 癌症_____　　是/否 糖尿病_____

是/否 高血压_____　　是/否 其他重大疾病或状况_____

是/否 心肌梗死或50岁前心源性死亡

是/否　21.是否曾经因身体原因被取消参加运动的资格或训练计划受到限制？具体情况：_____

是/否　22.日常有服用任何药物吗（包括节育药物）？结果：_____

服药次数和时间/天

是/否　23.现在服用补剂是为了提高成绩还是为了控制体重？_____

是/否　24.是否使用任何烟草制品（香烟、嚼烟、雪茄）？具体情况：_____

是/否　25.是否饮酒，饮酒频率和饮用量如何？_____

是/否　26.朋友是否劝过你少饮酒，饮酒后是否导致过负面的结果（受伤、情绪失控、收到传票、酒后驾驶等）？结果：_____

是/否　27.使用娱乐性毒品吗？如果是，你用什么？_____

是/否　28.觉得有压力吗？结果：_____

是/否　29.是否有过抑郁、悲伤或绝望的时候？具体情况：_____

是/否　30.担心过自己的体重吗？

是/否　31.是否饮食失调？

女性专属问题

32.末次月经时间？_____

是/否　33.是否做过子宫颈检查？时间：_____

34.一次月经周期？

规律（28~35天/次）　　不规律（超过36天或低于21天/次）　　停经（3个月未来月经）

是/否　35.是否因任何原因服用节育药物？具体情况：_____

是/否　36.是否有妇科方面的问题（如腹部绞痛、月经不调、异常分泌物）？具体情况_____

是/否　37.是否有过停经6个月或更长时间？具体情况：_____

是/否　38.是否曾经得过性传播疾病？具体情况：_____

以下不需要运动员本人填写

是否要求免疫接种验证　是/否

清楚/不清楚/不确定

临床医师建议_____

临床医师签名：_____ 日期：_____

图2-1　病史样本

体格检查表

姓名: _____ 编号: _____

出生日期: _____ 运动项目: _____ 填表日期: _____

状态: 实时_____ 既往_____ 签名: _____

身高: _____

体重: _____ 体重指数(BMI): _____ %体脂: _____

安静心率: _____

血压(坐位): _____ (仰卧位): _____ (站立位): _____

视力: 右眼: 裸眼: _____ 矫正视力: 眼镜_____ 隐形眼镜_____

左眼: 裸眼: _____ 矫正视力: 眼镜_____ 隐形眼镜_____

瞳孔: 对称_____ 对光反射 _____

骨骼肌肉部分

部位	正常	异常及出现的问题
颈部		
腰背部		
肩关节复合体		
肘关节		
腕关节		
手掌/手指		
髋关节		
膝关节		
踝关节/小腿		
足部/足趾		

常规检查

部位	正常	异常及出现的问题
心脏		
呼吸道/肺		
淋巴结		
神经系统		
皮肤		
乳房		
生殖器		
眼睛		
耳鼻喉		
泌尿系统		
心理学分析		

意见: _____

_____

物理治疗师/运动防护师签名: _____ 日期: _____

图2-2 体格检查表样本

的学生有权查阅学校保存的学生教育档案，也有权要求学校更正他们认为不准确或有误导性的记录。学校必须得到家长或这类学生的书面许可，才能公布该学生教育记录中的任何信息。

伤情报告

可以把伤情报告作为未来参考的记录（图2-3）。假如事后对运动员伤病时所采取的紧急程序提出疑问，人们对细节的记忆可能会有些模糊，但当场完成的报告会提供具体的信息。在诉讼案件中，可能会询问到过去3年运动损伤发生的情况。因此所有的伤情报告都应该提交到管理员办公室。报告应一式三份，一份送交学校卫生处，一份送交医师，一份留存。

治疗日志

每个运动防护设备旁边都应该有一本签到记录，以方便接受服务的运动员使用。重点是能够记录运动员每天接受伤病治疗的情况。与伤情报告一样，治疗日志通常具有法律文件的地位，并用于确定民事诉讼、保险诉讼或刑事诉讼中的某些事实。同样这些文件都受HIPAA和FERPA条例的约束，必须保密。

个人信息卡

运动员的个人信息应主要保存在档案卡或数据库中。此卡由运动员在体检时填写，并在紧急情况下作为联系家人、私人医师和保险公司的一种方式。如果可以，这些信息可以有效地存储在掌上电脑（PDA）中。

损伤评估和进展记录

受伤的运动员应该由运动防护师、物理治疗师或医师进行评估，他们必须以一致的格式记录这些信息。如果没有运动防护师或医师，教练应该向父母推荐或安排当地医师对运动员进行评估，该医师必须将相关诊断在医疗记录中登记下来。

供应及设备清单

每一个运动防护团队管理者的主要责任是管理

预算，其中大部分用于购买设备和用品。每年都必须盘点和记录需要的新设备、需要更换或修理的设备，以及需要补充的消耗品。

体育管理人员经常面临的一个主要问题就是获得足够的预算。

年度报告

大部分管理者要求对运动防护项目的实施进行年度报告。这份报告也是一种对该项目更新和改进的办法。它通常包括接受服务的运动员人数、受伤的次数和类型的调查，对项目的分析，以及对未来改进的建议。

预算

管理者面临的主要问题之一是获得充足的预算，从而使该机构能够为运动员的医疗和防护提供可靠的服务[15]。除了购买胶带、绷带和最简易的医疗包外，许多中学很难为运动防护项目提供足够的资金[28]。很多学校没有提供有效的运动防护项目所需的房间和必要的设施。一些校董会和管理人员也没有认识到运动防护设施是运动项目的重要组成部分，即使没有相应的运动医学人员，这些设施也同样是必要的[6]。而学院和大学通常不会像中学那样面临这个问题。总的来说，运动防护设施在这些高等学府被认为是体育项目的一个重要组成部分。

预算在各项目之间有相当大的差异，有些项目只需要几千美元，而另一些项目则需要几十万美元。至于建设和装备运动防护设施和设备的实际花费，则完全取决于所属部门的选择。在购买设备时，应考虑当前的需要及是否有操作专用设备的人员[6,28]。

预算记录应存档，以便给来年的预算需求做参考。它们说明了目前资金的分配情况，有助于今后提出预算要求。不同的管理理念，各个项目的支出

? 监督运动防护计划的职责之一是为每名运动员保持准确的记录。在这些记录中应包括什么类型的记录或信息？

思考题2-3

姓名：_____ 运动项目：_____ 日期 ___/___/___ 时间：_____ 受伤人数：_____

运动员编号：_____ 年龄：_____ 地点：_____ 校际比赛–非校际比赛

新伤：_____ 复查：_____ 再损伤：_____ 损伤时机：准备活动：_____ 训练练习：_____ 比赛：_____ 在运动中受伤：是/否

受伤具体情况：_____

初步诊断：_____

损伤部位	身体部位		组织	治疗：_____
1 右侧	1 头部	25 掌指关节	1 皮肤	
2 左侧	2 脸部	26 指骨间关节	2 肌肉	
3 近端	3 眼睛	27 腹部	3 筋膜	
4 远端	4 鼻子	28 臀部	4 骨骼	
5 前侧	5 耳朵	29 大腿	5 神经	
6 后侧	6 嘴	30 膝关节	6 脂肪垫	
7 中间	7 颈部	31 髌骨	7 肌腱	
8 两侧	8 胸腔	32 小腿	8 韧带	
9 其他	9 肋骨	33 踝关节	9 软骨	
	10 胸骨	34 跟腱	10 关节囊	
	11 上背部	35 足	11 骨间膜	非处方药：_____
评估地点	12 下背部	36 足趾	12 牙齿	
1 学校医务室	13 肩部	37 其他	13 _____	
2 训练场	14 肩袖			
3 比赛场	15 肩锁关节			
4 _____	16 盂肱关节	**非创性疾病**	**创伤性质**	
治疗手段	17 胸锁关节	1 皮肤病	1 挫伤	
1 体格检查	18 上臂	2 过敏症	2 拉伤	
2 X线检查	19 肘关节	3 流感	3 扭伤	
3 夹板固定	20 前臂	4 上呼吸道感染	4 骨折	
4 包扎	21 腕关节	5 胃溃疡	5 断裂伤	
5 石膏固定	22 手	6 系统性感染	6 肌腱炎	
6 抽吸	23 拇指	7 局部感染	7 滑囊炎	
7 其他	24 其余手指	8 其他	8 肌炎	**处方药**
			9 撕裂伤	1 抗生素　　　5 肌肉松弛剂
			10 脑震荡	2 抗炎药　　　6 酶类制剂
			11 撕脱伤	3 减充血药　　7 _____
			12 擦伤	4 镇痛剂
治疗人员	**转诊原因**	**伤病分布**	13 _____	**针剂：**
1 学校医务室	1 关节造影	1 很小一处		
2 防护师	2 神经学检查	2 局部一片		1 类固醇
3 医师	3 内科学检查	3 范围较大	程度	2 抗生素
4 家庭医师	4 矫形科		1度2度3度	3 类固醇–利多卡因
5 其他	5 耳鼻喉科			4 _____
	6 牙科			
	7 其他			
		旧伤史：_____		

图2-3　运动损伤记录表（经Dana Bailey on behalf of Dan Bailey.的授权使用）

也会有所不同。年度盘点必须在年底或在补充用品和设备之前进行，而且必须保留准确的记录，作为将来提出相应要求的证明[7]。

订购耗材及设备

耗材通常用于损伤预防、急救和管理，如运动胶带、杀菌剂、按摩液等。这里说的"设备"是指那些非消耗性的物品。设备可进一步分为固定设备

和非固定设备。固定设备不一定不能移动，但通常不

能从运动防护场地中移除，如制冰机、重量装备和电治疗仪等。非固定设备是指不固定的非消耗性物品，可能是一些应急装备或是在运动场地内或场地外使用的物品，如垫子、剪刀和训练用具等。焦点框2-7和2-8提供了一份运动防护设备和运动装备用品的清单。

预算记录应存档，以便用于预测下一年的预算需求。预算介绍了目前资金的分配情况，并可作为未来预算请求的依据。管理理念不同，个别项目的支出也不尽相同。必须在年底或补充用品和设备之前进行年度盘点。必须保存准确的记录，以便将来需要时使用[27]。

采购系统

耗材和设备必须直接购买或通过竞标购买。昂贵设备，一般通过竞标的方式，选出价廉物美的设备进行购买。而量小、价值较低的物品或一些紧急需要的物品则可以通过直接购买的方式采购。

追加预算的考虑

除耗材和设备外，运动防护项目的正常运作还包含其他费用，如电话费和邮费、与医师或诊所签订合约后的服务费、设备的维护费、职业责任保险、专业组织的会员费、购买专业期刊或教科书的费用、参加专业会议的差旅费和会务费，以及专业的服装费。

运动防护场地设施的规划

对于负责规划运动防护设施的学校和相关的管理者来说，有必要就该设施应包括哪些内容提供一些指导[24]。

对任何体育项目来说，至关重要的是最大限度地使用设施和最有效地使用设备和用品[31]。运动医学或运动防护设施必须进行专业的设计以满足运动损伤管理程序的诸多要求（图2-4）[29,30]。运动

防护设施的规模和布局取决于运动项目的范围，包括运动队和运动员的规模和人数、所服务的运动项目，以及设施的日常使用模式[9]。运动防护设施的设计应符合职业安全与健康管理局的规定。

理想情况下，运动防护场地应该在一个新的空间设计。但实际上，更有可能的是在一个现有的房间里建造一个运动防护场地，如旧更衣室、健身房、团队活动室、自助餐厅、图书馆，或体育馆的一角，甚至是储藏室或保管室。在此基础上建设运动防护场地需要根据已经存在的电源、供水、供暖和空调以及排水设施进行设计和改造。无论场地位于何处，它都应被视为医疗专用设施并做好规划。

一个运动防护场地面积不应低于93 m²。93～111 m²的面积对于大多数学校来说是比较合适的。111 m²（12.1 m×9.2 m）可以同时容纳许多运动员，并有足够的空间放置大型设备。这种规模的场地非常适合赛前准备。而更大面积的场地则需要更仔细地规划[29,30]。

运动防护设施应紧挨男女更衣室[35]。但同时也需要一个室外的入口，这样受伤的运动员就可以直接出入。当场地的其他部分不使用时，这扇门也可以出入。

运动防护场地设置的规划：①包扎的区域；②使用康复设备和（或）其他治疗方式进行损伤治疗的区域；③放置洗衣机、冰箱和制冰机的潮湿区域；④医师或运动防护师可以单独进行评估的区域。这些分区可以是一个单独的房间，也可以是一块区域，通过窗帘或屏风与运动防护的其他部分隔开。运动防护师的办公室应该设置于一个安全的存储医疗记录和患者档案的地方。

设备物品的存放

许多运动防护设备缺乏足够的储存空间（图2-5）。仓库一般距离较远，取用物品非常不方便。运动防护场地的四个区

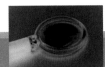

基础运动防护设备推荐表

胶带类

白胶布　2.5/3.8 cm

支持带　5 cm

弹力胶带　2.5/5 cm

防护胶带

绷带类

普通绷带

纱布　5 cm×7.6 cm

创可贴

无菌薄纱布　10 cm×10 cm

弹性绷带　7.6/10/15 cm

无菌带　2.5/10 cm

泡沫和毛毡

毛毡　2.5 cm

泡沫胶　2.5/20 cm

皮肤膜

支具和夹板

手指夹板

空气夹板（腿）

双面魔术贴　2.5 cm

膝关节固定器

左、右踝关节固定器

热塑材料　10 cm

颈托（型号：S、M、L）

足跟垫（型号：M、L）

髌骨垫（型号：L）

手腕固定器（左、右、普通）

踝关节支架（型号：XXS、XS、S、M、L、XL）

三角巾

吊肩带

护鼻

护肘

护大腿

背部支架（型号：XS、S、M、L、XL）

护膝

弹力织物　7.6 cm

治疗用品

FlexAll（疼痛缓解凝胶）　3.8 L

局部镇痛剂　2.3 kg/桶

皮肤润滑剂　2.3 kg/桶

灰色T带

黑色T带

热敷袋（型号：M、L）

冰袋

塑料包裹膜（型号：S、L）

洗涤剂　3.8 L

急救用品

AED（自动体外除颤仪）

口袋型呼吸面罩

棉条（鼻塞型）

压舌板

涂药器

非乳胶手套（型号：M、L）

棉球

皮肤消毒液

落齿储存器

笔形电筒

生化垃圾袋

护目镜

辅助贴布

鞋跟、花边垫

喷雾隔离贴

清理贴

金属锐器

剪刀

镊子

指甲刀（型号：L、S）

贴布剪

鲨齿刀片

抗菌剂

过氧化氢（双氧水）

酒精

无菌水

皮肤治疗用品

抗生素药膏

代皮肤

爽身粉

眼部治疗用品

眼药水

笔形电筒

支撑物

大号支撑物

中号支撑物

小号支撑物

大型器材

饮用水用品

水瓶

水壶

冷却器（型号：11 L、26 L、38 L）

箱子

其他

凳子

喷雾瓶

桶

毛巾

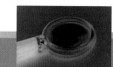

基本户外防护装备推荐表

创可贴	压舌板
胶带剪	局部镇痛剂
剪刀	洗涤剂
眼罩	防晒油
落齿储存器	白胶带　2.5/3.8 cm
凡士林	鞋跟、花边垫
剃须刀片	皮肤膜
无菌眼冲洗液	弹性绷带　2.5/7.6/10/15 cm、20 cm加长、30 cm加长
非乳胶手套	弹性胶布　2.5/5/7.6 cm
生化垃圾袋	酒精
喷雾隔离贴布	多次用弹性绷带
皮肤润滑剂	泡沫胶
纱布　5 cm×5 cm，7.6 cm×7.6 cm，10 cm×10 cm	泡沫垫
脚跟垫	小手电筒
悬带	隐形眼镜盒
过氧化氢（双氧水）	隐形眼镜护理液
手指夹板	镜子
涂药器	

域中，均应设有存放一般用品的储物柜及架子，以及区域内专属的小型设备。大的衣帽间是必备的场所，用来存放大型设备、医疗用品、胶带、绷带和保护装置。有些供应品可能需要储存在控温环境中。药物应始终储存在安全的锁柜里。冰箱也是重要的设备，用来储存用于冰敷的冰袋等需要冰冻的物品[25]。

运动损伤处置清单

以下是在组织和管理一个运动防护项目时应做事项清单：

❏ 为运动防护项目建立规则。
❏ 安排维修人员进行设备的清洁和维护。
❏ 培养运动员的健康习惯。
❏ 安排购买急救电话。
❏ 为所有运动员安排赛前检查。

❏ 保存好适当和必要的损伤记录（损伤报告、病史等）。
❏ 制定采购物资和设备的预算。
❏ 准备一个户外工具包和适当的补给品。
❏ 寻找一处合适的场地用作运动康复室。

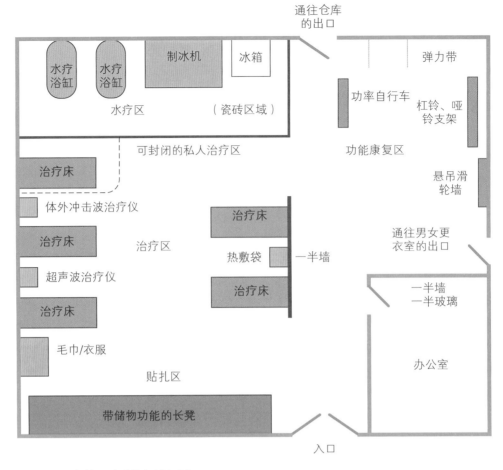

图2-4 理想的运动防护场地规划

摘要

- 运动防护项目的组织和管理需要管理者投入大量的时间和精力。
- 运动防护项目需要通过制定具体的规则来管理，从而为运动员提供最佳服务。
- 运动员必须接受赛前检查，包括病史、全身检查和骨科检查。
- 运动防护项目的监督者必须及时、准确地进行医疗记录，以及运动防护计划运行所需的其他文件的记录。
- 预算应包括为运动员提供合适的防护和康复所必需的各种设备和用品。
- 运动防护场地的设施可以通过合理的设计以最大限度地利用空间。

思考题答案

2-1 运动防护应该分设特定的区域，如贴扎区、治疗区、康复区及水疗区，并应该有足够的防护设备，整个空间内需

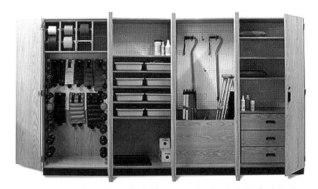

图2-5 一个高效的运动防护项目必须有适当和高度组织化的储存设施（Hausmann Industries.提供）

有一个有效的进出口设计。设备采购可能包括4~5张治疗床和2~3个贴扎台（如果可能的话，这些可以在内部制作），一个大容量的制冰机，一个组合超声波/电子模拟装置，一个水疗浴缸，各种自由重量设备和弹力带等。

2-2 参与运动项目前的体检应包括病史、体格检查和简短的骨科筛查。专业的医疗站可以有效地完成这些体检。站内检

查可以在短时间内为运动员提供详细的检查。多名运动员的体检则需要一组人来检查。该小组应包括医师、受过医学培训的非医师（护士、运动防护师、物理治疗师或助理医师）、经理、学生教练或助理教练。

2-3　运动防护项目的监督者应当保存病历、伤病报告、个人信息卡、治疗日志、伤病评估和病程记录，以及病历发放表。

复习题和课堂活动

1.在监督运动防护项目时，必须履行哪些主要行政职能？

2.设计两个运动防护场地：一个为中等规模的高中，另一个为大学。

3.观察运动防护场地设施中的活动。选择一个空闲的时间和一个繁忙的时间来观察。

4.为什么个人卫生和环境卫生在运动防护中起着重要的作用？运动康复设施应如何维护？

5.全面装备一个新的中型高中或大学运动防护设施或临床设

施。从已有目录中选择设备。

6.为小型高中、大型高中和大型学院或大学制定合理的医疗预算。

7.建立服务于运动防护项目的个人团体。

8.组织90名足球运动员的赛前健康检查。

9.记录是运动防护的主要功能之一，需要保存哪些记录？

10.讨论哪些条件是构成取消运动资格的充分理由。

参考文献

[1] American Academy of Family Physicians. 2005. *Preparticipation physical evaluation.* Minneapolis, MN: McGraw-Hill.

[2] American Academy of Pediatrics. 2010. *Preparticipation physical evaluation,* 4th ed. Elk Grove Village, IL: American Academy of Pediatrics.

[3] Ammon, R., & Southall, R. 2010. *Sport facility management: Organizing events and mitigating risks.* Morgantown, WV: Fitness Information Technology.

[4] Anderson, B. 2006. Policies and philosophies related to risk management in the athletic setting. *Athletic Therapy Today* 11(1):10.

[5] Anderson, J., Courson, R., Kleiner, D., & McLoda, T. 2002. National Athletic Trainers' Association position statement: Emergency planning in athletics. *Journal of Athletic Training* 37(1):99-104.

[6] Bagnall, D. 2001. Budget planning key in secondary schools. *NATA News,* January 15.

[7] Barker, Anita. 2005. Developing a crisis management plan. *Athletics Administration* 40(2):41.

[8] Borjesson, M. 2011. Is there evidence for mandating electrocardiogram as part of the pre-participation examination? *Clinical Journal of Sports Medicine* 21(1):13-17.

[9] Brown, J. 2009. Athletic training facilities. In T. Sawyer (ed.), *Facilities planning for health, fitness, physical activity, recreation & sports.* Champaign, IL: Sagamore Publishing.

[10] Claiborne, T., Su-I, H., & Cappaert, T. 2007. Certified athletic trainers provide

effective care in the high school setting. *Athletic Therapy Today* 12(2):34.

[11] Conley, K., et al. 2014. National Athletic Trainers' Association position statement: Preparticipation physical examinations and disqualifying conditions. *Journal of Athletic Training* 49(1):102-120.

[12] Curtis, N. 2006. Risk management. *Athletic Therapy Today* 11(1):34.

[13] Davidson, D., & Eickhoff-Shemek, J. 2006. Is your emergency action plan complete? *ACSM's Health & Fitness Journal* 10(1):29-31.

[14] Eickhoff-Shemek, J. 2008. *Risk management for health/fitness professionals: Legal issues and strategies.* Baltimore, MD: Lippincott, Williams & Wilkins.

[15] Fried, G. 2009. *Managing sport facilities.* Champaign, IL: Human Kinetics.

[16] Goforth, M., Almquist, J., & Matney, M. 2007. Understanding organization structures of the college, university, high school, clinical, and professional settings. *Clinics in Sports Medicine* 26(2):201.

[17] Gratto, J. 2011. *Management principles for health professionals.* Burlington, MA: Jones and Bartlett Learning.

[18] Harrelson, G., Gardner, G., & Winterstein, A. 2009. Administrative topics in athletic training: Concepts to practice. Thorofare, NJ: Slack.

[19] Herbert, D. 2007. Emergency preparedness recommendations for high school and college athletic programs. *Sports, Parks &*

Recreation Law Reporter 21(1):71.

[20] Hunt, V. 2002. A general look at the preparticipation exam. *NATA News,* May 15.

[21] Hunt, V. 2003. Meeting clarifies HIPAA restrictions. *NATA News,* February 10-12.

[22] Knight, K. L. 2009. Athletic training clinic operations. In K. Knight (ed.), *Developing,* 3rd ed. Champaign, IL: Human Kinetics, pp. 14-19.

[23] Krager, C. 2008. *HIPAA for health care professionals.* Independence, KY: Cengage Learning.

[24] Newell, K. 2008. Sports medicine checklist. *Coach and Athletic Director* 77(10):72.

[25] Oliver, C., & Schroeder, T. 2002. Athletic training room essentials. *Interscholastic Athletic Administration* 28(4):21.

[26] Peterson, A.1988. A self-report measure of pubertal status:Reliability, validity, and initial norms. *Journal of Youth and Adolescense* 17:133-177.

[27] Rankin, J., & Ingersoll, C. 2006. *Athletic training management: Concepts and applications.* St. Louis, MO: McGraw-Hill.

[28] Ray, R. 2011. Where athletic trainers work: Facility design and planning. In R. Ray & J. Konin (eds.), *Management strategies in athletic training,* 4th ed. Champaign, IL: Human Kinetics.

[29] Sabo, J. 1999. Athletic training room design and layout. Proceedings of National Athletic Trainers' Association 50th annual meeting and clinical symposia, June 16-19. Kansas City, MO: Human Kinetics.

[30] Sabo, J. 2001. Design and construction of

an athletic training facility. *NATA News,* May 10-23.

[31] Sawyer, T. 2005. *Facility design and management for health, fitness, physical activity, recreation and sports facility development.* Champaign, IL: Sagamore Publishing.

[32] Schwartz, E. 2010. *Sport facility operations management.* St. Louis, MO: Elsevier.

[33] Tanner, M. 1962. *Growth of adolescence,* 2nd ed. Oxford, England: Blackwell Scientific.

[34] Wham, G., & Saunders, R. 2010. Key factors for providing appropriate medical care in secondary school athletics: Athletic training and budget. *Journal of Athletic Training*
45(1):75-86.

[35] Wiese-Bjornstal, D. 2000. Gender in the athletic training room. *Athletic Therapy Today* 5(5):262.

注释书目

Board of Certification. 2013. *BOC facility principles,* www.bocatc.org /images/ stories/resources/boc_facility_safety_1404af.pdf

This document provides the means for secondary and postsecondary educational institutions and organizations to self-assess their policies, procedures, and facilities to ensure the safe, effective, and legal provision of athletic health care services.

Rankin, J., & Ingersoll, C. 2006. *Athletic training management: Concepts and applications,* 3rd ed. St Louis, MO: McGraw-Hill.

This text is designed for upper-division undergraduate or graduate students interested in all aspects of organization and administration of an athletic training program. The new edition has been expanded to
include coverage of sports medicine clinics, industrial athletic training, the process of seeking employment, third-party reimbursement, financial management, risk management, and information technology, including distance learning and the web.

Ray, R., & Konin, J. 2011. *Management strategies in athletic training,* 4th ed. Champaign, IL: Human Kinetics.

This was the first text available to cover the principles of organization and administration as they apply to many different employment settings in athletic training. The new edition contains many examples and case studies based on principles of administration presented in the text.

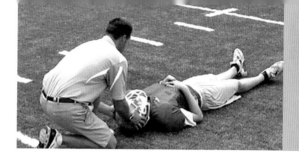

第3章

法律责任与保险

■ 目标

学习本章后应能够：

- 掌握作为医疗照护人员所涉及的法律问题。
- 界定法律概念，如责任、过失、侵权、承担风险。
- 了解可将诉讼风险降至最小的法律对策。

- 描述产品责任。
- 确定运动员保险的基本要求。
- 了解医疗照护人员必要的商业保险类型。

法律关注

近年来，因为运动损伤引起的伤害问题对体育教师、健身教练、教练、运动防护师、学校管理人员和理疗师等提起的过失侵权诉讼，无论是赔偿金额还是诉讼频次都与日俱增[8,9,14]。而对体育活动中诸多风险因素认识的日渐提高，是出现这种现象的关键原因。

本章将提供避免诉讼事项的基本信息，并简略地探讨为保护运动员与教练、健身教练及管理者利益所需商业保险的种类。"法律责任"是指由于一方对另一方造成损害而应承担的法律后果[12]。必

> **法律责任** 一方对另一方造成伤害而应承担的法律后果。

须认真遵循政策和程序，以减少被运动员起诉和追究过失责任的风险[16]。必须再次强调，至关重要的是，每个人都必须了解工作地区特定的法律和法规所规定的提供运动健康保健责任的法律限制。无论为受伤运动员提供什么层次的健康保健，相关人员必须明确知道自己的边界在哪里，以避免超出界限并避免违反各种医疗照护团体（如理疗师和运动防护师团体）的监管规定。

> **疏忽** 未能做到普通或合理的照护。

合理照护的标准

疏忽是指没有尽到普通与合理的照护职责——即在类似场合下，人们一般会采取的避免损害自己或他人行为的注意[21]。合理照护人的标准：假设行为人既不特别地技艺高超，也不特别地谨慎过细，而是一个理性的、一般谨慎的人。换句话说，一般预料下，个人

> **合理照护人的标准** 假设一个人是一个理性的、一般谨慎的人。

会对眼前的情况采取常识性的方法，并在处理时适当谨慎。在多数情况下，某人因疏忽而被起诉，假设的、相当谨慎的人的行为与被告的行为进行比较，以确定被告所遵循的行动是否符合由这样一个相当谨慎的人行为。

"合理照护的标准"要求，任何提供医疗照护的人必须按照具有类似教育背景或培训的个人的注意标准行事[23]。具有多年经验、在各自领域受过良好教育、获得认证或执照的个人，必须按照这些认证资质的要求行事（图3-1）。

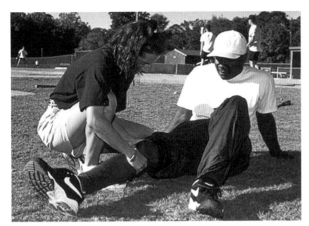

图3-1 对受伤的运动员提供合理和谨慎的照护，可以最大限度地减少被诉讼的概率

注意义务 要求一个人对他人和公众的行为具有警觉性、注意性、谨慎性和精明性，而一个理智的人在这种情况下会这样做。如果某人的行为不符合这一照护标准，则该行为被视为过失。因此，在因疏忽而提起的诉讼中，任何由此造成的损害都可能被索赔。

侵权行为

侵权行为是侵害他人人身或财产的法律过错[22]。所有人都应该在不对他人造成伤害的情况下行事。当他们故意或因疏忽这样做时，法院可以要求他们向受害方支付款项（"损害赔偿金"），从而使他们也遭受其自身行为所造成的痛苦。侵权行为也起威慑的作用，向社会发出关于什么是不可接受的行为的信息。

侵权行为 对某人犯下的法律错误。

不作为 个人不履行法律义务。

有些错误可能来自没有履行义务（也称为"不作为"），即个人不履行法律义务；也可能来自滥用授权（也称为"委托行为"），即个人不正当地履行他应做或不应做的行为；还可能由于其行为的不当而导致他人合法权利受到损害。在任何情况下，如果造成他人伤害，其行为就要被追究责任。在不作为的情况下，其可

为证明疏忽，原告必须确认四件事：①受伤者与该伤害责任人之间存在照护义务；②被告人的行为没有履行该照护义务；③伤害是由被告人造成的；④由此产生（个人、财产或惩罚性的）损失。

能无法对严重受伤的运动员进行适当的医疗照护。在渎职的情况下，其可能会让运动员在可以报销以外的其他地方进行医疗，从而导致严重的医疗并发症。在不当行为的情况下，其可能错误地实施他受过培训的急救程序[20]。

渎职 个人实施的行为在法律上不是他或她应执行的。

不当行为 某人不当地做了他在法律上有权去做的事。

过失

当个人被运动员起诉时，投诉通常是针对过失的侵权行为。当某人①做一些合理谨慎的人不会做的事时，或②未能在与证据类似的情况下，做出合理谨慎人士会做的事时，即被认为有疏忽（过失）[8]。运动员要在过失诉讼中胜诉，必须证明该照护人员有义务行使合理的谨慎照护，并且因未能使用合理的谨慎而违反了该义务；与此同时，未能尽到合理的照护与运动员遭受的伤害或行为人的行为使伤势更加严重之间存在合理的因果关系。如果个人没有尽到合理照护的义务，但这个过失与运动员受伤之间没有合理的联系，运动员的过失诉讼将不会被支持。

体育运动中由于过失产生纠纷的场景是：教练允许在赛场上严重受伤的运动员继续比赛，或者让已经受伤的运动员继续训练，并且教练这么做时，并没有采取适当的方式或者未咨询有资质的专业人员。如果由此造成运动员严重损伤

思考题3-1

一名垒球击球手右眼眼眶被一记投球击中，随即摔倒在地。体育老师跑到球员那里检查眼睛。他发现球员眼眶周围已经肿胀并变了颜色，但眼睛似乎正常。球员坚持说他很好，并告诉老师他可以继续击球。比赛结束后，老师告诉球员回到自己的房间，把冰放在眼睛上冷敷，明天再做进一步检查。当天晚上，这位球员眼睛开始出血，并渗入眼睛的前室，由此眼睛受到无法弥补的伤害。

? 一位眼科医生表示，如果球员的眼睛在受伤后立即接受检查，出血本来是可以控制的，他的视力也不会受到任何损伤。如果球员对体育老师提起诉讼，他必须证明什么才能赢得诉讼？

或致残，则可能认定教练负有责任。

被单位雇用为"医疗照护提供者"的个人，有义务向该组织的运动员提供体育照护。一旦某人承担了照护运动员的义务，那这个人就有义务确保给予适当的照护。应该明确指出，没有人有义务为受伤人员提供超出其工作范围的急救服务。然而，如果他们选择作为受伤人员的照护者参与救治，则应自始至终提供与其培训水平相符的合理照护。美国大多数州都颁布了《好撒玛利亚人法》（俗称为《见义勇为者保护法》），规定对自愿选择提供急救服务的任何个人提供有限的保护，一旦出现问题，防止其承担法律责任。只要急救提供者没有超越其专业培训的限度，并行使在这种情况下被认为是合理的谨慎，急救提供者就不承担责任。

在某一领域接受更多培训的人，其能力水平相对应更高，因此对其的期待和要求也高于普通人，如学生等。在任何

| 《好撒玛利亚人法》 为选择提供急救的人提供有限的保护。但是，它不适用于根据工作性质有救助义务的人。 |

可能被追究法律责任的场合，行为人的行为和能力的一致性将是考察重点。

但责任的认定在美国并不统一，而在各州和各地区之间有不同的解释。因此，了解和掌握在某一地区所预期的"照护义务"的范围是有好处的。本质上，过失是导致"对他人造成不合理的伤害风险"的行为[2]。

诉讼时效

时效法规规定了个人可以起诉因过失损害赔偿的具体时间长度[7]。在美国，起诉的时间因州而异，但一般而言，原告有1～3年的时间提出过失诉讼。原告的诉讼时效开始于导致诉讼的过失作为或不作为发生的时刻，或发现因过失行为或不作为造成伤害的时刻。有些州允许受伤害的未成年人在其年满18岁后的3年内提起诉讼。因此，对未成年运动员来说，在造成其损伤的作为或不作为的侵权行为发生时，或发现作为或不作为侵权行为造成的损伤多年之后，他依然有权

| 诉讼时效 起诉过失损害赔偿的具体时间长度。 |

提起过失诉讼。

承担风险

当运动员参与体育活动，理解该活动的风险，并自愿选择暴露于这些风险中，就应当认为他甘愿承受参加体育活动的风险[6]。承担风险可以用运动员或其父母或监护人签署弃权书的形式明确表达，也可以从运动员在参加体育活动的行为及状况下推知[4,21]。

承担风险可作为针对受伤运动员提起过失诉讼的辩护。通过形成一份由运动员本人或其父母（抑或监护人）签名的文件，该文件可表明运动员知道体育活动中的风险、理解并且自愿接受这些风险，以证明运动员愿意承担风险[3,4]。

然而，法院对承担风险的解释多种多样，尤其当受伤运动员为未成年人时，法院认为他们不能够对相应场景伴生的风险做出正确的判断。尽管参与体育项目的运动员被认为接受了惯常的风险，但这并不排除那些应按照合理照护和谨慎从事活动，或者应预见并提前采取预防措施应对风险环境等义务人的责任。一般来说，法

| 承担风险 指某人通过明示或推知的协议，承担某项工作所伴生的风险和危害。简言之，行为人为自己的行为买单。 |

思考题3-2

一位行政助理正在清理一个文件柜，其中有过去团队的记录，他决定扔掉一些较旧的医疗档案。对于这些文件出于法律目的应保留多长时间表示关切。

? 未成年人提起诉讼的时效如何计算？

思考题3-3

在一所中学的体操比赛中，一名体操运动员从高低杠上跌落下来，她的小臂着地。教练怀疑她有骨折，决定为她做X线检查。虽然她的父母通过保险公司——"优先提供者组织"（Preferred Provider Organization，PPO）购买了一份一般健康保险，然而因该体操运动员伤痛难忍，她被送到了最近的急诊室接受治疗。不巧的是，该医疗机构不在PPO定点医疗机构的"优先医疗服务提供者"名单中，因此保险公司拒绝其赔付请求。教练向家长保证，学校将承担他们保险范围以外的所有医疗费用。

? 由于"优先提供者组织"拒绝了赔付请求，那么学校应该选择哪种类型的保险合同，来支付它所承担的医疗费用呢？

运动损伤处置清单

通过关注几个关键点，可以显著降低诉讼风险。以下是为降低诉讼风险可以做的事项清单。

❑ 警告运动员这项运动中固有的、潜在的危险。

❑ 持续而专注地监督。

❑ 辅助运动员做好热身和训练工作。

❑ 正确指导运动员的运动技能。

❑ 确保运动员始终使用适当和安全的设备和设施。

❑ 努力与运动员、家长和同事建立良好的关系。

❑ 为运动照护计划的执行制定具体的政策和指导方针。

❑ 制订并认真遵循紧急行动计划。

❑ 熟悉运动员的健康状况和病史，了解任何可能需要额外照护或警告的问题，并保留包含运动员病史的文件、参加运动前的检查和有关伤害记录。

❑ 保存好所有伤害和康复记录的文档。

❑ 记录创建安全运动环境所做的工作。

❑ 有文字形式记载的职责描述。

❑ 获得同意接受健康服务的文字证明，尤其是有未成年人的情况下。

❑ 对医疗记录保密。

❑ 不要自行配药或让运动员服用非处方药。

❑ 获得CPR/AED和急救认证，并定期接受培训。

❑ 不使用也不允许故障或具有一定危险的设备存在。

❑ 在运动防护装备的选择和使用方面与队医和（或）运动防护师合作，坚持获得最佳设备，能正确安装，并妥善维护。

❑ 除非队医批准，否则不允许受伤球员参赛。头部受伤的球员不应被允许重新参加比赛。在美国一些州，遭受脑震荡的球员可能无法在本赛季余下的时间继续这项运动。

❑ 形成这样一种观念：受伤运动员不允许重新进入比赛，除非依照队医或运动防护师的意见，该队员在生理上或心理上具备重新上场的能力。在医师对伤病运动员完全清创之前，教练不要迫于压力参与清创。

❑ 始终遵守队医或运动防护师的明确指示。

❑ 购买责任保险以应对诉讼风险，并且明晰保险合同中的责任限制及局限性。

❑ 了解提供专业服务活动的界限，以及相关州法律规范及其对执业活动范围限制的约束性条款。

❑ 对运动员健康安全所做的决定要依据常识。

院通常会支持成年人法律责任的免除或减轻，除非有明显证据证明存在欺诈、误解或胁迫[4]。

在受到人身伤害时，行为人在接受医疗照护之前，应当采取合理照护以防止进一步的伤害发生。

产品责任

产品责任是指产品制造链上任何一方或所有方对该产品造成的损害所承担的责任[13]。这包括零部件制造商、组装商、批发商和零售商[6]。对消费者造成伤害，因产品的固有缺陷发生在借贷人、保证人、所有人之间的法律纠纷，是产品责任诉讼的主题。产品责任索赔可以基于过失、严格责任或违反担保的规定而定，具体取决于索赔所依据的司法管辖区。美国许多州已经制定了全面的产品责任

法规，这些法规责任条款可能差别较大，目前没有联邦层面的产品责任法。

所有类型的运动和健身器材制造商都有责任设计和生产不会造成伤害的设备——只要按照产品说明书使用。如果消费者未正确使用产品，则制造商不承担责任。明确担保是制造商对产品安全的书面保证。例如，在橄榄球头盔上贴警告标签，告知球员使用产品时可能存在的固有危险。球员必须阅读并签署一份表格，表明他们已阅读并理解警告的含义。如果对设备的任何修改或改动，如钻孔、添加皮带等，佩戴改动过的设备时发生人身伤害，将免除制造商责任。国际运动员标准设备执行委员会（美国）（NOCSAE）制订了为确保安全而必须满足的最低标准。

哪些类型的保险对保护运动员是必要的？

健康保险 在美国是保险公司与投保人之间的合同。

由于高昂的医疗费用，每个运动员都应享受适当的保险政策，以便在发生伤害时最大限度地保护受伤的人[12]。在美国，健康保险是保险公司与投保人之间的合同，保险公司同意在投保人支付部分免赔额后，报销医疗账单总额的一部分。在过去的40年里，保险业经历了一个重大的演进过程。20世纪90年代美国启动的医疗改革侧重于管理式医疗，在该制度下，医疗保险提供者（医院、诊所、照护人员等）的医疗费用由保险公司严格规定、监控和审查。医疗费用的增长及与医疗服务提供者有关的诉讼的大幅增加显著增加了健康保险的费用[10]。2010年美国《平价医疗法案》签署成为法律，它代表了美国对医疗体系的实质性监管改革。《平价医疗法案》包括全面的健康保险改革，旨在消除保险公司的一些最恶劣做法，并

管理照护 医疗费用由保险公司密切监测。

从根本上让消费者重新负责他们自己的医疗照护。

该法案以现有的管理型健康保险体系为基础，并做到：①健康保险覆盖范围更广，负担更小；②提高医疗质量；③为消费者提供法律保护；④为消费者提供最适合他们的保险机制。自2014年起，

《平价医疗法案》 规定每个美国人都能获得负担得起的医疗保险。

大多数没有工作单位或其他不享有公共保险计划的美国人都必须要有一份经批准的私人保险单，以应付不时之需或支付罚款。焦点框3-1列出了《平价医疗法案》的主要特点和好处。

一般健康保险

按照《平价医疗法案》的要求，所有运动员都必须至少有一个一般健康保险，覆盖范围包括疾病、住院和紧急照护等[1]。大多数机构提供二级保险，一旦运动员的个人保险公司付款后，就可以支付运动员剩余的医疗费用。二级保险始终包括一般健康保险不包括的免赔额。由运动员保障部门支

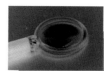

付的所有费用，也成为一些保险公司的保险范围。当然，这类保险要支付极高的保费。

许多26岁以下的运动员可以享受某种类型的家庭健康保险。但是，学校必须确保为家庭保险未涵盖的运动员安排或购买个人健康保险[10,11]。应填写一封写给所有运动员父母的信函，并返还给运动员组

> 每个运动员都应当拥有一份涵盖疾病、住院和紧急护理的一般健康保险。

织，以确保其提供适当的保险（图3-2）。一些所谓的全面计划并未涵盖所有的医疗需求。例如，此类计划可能涵盖医疗、护理费用，但不包括住院费用。其中许多计划都要求在保险生效前支付大笔预付款。补充保险，如意外保险和巨灾保险等，旨在补充一般健康保险不能覆盖的领域。

> 二级保险支付由一般健康保险计划支付后剩余的医疗开支。

报销

报销是美国医疗服务的主要支付方式[15,19]。医疗照护专业人员的服务费用是由投保人的保险公司报销的。保险公司可以为员工和家属提供团体和个人保险。为了降低赔付成本和住院需求，许多保险公司已经开始支付预防性照护费用，并限制个人可以看病的地方。

> 报销是由投保人的保险公司提供的，以支付所接受的（医疗）服务。

健康管理

健康管理涉及预先安排的提供医疗服务的系统，该系统旨在控制成本，同时继续提供优质照护。目前已经开发出许多不同的医疗照护系统来控制成本[19]。

健康维护组织（HMO）

健康维护组织提供预防措施，并对个人可以接受照护的范围做出限制。除紧急情况外，必须事先获得同意，个人才能转到其他医疗机构接受治疗。一般来说，只要在HMO体系内的医疗机构接受照护，HMO通常会支付100%的医疗费用。许多补充保单通常不支付由一般医疗保险支付的医疗费用。因此，在HMO体系之外接受治疗的运动员，可能没有资格享受保险福利。许多HMO使用人头费系统来确定保险费用，该系统会限制针对特定服务的报销金额。教练、管理人员和运动防护师必须了解其个人投保公司的承保范围和限制。

> 第三方付款人：
> 私人保险公司
> 健康维护组织
> 优先提供者组织

> HMO：除了在紧急状态或在HMO医疗机构就医，其他的需要预先得到批准。

优选医疗机构（PPOs）

优选医疗机构提供折扣医疗照护，但也限制一个人可以到哪里去治疗疾病。教练和（或）运动防护师必须提前知道应将受伤运动员送到哪里。运动员被送往未列入批准名单的机构，将被要求自行支付照护费用，但如果他们被送到认证名单上的优选医疗机构，所有费用都会被报销[5]。附加性的服务，如物理治疗，会比其他类型的保险合同有更低，甚至免费的价格，也更容易获得。优

> PPO：来自经批准的医疗服务提供者名单的医疗服务。

学生运动员的保险信息
学生姓名 ＿＿＿＿＿＿＿＿＿＿＿＿ 出生日期 ＿＿＿＿＿＿＿
地址 ＿＿＿＿＿＿＿＿＿＿＿＿＿＿＿＿＿＿＿＿＿＿＿＿＿＿
＿＿＿＿＿＿＿＿＿＿＿＿ 性别：男 ＿＿＿ 女 ＿＿＿
初次投保保险公司名称 ＿＿＿＿＿＿＿＿＿＿＿＿＿＿＿＿＿
初次投保保险公司地址 ＿＿＿＿＿＿＿＿＿＿＿＿＿＿＿＿＿
认证码 ＿＿＿＿＿＿＿＿ 组 ＿＿＿＿ 类型 ＿＿＿＿
投保人 ＿＿＿＿＿＿＿＿ 与学生的关系 ＿＿＿＿＿＿＿
二级保险保险公司名称 ＿＿＿＿＿＿＿＿＿＿＿＿＿＿＿＿
二级保险保险公司地址 ＿＿＿＿＿＿＿＿＿＿＿＿＿＿＿＿
认证码 ＿＿＿＿＿＿＿＿ 组 ＿＿＿＿ 类型 ＿＿＿＿
投保人 ＿＿＿＿＿＿＿＿ 与学生关系 ＿＿＿＿＿＿＿＿
投保人的雇主 ＿＿＿＿＿＿＿＿＿＿＿＿＿＿＿＿＿＿＿
医疗程序是否需要预先的授权？ ＿＿＿ ＿＿＿
　　　　　　　　　　　　　　　　　　　　 是　　 否

如果我的儿子/女儿需要运动医学计划以外的服务，我允许运动医学司向上述医疗保险公司申请此类服务。
依据美国大学体育协会条款，我已充分理解：任何我收到的保险支付款项必须被返还并存于我子女的账户。

日期 ＿＿＿＿＿＿＿＿＿＿＿ 父母签名 ＿＿＿＿＿＿＿＿＿＿＿

图3-2　保险信息表样本

选医疗机构按服务收费方式支付。

自选医疗服务机构计划

自选医疗服务机构计划是HMO和优选医疗机构计划的组合。它基于HMO结构，但它允许投保人从HMO体系之外获取服务。这种灵活性只有在某些条件和特殊情况下才会被允许。

赔偿计划

赔偿计划虽然不是独立的健康管理的类型，但却是最传统的医疗计费形式。在这种方式中，医疗服务提供者向患者或第三方付款人收取服务费用，费用则根据设定的费用表计算。

按人头收费

按人头收费是健康管理提供者使用的一种报销形式，会员每月支付固定的费用，而不管医疗服务提供者向会员提供多少服务。治疗师在临床治疗中，通常每周给患者做3次治疗。在运动训练中，受伤的运动员有时可能每周每天治疗2次。一些高中按照人数向学生收取医疗费，用于提供学校体育卫生照护服务。

医疗补助

医疗补助是提供给低收入和资源有限人群的健康保险计划。医疗补助由联邦政府和各州资助，各州负责该计划的管理。

医疗保险

医疗保险也是一个联邦层面的健康保险计划，但它是专为老年人和残疾人提供的。许多第三方付款人以其保险条款涵盖的内容，以及医疗保险和医疗补助涵盖的内容为基础做出决策。

意外保险

除了一般健康保险，学生还可购买低成本意外保险。此保险承保学生在校期间因学校原因发生的事故，目的在于减轻学生医疗和住院费用方面的负担，鼓励受伤的学生及时接受医疗照护，鼓励及时报告伤害情况，并减轻学校的财务责任[17]。学校的一般保险有很多局限性，因此，可能需要针对特定活动（如体育运动）购买意外保险，以提供额外的保护[17]。这种类型的保险承保范围有限，不需要了解有无过错，因而所赔付的金额也很有限。对

于需要手术和长期康复的严重运动损伤，意外保险通常是不够的。这种不足会使预算有限的家庭陷入财务困境。特别令人担忧的是，此类保险不足以涵盖灾难性伤害。

巨灾保险

虽然在体育活动中灾难性伤害相对罕见，但如果发生，对运动员、家庭、单位和社会的影响可能是惊人的。过去，当可用资金完全耗尽时，家庭被迫在其他地方寻求资金，通常的方法就是诉讼。美国大学体育协会（NCAA）和美国大学校际体育协会（NAIA）等组织为运动员提供此类保险，以解决由于永久性残疾而终身需要医疗和康复照护的问题[5]。当自付额达到75 000美元（约48.5万元人民币）时，保险金就开始支付并延续至终身。在中学层面，美国州立高中协会联合会（NFSHSA）向各区提供了一个保险方案。当个人支付的医疗、康复和交通等费用超过10 000美元（约6.5万元人民币）时，该方案就提供全额保险[18]。巨灾保险的成本取决于体育组织提供的运动项目和危险运动项目的数量。

如上所述，保障运动员健康和安全的保险可能非常复杂。管理者必须关注的是，每个运动员都要有一个良好的、可靠的保险公司提供全面的保险。提出索赔应与父母、医师和保险公司沟通后进行，这件事相当复杂且需要耗费大量的时间，所以应由专门工作人员承担这一工作。在一些体育项目中，提出索赔成为运动防护师的责任。这项任务可能非常耗时，会占据运动防护师与运动员合作的主要时间。

保险账单

必须快速准确地提出保险索赔[1]。负责监督在教育环境中工作的体育医疗照护计划的个人或管理人员，可以通过在年初收集每个运动员的保险信息来促进此过程。还应起草一封信给运动员的父母，解释学校提供保险的限制，以及给出如果发生损伤家长应如何索赔的建议。有二级保险的学校应该向家长强调，在将剩余账单提交学校之前，必须

将所有账单提交给保险公司。大多数学校或学院会向保险公司索赔，保险公司将支付个人医疗照护专业人员提供的服务费用。

专业保险

个人责任保险

大多数学校和学区都有一般责任保险，以防止因学校设施设备问题造成的伤害事件。一般责任保险涵盖个人的过失索赔。它主要关注的是监督是否合理，以及体育参与者是否察觉到不合理的伤害风险[18]。

由于基于所谓的"过失"而提起的诉讼数量很大，对于一些学校来说，保费变得几乎高不可攀。通常当受害者起诉时，诉讼是一种"鸟枪法"（shotgun approach，随机法），教练、运动防护师、医师、学校管理员和学区都有可能被点名。若涉及保护设备，产品制造商也会被起诉。

所有工作人员都应购买职业责任保险，并且必须清楚地了解保险范围[5]。责任保险通常涵盖民事案件中的过失侵权。如果个人也提出了刑事诉讼，则责任保险将不予赔付。

保单，错误和遗漏责任险已经演变为用来抵消"鸟枪法"心态，并涵盖一般责任保险未涵盖的内容。此保险旨在为学校员工、管理人员和学区提供医疗事故、不法行为、错误和遗漏，以及疏忽行为的赔偿[18]。即使在保障条件良好的活动中工作，与学生直接合作的每个人也必须拥有自己的个人责任保险。

> 由于过失伤害的诉讼金额问题，所有参与体育活动的专业人士都必须受到个人责任保险的充分保护。

运动损伤处置清单

此清单包含管理员应研究的保险类型，以保护运动员和参与运动医疗照护的人员。

❏ 一般健康保险。

❏ 意外保险。

❏ 产品责任险。

❏ 巨灾保险。

❏ 个人责任保险。

摘要

- 在运动环境中，必须非常小心，遵循有关责任的法律和法规。
- 法律责任是一个人对另一个人造成伤害承担的法律后果。合理照护标准假定个人根据任何具有类似教育背景或培训的个人的合理照护标准行事。
- 未能尽到普通或合理照护职责的人的行为（即他人通常为避免在类似情况下伤害自己或他人而进行照护）被视为疏忽。
- 虽然参加体育项目的运动员被认为承担了正常的风险，但这一假设绝不免除那些负责的人行使合理的谨慎或注意义务。

- 个人可以通过确保他们已尽一切可能为受伤的运动员提供合理程度的照护来显著降低诉讼风险。
- 保险主要类型有一般健康保险、巨灾保险、意外保险和责任保险，以及对错误和遗漏的责任险。
- 报销是美国医疗服务的主要支付机制。目前已经开发了许多不同的医疗照护系统，包括健康维护组织、优选医疗机构、自选医疗服务机构计划、赔偿计划和按人头收费计划，以控制成本。
- 监督运动照护计划执行的工作人员必须及时、准确地进行保险索赔。

思考题答案

3-1 当教师承担照护运动员的责任时，该教师也有义务确保给予适当的照护。未能提供可接受的合理照护标准的教师违反了该法定职责，运动员必须证明这种行为造成了伤害或使伤势恶化。

3-2 运动员通常有1～3年的时间起诉过错侵权。但是，未成年人在其年满18岁后，仍有3年时间提起诉讼。

3-3 除了一般健康保险外，低成本意外保险通常涵盖运动员比赛时在校内发生的事故。此保险的目的是保护运动员免受医疗和医院账单造成的经济损失，鼓励受伤运动员及时获得医疗照护，鼓励及时报告受伤情况，并减轻学校的财务责任。

复习题和课堂活动

1.在责任、疏忽、承担风险和侵权方面，主要的法律关注点是什么？

2.如果运动员受伤，可以采取哪些措施来尽量减少诉讼的机会？

3.邀请熟悉体育诉讼的律师到课堂上讨论如何保护自己免受诉讼。

4.讨论个人如何合理、谨慎地照护受伤的运动员。

5.解释《好撒玛利亚人法》如何保护向伤者提供急救或紧急照护的个人。

6.为什么运动员必须同时购买一般健康保险和意外保险？

7.简要讨论第三方报销的各种方法。

8.为什么个人要投保个人责任保险？

9.提出保险索赔的关键考虑因素是什么？

参考文献

[1] Belk, J. 2010. *Health insurance today: A practical approach.* St Louis, MO: Elsevier.

[2] Coffin, R. 2013. Affordable Care Act. *Journal of Medical Practice Management* 28(5):317-319.

[3] Cotten, D. J. 2005. Are you safe? Courts in an increasing number of states are enforcing liability waivers signed by parents on behalf of minors. *Athletic Business* 29(3):66-68; 70-72, 2005.

[4] Cotten, D. J. 2004. Waivers and releases can protect against liability. *Fitness Management* 20(4):24.

[5] Cotten, D. J. 2001. What is covered by your liability insurance policy? A risk management essential. *Exercise Standards and Malpractice Reporter* 15(4):54-56.

[6] Cozillio, M., & Levinstein, M. 2007. *Sports law: Cases and materials.* Durham, NC: Carolina Academic Press.

[7] Eickhoff-Shemek, J. 2010. The legal aspects: An analysis of eight negligence law suits against personal fitness trainers. *ACSM's Health and Fitness Journal* 14(5):34.

[8] Flight, M. 2010. *Law, liability, and ethics for medical office professionals.* Independence, KY: Cengage Learning.

[9] Gardiner, S. 2012. *Sports law.* New York, NY: Routledge.

[10] Green, M., & Rowell, J. 2010. *Understanding health insurance: A guide to billing and reimbursement.* Albany, NY: Delmar.

[11] Halvorson, R. 2008. Insurance tips for fitness pros. *IDEA Fitness Journal* 5(6):14.

[12] Hart, J. 2002. *Liability and safety in physical education and sport.* Oxen Hill, MD: AAHPERD.

[13] Henderson, J. 2008. *Products liability: Problems and process.* New York, NY: Aspen Publishers.

[14] Herbert, D. L., & Herbert, W. G. 2002. *Legal aspects of preventive, rehabilitative and recreational exercise programs,* 4th ed. Canton, OH: PRC Publishing.

[15] Jones, R. 2013. Professional and general liability insurance: When and why you need it. *Sports Medicine Bulletin* 9(24):6.

[16] Kane, S. 2009. Medical malpractice and the sports medicine clinician. *Clinical Orthopedic Related Research* 467:412-419.

[17] Polanshek, K. 2004. Combat the increasing cost of athletics accident insurance. *Athletics Administration* 39(3):60.

[18] Rosenbaum, S. 2012. *Law and the American health care system.* St. Paul, MN: West Academic-Foundation Press.

[19] Ray, R. 2011. *Management strategies in athletic training.* Champaign, IL: Human Kinetics.

[20] Sawyer, T. 2003. Torts, negligence, duty, and sports injuries. *Journal of Physical Education, Recreation & Dance* 74(4):18-19.

[21] Schaefer, G. 2009. Negligence, immunity and assumption of risk. *Journal of Physical Education, Recreation, and Dance* 80(6):7.

[22] Taniguchi, S. 2008. Tort liability considerations for therapeutic recreation professionals. *Therapeutic Recreation Journal* 42(3):163.

[23] Yagoda, L. 2014. *Affordable Care Act for dummies.* Hoboken, NJ: John Wiley & Sons.

[24] Wong, G. 2010. *Essentials of sports law,* 4th ed. Westport, CT: Greenwood Press.

注释书目

Appenzeller, H. 2000. *Youth sports and the law: A guide to legal issues.* Chapel Hill, NC: Carolina Academic Press.

Studies various court cases to understand the legal principles involved in sport participation. The objective of the book is to provide better and safer sporting experiences for today's children.

Appenzeller, H. 2005. *Risk management in sport: Issues and strategies.* Chapel Hill, NC: Carolina Academic Press.

Discusses risk management in sport law and industry. Topics include tort liability; medical, event, and facility issues; warnings, waivers, and informed consent; and youth sport and the law.

Champion, W. 2005. *Fundamentals of sports law.* St. Paul, MN: Thomson/West.

This introductory text lays out the basic ideas and legal documents important to attorneys, compliance officers, agents, athletic directors, and sports administrators.

Grayson, E. 2000. *Ethics, injury and the law in sports medicine.* New York, NY: Butterworth-Heinemann.

Provides an up-to-date review of the status of sports medicine and the law. Addresses the key legal and ethical issues in sports and exercise medicine. For practitioners and students preparing for sport and exercise medicine exams.

Green, M., & Rowell, J. 2010. *Understanding health insurance: A guide to billing and reimbursement.* Albany, NY: Delmar.

Provides a comprehensive resource for dealing with issues related to insurance.

第二部分

通过运动健康照护系统预防损伤

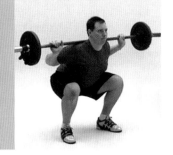

第4章

通过体能训练预防损伤

■ 目标

学习本章后应能够：

- 认识周期训练的概念，以及在不同时期可以进行的各类训练种类。
- 认识体能训练的原则。
- 解释热身及整理活动的重要性。

- 描述柔韧性、肌肉力量和心肺耐力对预防损伤的重要性。
- 认识提升柔韧性、肌肉力量和心肺耐力的特定技巧及原则。

　　一名运动员必须拥有良好的体能才能成功完成高水平的训练。如果运动员没有良好的体能，容易出现疲劳，发生损伤[11]。体能不足是发生运动损伤的主要原因之一。一个全面提升柔韧性、肌肉力量、耐力、爆发力及心肺耐力的体能训练计划能有效减少竞技运动员的受伤概率。当一名运动员增加训练计划的长度及强度时，其受伤风险也会因为较长的暴露时间而增加，但是我们能通过不同的调整来减少与运动有关的损伤。如果运动员拥有良好的体能，就更能抵抗疲劳及压力。体能不是一夜就能提升的，需要时间及认真计划如何避免运动员在赛季初出现损伤。训练及体能计划都应该能尽量减少损伤的概率及提升运动表现。

体能赛季及周期训练

　　一名专业的运动员不会只参与赛季前的体能训练及赛季中的比赛。运动周期需要整个年度的努力。周期训练通过不同季度的训练及体能计划，来达到最高的运动表现，同时能减少运动损伤及防止运动员过度训练[25]。周期训练会考虑运动员在不同赛季时段有不同的训练及体能计划，并配合个人需要调整训练计划（表4-1）。

> **周期训练**　能让运动员参与一整年的训练同时能降低损伤及过度训练的风险。

　　周期训练将训练及体能计划组织起来，形成多个循环。一个完整的训练周期，对于季节性运动来说可能是1年，对于奥林匹克运动来说可能是4年。一个完整的训练周期可以划分成赛季前、赛季中及赛季后。在这个循环中，训练的强度、次数及独特性都会影响一名运动员是否达到比赛需要的最高体能要求。当临近比赛时，训练内容会从多次数、低强度、非专项相关的活动，大幅度地调整至少次数、高强度与专项相关的活动[25]。

　　一年的训练周期有一系列的时段或阶段，每段可能持续几周，甚至是几个月。其中包括过渡期、预备期及比赛期[6]。

表 4-1　　周期训练

赛季	时段或阶段	训练活动的种类
赛季后	过渡期（赛季后）	没有规划的 休闲的
	预备期增加肌肉量/耐力阶段	交叉训练 低强度 多次数 可以是非专项相关的
	力量阶段	中等强度 中等次数 更多专项相关的
赛季前	爆发力阶段	高强度 少次数 专项相关的
赛季中	比赛期	高强度 少次数 技巧训练 策略 保持在赛季后建立的力量及爆发力

过渡期

过渡期（赛季后）在最后一场比赛后开始，包括赛季后的最初阶段。过渡期通常都是没有规划的，需要鼓励运动员去参与以休闲为主的运动。其目的是让运动员在身体和心理上暂时离开严密规划的训练。我们不应该低估在漫长赛季后休息和放松身心的过渡期的价值。

预备期

预备期是赛季后没有其他即将进行的比赛的时期。预备期有三个阶段：增加肌肉量/耐力阶段、力量阶段和爆发力阶段。

增加肌肉量/耐力阶段通常是在赛季后的最初阶段。其训练量是低强度和多次数的，可以是跟专项相关或不相关的活动。目的是建立基础的耐力水平，为日后更多高强度的训练做好准备。这个阶段通常持续7周至2个月。

力量阶段通常在赛季后进行。其训练量的强度和次数都提升到中等水平。力量训练要与专项运动或活动相关。

爆发力阶段（第三阶段）通常在赛季前进行。运动员应该进行高强度，甚至接近比赛水平的训练。减少训练次数可以让运动员在每节训练间得到足够的休息。

比赛期

在某些情况下，比赛期只持续1周甚至时间更短。但是，某些季节性运动的比赛期可能持续几个月。通常来说，比赛期的训练量都是高强度、少次数的。由于训练的次数减少，会有更多的时间用于技巧或策略训练，同时需要保持在赛季后建立的柔韧性、力量及心肺耐力。在比赛期间有必要制订1周的训练周期计划。在1周的训练周期中，初期是高强度的训练，逐渐转为中等强度训练，最后在比赛前是低强度训练。目的是确保运动员在比赛当天拥有最佳的体能及表现水平[6]。

交叉训练

交叉训练是将其他替代活动的好处用于专项训练或体能上。例如，游泳运动员可以进行慢跑、跑步或其他有氧运动维持心肺耐力。交叉训练在赛季后及没有比赛的时间会特别有用，因为交叉训练既能帮助运动员维持体能水平，又能避免在赛季前及赛季中周而复始的训练和相同的体能训练技巧所带来的沉闷感。

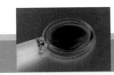
体能训练的原则

1. **热身和整理活动** 确保运动员在参与任何活动前都有足够的时间进行合适的热身。不要忽略训练后的整理活动。

2. **意志** 运动员通常因为想在自己的运动中取得成功而有强烈意志。通过改变训练计划和配合不同的体能项目，保持训练是有乐趣的而不是周而复始和沉闷的。

3. **超负荷** 为了在生理结构上有所进步，必须更加努力去训练来超越自身系统。逐渐地，系统会适应我们的需求。

4. **规律** 为了达到有效的训练，运动员必须有一个规律的常规训练及体能计划。

5. **循序渐进** 逐渐在体能计划中增加强度和根据运动员的个人能力来提升负荷量。

6. **强度** 强调训练的强度而不是次数。我们很容易混淆长时间训练就等于努力训练。盲目增加训练时间而不是训练的节奏或强度可能是错误的想法。疲倦的运动员更容易受伤。

7. **独特性** 我们必须认识不同训练计划的独特性。一个好的训练计划必须有对体能的针对性训练（力量、柔韧性、心肺耐力），而且能与专项运动互相配合。

8. **个人能力** 每名运动员都有不同的需要。一位成功的教练能发现每名运动员都有不同之处，从而调整或改变训练及体能计划来配合运动员的需要。

9. **压力** 运动员的训练越接近他们的生理极限越好。我们应鼓励运动员挑战他们的极限，但同时我们也要考虑他们生活中面对的其他压力，容许他们有离开专项运动的时间需求。

10. **安全** 确保训练的环境是安全的。需要花时间去教育运动员何谓正确的技巧，了解训练后的反应，何时应该增加或者减少训练量。

体能训练的基础

专项特异性适应（specific adaptation to imposed demands，SAID）原则与训练和体能计划的步骤有关。SAID原则是指当人体承受一定的压力和超负荷时，身体会逐渐适应和超越原本不可承受的重量，同时能降低受伤的风险。例如，在举重项目中，当

> **SAID原则** 指出人体会因为满足特别的需求而逐渐适应。

逐渐增加负重时，肌肉大小和效率会因为适应更多的重量而增加。

虽然超负荷是训练和体能训练的重要组成部分，但其给予的压力不应该大于身体对超负荷的适应，造成危险或导致损伤。因此，为了降低损伤的风险，我们必须要强调训练和体能训练的基本原则（焦点框 4-1）。

热身和整理活动

热身活动

在训练开始前应进行热身活动[15]。热身活动能提高体温，拉伸肌肉，增加韧带的弹性和柔韧性。因为热身活动会有预演或练习的效果，所以做一些与运动项目（动作）相似的热身活动比与运动项目无关的更好。也有文章指出一套有规划的热身活动能降低发生运动损伤的风险[43]。

有效而快速的热身是一种有效的推动力。如果一名运动员能在热身中得到满足感，他们可能有更

一名田径运动员经常表示在运动时下肢紧绷。她说自己平常在热身时会遇到困难，直到运动即将结束时也不能放松肌肉。她感觉肌肉随时可能会被拉伤。

? 有什么特别的热身活动能推荐给这位运动员？

思考题 4-1

多的欲望去参与运动。相反，错误的热身可能导致运动员疲倦、专注力受限、训练沉闷、成效较差。正确的热身可能改善某部分的运动表现[36]。

热身的作用是让身体在训练前做好生理方面的准备。目的是逐渐增加对心肺系统的刺激直到达到中等水平，从而增加活动中肌肉的循环血量，来提高肌肉温度[22]。

中等活动能增加身体的新陈代谢，提高身体的核心温度，提高肌肉温度帮助肌肉收缩和放松。中等活动还可以增加肌肉的弹性（拉伸的长度），减少黏性，因此热身活动会使肌肉的形状可以更快捷地发生变化。

> 热身活动包括提高身体整体温度和应运动的需要提高特定身体部位的温度。

良好的热身活动应从2~3 min的步行、慢跑或骑单车开始，这能提升新陈代谢及肌肉温度。身体轻微出汗是肌肉温度提高的一个良好指标。最新的热身方法是运动前使用动态热身。动态热身应包括连续的动作，如跳跃、小跳步和弹跳等各种不同的步法练习和模式。这种方法能刺激神经系统，提升身体协调能力和运动神经能力。动态热身比静态热身更能让肌肉和关节应对运动的需要。动态热身要求个人要专注、集中注意力。我们应选择那些能让全身肌肉都能热身的活动。整个动态热身的时间为5~20 min。运动应在热身活动后立即开始。

热身活动也应包括一些专项运动的技巧。这些技巧是专项独有的，而且应逐渐提升强度。例如，一名篮球运动员应该以上篮、跳投和运球来热身；一名网球运动员应该用正手击球、反手击球和发球动作来热身。

虽然热身活动的效果一般会持续45 min，但是运动员不应该在热身后15 min才开始运动。例如，某些位置的第三顺位橄榄球球员通常只会在赛前热身，在比赛期间只站立看球，直到比赛末期或第四节才有机会上场，他的受伤风险就会大幅增加。正确的方法是建议该球员继续进行热身活动，随时准备比赛。通常，流汗是身体已经充分热身和准备好参与剧烈运动的一个良好指标。

> 热身活动能够通过逐渐提高以下的项目来减少受伤：
> - 柔韧性
> - 力量
> - 爆发力
> - 耐力

整理活动

在剧烈运动过后进行整理活动是非常重要的。例如，慢跑，然后逐渐降速到步行，让新陈代谢恢复到休息水平。在步行过后接着进行拉伸。整理活动能够帮助血液回流到心脏复氧，由此可防止血液积存在手脚的肌肉中。血液积存在下肢会对心脏造成不必要的压力和创伤。如果在剧烈运动过后没有进行整理活动，血液可能不足以循环到脑部、心脏和肠道，会产生头晕、衰弱等症状。整理活动可以让身体降温和恢复到休息水平。整理活动通常为5~10 min。

> 正确的整理活动能更快地降低血液和肌肉中的乳酸水平。

虽然热身活动和进行运动的价值都得到了认同，但是人们往往忽视了运动后进行整理活动的重要性。拉伸是一项重要的整理活动。在剧烈的运动后进行拉伸会有较少的肌肉酸痛问题[3]。

> 体能训练应该循序渐进，小幅度逐渐增加强度。

为什么拥有良好的柔韧性很重要？

柔韧性是指一个关节或多个关节的活动度[30]。讨论活动度可以只讨论单一关节的活动度，如膝关节；也可以讨论一系列的关

> 良好的柔韧性对预防运动损伤非常重要。

节，如脊椎关节（需要所有关节同时移动才能屈曲或者旋转身躯）。每个关节或动作都有特定的活动度。如果一个人的踝关节、膝关节、髋关节、背部和其中一侧肩关节柔韧性良好，但是另一侧肩关节柔韧性欠佳，他就需要改善这个关节而令所有关节都能正常活动。

多年来，我们普遍认为增加柔韧性能够提升运动表现。缺乏柔韧性的运动员很有可能会影响表现。例如，如果一名短跑运动员的腘绳肌紧绷且欠缺弹性，他很难跑到最快的速度。因为绷紧的腘绳肌会减少髋关节的屈曲度，因此会缩短步幅。大部分运动只需要正常的柔韧性。但是有些运动，如体操、芭蕾舞、潜水、跆拳道和瑜伽需要提升柔韧性来达到更好的运动表现（图4-1）。提升柔韧性可以改善运动员的平衡和反应时间，从而提升运动表现。体能专家普遍认为良好的柔韧性是运动表现出色的关键[4]。但是，一些研究也指出拉伸只对动态运动的表现有利，却对一些不太动态的运动，如游泳、长跑等没有太大效果[31,42]。

人们普遍认为拉伸有利于预防运动损伤。但是，最近一些临床证明指出，运动前拉伸并不一定能预防运动损伤[42]。

> 拉伸不一定能够改善运动表现或者帮助预防运动损伤。

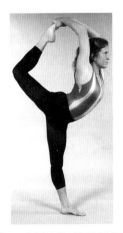

图4-1 某些运动需要极端的柔韧性才能达到最好的表现

拉伸是否能预防运动损伤与参与的运动类型有莫大的关系。一些动态运动，如足球和篮球，当中包括很多弹跳和跳跃的动作，需要肌肉进行高强度的牵张收缩循环（SSC），其中要求肌肉肌腱组织能够储存及释放高弹性的能量来达到成功的表现。相反，如果吸收的能量大于能够释放的能量，就很可能会超过肌肉肌腱组织的承受能力，增加受伤的风险。拉伸对这种类型的运动很有帮助，因为拉伸能影响肌腱的黏度，使它更为适应，从而降低受伤的风险。相反，一些运动，如慢跑和骑单车，属于低强度或只有少量牵张收缩循环。这些运动不一定需要肌肉肌腱组织变得适应。大部分的能量都来自动态肌肉收缩的效果，需要直接传递，通过肌腱传到关节系统转化成动作。因此，拉伸对降低受伤风险不一定有帮助。

最近的文献指出，有强烈的证据显示，常规的静态拉伸不能降低整体的受伤率。但是，有基础证据显示，静态拉伸可能减少肌肉肌腱的损伤[40]。

身体里什么结构可以限制柔韧性？

我们身体里的很多生理结构都能限制关节的完整活动度。正常的骨骼结构、脂肪、皮肤或者瘢痕都可能会限制关节达到完整活动度的能力。

肌肉和相应的肌腱主要负责限制关节活动度。进行拉伸训练能利用肌肉的高弹性来改善单一关节的活动度。长期的拉伸训练或有可能提高单一肌肉的弹性或长度。一名拥有良好活动度的运动员通常拥有高弹性和柔软的肌肉。

结缔组织如韧带、关节囊围绕着关节，可用来缩短关节。韧带、关节囊都有一定的弹性，但是对于固定一段时间的受伤的关节，这些结构会失去一些弹性并出现缩短。这种情况常见于关节手术后，以及长期没有活动。

另一方面，一名运动员也可能出现韧带和关节囊松弛。一般来说，这样的关节稳定性较差。例如，韧带和关节囊松弛的肘关节或膝关节会出现过伸的情况。经常不稳定的关节出现的问题跟关节过度紧张出现的问题一样重要。

触发点是指紧绷的肌肉出现的某一处疼痛点。肌肉在面对一些力学上的压力时会出现疼痛或者动态的触发点。这种压力来自急性拉伤或异常姿势，令肌肉承受持续的应力。触发点通常出现在颈部、上背部和下背部。触发点所引发的疼痛也会限制部分活动度。在触发点上施加压力会触发或引发极度疼痛。当有问题的肌肉进行拉伸时也会增加疼痛感。

> **触发点** 是指紧绷的肌肉出现的某一处疼痛点。

主动和被动活动度

主动活动是指由运动员自己活动其关节。被动活动是指运动员的肌肉不收缩，由他人活动其关节。当肌肉主动收缩时，会产生一个特定角度范围内的关节活动。被动活动的情况下，可以再增加一些活动度。主动活动度是指一个关节在肌肉主动收缩时的活动度。一个关节是否能进行主动活动并不是评估关节松紧的良好指标，因为它只能用于判断一个关节在轻微的阻力下能否有效地活动。被动活动度是指一个关节在被动活动时的活动范围。关节在被动活动时，肌肉不会进行收缩。被动活动度是达到最大主动活动度后的延续。

在运动中，关节活动不受限的肢体能减少受伤的可能性和改善表现[40]。例如，一名标枪运动员如果不能完全伸直膝关节，会减小他的步幅距离，从而降低他的速度。被动活动度对预防受伤非常重要。在运动中经常会出现肌肉拉伸超过正常的动态范围。如果肌肉本身没有足够的弹性代偿额外的拉伸，肌肉或者肌腱就很有可能受伤。

主动肌和拮抗肌

在进一步讨论三种不同的拉伸技巧前，我们必须要了解主动肌和拮抗肌的定义。大部分关节都能进行一个以上的动作。例如，膝关节能屈曲和伸直。股四头肌的收缩能使膝关节伸直，而腘绳肌能使膝关节屈曲。在膝关节伸直中，股四头肌是主动肌。相反，因主动肌收缩而被拉长的肌肉是拮抗肌。在膝关节伸直这个例子中，腘绳肌便是拮抗肌。

柔韧性测试

我们通常采用以下的测试来测量运动员的柔韧性。坐位体前屈试验能测量躯干前屈和髋关节屈曲的角度（图4-2），也可以采用躯干后伸（图4-3）或肩关节后伸试验（图4-4）等。这些测试可以容易地对个人或一组运动员进行。

拉伸技巧有何不同?

维持一个关节活动不受限、具有完整的活动度是保持健康和预防损伤的重要因素。柔韧性对成功的生理表现或预防损伤很重要。任何有效的拉伸计划都应通过针对肌肉和肌腱的延长性来改善个别关节的活动度。长期进行一些拉伸肌肉和肌腱的训练能提高个别关节的活动度（焦点框4-2）。

> **弹震式拉伸** 是利用重复弹跳的动作来拉伸的技巧。

弹震式拉伸

弹震式拉伸是利用重复弹跳的动作让主动肌重

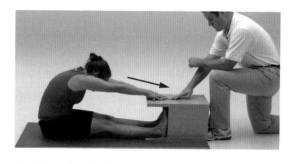

图4-2　坐位体前屈试验

对运动员的指示：坐在地上，双腿并拢，腘窝平贴在地上，双脚对抗垂直面。躯干前屈并伸直手指触碰最远的距离。

测量：测量在垂直面后的距离。

正常范围：在垂直面后的10～27 cm。

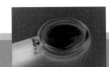

拉伸的原则和注意事项

一个有效的拉伸训练应注意以下原则和注意事项:

- 进行拉伸前应以慢跑或快走来热身。
- 肌肉应该被拉伸至超过原来的范围来提高柔韧性,但不应拉伸至激发触发点。
- 拉伸至感觉到紧绷,有抗阻或轻微的不适感即可。拉伸不应该是疼痛的。
- 关节活动度要通过拉伸相应的关节才能提高。
- 拉伸疼痛关节附近的肌肉时需要特别小心。疼痛是某部位有问题的提示,所以不应忽视。
- 避免过度拉伸关节附近的韧带或关节囊。
- 拉伸颈部或腰部时需要特别小心。拉伸有可能挤压脊柱和使椎间盘受损。
- 拉伸应以坐姿而不是站姿进行,此能减少腰部的压力和减少腰部受伤的风险。

- 拉伸紧绷和欠缺柔韧性的肌肉。
- 拉伸应有控制而缓慢地进行。
- 在拉伸时应保持正常的呼吸。
- 建议使用静态拉伸和本体促进技术(proprioceptive neuromuscular facilitation, PNF)来增加关节的活动度。
- 动态拉伸适合关节有一定柔韧性、习惯拉伸或已进行静态拉伸的人使用。
- 拉伸应在训练前后进行。1周拉伸至少3次能达到最小的改善,1周拉伸至少5～6次能达到最大的改善。

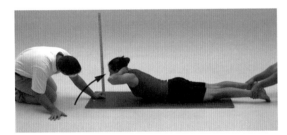

图4-3　躯干后伸试验
对运动员的指示: 俯卧地上。你的伙伴把你的脚抬离地面。双手抱在颈后。吸气,抬起上躯干至离地最高。
测量: 测量下巴至地面的距离。
正常范围: 63.3～80 cm。

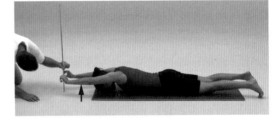

图4-4　肩关节后伸试验
对运动员的指示: 俯卧地上。双手握着木棍或铅笔,伸直高于头。保持脸部和胸部紧贴地面,把木棍抬得越高越好。
测量: 测量木棍至地面的距离。
正常范围: 76.6～90 cm。

复收缩来产生拮抗肌的快速拉伸。弹震式拉伸虽然可明显有效地增加关节活动度,但是过去一直认为这是因为连续的猛拉或拉扯肌肉而产生的,如果猛拉的力度大于肌肉本身的延长性,可能会导致肌肉拉伤存在质疑。

动态拉伸

猛烈地收缩主动肌会同时拉伸拮抗肌,使拮抗肌出现肌肉酸痛。例如,用力踢足球50次后,由于腘绳肌(拮抗肌)一直在进行离心收缩来控制股四头肌(主动肌)进行动态活动,因此会出现腘绳肌酸痛。拉伸应该是有控制的且不会导致肌肉酸痛[33]。这就是弹震式拉伸和动态拉伸的区别。事实上,运动员都偏向选择进行动态拉伸,因为动态拉伸的动作较为贴近其专项运动的动作,使运动员较为投入且有较高的功能性[14,33]。因此,建议运动员在参与运动前进行动态拉伸(图4-5A)。

静态拉伸

静态拉伸是一种非常有效且十分常见的拉伸技巧（图4-5B）。被动的肌肉拉伸技巧包括将肌肉置于最大的拉伸位置或对拉伸产生抵抗时，保持一段时间[40]。在最大拉伸位置保持拉伸的时间众说纷纭，由最短的3 s至最长的60 s不等，而20 ~ 30 s应该是保持拉伸的最佳时间。每个肌肉的静态拉伸都应重复3 ~ 4次。有很多研究对比了动态拉伸和静态拉伸对改善柔韧性的效果。研究发现，两者都能有效地提高柔韧性，且没有明显差别。但是，静态拉伸是有控制的，所以造成过度拉伸关节的危险性较低。如果拉伸者体能不足，动态拉伸很有可能会造成肌肉酸痛，但是静态拉伸不会出现此情况，因此

> **静态拉伸** 通过把拮抗肌放至最大拉伸位置并保持一段时间，被动地拉伸拮抗肌。

适合因肌肉酸痛或拉伤而需要康复的人。

静态拉伸是一种较为安全的拉伸技巧，尤其是对体能不足的人。但是，很多运动也会进行动态拉伸。因此，热身拉伸应先进行静态拉伸，再进行动态拉伸，以更加贴近运动动作的需要。

本体促进技术

本体促进技术最初是医师用来治疗不同神经肌肉瘫痪患者的。近年，本体促进技术的拉伸动作也开始应用于提升柔韧性。现在有一些不同种类的本体促进技术开始应用于拉伸，包括缓慢重复固定放松、收缩放松和固定放松[35]。这些技术包括反复的收缩和放松主动肌及拮抗肌（先进行10 s的用力对抗，然后进行10 s的放松）。

以腘绳肌为例（图4-5C），使用缓慢-反复-固定-放松的方法如下：被拉伸者平卧，膝关节伸直，踝关节保持背屈90°，由同伴对其进行被动屈髋直至被拉伸者开始感觉肌肉有轻微的不适。在这个角度，被拉伸者可以开始通过收缩腘绳肌来用力

> **本体促进技术** 是一种反复收缩和放松的拉伸技巧。

对抗同伴给予的压力。用力对抗10 s后，被拉伸者

放松腘绳肌、收缩股四头肌，同伴同时进一步对被拉伸者进行被动屈髋，直至腘绳肌有拉伸感。这个放松的过程应维持10 s，然后被拉伸者再次用力对抗同伴给予的压力。这个用力对抗和放松的过程应重复至少3次[30]。

收缩-放松和固定-放松是基于缓慢-反复-固定-放松演变出来的方法。在收缩-放松方法中，腘绳肌进行等张收缩从而在用力对抗期间慢慢移向地面。固定-放松是指腘绳肌在用力对抗期间进行等长收缩，对抗不会移动的阻力。在放松期间，两种方法都包括放松腘绳肌及股四头肌，而腘绳肌是被动地拉伸。这些基本的本体促进技术能拉伸身体的任何部位。本体促进技术最好能有一位同伴协助，也可以利用墙壁来进行对抗[30]。

实践

虽然这三种方法都能有效地改善柔韧性，但是哪种方法最能提高活动度仍存在很大的争议[30,36]。我们通常不建议久坐不动的人士进行动态拉伸，因为这种拉伸方法很可能造成肌肉酸痛。但是，有很多运动都是弹震式的（如踢腿、跑步）。对于高训练水平的人士来说，动态拉伸不太可能造成肌肉酸痛的问题[14]。静态拉伸是使用最为广泛的技巧。静态拉伸比较简单，而且不需要同伴的协助。长期的静态拉伸能达到关节活动不受限、关节活动度完全正常。

本体促进技术能在一节拉伸课内非常有效地提高活动度。一些研究比较了静态拉伸和动态拉伸，指出本体促进技术拉伸能在额外增加的训练期内大大提高活动度[30,36]。本体促进技术的最大缺点是需要一个同伴，但是同伴也能带来鼓励的好处。

拉伸动作

图4-6至图4-17展示了一些能改善特定关节活动度的拉伸动作。这些动作都可以静态进行，也可

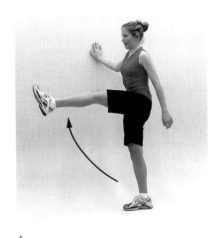

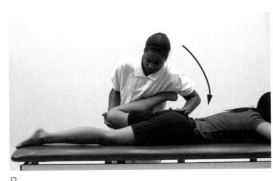

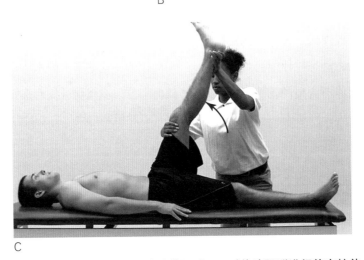

图4-5　拉伸技巧　A.动态拉伸屈髋和伸髋的肌群；B.对伸膝肌群进行静态拉伸；C.对腘绳肌进行缓慢-反复-固定-放松的本体促进技术

以稍微改变变成由同伴协助的本体促进技术。

以上的拉伸方法有很多不同的变化。根据针对的肌群来选择最合适的拉伸动作。

力量和柔韧性是否存在关系？

很多说法指出力量训练对柔韧性产生负面影响。例如，一个肌肉健硕的人通常被指"肌肉僵硬"。"肌肉僵硬"是对活动度的负面描述。一个肌肉健硕的人通常失去关节活动自如的能力。

有时健硕的人因为肌肉发达而妨碍了正常的关节活动度。如果力量训练没有正确地进行，动作可能因此受到影响。但是，适当达到完全活动度的负重训练，是不会影响柔韧性的。正确的力

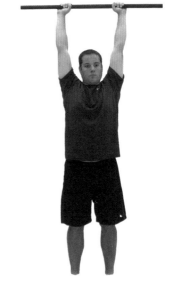

图4-6　手臂悬吊动作

拉伸的肌肉：整个上肢带骨的肌肉。

说明：使用引体上升架，垂直悬吊肩膀和手臂30 s，重复5次。

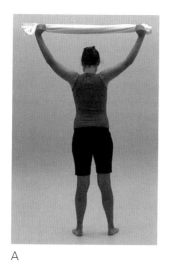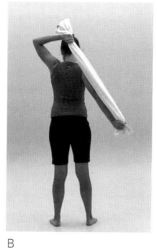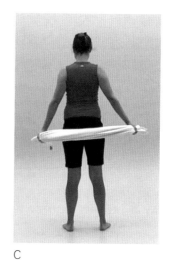

A   B   C

图4-7　肩膀毛巾操

拉伸的肌肉：肩部内旋肌和外旋肌。

说明：A.开始时双手分开手握毛巾，高举于头顶；B.尝试把毛巾向背后拉，首先是右手拉，然后换左手拉；C.结束动作为手臂伸直，手伸至腰下。按相反的顺序返回动作A。重复5次。

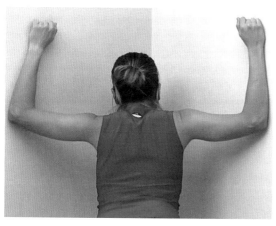

图4-8　胸部和肩膀的拉伸

拉伸的肌肉：胸大肌和三角肌。

说明：面向角落站立，手和手臂靠墙，同时身体向前靠。保持此姿势30 s，重复3次。

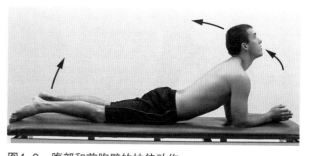

图4-9　腹部和前胸壁的拉伸动作

拉伸的肌肉：喉部的呼吸肌和腹肌。

说明：后伸上躯干，用手臂支撑其重量，保持骨盆在治疗床上。可以尝试双脚抬离治疗床。保持此姿势30 s。重复3次。

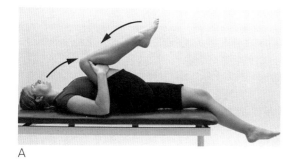

A

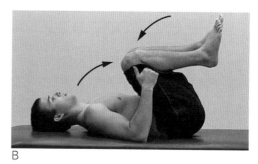

B

图4-10　威廉屈髋动作

拉伸的肌肉：腰部和伸髋肌肉。

说明：A.用下颌碰右膝并保持，然后换左膝并保持；B.用下巴碰双膝并保持。保持各姿势30 s。

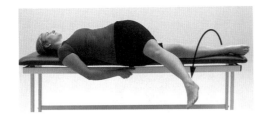

图4-11　腰部旋转动作

拉伸的肌肉：腰部旋转肌和髋外展肌。

说明：在治疗床的一侧躺下，保持肩膀和手臂平放在治疗床上。另一侧脚从最低点移向高处，然后与位于床缘的脚交叉，让脚悬吊在治疗床边，保持膝关节直伸。保持此姿势30 s，再换另一侧，每侧重复3次。

注意：如果保持膝关节伸直会引起疼痛，可以改为膝关节弯曲。当腿返回开始的位置时需要特别注意。

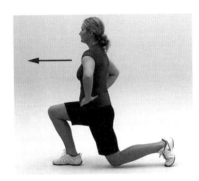

图4-12　向前弓箭步动作

拉伸的肌肉：屈髋肌群和股四头肌群。

说明：单膝跪地呈弓箭步的姿势，同时把骨盆移向前方。保持此姿势30 s，重复3次。

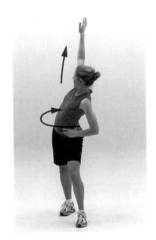

图4-13　侧身躯拉伸动作

拉伸的肌肉：侧腹肌和肋间肌。

说明：站立成串行步，伸直右手外展高举，躯干转向右侧。保持此姿势30 s，每侧重复3次。

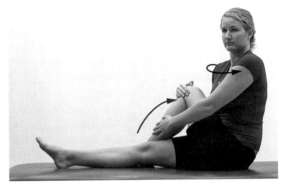

图4-14　躯干转向动作

拉伸的肌肉：躯干及髋旋转肌。

说明：把一只脚交叉放置在另一侧膝关节外侧，躯干转向屈曲脚的那侧。

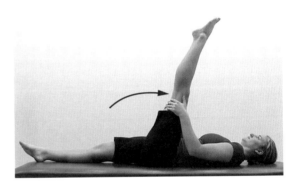

图4-15　腘绳肌拉伸动作

拉伸的肌肉：伸髋肌群和屈膝肌群。

说明：躺在治疗床上，膝关节伸直，屈髋抬高，握住腘绳肌然后拉向头部。保持此姿势30 s，每侧重复3次。

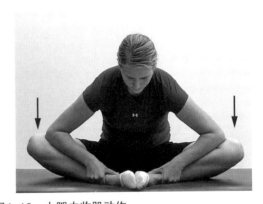

图4-16　大腿内收肌动作

拉伸的肌肉：大腿内收肌。

说明：盘腿坐，脚底并拢。尝试将两侧膝关节按在地上。如果两侧已经变得较贴近地面，尝试向前屈身。保持此姿势30 s，重复3次。

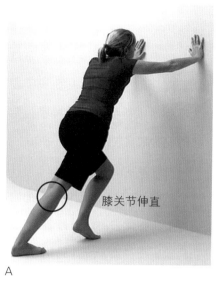
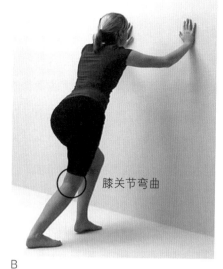

膝关节伸直

膝关节弯曲

A

B

图4-17　跟腱拉伸动作

拉伸的肌肉：踝关节跖屈肌群 A.腓肠肌；B.比目鱼肌。

说明：A.身体面对墙站立，双手搭在墙上，双脚脚趾朝前，一腿尽量向后伸直，让身体倾向墙面，脚跟要着地，应该感受到小腿上方有拉伸感；B.身体面对墙站立，双手搭在墙上，双脚脚趾朝前，后腿屈曲，让身体倾向墙面，脚跟着地，应该感受到小腿下方有拉伸感。保持各姿势30 s，每侧重复3次。

量训练可能改善动态的柔韧性，如果加上严谨的拉伸计划，能够显著提升力量和动作协调性，很多不同类型的运动都能因此受益[30]。因此，一个大负重的训练应该配合一个强力拉伸的训练计划（图4-18）。

为什么肌肉力量、耐力和爆发力对运动员如此重要？

　　肌肉力量的训练对每个运动员都是一个非常重要的训练环节。根据定义，肌肉力量指一块肌肉能够产生力量对抗阻力的能力。肌肉耐力指肌肉在一定时间内重复收缩对抗阻力的能力。当肌肉力量增加的时候，相应也会提高耐力。例如，一名运动员能提起某个重量的重物25次。如果肌肉力量通过负重训练提高10%，他的最大重复次数也能相应提高，因为他能更容易提起该重量的重物。

　　很多运动动作都有

肌肉力量　一块肌肉在一次收缩中能够产生的最大能量。

肌肉耐力　肌肉在一定时间内重复收缩对抗阻力的能力。

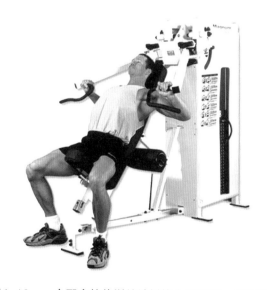

图4-18　一个配合拉伸训练计划的力量训练，能有效保持完全的关节活动度

爆发性，而且需要配合力量和速度，使其有效。如果是一股很大的力量在短时间内产生，该动作即为一个爆发力动作。如果没有能力去产生爆发力，便会限制一名运动员的运动表现能力。对于很多运动员来说，产生爆发力的能力比单纯增加力量或耐力更重要。

爆发力　在短时间内产生力量的能力。

肌肉收缩的种类

肌肉能进行三种不同种类的收缩：①等长收缩；②向心收缩或正面收缩；③离心收缩或负面收缩。当肌肉产生张力，但其长度不变时，即为等长收缩。例如，推拉不能移动的阻力，但不移动关节。在向心收缩中，肌肉收缩可产生力量来克服或移动一些阻力。在离心收缩中，阻力比肌肉产生的力量大，肌肉在收缩产生张力的同时被拉长。例如，当用手提起重物时，肱二头肌会在收缩时缩短，这是向心收缩。当放下重物时，肱二头肌在收缩产生张力的同时被拉长。这个动作是离心收缩。向心收缩及离心收缩需要同时发生来进行大部分的动作。

力量的大小是根据什么来衡量？

肌肉的体积

肌肉力量跟肌肉的大小成正比，由肌纤维的横切面直径来衡量[26]。越大的横切面直径或越大的肌肉，力量越大。负重训练能增加肌肉横切面的直径，

肌纤维能分为两类：
● 慢缩型肌纤维 ● 快缩型肌纤维

从而使肌肉变大。肌肉变大称为肌肉肥大。相反，肌肉缩小称为萎缩。

肌纤维的数量

一块肌肉内肌纤维的数量与直径配合产生力量。肌纤维的数量是遗传因素，一开始已有大量肌纤维的人比那些拥有相对较少肌纤维的人更容易练成肌肉肥大。但是所有人都能通过训练来提升他的力量。

神经元的效率

力量也与神经元和肌肉系统（或者神经肌肉系统）的效率，以及运动单位产生肌肉力量的功能直接相关。负重力量初期能提升力量全因为增加了神经元的效率。为了让肌肉收缩，一个神经冲动从神经系统传到肌肉。每条肌纤维都会由指定的运动神经元而触发。在负重训练里，由于个别肌肉会超出负荷，其肌肉需要有效率地运作。效率是通过让更多运动神经位启动，引起肌肉更强的收缩来实现的[12]。

生物力学因素

肌肉的力量不仅由肌肉的物理特性来决定，更由生物力学来决定。骨骼与肌肉和肌腱形成杠杆和滑轮系统，该系统共同作用产生力来移动外部物体。肌腱附着于骨骼的位置可决定肌肉能产生多大的力。

快缩型肌纤维和慢缩型肌纤维

肌纤维可分成慢缩型肌纤维和快缩型肌纤维[26]。在同一块肌肉里，两种肌纤维会同时存在，而每个人的肌肉成分比例也有所不同。一些主要维持姿势、对抗重力的肌肉需要更多耐力，因此主要由慢缩型肌纤维组成。对于那些需要快速、爆发性、有力的肌肉，主要由快缩型肌纤维组成。

由于肌肉成分比例是由遗传决定的，因此它在衡量运动能力中扮演着重要的角色。例如，短跑运动员和举重运动员都有较多的快缩型肌纤维。一项研究指出，短跑运动员的某些肌肉中的快缩型肌纤维占比高达95%。相反，马拉松运动员一般会有较多的慢缩型肌纤维。对于肌纤维能否通过训练来改变仍是没有答案的[26]。但是，这两种肌纤维能够通过特定的力量及耐力训练来改善代谢能力。

运动水平

失去的肌肉力量与个人的运动水平有直接的关系。那些比较好动或保持力量训练的人，相对能减少肌肉力量的流失。另外，运动能减缓因年龄增加而降低的心肺耐力、柔韧性甚至身体脂肪增加的

影响。因此，要以总体能和健康为主要目标，保持肌肉力量对不同年龄或运动水平的人都是非常重要的。

过度训练

过度训练对肌肉力量的发展有负面影响。过度训练会造成心理疲劳，包括心理崩溃和生理崩溃。常见运动中存在一定的耗损，心理疲劳会引起受伤、慢性疲劳、生病、淡漠、食欲减退、消化不良、体重减轻、失眠或不能好好休息。参与正确而有效率的训练、均衡饮食、正确休息能降低因过度训练而导致的负面影响[21]。

心理疲劳 常见运动中所存在的心理耗损。

通过训练增加的肌肉力量是可以逆转的。如果一个人中断或停止训练，会发现其获得的力量会迅速减少，即"用进废退"。

生理发生什么改变能提升力量？

负重训练能改善肌肉力量，从而使肌肉变大或肥大。什么因素会导致肌肉肥大？这些年来，有很多理论尝试去解释肌肉变大的原因，但是仍无法衡量哪个理论才是主流。

对于肌肉肥大的最基本解释是增加了肌肉内粗、细肌丝的体积及数量。通过力量训练增加肌肉内粗、细肌丝的体积及数量，令其肌纤维的横切面直径增加[26]。肌肉体积的增加在男性中较为明显，尽管女性也会增加一些肌肉体积。

核心稳定训练

动态的核心稳定训练对所有复杂的力量训练尤其重要[9]。核心指腰椎-骨盆-髋部组合。核心是重心所在和所有动作的开始之处。29块腰椎肌肉、腹肌和围绕着髋部及骨盆的肌肉都连系在腰椎-骨盆-髋部组合，一同协作保持骨盆在中立位活动[12]。

核心稳定训练能改善动态的姿势控制，确保适当的肌肉平衡及腰椎-骨盆-髋部组合周围的关节活动度，容许动态功能性力量的表现，以及改善整个身体的神经元效率，容许做出最佳的加速、减速，以及整个动力链在进行运动时的动态稳定。核心稳定训练也能提高肢体稳定度，确保下肢有效率地活动[12]。

很多人通过建立某些肌肉功能性力量、爆发力、神经肌肉控制和肌肉耐力来让它们进行功能性活动。但是，很少有人会训练稳定脊柱的肌肉[34]。身体的稳定系统在最佳的功能下运作，能在开始动作时有效地协调力量、爆发力、神经肌肉控制和肌肉耐力。如果肢体肌肉强壮，但核心肌肉较弱，就不能产生足够的力量进行有效率的动作。核心力量弱是缺乏效率动作的基本问题，易导致受伤[13]。

核心肌肉 组成腰椎-骨盆-髋部组合的肌群。

一个全方位的核心稳定训练计划应是系统的、循序渐进的和带功能性的。当设计功能性核心稳定训练计划时，应选择合适的动作来达到最佳的训练效果。这些动作必须安全且有挑战性，动作发生于不同的解剖平面，并配合不同的工具（瑞士球、实心球、哑铃、弹力带等），涵盖基础的动作技巧变化及专项运动需要[39]。图4-19展示了一些能改善核心稳定的动作。应从能保持稳定和最佳神经肌肉控制的动作开始。

思考题4-2

一名游泳运动员参与了赛季后的负重训练，想增加自己的肌肉力量和耐力。虽然她的力量有所改善，但是担心自己的肩膀会失去柔韧性，这会对她的游泳表现造成影响。她也发现自己的肌肉在某种程度上变得肥大，同样会担心自己的肩膀失去柔韧性。她现在考虑不再进行她的负重训练。

? 有什么建议可以给她，让她能继续改善自己的肌肉力量，同时维持甚至改善她的柔韧性？

抗阻训练的技巧

不同的抗阻训练技巧能够改善力量，包括等长收缩训练、渐进式抗阻训练、等速运动训练、循环训练、增强式训练和健身操。无论使用哪种技巧，都必须遵守一个最基本的原则：为了改善肌肉力量，必须让肌肉在超过其可习惯的水平上训练。换一个说法，即肌肉必须进行超过其负荷

的训练[21]。如果没有超过负荷，肌肉只能在持续的同一抗阻训练里维持其力量，不能达到增加力量的效果。这种维持已有的肌肉力量水平的方法适合那些针对肌肉耐力而不是肌肉力量的负重训练。很多人能通过专注改善肌肉耐力的训练来改善整体的健康。但是，为了有效地发展肌肉力量，需要持续负重训练去对抗逐渐增加的阻力。渐进式抗阻训练基于超过负荷及渐进的原则，这些原则同时也适用

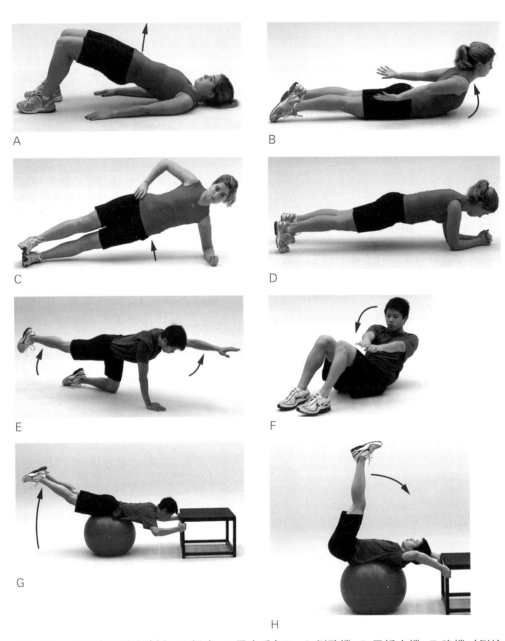

图4-19　核心稳定训练计划　A.桥式；B.展肩后鸟飞；C.侧卧撑；D.平板支撑；E.跪撑对侧抬起；F.上身扭转叩地运动；G.瑞士球上伸髋；H.瑞士球上直腿屈髋

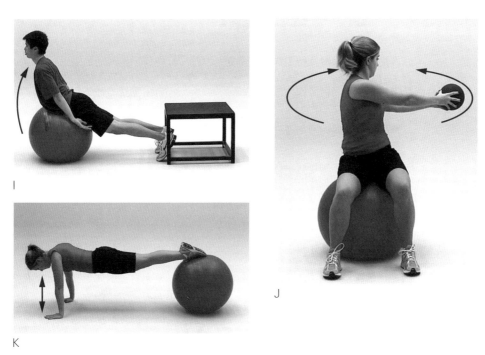

图4-19 （续） I.瑞士球上躯干后伸；J.瑞士球上持实心球转体；K.瑞士球上俯卧撑

于等长收缩训练和增强式训练。这三种训练技巧能在一定的时间后提升肌肉力量。表4-2总结了7种能改善肌肉力量的训练。

等长收缩训练

等长收缩训练是指当肌肉产生最大的张力对抗不能移动的阻力的同时，其长度维持不变[7]（图4-20）。为了发展力量，一块肌肉每次应维持最大的张力10 s，每天重复5～10次。

等长收缩训练能提升肌肉力量。但是，它只能提升一块肌肉在一个特定关节角度对抗阻力的力量。对于其他角度，力量会因为缺乏运动神经训练，没有相对的提升而大幅下跌。

等长收缩训练的另一个主要缺点是它会突然增加血压，导致可致命的心肺血管意外。因为呼吸抑制，胸腔压力增加，心脏因此大幅提高血压而导致突然血压升高。这种突然升高血压的情况称为"瓦氏反应（Valsalva effect）"。为了减少此反应，在进行肌肉最大收缩时应保持呼吸。

等长收缩训练对体能训练很重要的。在某些情况下，等长收缩训练能显著提升特定动作[7]。等长收缩训练常用于损伤预防和康复治疗中。很多因为创伤或过度使用而影响的体能或姿势必须通过力量训练来改变。但是，这些问题可能因为进行完全角度的力量训练而变得更差。因此，这种情况使用等长收缩训练比较适合，直至伤势康复能进行完全角度的活动为止。

> **等长收缩训练** 是静态地收缩肌肉而不改变其长度。

渐进式抗阻训练

渐进式抗阻训练或许是最常用的改善肌肉力量的技巧。渐进式抗阻训练是指通过收缩肌肉来对抗一些指定的负重工具如哑铃、杠铃和弹力带等，从而强化肌肉的训练。渐进式抗阻训练使用等张收缩，当肌肉改变长度的同时会产生力量[16]。

等张收缩可分为向心收缩和离心收缩。以一名

表4-2　改善力量的训练

训练	动作	工具 / 活动
等长收缩训练	产生力量的同时维持肌肉长度不变	任何不能移动的阻力
渐进式抗阻训练	产生力量的同时肌肉缩短或拉长	自由重量器械，负重器械
等速训练	产生力量的同时肌肉在一个指定的速度进行收缩	等速训练仪
循环训练	将等长收缩、渐进式抗阻训练或等速训练组合成一系列的训练	可以使用任何上述列出的工具
快速伸缩复合训练	使用肌肉快速离心伸展来构成一个爆发性的向心收缩	小跳、弹跳和深蹲跳
徒手训练	使用自身的体重来进行抗阻	不需要工具（仰卧起坐、俯卧撑等）
功能性力量训练	使用功能性的向心、离心和等长收缩在三个解剖平面上进行训练	使用自身的体重在不同的平稳或不平稳的表面上进行抗阻训练

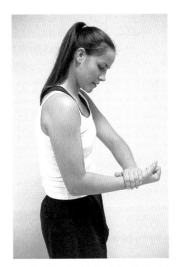

图4-20　等长收缩训练指当肌肉产生最大的张力对抗不能移动的阻力的同时，其长度维持不变。即使没有动作，也可对一些不能移动的阻力产生相当大的力

运动员进行肱二头肌屈肘作为例子（图4-31）。由于要从起始位置提起重物，肱二头肌必须要收缩和缩短（向心或正面收缩）。当放下重物时，如果肱二头肌没有保持收缩的状态，重力就会直接让这个重物掉到起始位置。因此，肱二头肌必须继续保持收缩的同时逐渐拉长其肌肉（离心或负面收缩）。

向心（正面）收缩	肌肉在对抗阻力时缩短。
离心（负面）收缩	肌肉在对抗阻力时拉长。

渐进式抗阻训练能配合不同种类的训练工具，包括自由重量（哑铃和杠铃）或负重器械等（图4-21A）。哑铃和杠铃是利用不同重量的铁片，通过增加或减少两边的铁片来调整重量。

负重器械通过一系列的杠杆或滑轮来拉起一连串的重量。因受一连串的重量上下移动的限制，所以只能进行一个解剖平面的动作（图4-21B）。重量能轻易通过改变重量键的位置来增加或减少。

自由重量和负重器械各有好处及坏处[35]。负重器械比自由重量安全。例如，一名运动员如果使用自由重量进行卧推，必须有人在旁帮助（如果他没有足够的力量推举，帮助他把重量放回架子上）。否则，重量可能会失手落在胸部。负重器械容许运动员能轻易和安全地放回重量而不用担心受伤。负重器械也能通过改变重量键的位置轻松地增加或减少重量，虽然每次只有4.5 kg或6.8 kg的调整。如使用自由重量，必须通过增加或去掉杠铃两侧的铁片来调整重量。

运动员会发现使用自由重量与使用负重器械所能举起的力量是不同的。不同于负重器械，自

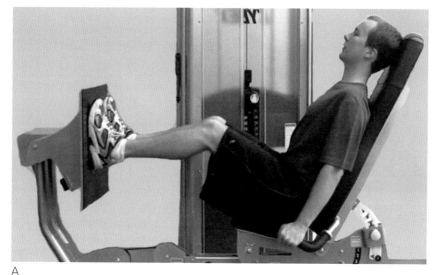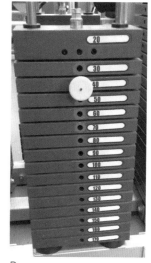

图4-21　A.训练等张收缩的器材；B.通过改变重量键的位置能轻松地改变重量

由重量没有动作的限制，因此可根据不同的力量向不同方向移动。再者，在使用自由重量时，需要运用到神经肌肉控制确保重量是垂直移动而不是向其他方向移动。神经控制通常会减少可以举起的重量。不论使用哪一种工具，都是应用了等张收缩训练的原则[35]。

弹力带是能提供阻力的训练工具，在训练及调节中经常用到。使用弹力带训练的好处是，它比自由重量或负重器械对方向的限制更少。因此，使用弹力带能在功能性动作平面上提供阻力。弹力带适用于快速伸缩复合训练或本体促进技术，甚至以下章节内大部分的力量训练，因此弹力带的使用十分普遍。

渐进式抗阻训练必须配合向心收缩和离心收缩。离心收缩可比向心收缩产生更大的力。离心收缩比向心收缩更能抗疲劳。离心收缩训练的机械效率比向心收缩高几倍。研究指出，肌肉应该在向心及离心训练上过度负荷及感到疲劳，从而产生最大的力量改善。

> **等张收缩训练**　在一个完整的关节活动度内通过缩短或伸长肌肉来活动。

对于那些针对建立肌肉力量的运动训练，向心收缩的动作应维持1～2 s，而离心收缩的动作应维持2～4 s。离心与向心收缩动作维持时间的比例大概是2：1。生理上，向心收缩比离心收缩更容易让肌肉快速疲倦。

等张收缩训练的缺点是移动阻力所需要的力量在关节活动内一直地改变。数年前，Nautilus尝试在器械轴轮上使用凸轮来处理力量改变的问题（图4-22）。这个凸轮是根据每个器械在动作上的阻力改变而单独设计的。根据不同的角度点而改变的阻力称为适应性阻力（accommodating resistance）或者可变阻力（variable resistance）。这个设计是否能达到它所说的效果仍有争议。在现实环境中，阻力能否改变其实并不重要。

渐进式抗阻训练技巧

或许在渐进式抗阻训练中最令人疑惑的是那些形容特定训练的专有名词。表4-3列出一些专有名词及其动作解释，可为读者提供一些说明。

有相当多的研究结果已经在抗阻训练的领

> **可变阻力**　在关节活动内阻力一直在改变。

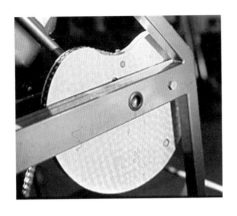

图4-22 Nautilus器械上的凸轮用来平均整个关节活动内的阻力

表4-3	渐进式抗阻训练的专有名词
名词	解释
次数	一个特定动作需要重复的次数
最大次数	最多能重复提起固定重量重物的次数
组数	一个特定的重复次数为一组
强度	可提举的重量或可抵抗的阻力
休息时间	每组之间的休息时间
频率	每周需要完成的训练次数

域内提出一些技巧，其中包括：①强度或训练的重量；②次数；③组数；④休息时间；⑤训练的频率[1]。

现实中没有最佳力量训练计划[5]。让一些研究者或抗阻训练专家对抗阻训练计划的建议在次数、组数、强度、休息时间和频率上达成一致是不可能的。但是，以下的一般性建议仍能提供有效的抗阻训练计划。

对于任何训练动作，所选择的重量应足够进行3组，每组6~8次，每组之间休息60~90 s。最初选择的起始重量可能有一些尝试和错误，从而达到6~8次这个最大次数（RM）范围。如果不能达到最少3组6次，重量可能过重，需要减少。如果能做超过3组8次，重量可能过轻，需要增加。逐渐增加至更重的重量要看能否进行3组8次这一最大次数。在已有的重量上增加大概10%的重量后应该能继续维持最少3组6次这一最大次数[5]。

肌肉耐力是指在一定时间内肌肉对抗阻力时重复收缩的能力。很多负重训练专家都认为肌肉力量和肌肉耐力是相辅相成的。当一个因素改善了，另一个因素往往也会一起改善。当负重训练是针对力量时，应该使用较重的重量进行较少次数的训练。当负重训练是针对耐力时，使用较轻的重量进行较多次数的训练[5]。

耐力训练应进行3组10~15次的训练，选择重量、逐渐增加频率的原则跟渐进式抗阻训练一样[28]。因此，肌肉耐力和力量的训练内容包括的组数和次数十分相似。拥有强大力量水平的运动员通常都能在要求重复收缩对抗阻力时表现出良好的肌肉耐力[5]。

同一肌肉或肌群应采用隔天一次的持续的训练方式。因此，负重训练一周至少有3次，但不应该超过4次。专业的负重运动员每天都会进行训练，但是他们每天训练不同的肌群。例如，周一、周三和周五训练上肢肌肉，周二、周四和周六训练下肢肌肉。

无论使用何种技巧，必须要循序渐进地过度负荷从而改善肌肉的力量[21]，这是渐进式负重训练的基础原则。使用的重量和重复的次数必须让肌肉能在更高强度的情况下训练，这是任何力量训练计划中最重要的因素。

图4-23至图4-46描述了针对肩关节、肘关节、腕关节、髋关节、膝关节及踝关节的活动。

这些训练使用了自由重量（杠铃、哑铃和一些器械）。这些训练都可以使用不同的器械如Cybex或Body Master。这些训练都可以使用弹力带或弹簧带。姿势可能因使用不同的工具有所改变。但是，那些针对不同肌肉的关节活动仍是一样的。

开链运动与闭链运动

动力链的概念是基于上肢和下肢的解剖功能关系提出的。开链运动是脚或手不与地面或其他表面接触的运动。在闭链运动中，脚或手是负重的身体部位（图4-47）。在训练或体能训练中，闭链运动因更具功能性而被广泛地应用，因为大部分运动都是负重的。闭链运动时等长收缩、向心收缩和离心收缩在不同的肌群里同时发生。

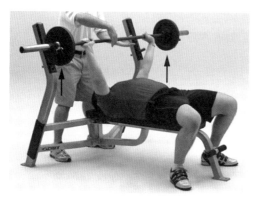

图4-23　仰卧推举
涉及关节: 肩关节、肘关节。
动作: 向上推。
姿势: 仰卧，脚平放在地上，背平放在扁平椅上。
主要肌肉: 胸大肌，肱三头肌。

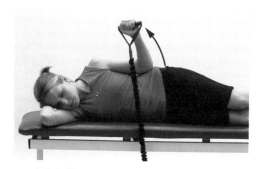

图4-25　肩膀旋转
涉及关节: 肩关节。
动作: 外旋。
姿势: 侧卧，肘关节屈曲成90°置于身旁。
主要肌肉: 冈下肌，小圆肌。

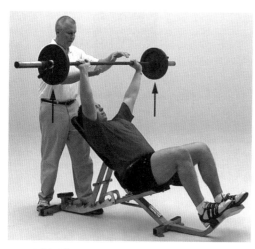

图4-24　上斜卧推
涉及关节: 肩关节、肘关节。
动作: 向上及外推。
姿势: 上斜仰卧，脚平放在地上或支撑垫上，背靠在长椅上。
主要肌肉: 胸大肌，肱三头肌。

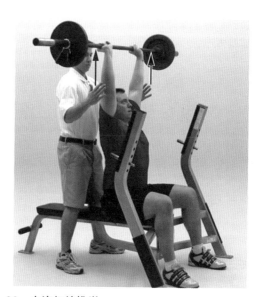

图4-26　坐姿杠铃推举
涉及关节: 肩关节、肘关节。
动作: 向上推举。
姿势: 坐姿，背保持挺直。
主要肌肉: 三角肌，斜方肌，肱三头肌。

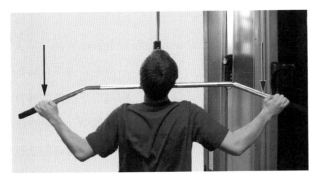

图4-27　背阔肌下拉

涉及关节：肩关节、肘关节。

动作：在面前向下拉。

姿势：坐姿，背保持挺直，头后仰。

主要肌肉：背阔肌，肱二头肌。

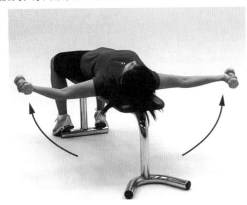

图4-28　哑铃飞鸟

涉及关节：肩关节。

动作：水平伸展。

姿势：仰卧，双脚踩地。

主要肌肉：三角肌，胸大肌。

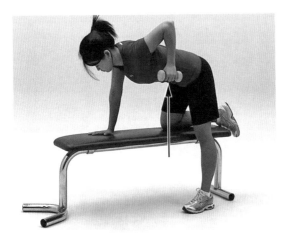

图4-29　单臂屈体哑铃直握划船

涉及关节：肩关节。

动作：肩关节伸展，肘关节屈曲。

姿势：背自然前屈，膝关节放在扁平椅上。

主要肌肉：斜方肌，菱形肌，背阔肌。

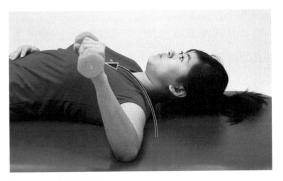

图4-30　肩膀内旋

涉及关节：肩关节。

动作：肩关节内旋，把哑铃提起。

姿势：仰卧，肩关节水平外展，肘关节屈曲。

主要肌肉：肩胛下肌。

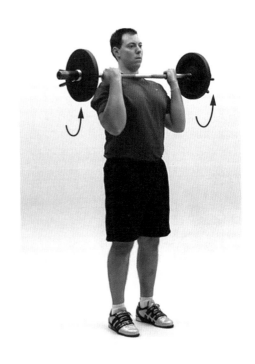

图4-31　杠铃弯举

涉及关节：肘关节。

动作：肘关节屈曲，弯举把重量提起至肩膀位置。

姿势：站姿，双脚分开同肩膀宽，背保持挺直，手臂伸直。

主要肌肉：肱二头肌。

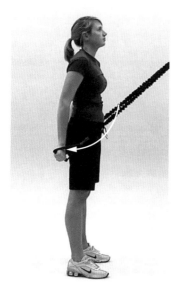

图4-32　肱三头肌下拉

涉及关节: 肘关节。

动作: 肘关节伸直将滑轮或弹力带下拉。

姿势: 站姿。

主要肌肉: 肱三头肌。

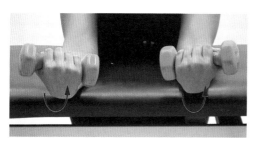

图4-33　哑铃屈腕

涉及关节: 腕关节。

动作: 屈腕, 把哑铃向上提。

姿势: 坐姿, 前臂放在治疗床上, 手心朝上。

主要肌肉: 前臂长屈肌。

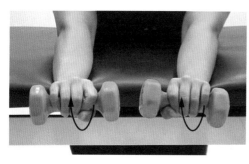

图4-34　哑铃伸腕

涉及关节: 手腕。

动作: 伸腕, 把哑铃向上提。

姿势: 坐姿, 前臂放在治疗床上, 手心朝下。

主要肌肉: 前臂长伸肌。

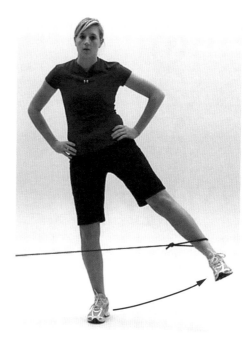

图4-35　髋关节外展

涉及关节: 髋关节。

动作: 髋关节外展, 抗阻上提。

姿势: 站姿, 提供阻力的器械位于小腿。

主要肌肉: 髋关节外展肌。

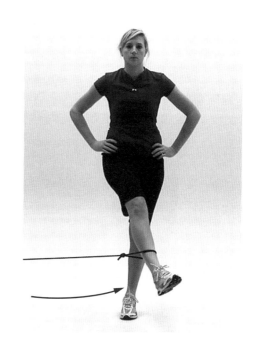

图4-36　髋关节内收

涉及关节: 髋关节。

动作: 髋关节内收, 抗阻内收。

姿势: 站姿, 阻力在小腿内侧。

主要肌肉: 髋关节内收肌。

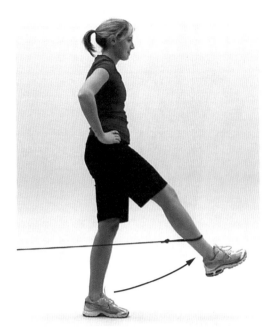

图4-37　髋关节屈曲

涉及关节: 髋关节。

动作: 髋关节屈曲，抬脚。

姿势: 站姿，膝关节伸直，阻力在小腿前侧。

主要肌肉: 髂腰肌。

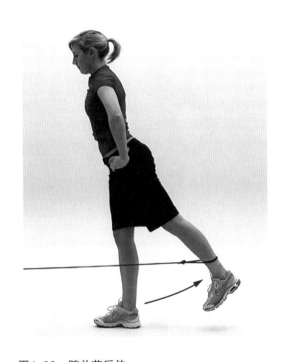

图4-38　髋关节后伸

涉及关节: 髋关节。

动作: 髋关节后伸，抗阻向后抬腿。

姿势: 站姿，膝关节伸直，阻力在小腿后侧。

主要肌肉: 臀大肌，腘绳肌。

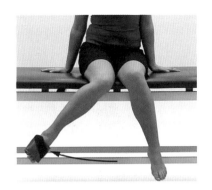

图4-39　髋关节内旋

涉及关节: 髋关节。

动作: 髋关节内旋，抗阻外旋小腿。

姿势: 坐姿，膝关节屈曲，重量在踝关节。

主要肌肉: 髋关节内旋肌。

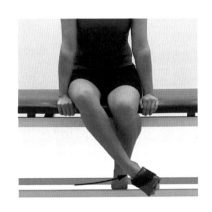

图4-40　髋关节外旋

涉及关节: 髋关节。

动作: 髋关节外旋，抗阻内旋小腿。

姿势: 坐姿，膝关节屈曲，重量在踝关节。

主要肌肉: 髋关节外旋肌。

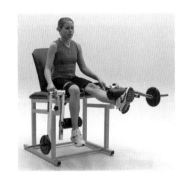

图4-41　股四头肌伸展

涉及关节: 膝关节。

动作: 膝关节伸直。

姿势: 坐姿，使用股四头肌伸展器械。

主要肌肉: 股四头肌。

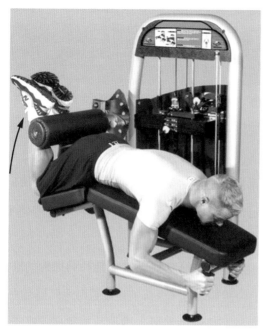

图4-42　腘绳肌弯举

涉及关节: 膝关节。

动作: 膝关节屈曲，把阻力辅助垫提起。

姿势: 俯卧，使用腘绳肌弯举器械。

主要肌肉: 腘绳肌。

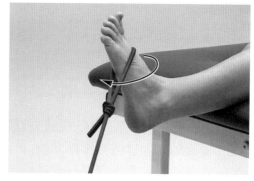

图4-44　踝关节内翻

涉及关节: 踝关节。

动作: 内翻，向上及内转。

姿势: 坐姿，膝关节屈曲，足向上旋。

主要肌肉: 胫骨前肌。

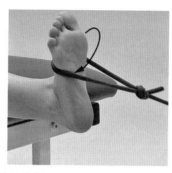

图4-45　踝关节外翻

涉及关节: 踝关节。

动作: 外翻，向上及外转。

姿势: 坐姿，膝关节屈曲，足向下旋。

主要肌肉: 腓骨长肌。

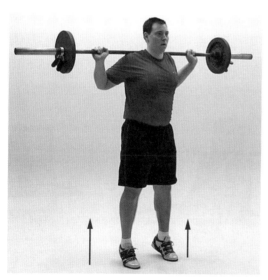

图4-43　立姿杠铃小腿提拉

涉及关节: 踝关节。

动作: 踝关节跖屈，用脚尖把重量提起。

姿势: 双脚站立，提起身体重量。

主要肌肉: 膝关节伸直时训练腓肠肌；膝关节屈曲时训练比目鱼肌。

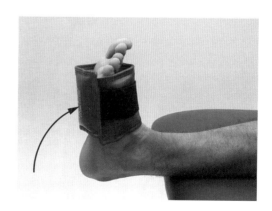

图4-46　踝关节背屈

涉及关节: 踝关节。

动作: 背屈。

姿势: 坐姿，膝关节屈曲，踝关节在治疗床边，沙袋在脚上。

主要肌肉: 胫骨背屈肌。

等速训练

等速训练是指当肌肉收缩在一定速度进行时,肌肉的长度同时在改变。理论上,器械在关节活动中提供最大的阻力。无论用多大的力量进行收缩,器械提供的阻力会在预设的速度内控制关节活动。因此,等速训练的重点不是阻力,而是阻力移动的速度[17,18]。

> **等速训练** 阻力是根据固定的关节活动速度而调整的。

等速训练不常用于训练和体能技巧当中。最近几年,等速训练在康复训练中也开始失去普及性(图4-48)。

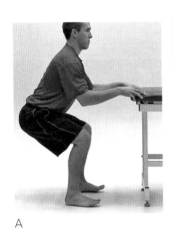
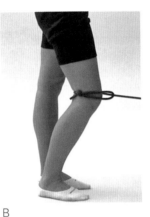
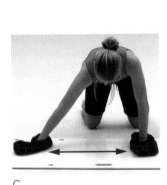
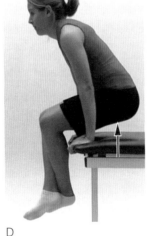

图4-47 闭链运动 A.简易蹲;B.侧踏步;C.滑步板上肢滑动;D.坐姿撑起

循环训练

循环训练指一系列的训练,包括不同的负重训练、柔韧性训练、徒手训练及有氧运动组合。循环的设计能满足很多不同的训练目标。在循环训练中,运动员在指定的训练时间内完成一种训练后会快速移动至下一种训练。一般的循环训练会包括8~12种训练,而整个循环训练需要重复3次。

> **循环训练** 一系列的训练,包括不同的负重训练、柔韧性训练、徒手训练及有氧运动组合。

循环训练绝对是改善力量和柔韧性的有效方式。当然如果每种训练的速度或时间间隔是快速的且保持在高强度水平,维持心率达到或高于目标的训练水平,循环训练能给心肺功能带来好处。但是,只有少量研究指出循环训练能改善心肺耐力。循环训练应该是能建立及改善肌肉力量及耐力的技术。图4-49是简单的循环训练例子。

快速伸缩复合训练

快速伸缩复合训练是通过肌肉快速离心(拉长)拉伸和立刻快速向心收缩在短时间内产生一个爆发力动作[37]。快速伸缩复合训练包括下肢的小

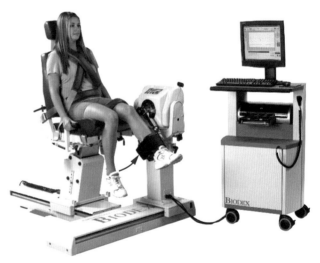

图4-48 等速训练器械——Biodex

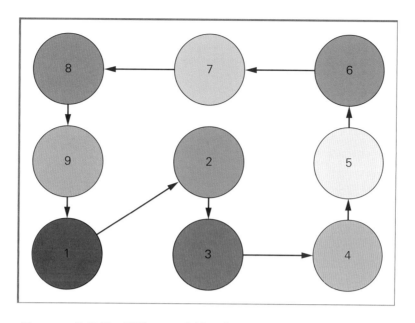

图4-49　简单循环训练　1，冲刺下蹲，在1 min内做75%的最大次数重复。2，一般的拉伸动作，1 min。3，跳绳1 min。4，负重仰卧起坐，在1 min内做最多次数的75%。5，双臂弯举，在1 min内做75%的最大次数。6，垂直起跳，在1 min内做75%的最大次数。7，手腕弯举1 min。8，负重半蹲，脚跟离地，在1 min内做75%的最大次数重复。9，一般的拉伸动作。

跳、弹跳和深蹲跳，使用实心球或其他负重工具来训练上肢。深蹲跳是一个快速伸缩复合训练的例子，运动员从一个指定的高度跳下，然后在脚接触地面的一刹那快速向上跳（图4-50）。

> **快速伸缩复合训练**　是利用肌肉快速的离心拉伸去营造一个向心收缩。

当快速转换成向心收缩前的肌肉休息长度拉伸力度越大，肌肉就越能克服更大的阻力。快速伸缩复合训练强调拉伸阶段的速度，拉伸的速度比拉伸的强度更重要[37]。快速伸缩复合训练的好处是能够帮助肌肉在动态活动内建立离心控制。快速伸缩复合训练通常让肌肉骨骼系统承受较大的压力。如果教练选择使用快速伸缩复合训练，需要留意运动员在初期的肌肉酸痛。这是

> 快速伸缩复合训练在初期会引起肌肉酸痛。

因为运动员还没有适应快速伸缩复合训练中的离心因素。学习和完善特定的弹跳动作需要确保动作正确，而且要针对运动员的年龄、运动、生理及技能发展[37]。

对于快速伸缩复合训练的建议是可变的，但是运动员应根据3组6～8次的准则来进行训练。

徒手力量训练

徒手训练是较容易增强力量的方法。等张收缩训练可以根据使用重物作为辅助、不使用重物、反重力方向移动或身体部位对抗重力来决定强度。大部分徒手训练都需要运动员支撑身体或移动整个身体来对抗重力。俯卧撑是一个对抗重力的最佳训练例子。为了更有效

> 徒手训练以重力为阻力。

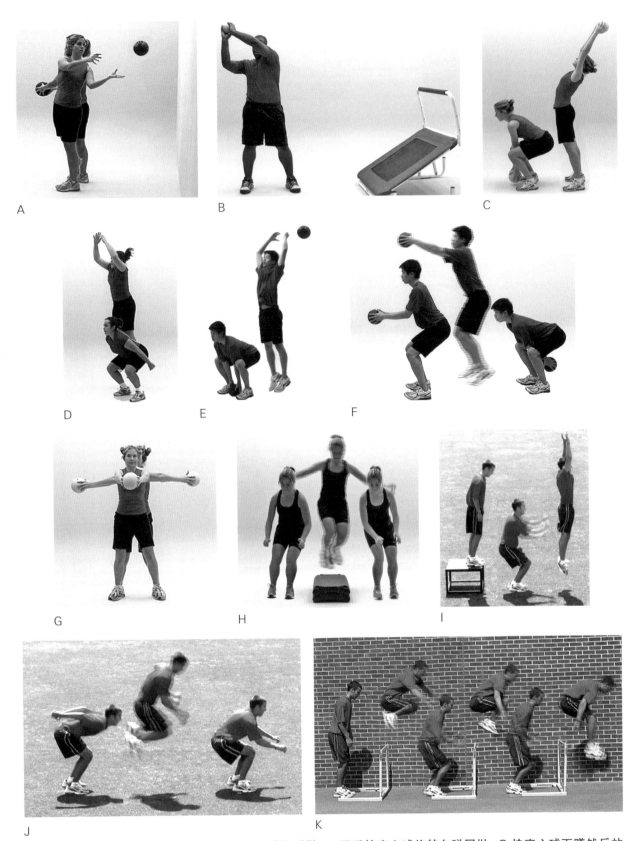

图4-50　快速伸缩复合训练　A.双手持实心球旋后抛；B.双手持实心球旋转向弹网抛；C.持实心球下蹲然后站直；D.蹲跳；E.持实心球过头向后抛；F.持实心球双腿向前蹲跳；G.持实心球站立旋转；H.双腿侧跳过障碍物；I.向下跳然后垂直跳；J.重复的双腿向前立定远跳；K.连续三个双腿立定跨栏跳

率，在所有训练中进行等张收缩动作必须要严谨且达到完全关节活动度。在大部分情况下，每个训练进行至少10次，重复2~3组。

一些徒手训练是使用等长收缩或维持模式而不是完全使用关节活动，如背飞和仰卧起坐等。当这些训练产生最大肌肉张力时，维持6~10 s，重复1~3次。图4-51至图4-59都是一些建议活动（针对特定的肌群和目的）。运动员应该一个训练接一个训练快速地完成。

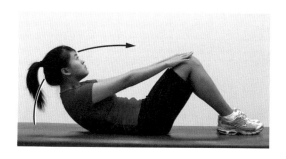

图4-51　卷腹

涉及关节：脊柱关节。

动作：躯干屈曲。

操作指导：仰卧，膝关节弯曲至90°，脚平放在地上；卷曲上身和头至约45°。

主要肌肉：腹直肌。

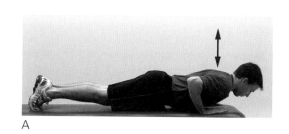

A

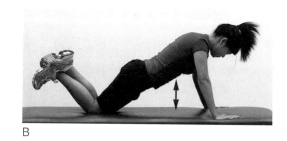

B

图4-52　A.俯卧撑；B.简易俯卧撑

目的：增强肌力。

肌肉：肱三头肌及胸大肌。

重复次数：初学者10次；进阶者20次；高级者30次。

操作指导：保持上身及双腿挺直，胸口碰地。

注意事项：避免过度伸直下背，尤其是进行简易俯卧撑时。

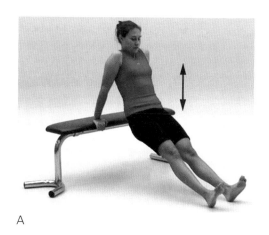

A

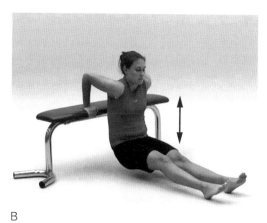

B

图4-53　肱三头肌伸展

目的：增强肩关节肌力及活动度。

肌肉：肱三头肌及斜方肌。

重复次数：初学者7次；进阶者12次；高级者18次。

操作指导：开始时手臂伸直，保持身体挺直，降低臀部直至碰到地面，然后双手下压回至起始位置。

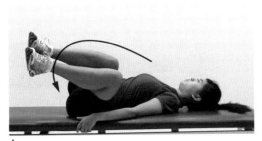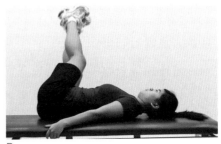

图4-54　背部扭转 A.初学者-屈膝；B.高级者-伸膝

肌肉：肋间外肌和肋间内肌。

重复次数：初学者每侧10次；进阶者每侧15次；高级者每侧20次。

操作指导：向两边旋转躯干直至膝关节碰到地面，保持膝关节轻微屈曲。

注意事项：这个动作只适合那些已有强壮腹肌的人士进行。

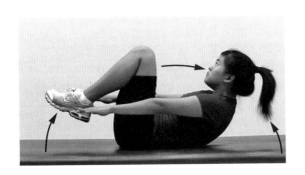

图4-55　坐式卷腹

目的：增强腹肌及拉伸下背。

肌肉：腹直肌和下背的竖背肌。

重复次数：初学者10次；进阶者20次；高级者30次。

操作指导：保持双脚及上背离地，把膝关节拉向胸前。

注意事项：这个动作只适合那些已有强壮腹肌的人士进行。

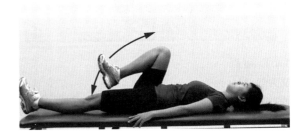

图4-56　蹬自行车

目的：增强髋屈肌及拉伸下背。

肌肉：髂腰肌。

重复次数：初学者每侧10次；进阶者每侧20次；高级者每侧30次。

操作指导：交替屈曲和伸直腿，像蹬自行车一样。

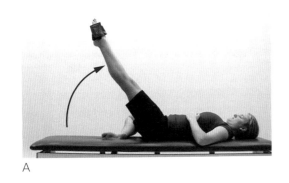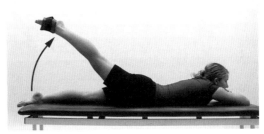

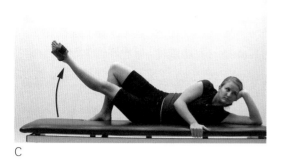
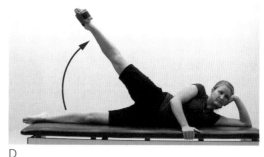

C   D

图4-57　抬腿　A.向前；B.向后；C.侧抬（下腿向上）；D.侧抬（上腿向上）

目的：增强髋屈肌（A）、髋伸肌（B）、髋内收肌（C）、髋外展肌（D）。

肌肉：髂腰肌（A）、臀大肌（B）、内收肌（C）、臀中肌（D）。

重复次数：初学者每侧10次；进阶者每侧20次；高级者每侧30次。

操作指导：每个动作都把腿抬得越高越好。

注意事项：如果动作A会造成腰痛，屈曲另一侧腿进行。

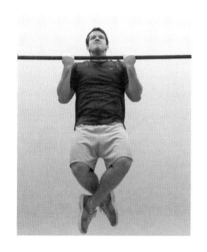

图4-58　引体上升

目的：增强及拉伸肩关节。

肌肉：肱二头肌、肱肌和背阔肌。

重复次数：初学者7次；进阶者10次；高级者15次。

操作指导：把身体向上拉直至下颌在单杠上。

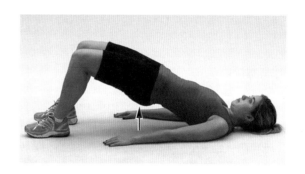

图4-59　抬臀

目的：增强臀部肌肉。

肌肉：臀大肌及腘绳肌。

重复次数：初学者10次；进阶者15次；高级者20次。

操作指导：仰卧并弯曲膝关节，弓背并向上提起骨盆。

功能性力量训练

功能性力量训练是一项快速发展的技术，不仅能改善肌肉力量，还可以改善神经肌肉控制[8]。传统的力量训练是只针对个别的、单一平面的训练，用于诱发特定的肌肉肥大。这些训练都只有非常少的神经肌肉需要，因为只有一部分身体在进行训练，而其他身体部位在器械上处于稳定的状态。中枢神经系统有能力配合大量肌肉的本体感觉来同时进行一个特定的三个平面的动作。我们的身体是能

够同时进行三个平面动作的，但是单独训练只有少许改善功能的能力。当力量训练是单独的、单一平面的、身体处于稳定状态的训练时，整个身体就没有准备好应对其他日常活动的需求（如上下楼梯、提菜等）[12]。

前面已经提到肌肉能进行三种不同的收缩：向心收缩、离心收缩及等长收缩。在进行功能性活动时，有些肌肉会进行向心收缩（缩短）产生动作，其他肌肉则会进行离心收缩（拉长）容许动作产

思考题4—3

一名高校铅球运动员进行大量负重训练来提升他的肌肉力量。他专注于使用非常重的负重配合少量重复次数（3组6~8次）。虽然在过去几个月里他的力量明显改善，即使他的投掷技术也非常好，但他的投掷能力却没有明显改善。

❓ 这名运动员对他的表现感到沮丧，他想知道应将什么方法加到他的训练计划中，从而提升他的表现。

生，有些肌肉则进行等长收缩，为动作产生提供身体稳定性。

由于所有肌肉都需要同时在三个活动平面上进行向心、离心及等长运动，因此功能性力量训练应混合多种训练，通过增加力量及改善神经肌肉控制来改善功能性活动模式[12]。当使用功能性力量训练时，运动员不单能建立功能性力量及神经肌肉控制，也可以建立高水平的核心稳定力量及柔韧性。图4-60是一些功能性力量训练的例子。

功能性力量训练　训练肌肉同时在三个活动平面上进行向心、离心及等长运动。

女性运动员的力量训练考虑

训练力量是为了预防受伤和提高表现，对女性和男性运动员同样重要[16]。普通女性不能通过负重训练来建立明显的肌肉。明显的肌肉肥大需要一种叫作睾酮的激素。睾酮是一种男性激素。尽管所有女性都能够在体内分泌一些睾酮，但睾酮水平较高的女性往往具有更多男性性征，如面部和身体毛发增多，声音低沉，有可能发育更多健硕的肌肉。

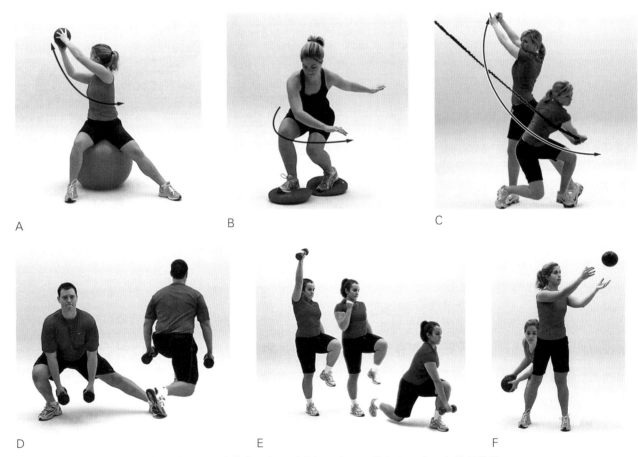

A　　　　B　　　　C

D　　　　E　　　　F

图4-60　功能性力量训练在平稳和不平稳的表面上同时进行三个平面的向心、离心和等长收缩

大部分女性不用担心力量训练会增加大量健硕的肌肉，训练反而对肌肉结实度有所改善。肌肉结实度是指肌肉休息时的紧密度或张力度。例如，进行仰卧起坐能提升腹部肌肉的紧密度，让它们更能抵抗肌肉疲劳。

在最初阶段，女性参与负重训练能见到力量的显著增加，即使她的肌肉线条没有增加。为什么会出现这样的情况？因为最初阶段的

> 也许男性与女性最主要的表现差异是力量与体重的比例。

力量增加是由于改善了神经肌肉控制系统的效率。直到稳定期，女性会发现肌肉力量改善其实有限。这些最初阶段的神经肌肉力量增加也可见于男性，但是他们的力量会随着合理的训练而继续增加。睾酮水平较高的女性有潜质进一步增加力量，因为她们能产生更健硕的肌肉。

男性和女性运动员在身体表现方面最大的区别是力量和体重的比例。对女性运动员来说，她们较高的体脂率造成她们的力量和体重比例减少[26]。力量与体重比例能够通过减少身体脂肪同时增加肌肉含量的负重训练来显著地改善。女性的力量训练计划应该跟男性一样使用相同的准则。

为什么心肺耐力对运动员这么重要？

健康的心肺系统对于运动表现和预防因疲劳而导致的受伤有着非常重要的影响[23]。根据定义，心肺耐力是指运用整个身体、大肌肉在

> 心肺耐力能减少疲劳，从而减少受伤。

一定时间内进行运动的能力。心肺系统使氧气供应到身体各个组织[24]。

有氧运动对建立心肺耐力非常好。有氧运动是指运动强度相对较低，心肺系统能提供足够的氧气来持续一段长时间的运动。如果运动强度很高，而身体需要的氧气比身体能提供的氧气多，这是无氧训练。短爆发的肌肉收缩，如跑步、短距离游泳或举重等，都主要使用无氧系统。但是，一些需要进行较长时间的耐力型的运动就需要依靠有氧系统。很多运动都需要同时使用有氧和无氧两个系统。表4-4是有氧和无氧运动的比较总结。

心肺系统能够携带氧气的能力取决于四个部分的互相配合：心脏、血管、血液和肺。

> 心肺耐力是指身体运送和有效使用氧气的能力。

表4-4	有氧和无氧运动的比较					
	运动模式	相对强度	强度	频率	每次时间	备注
有氧运动	连续的，长时间，持续性运动	较低强度	60%～90%的最大心率	每周最少3次但不超过6次	20～60 min	对长期缺乏运动或年长人士有较低风险
无氧运动	爆发的，短时间，爆发性运动	较高强度	90%～100%的最大心率	每周3～4次	10 s～2 min	适用于运动或团体活动

运动能够改善心肺耐力是因为增加了以上这四部分提供氧气到组织的能力[38]。对训练效果和心脏对运动反应的基本讨论能让大家更容易理解后面讲述的"什么样的训练方法能有效改善心肺耐力"。

运动如何影响心脏功能？

心脏是主要的泵血器官，使含氧血液循环到各个组织。心脏从静脉系统接收缺氧血液并通过肺血管将这些血液运至肺部，将二氧化碳交换为氧气。含氧的血液回流到心脏，通过主动脉进入动脉系统，循环全身，把氧气输送到各个组织[22]。

进行训练的时候，肌肉消耗的氧气较多，因此心脏需要供应更多含氧血液来应付更多的身体需要。

什么能衡量身体是否有效率地使用氧气？

最大有氧能力（又称最大摄氧量）是指身体摄取及训练时使用最多氧气的能力[20]。最大有氧能力决定在1 min内可以使用多少氧气。这个数值通常以单位时间内相对体重所使用的氧气量［mL/（kg·min）］来表达。对大部分年龄15~25岁的男性及女性来说，正常最大有氧能力为38~46 mL/（kg·min）。一名世界级的男性马拉松选手的最大有氧能力能达到70~80 mL/（kg·min），而一名女性马拉松选手的最大有氧能力则平均为60~70 mL/（kg·min）[29]。

任何运动都需要一定的耗氧量，这对每个人来说都是一样的。一般而言，运动的速度或强度越大，需要的氧气越多。每个人都有自己的最大耗氧量，而运动能力也与运动所需要的氧气量有密切关系。

最大氧气使用量在很大程度上由遗传决定。每个人的最大有氧能力都在一定范围内。活跃的运动员，其最大有氧能力位于此范围内的高值处。不活跃的运动员，其最大有氧能力位于此范围内的相对

低值处。因此，运动员参与有系统的训练能提高有氧能力至此范围内的最高水平。

最大有氧能力的范围很大程度上由快肌与慢肌的比例决定。慢缩型肌纤维比例较高的运动员更能抵抗疲劳及有效地使用氧气。因此，最大有氧能力会较高。

疲劳与运动所需要的最大有氧能力有密切的关系。运动所需要的最大有氧能力越大，能够进行的运动时间越少[32]。当供给的氧气不能满足肌肉所需的时候，就会出现疲劳。例如，图4-61展示的两位运动员，运动员A的最大有氧能力是50 mL/（kg·min），而运动员B的最大有氧能力只有40 mL/（kg·min）。当运动员A和B同时在同一运动强度训练，运动员A能够维持更长的运动时间。一些日常活动如上楼梯或追公交车也会因一个人缺乏使用氧气的效率而受影响。当然，运动能力也会因运动员的心肺耐力不足而受影响。因此，改善心肺耐力是体能训练的重要目的之一。

如何测定最大有氧能力？

测量最准确的有氧能力必须要在实验室进行。需要受试者在跑步机或功率车上运动到一定的强度，然后监测其心率，并使用非常昂贵和精密的仪

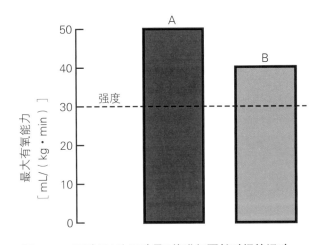

图4-61 运动员A比运动员B能进行更长时间的运动

器收集其呼出的空气。这个方法对某些人来说不太实际。所以，一般是以监测心率的方法来估计最大有氧能力百分比[20]。

思考题4-4

一名女足球员因1度脚踝扭伤一周不能参与训练。她非常努力地训练自己的体能水平，非常担心自己一周不能跑步会影响她的心肺体能。

? 康复期间，有什么运动能帮助她保持现在已有的心肺耐力？

监测心率是估计最大有氧能力的间接方法。一般来说，心率和有氧能力呈线性关系，虽然这个关系并不适用于最低或最高的运动强度（图4-62）。运动强度越高，心率就会越快。由于两者有线性的关系，因此氧气使用率能通过心率推算出来[38]。

监测心率

心率能通过在特定的位置测量脉搏来测定。最能准确测定脉搏的位置是位于腕关节拇指侧的桡动脉（图4-63）。通常在桡动脉处测量30 s的脉搏次数，然后乘以2即得出1min的心率。心率应在停止运动15 s内测量。

什么样的训练方法能改善心肺耐力？

有很多方法都能改善心肺耐力，包括持续性训练、高强度间歇性训练和任意变速跑训练（法特莱克训练法）[28]。不管使用哪种训练方法改善心肺耐

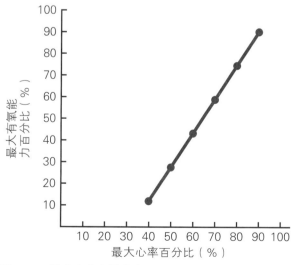

图4-62　最大心率和最大有氧能力呈线性关系

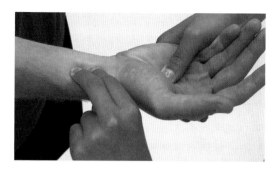

图4-63　桡动脉能提供最准确的脉搏

力，都离不开同一个目的：增强心肺系统向运动肌肉供给足够氧气的能力[24]。没有氧气，身体就不能在很长的训练时间里提供能量。

持续性训练

持续性训练指长时间使用同一强度进行的训练。持续性训练要考虑4个重点：

- 运动的种类
- 运动的频率
- 运动的强度
- 运动的时间

运动的种类

持续性训练的运动种类必须是有氧的。有氧运动是指需要大量氧气，提升心率并保持此心率一段时间的活动。有氧运动普遍是重复的，并使用全身及大肌肉活动来持续一段时间。有氧运动包括行走、跑步、游泳、骑自行车、划船、越野跑等。相对间歇性运动如壁球、篮球或网球，这些有氧运动能通过增加或者减慢速度来轻松调节强度。由于我们已知一定的训练强度会达到一定的心率，这些有氧运动能让运动员将心率维持在指定的目标水平。间歇性运动包括不同的速度和强度，导致心率出现浮动。虽然间歇性运动也能改善心肺耐力，但是较难控制强度。

运动的频率

为了使心肺耐力达到一定程度的改善，普通人每周必须进行不少于3次的训练。竞技运动员需要每周进行至少6次训练。每个人每周都需要至少有一天的休息来让身体有时间去修复受损的组织。

运动的强度

运动强度也是一个重要的因素，虽然建议的训练强度各有不同。对于初期训练，运动强度是十分重要的，因为身体需要不断调整来应对逐渐增加的强度需求。

通过监测心率来衡量训练强度

有氧运动的主要目的是提升心率至目标水平，并在整个训练中维持该水平。因为心率与运动强度和氧气利用率成正比关系，所以确定把心率稳定在所需的水平的训练强度是一个相对简单的过程。通过监测心率，运动员可以调整步速的快慢来调整心率至目标范围[38]。

心率能够通过调整步速增减。如前所述，心率会因为训练的强度逐渐增加，在训练2~3 min后维持该水平。因此，运动员应该先训练2~3 min，然后测量脉搏。

一些公式可以用于评估训练中的目标心率[23]。为了计算特定的目标心率，必须首先测量最大心率。最大心率的准确测量需要让受试者进行最高训练水平的同时使用心电图来监测心率。这个过程难以在实验室以外的地方进行。最大心率跟年龄有关，年龄越大，最大心率越会减少。男女个人最大心率的近似估计方法如下：

最大心率（HR_{max}）=208-0.7×年龄

对于一个20岁的人来说，他的最大心率大概是194次/min（208-0.7×20）。

心率储备用来衡量最高和最低的目标心率。心率储备等于最大心率（HR_{max}）减去静息心率（HR_{rest}）*。

心率储备（HRR）=最大心率（HR_{max}）-静息心率（HR_{rest}）

心率储备越大，潜在的训练强度心率范围越大。Karvonen方程是用来计算特定训练强度的百分比该有的目标心率[27]。

*让受试者躺下并测定其真正的静息心率。

在使用Karvonen方程前，需要知道被测试者的心率储备。

目标心率=静息心率（HR_{rest}）+特定训练强度百分比×心率储备（HRR）

使用估算的最大心率或（和）静息心率，只是推测的数字而已。所以，一个20岁的人最大心率是194次/min，静息心率是70次/min，心率储备就是124（194-70=124）。对于中等强度训练，应在最高和最低的目标心率范围内活动。最低的目标心率是使用70%的心率储备加静息心率，即157次/min（124×0.7+70≈157）。最高的目标心率是79%的心率储备加静息心率（124×0.79+70≈168）。

美国运动医学会建议年轻和健康人群进行中等强度训练（70%~79%的最大心率）或高强度训练（大于80%的最大心率）来改善心肺耐力和减少患慢性病的机会[2]。身体不太健康的人一般都处于静态的生活模式，他们通常有超重问题及既往有心脏病风险因素。同样的情况也见于年长者或关节炎患者。他们应该在医师的建议下在初期进行低强度的运动。对于他们来说，最重要的是让他们变得活跃，如果他们持续训练，应逐渐增加训练强度[2]。

通过自觉疲劳程度量表来评估训练强度

自觉疲劳程度量表（RPE）是除了监测心率，另一个常用的评估训练强度的方法[19]。在训练过程中，让受训者根据量表中对6~20数字的描述，主观地自我评价出他们觉得相应的疲劳水平数字（表4-5）。强度越高的训练越需要高水平的氧气消耗和能量消耗，这与主观的疲劳水平数字有直接的关系。随着时间的推移，可以指导受训者根据RPE中的疲劳程度进行精确的锻炼。

运动的时间

美国运动医学会建议进行20~60 min的训练或活动提升心率至训练水平，以达到最小的改善。一般

表4-5	自觉疲劳程度量表
数字	描述
6	
7	非常，非常轻松
8	
9	非常轻松
10	
11	较为轻松
12	
13	稍微困难
14	
15	困难
16	
17	非常困难
18	
19	非常，非常困难
20	

来说，训练的时间越长，对心肺耐力的改善越大。竞技运动员一次应该至少训练45 min。

高强度间歇性训练

与持续性训练不同，高强度间歇性训练包括更多中等水平的活动。间歇性训练反复使用了相对高强度的训练和动态恢复[10]。相对持续性训练，此训练能让身体在一段更长的时间里进行更多、更高强度的训练[41]。在持续性训练中，运动员努力地以强度为60%~85%的最大心率进行训练。显然，这样的高强度训练要维持20 min以上非常困难。高强度间歇性训练的好处是它容许身体在短时间内进行约80%或更高水平的训练，随后进行一段时间的动态恢复，让运动员在只用30%~45%的最大心率进行训练。因此，训练的强度和时间比持续性训练更长。

高强度间歇性训练中很多运动都是无氧的，包含短时间爆发性的高强度活动，随后配合一段动态恢复的时间（如橄榄球、篮球、足球和网球）[44]。

使用高强度间歇性的训练方法能让运动员在训练时更贴合运动所需。高强度间歇性训练应用了超负荷原则，使训练时有更高的强度。高强度间歇性训练有几个重要的考虑因素：①训练时间是指进行持续性训练所需要的时间，而恢复时间是指每个训练之间相距的时。②一组训练组合了训练和恢复的时间，而次数是指每组训练中进行的训练/恢复时间次数。③训练速度或距离指训练期间的速度或距离。④训练/恢复的比例是指进行训练和恢复时间的比例。

如果对一名足球运动员进行高强度间歇性训练，可以让他短跑。间歇性训练包括10个110 m的短跑，每个短跑需要在20 s内完成，并在每个短跑之间进行1 min的步行恢复。在这个训练里，该运动员在短跑时会达到85%~90%的最大心率，在恢复期间大概会跌回35%~45%的水平。

高强度间歇性训练 反复地进行训练和动态恢复。

任意变速跑训练

任意变速跑训练的英文为fartlek training。Fartlek是一种源于瑞典的越野跑训练方法。Fartlek的字面意思是"任意变速"。此训练与间歇性训练中运动员必须在指定时间内跑动的模式相似，但是此训练不限制步伐和速度。任意变速跑训练是在多变的地势上进行平地、上坡、下坡和跨越石头或树木等障碍物的训练。目的是在跑步训练中增加一些刺激性，根据个人所需来增加刺激性的长度。任意变速跑训练的好处是，由于步伐和地势经常改变，能减少死板的训练和建立更有效又另类的训练规律。很多喜欢在小区慢跑或步行的人都非常喜欢这种类型的训练。

同样，如果使用任意变速跑训练来改善心肺耐力，训练时心率必须达到最低训练水平（60%~85%）。任意变速跑训练可以作为赛季后的体能活动或改变步速的活动来缓解周而复始的训练所带来的沉闷感。

> **运动损伤处置清单**
>
> 以下是一张确保运动员健康并防止受伤的训练和调节计划清单。
>
> ❑ 将周期化的概念配合一年的训练和调节计划。
> ❑ 确保运动员能在训练前有足够的热身并在训练后放松。
> ❑ 配合柔韧性训练。
> ❑ 使用动态、静态或本体促进技术拉伸技巧。
> ❑ 选择特定和合适的拉伸训练来改善柔韧性。
> ❑ 配合训练的技巧来改善肌肉的力量、耐力和爆发力。
>
> ❑ 使用等长收缩、循序渐进的抗阻训练；等速、快速伸缩复合训练或徒手训练技巧；或者综合各种训练来达到提高力量的目标。
> ❑ 在训练中选择特定的力量训练。
> ❑ 配合训练技巧来改善心肺耐力。
> ❑ 使用持续性训练来改善有氧能力。
> ❑ 使用高强度间歇性训练或任意变速跑训练来改善无氧功能。

摘要

- 正确的体能训练能让运动员准备进行高水平训练的同时预防该运动带来的伤病。
- 整年度的体能训练对大部分运动来说都能帮助预防伤病。周期化是一种体能训练方法，制订不同季节的训练和调节计划，能达到最高的运动表现，同时能减少运动员的受伤和过度训练。
- 体能训练要遵循SAID原则——专项特异性适应原则。
- 我们普遍认同在体能训练前应进行足够的热身，训练后也应进行放松。应进行至少15~30 min的逐步热身来让身体做好参与剧烈训练的准备。热身应先进行普通的、与专项运动不相关的活动，然后进行特定的、与专项运动相关的活动。
- 最佳的柔韧性对大部分运动来说都能预防伤病。过多的柔韧性能让关节出现创伤，而欠缺柔韧性会导致肌肉拉伤。最安全和最有效的方法是使用静态和本体促进拉伸技术来提升柔韧性。
- 一个用于改善肌肉力量的动态核心稳定计划是所有计划的重要因素。
- 力量是指一个对抗阻力的动作能产生的力或能力。很多方法都能提高力量，如等长收缩、循序渐进的抗阻训练、等速收缩训练、循环训练、快速伸缩复合训练、徒手训练和功能性力量训练。
- 心肺耐力是指长时间重复使用全身大肌肉活动的能力。最大有氧能力是测量心肺耐力水平的最佳方法。通过持续的、高强度间歇性训练或任意变速跑训练能改善心肺耐力。

思考题答案

4-1 热身应从5~7 min的慢跑开始，其间运动员应感到轻微地出汗。然后她应该进行拉伸（可使用静态拉伸或本体促进技术）。针对股四头肌、腘绳肌、内收肌和髋外展肌群，她应重复进行特定拉伸4次，每次拉伸保持15~20 s。当她开始训练的时候，应逐渐缓慢地增加活动强度，并应对其强调训练后进行放松的重要性。

4-2 只要负重的技巧正确，负重训练不会对柔韧性造成负面影响。使用完整和全方位关节活动度负重能改善力量，同时保持关节活动度。这名女游泳选手不太可能训练其肌肉肥大至影响关节活动度。而且，她应该继续在她的常规训练里配合动态拉伸。

4-3 推铅球跟其他很多运动的动态动作一样，不仅要求大力量，而且需要快速产生力量的能力。为了建立肌肉力量，运动员必须参与动态爆发力训练来帮助其提高爆发力。力量提升技巧如深蹲和高翻是非常有用的。而且，快速伸缩复合训练使用额外的负重能帮助他学习如何改善对抗阻力时肌肉收缩的速度。

4-4 一些替代性的活动如游泳或骑动感单车应加入运动员的康复计划中。如果骑动感单车会引起疼痛，应该配合使用上肢功率车进行训练。足球运动员应至少进行30 min的持续性训练和一些更高强度的间歇性训练来维持有氧和无氧的体能。

复习题和课堂活动

1.为什么整年度的体能训练对预防损伤非常重要？

2.列出所有体能训练在预防损伤方面的好处。

3.SAID原则与运动体能和预防损伤有何关系？

4.适当的热身和放松对预防损伤有什么价值？

5.仔细观察各种运动是如何进行热身和放松的。

6.比较增加柔韧性的方法，以及这些方法是如何减少或增加运动员受伤的风险的。

7.增加力量为何能降低受伤的风险？

8.比较增加力量的不同方法，每个方法对预防损伤有什么好处或坏处。

9.讨论最大有氧能力和心率的关系。

10.区分有氧训练和无氧训练。

11.持续性训练和高强度间歇性训练有什么不同？

12.设计一个赛季前的训练和体能计划。

参考文献

［1］ Alemany, J. 2014. Comparison of acute responses to isotonic or isokinetic eccentric muscle action: Differential outcomes in skeletal muscle damage and implications for rehabilitation. *International Journal for Sports Medicine* 65(1):1-7.

［2］ American College of Sports Medicine. 2013. *ACSM's resource manual: Guidelines for exercise testing and prescription.* Philadelphia, PA: Lippincott, Williams & Wilkins.

［3］ Andersen, J. C. 2005. Stretching before and after exercise: Effect on muscle soreness and injury risk. *Journal of Athletic Training* 40(3): 218-220.

［4］ Anderson, B. 2010. *Stretching,* 30th ed. Bolinas, CA: Shelter Publishers.

［5］ Berger, R. 1973. *Conditioning for men.* Boston: Allyn & Bacon.

［6］ Bompa, T. O. 2009. *Periodization: Theory and methodization of training.* Champaign, IL: Human Kinetics.

［7］ Bompa, T.O. 2012. *Serious strength training.* Champaign, IL: Human Kinetics.

［8］ Boyle, M. 2011. *Advances in functional training.* Champaign, IL: Human Kinetics.

［9］ Brumitt, J. 2010. *Core assessment and training.* Champaign, IL: Human Kinetics.

［10］ Buchheit, M. 2013. High-intensity interval training, solutions to the programming puzzle. *Sports Medicine* 43(10):927-954.

［11］ Carter, C., & Micheli, L. 2011. Training the child athlete: Physical fitness, health and injury. *British Journal of Sports Medicine* 45:880-885.

［12］ Clark, M. 2011. *NASM essentials of corrective exercise training.* Baltimore, MD: Lippincott, Williams & Wilkins.

［13］ Colston, M. 2012. Core stability, part 2: The core-extremity link. *International Journal of Athletic Therapy and Training* 17(2):10-15.

［14］ Costa, P. 2014. Effects of dynamic stretching on strength, muscle imbalance and muscle activation. *Medicine and Science in Sports and Exercise* 46(3):586-593.

［15］ Costa, P. 2011. Warm-up, stretching and cool-down strategies for combat sports. *Strength and Conditioning Journal* 33(6):71-79.

［16］ De Lorme, T. L., & Watkins, A. L. 1951. *Progressive resistance exercise.* New York, NY: Appleton-Century-Crofts.

［17］ Dvir, Z. 2004. Isokinetics: Muscle testing, interpretation and clinical applications. Philadelphia, PA: Churchill-Livingstone.

［18］ Enoksen, E. 2011. The effect of high-vs. low-intensity training on aerobic capacity in well trained male middle-distance runners. *Journal of Strength and Conditioning Research* 25(3):812-818.

［19］ Eston, R. 2009. Perceived exertion: Recent advances and novel applications in children and adults. *Journal of Exercise Science and Fitness* 7(2):11-17.

［20］ Ferrar, K. 2014. A systematic review and meta-analysis of submaximal exercise-based equations to predict maximal oxygen uptake in young people. *Pediatric Exercise Science* 26(3):342-357.

［21］ Freitas, C. 2014. Psychophysiological response to overloading and tapering phases in elite young soccer players. *Pediatric Exercise Science* 26(2):195-202.

［22］ Gist, N. 2014. Sprint interval training effects on aerobic capacity: A systematic review and meta-analysis. *Sports Medicine* 44(2):269-279.

［23］ Gormley, S. 2008. Effect of intensity of aerobic training on VO2max, *Medicine and Science in Sports and Exercise* 40(7):1336-1343.

［24］ Haywood, K. M., & Getchell, N. 2006. Development of cardiorespiratory endurance. In Haywood, K. M. (ed.), *Learning activities for life span motor development,* 4th ed. (pp. 181-186, 212-223). Champaign, IL: Human Kinetics.

［25］ Issurin, V. 2010. New horizons for the methodology and physiology of training periodization. *Sports Medicine* 40(3):189-206.

［26］ Jones, T. 2013. Performance and neuromuscular adaptations following differing ratios of concurrent strength and endurance training.*Journal of Strength and Conditioning Research* 27(12):3342-3351.

［27］ Karvonen, M. J., Kentala, E., & Mustala, O. 1957. The effects of training on heart rate: A longitudinal study. *Annals of Medical Experimental Biology* 35:305.

［28］ Kubukeli, Z. N., Noakes, T. D., & Dennis, S. C. 2002. Training techniques to improve endurance exercise performances. *Sports Medicine* 32(8):489-509.

［29］ Kumar, P. 2012. Comparative study of aerobic capacity in trained and untrained subjects. *International Journal of Biomedical Research* 3(1):29-31.

［30］ Maddigan, M. 2012. A comparison of assisted and unassisted proprioceptive neuromuscular facilitation techniques and static stretching. *Journal of Strength and Conditioning Research* 26(5):1238-1244.

［31］ McHugh, M., & Cosgrave, C. 2010. To stretch or not to stretch: The role of stretching in injury prevention and performance. *Scandinavian Journal of Medicine and Science in Sports* 20(2):169-181.

［32］ McLaughlin, J., & Howley, E. 2010. Test of the classic model for predicting endurance running performance. *Medicine and Science in Sports and Exercise* 42(5):991-997.

［33］ Meroni, R. 2010. Comparison of active stretching techniques and static stretching on hamstring flexibility. *Clinical Journal of Sports Medicine* 20(1):8-14.

［34］Okada, T. 2011. Relationship between core stability, functional movement and performance. *Journal of Strength and Conditioning Research* 25(1):252-261.

［35］Ong, M. 2012. The difference between free weights and weight-training machines. *Fire Rescue Magazine* 30(10):60-62.

［36］Puentedura, E. 2011. Immediate effects of quantified hamstring stretching: Hold-relax proprioceptive neuromuscular facilitation versus static stretching. *Physical Therapy in Sport* 12(3):122-126.

［37］Radcliffe, J. C., & Farentinos, R. C. 2015. *High-powered plyometrics.* Champaign, IL: Human Kinetics.

［38］Sartor, F. 2013. Estimation of maximal oxygen uptake via submaximal exercise testing in sports, clinical, and home settings. *Sports Medicine* 43(9):865-873.

［39］Sekendiz, B. 2010. Effects of Swiss-ball core strength training on strength, endurance, flexibility and balance in sedentary women. *Journal of Strength and Conditioning Research* 24(11):3032-3040.

［40］Small, K. 2008. A systematic review into the efficacy of static stretching as part of a warm-up for the prevention of exercise-related injury. *Research in Sports Medicine* 16(3):213-231.

［41］Tuimil, J. 2011. Effect of equated continuous and interval running programs on endurance performance and jump capacity. *Journal of Strength and Conditioning Research* 25(8):2205-2211.

［42］Wicke, J., & Gainey, K. 2014. A comparison of self-administered proprioceptive neuromuscular facilitation to static stretching on range of motion and flexibility. *Journal of Strength and Conditioning Research* 28(1):168-172.

［43］Woods, C. 2009. A warm-up exercise regimen reduces risk of girls' soccer injuries. *AAP Grand Rounds* 21(4):46.

［44］Zieman, E. 2011. Aerobic and anaerobic changes with high-intensity interval training in active college men. *Journal of Strength and Conditioning Research* 25(4):1104-1112.

注释书目

Alter, J. 2004. *The science of flexibility.* Champaign, IL: Human Kinetics.

This text explains the principles and techniques of stretching and details the anatomy and physiology of muscle and connective tissue. It includes guidelines for developing a flexibility program and illustrated stretching exercises and warm-up drills.

Anderson, B. 2010. *Stretching.* Bolinas, CA: Shelter.

An extremely comprehensive best-selling text on stretching exercises for the entire body.

Baechle, T., & Earle, R. 2008. *Essentials of strength training and conditioning.* Champaign, IL: Human Kinetics.

Explains the various concepts of exercise, identifies correct lifting techniques, corrects common weight-training errors, and lists personal goals for weight training.

Bishop, J. 2010. *Fitness through aerobics.* Philadelphia, PA: Benjamin Cummings.

This text uses the most up-to-date fitness and wellness information on aerobic dance exercise.

Cardinale, M., & Newton, R. 2011. *Strength and conditioning: Biological principles and practical applications.* Hoboken, NJ: John Wiley.

This book provides good scientific and practical information in the field of strength and conditioning.

Fleck, S., & Kraemer, W. 2014. *Designing resistance training programs.* Champaign, IL: Human Kinetics.

A clear, readable, state-of-the-art guide to developing individualized training programs for both athletes and fitness enthusiasts.

Kovacs, M. 2009. *Dynamic stretching: The revolutionary new warm-up method to improve power, performance and range of motion.* Berkeley, CA: Ulysses Press.

Teaches how to prepare your body for physical activity while simultaneously improving strength, power, speed, agility, and endurance.

Leibenson, C. 2014. *Functional training handbook.* Baltimore, MD: Lippincott, Williams & Wilkins.

This practical guide delivers clear, how-to information, an array of sport-specific guidelines, and key principles that foster lifelong health, mobility, and athletic development.

National Strength and Conditioning Association. 2013. *Developing the core.* Champaign, IL: Human Kinetics.

The National Strength and Conditioning Association (NSCA) brings you the authoritative resource on strengthening the core to maximize sport performance.

Powers, S., & Howley, E. 2011. *Exercise physiology: Theory and application to fitness and performance.* New York, NY: McGraw-Hill.

Written especially for exercise science and physical education students, this text provides a solid foundation in theory illuminated by application and performance models to increase understanding and to help students apply what they've learned in the classroom.

Radcliffe, J., & Farentinos, R. 2015. *High powered plyometrics.* Champaign IL: Human Kinetics.

Detailing plyometric exercises for a variety of sports, this guide explains how plyometrics work and how to incorporate plyometrics into a comprehensive strength- and power-training program.

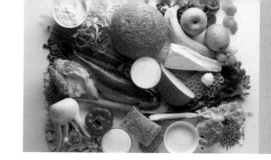

第5章

运动营养及补剂

■ 目标

学习本章后应能够：

- 分辨六类营养素并描述它们的主要功能。
- 解释良好的营养补充对提高成绩和预防损伤的重要性。
- 描述膳食补充剂在运动员饮食中的优势或劣势。
- 讨论运动人群常见的饮食习惯。

- 解释体重和身体成分的区别。
- 解释热量平衡原理和如何评估热量平衡。
- 描述控制体重的方法。
- 罗列不良饮食的现象。

对一名运动员来说，营养、饮食和为了机体健康及良好体能的体重控制这三者间的关系是任何训练和恢复计划的重要组成部分[21]。拥有良好营养习惯的运动员能够通过保持较高的健康生活水平来减少受伤的可能性[8]。均衡饮食有助于力量、柔韧性和心肺耐力的发展[5]。不幸的是，误区、流行风及在许多情况下，有关营养的谣言会影响人们特别是运动人群的饮食习惯[8]。

许多运动员把成功的表现与食用特殊食物或营养剂联系起来[14]。不管这种饮食是否有益于全面健康，一个表现良好的运动员可能都不愿意改变固有饮食习惯。运动员吃自己最喜欢吃的食物在心理方面会极大地影响其运动表现。然而问题是，这些饮食习惯往往被认为是有益的且可能是传统的，但事实上它们可能无益于运动成绩。因此，许多营养"专家"可能会根据传统而不是实验数据来传播营养信息。

虽然本章提供了基础营养信息，但重点是如何将这些信息与运动员相关联。运动员的饮食喜好存在很大的个体差异，获得所需营养的方式也有很多

种。有不良营养习惯的运动员并不会尽其所能来提高他们的运动成绩[8]。

营养素

人们看到"diet"这个词时，通常会想到减肥。实际上，diet指的是一个人通常会选择的食物。人们选择吃什么是他们的饮食习惯。每个人都有自己的饮食习惯。虽然人们对食物有不同的好恶，但每个人都靠食物生存。营养学是研究某些食物成分、营养素及其在体内作用的科学[43]。营养素有三种主要作用[17]。

六类营养素：
- 碳水化合物
- 脂肪
- 蛋白质
- 维生素
- 矿物质
- 水

（1）为身体所有细胞的生长、修复和维持提供原料。

（2）调节身体机能。

（3）为细胞提供能量。

营养素物质可分为六大类：碳水化合物、脂

肪（通常称为脂类）、蛋白质、水、维生素和矿物质。作为宏量营养素的碳水化合物、蛋白质和脂肪是食物中可吸收的供能营养成分。维生素、矿物质和水被认为是人体维持正常功能所必需的微量营养素[42]。它们不提供能量，但如果没有足够数量的微量营养素，就无法利用来自宏量营养素的能量。实际上大多数食物是这些营养素的混合物。有些营养素可以在人体内自行合成，但必需营养素必须由饮食提供。并不是食物中的所有物质都是营养素。没有所谓的完美的食物，也就是说，没有一种天然食物包含健康所需的所有营养素。图5-1总结了膳食总热量中碳水化合物、脂肪和蛋白质提供能量的当前占比情况与推荐占比。

宏量营养素：

- 碳水化合物
- 蛋白质
- 脂肪

微量元素：

- 水
- 维生素
- 矿物质

饮食建议：

- 碳水化合物55%～60%
- 脂肪含量25%～30%
- 蛋白质15%～20%

脂肪应该占总热量摄入的25%～30%。只有15%～20%的热量摄入应该是蛋白质。对于需要额外摄入能量的运动员，其在一天中额外摄入的热量应该以碳水化合物的形式存在。

碳水化合物

运动员的能量需求增加

碳水化合物是糖、淀粉或纤维。

是因为他们需要为身体提供足够的能量以达到最佳运动状态。碳水化合物是身体最有效的能量来源并且补充时应满足机体需求[9]。碳水化合物至少应占总热量摄入的55%，有些建议甚至高达60%。根据其化学结构来说，它可以分为简单碳水化合物和复杂碳水化合物。简单和复杂碳水化合物都能被消化吸收并转化为糖。重要的是，要了解并不是所有的碳水化合物都以相同的速率被消化和吸收。简单碳水化合物（如水果、果汁、牛奶、酸奶、蜂蜜、食糖）消化迅速，含有精制糖和少量必需维生素和矿物质。复杂碳水化合物（如蔬菜、面包、谷物和意大利面）需要较长的时间来消化，其通常富含纤维、维生素和矿物质。建

思考题5-1

一名女垒球运动员被告知她有点超重，需要减肥。运动员一直在看电视和阅读有关限制脂肪摄入对减肥有多重要的文章。她决定进行一种基本不含脂肪的饮食，并相信这种饮食将帮助她减肥。

? 教练应该怎么给她讲述如何避免过量摄入脂肪作为减肥的方法？

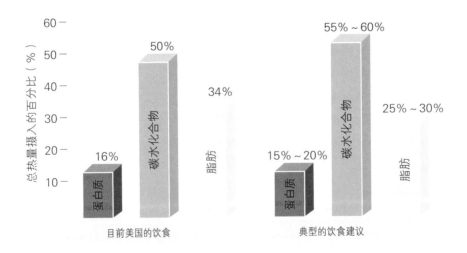

图5-1 碳水化合物、脂肪和蛋白质的热量比较 (资料来源：Wardlaw, G. Perspectives in Nutrition, New York, 2010, McGraw-Hill.)

议运动员以复杂碳水化合物的形式摄入大部分碳水化合物，以水果、牛奶或酸奶的形式摄入大部分简单碳水化合物，其也含有维生素和矿物质。应避免食用精制糖含量高的食物，因为它们通常只含有少量维持健康和供能的营养成分。饮食中碳水化合物摄入不足会导致人体靠分解蛋白质来获得葡萄糖。因此，必须保持葡萄糖的供应以避免使用蛋白质供能。

脂肪

脂肪是饮食中另一个重要组成部分。它们是能量密度最大的能源物质，每克脂肪提供的热量是每克碳水化合物或蛋白质的两倍多。脂肪是能量的主要来源。膳食脂肪的摄入可以使食物更美味，并利于获得脂溶性维生素。此外，少量的脂肪摄入对于人的正常的生长发育是必不可少的[43]。

> 饱和脂肪酸和反式脂肪酸是有害的脂肪形式。

在美国，膳食脂肪占总热量摄入的比例很高（图5-1）。对许多美国人来说，大量脂肪来自饱和脂肪酸（主要来自动物）及反式脂肪酸或反式脂肪（常见于饼干、薯片、大多数垃圾食品、乳制品、肉类和快餐）。这种脂肪摄入量过高是肥胖、某些癌症和冠状动脉疾病的诱因。建议脂肪摄入量应控制在膳食总热量的25%以下，饱和脂肪酸的摄入量应控制在总热量的10%以下。

蛋白质

蛋白质是构成人体的主要成分。它是所有身体组织生长、维持和修复所必需的。此外，蛋白质用来制造酶、激素和抗体以对抗感染。一般来说，身体不会用太多的蛋白质来提供能量；相反，身体会依赖脂肪和碳水化合物供能。蛋白质摄入应该在总热量的15%左右。

构成蛋白质的基本单位叫氨基酸。人体的大部分蛋白质是由大约20种不同氨基酸组成的。多数氨基酸可以根据人体需要在体内合成。有一些无法合成的则必须由饮食提供，这些被称为必需氨基酸。如果必需氨基酸不能以适当的比例提供，那么含有大量蛋白质

的饮食将不能支持组织的生长、修复和维护[27]。大部分来自动物食品的蛋白质含有人体所需的所有必需氨基酸，称为完全蛋白质，如肉、鱼、家禽、鸡蛋、牛奶和其他奶制品中的蛋白质。豆类食物是素食者蛋白质和铁的潜在来源。

维生素

在与碳水化合物、脂肪、蛋白质和水相比较时，维生素的需求量很小，它主要起调节身体机能的重要作用。它们在组织愈合和修复中也起关键作用。多年来，研究人员确定了13种维生素，并确定了它们在人体中的特殊作用。

人们错误地认为维生素能够提供能量。事实上，身体不能靠分解它们来提供能量。表5-1提供了有关维生素的信息，包括提供维生素的食物来源、缺乏维生素的症状和维生素过量的潜在毒性。

维生素可分为两类：脂溶性维生素，溶于脂肪并储存在体内；水溶性维生素，溶于水，不储存。溶于脂肪而不溶于水的脂溶性维生素是维生素A、E、D和K。因尿液成分主要是水，多余的脂溶性维生素不容易通过尿液从体内排出。相反，它们被储存在肝脏或身体的脂肪中，直到有需要时才会释放出来，这使得它们具有潜在毒性[42]。

水溶性维生素有被称为抗坏血酸的维生素C和B族维生素，包括硫胺素、核黄素、烟酸、维生素B$_6$、叶酸、维生素B$_{12}$、生物素和泛酸。维生素C用于骨骼和牙齿的建造，维持肌肉和其他组织相连接的部分（结缔组织），增强免疫系统功能。与脂溶性

> **脂溶性维生素：**
> - 维生素A
> - 维生素D
> - 维生素E
> - 维生素K

思考题5-2

一名排球运动员抱怨说，尽管她认为自己吃得很好并且有充足的睡眠，但仍然经常感到疲倦和无精打采。一名队友建议她开始服用维生素补充剂，这名队友说这会给她更多的能量，让她更抗疲劳。运动员向运动营养师咨询关于她需要服用哪种维生素。

? 运动营养学专家应该怎么向运动员解释呢？关于补充维生素有什么建议？

表5-1

维生素	主要作用	主要来源	缺乏	过量（毒性）
A	维持皮肤和身体内部其他细胞的功能；骨骼和牙齿发育；生长；夜视能力	肝脏、牛奶、蛋黄、深绿色和黄色的水果和蔬菜	夜盲症，皮肤干燥，生长迟缓	头痛、恶心、脱发、皮肤干燥、腹泻
D	正常骨骼生长发育	暴露在阳光下；强化乳制品；鸡蛋和鱼肝油	儿童佝偻病——骨骼发育缺陷致骨变形	食欲减退，体重减轻，生长受阻
E	防止因氧化引起的脂质过氧化，保护细胞膜不受破坏	植物油、部分水果和蔬菜、全谷物	红细胞破裂导致贫血	恶心和腹泻；如果维生素D也缺乏，会干扰维生素K。不像其他脂溶性维生素那样有毒
K	参与凝血物质的产生	绿叶蔬菜；生活在肠道内的正常菌群能产生的维生素K	出血时间增加	
硫胺素	从碳水化合物、脂肪和蛋白质中释放能量	谷类产品、猪肉、豌豆和干豆	精力不足，神经异常	
核黄素	从碳水化合物、脂肪和蛋白质中释放能量	谷类产品、猪肉、豌豆和干豆、牛奶、水果和蔬菜、营养丰富的面包和谷物	精力不足，神经异常，皮肤干燥，嘴唇干裂	
烟酸	从碳水化合物、脂肪和蛋白质中释放能量	肝脏、肉类、家禽、花生酱、豆类、营养丰富的面包和谷物	皮肤问题，腹泻，精神抑郁，最终死亡（在美国很少发生）	皮肤发红，肠道不适，神经过敏，肠道溃疡
B₆	参与蛋白质的代谢；血红蛋白的产生	白肉、全谷物、肝脏、蛋黄、香蕉	生长迟缓，贫血	由于神经组织损伤而致协调能力严重丧失
B₁₂	遗传物质的产生；维持中枢神经系统健康	动物源性食物	神经系统问题，贫血	
叶酸	遗传物质的产生	小麦胚芽、肝脏、酵母、蘑菇、绿叶蔬菜、水果	贫血	
C（抗坏血酸）	结缔组织的形成和维持；牙齿和骨骼的形成；免疫功能	水果和蔬菜	坏血病（罕见），关节肿胀，疲劳，瘀伤	肾结石，腹泻
泛酸	自碳水化合物、脂肪和蛋白质释放能量	广泛存在在食物中	在正常情况下没有在人体中观察到	
生物素	利用脂肪	广泛存在于食物中	罕见	

水溶性维生素:

- 维生素C
- 硫胺素
- 核黄素
- 烟酸
- 叶酸
- 生物素
- 泛酸
- 维生素B$_6$
- 维生素B$_{12}$

维生素不同，水溶性维生素不能在体内被大量储存，应在每天的膳食中进行补充。过量的水溶性维生素会每天随尿排出。

抗氧化营养素

某些被称为抗氧化剂的营养素，可以预防早衰、某些癌症、心脏病和其他健康问题[16]。抗氧化剂保护重要的细胞成分不受某些物质（包括氧气）的破坏。维生素C、E和β-胡萝卜素是抗氧化剂。胡萝卜素是一种植物色素，常见于深绿色、深黄色或橙色的水果和蔬菜中。人体可以将β-胡萝卜素转化为维生素A[31]。在20世纪80年代早期，研究人员报告说，与其他吸烟者相比，吃大量富含β-胡萝卜素的水果和蔬菜的吸烟者患肺癌的可能性较小。从那时起，越来越多的证据表明，富含抗氧化剂的饮食是有益的。

一些研究表明，运动员应该增加抗氧化剂的摄入量，即使需要摄取相应补剂。应用其他补剂要更加谨慎。过多的β-胡萝卜素色素在体内循环，会使皮肤变黄。然而，人们并不认为它像维生素A那样有

抗氧化剂:

- 维生素C
- 维生素E
- β-胡萝卜素

毒性。此外，增加维生素C和E的摄入量也是有风险的[16]。过量的维生素C不但不能被很好地吸收；而且会刺激肠道，导致腹泻。虽然维生素E的毒性比维生素A和D要小，但过多的维生素E也会导致健康问题。

矿物质

人体所需的20多种矿物质元素由日常饮食提供[14]。表5-2列出了其中一些矿物质。人体中还发现了其他矿物质。这些矿物质的作用尚不清楚。矿物质是各种各样的身体功能所需要的，如

形成强壮的骨骼和牙齿、参与能量生成、激活酶、保持水平衡。大多数矿物质储存在体内，特别是在骨骼和肝脏中。虽然每一种矿物质都有其独特的重要性，但钙和铁这两种矿物质需要特别注意，这两种矿物质将在本章后面讨论。

水

水是最基本的营养素[43]。一个人可以在几周、几个月甚至几年的时间里不消耗部分营养物质，但是几天不喝水就会死亡。成年人体重的大约60%是水。人体中所需的许多物质都是水溶性的，即溶于水。虽然水不提供任何热量，但能量产生需要充足的水。水也参与消化和维持细胞内外环境。当身体为获能量而燃烧燃料时，就会产生大量的热能，出汗是身体利用水来防止身体过热的方式。

一般成年人每天至少需喝2.5 L水，也就是10杯水[43]。因为水是至关重要的，所以健康的身体会小心地控制体内的水平衡状态。当身体中水的重量下降体重的1%~2%时，开始感到口渴。饮水使体内水平衡恢复正常。如果口渴信号被忽视，身体水分持续减少，会导致脱水和与热有关的疾病（参阅第7章）[1]。

> 出汗后补充液体和补充电解质一样重要。

脱水的人因不能产生足够的能量而感到虚弱，其他脱水症状有恶心、呕吐和昏厥。

在户外进行剧烈活动并大量出汗时，更容易发生脱水。为了防止脱水，一定要多喝水来补充流失的水分。不要把口渴当成喝水的信号。出现口渴的时候，身体已经开始轻微的脱水。许多人忽视了口渴信号，或者他们即使注意到了，但并没有喝足够的水。大多数人只补充了他们通过汗液丢失的50%的水分[28]。建议运动员每天多喝水，甚至可以随身携带一个水瓶，以减少脱水的可能[10]。运动员应该在训练或比赛前、中、后补充液体。可以补充水或运动饮料，这将在第7章讨论。

电解质需求

电解质包括钠、氯、钾、镁和钙，是溶液中的带电离子。它们维持细胞外液水的平衡。当一个人

表5-2 主要矿物质

矿物质	主要作用	主要来源	缺乏	过量
钙	骨骼和牙齿的形成；血液凝固；肌肉收缩；神经功能	乳制品	可能导致骨质疏松症	钙在软组织中沉积
磷	骨骼发育；牙齿的形成	肉类、奶制品和其他富含蛋白质的食物	罕见	
钠	保持体液平衡	食品中添加的盐（氯化钠）和含钠防腐剂		可能导致高血压的发生
铁	血红蛋白的形成；碳水化合物、脂肪和蛋白质的产能过程	肝脏和红肉，营养丰富的面包和谷物	缺铁性贫血	补充品过量可能导致儿童死亡
铜	血红蛋白的形成	肝脏、坚果、贝类、樱桃、蘑菇、全麦面包和谷物	贫血	恶心、呕吐
锌	正常生长发育	海鲜和肉类	皮肤问题，发育迟缓，生长问题	干扰铜的使用；可能降低高密度脂蛋白水平
镁	强壮骨骼；改善酶活性和神经、心脏功能	小麦胚芽、蔬菜、坚果、巧克力	虚弱，肌肉疼痛，心功能差，骨质疏松	肾衰竭
碘	甲状腺激素的产生	碘盐、海鲜	智力发育迟缓；缺乏活力	
氟	强健骨骼和牙齿	含氟水	牙齿不易腐烂	牙釉质受损

参加马拉松比赛因极度脱水导致身体不适时，或者运动后濒临极限时，可能在接下来的几小时内需要补充电解质。在大多数情况下，电解质可以从均衡饮食中足量获取。应在活动前、活动中、活动后自由饮水。电解质的损失是导致肌肉痉挛和热应激的主要原因。出汗不仅会导致体内水分流失，还会导致电解质流失[23]。

食物产能

细胞分解碳水化合物、脂肪或蛋白质以释放储存在这些营养素中的能量。从图5-2可以看出，碳水化合物为短时间高强度的肌肉收缩提供了主要的能量。随着运动持续时间和强度的增加，呼吸也随之增加，为细胞提供更多的氧气并且最大限度地产能。当运动时间延长时，如在耐力运动中，用作燃料的脂肪和碳水化合物的占比是相似的。通常情况下，蛋白质提供的能量不到5%。然而，从事耐力

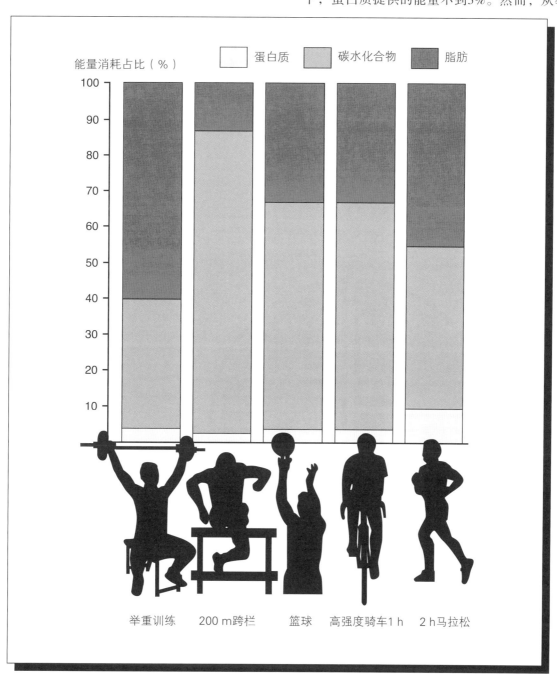

图5-2　不同体力活动的碳水化合物、脂肪和蛋白质供能的相对百分比。重点是，总能量消耗贡献的具体百分比完全取决于具体活动的强度和持续时间

运动的运动员从蛋白质中获得10%～15%的能量需求[27]。身体的新陈代谢通常先燃烧碳水化合物，然后是脂肪，分解蛋白质是最后的手段。脂肪提供的能量是碳水化合物或蛋白质的两倍多。

什么是营养饮食？

"我的餐盘"*

美国农业部于2011年推出的新膳食图标"我的餐盘"取代了2005年推出的"我的金字塔"图标。"我的餐盘"现在是美国政府主要的膳食标志，旨在帮助消费者养成符合2010版《美国人饮食指南》的健康饮食习惯（图5-3）[41]。目的是帮助消费者在用餐时建立健康的饮食结构，该饮食结构包含了水果、蔬菜、谷物、蛋白质和奶制品。

美国有一个目的是为一些团体（包括个别美国人、健康专家、营养教育家和食品行业）提供实用的信息，帮助消费者建立更健康饮食结构的网站。该网站也有有关膳食评估、营养教育及其他便捷的营养资讯等资源和工具。因为美国人有较高的超重和肥胖率，所以希望网络资源和工具能够帮助其为自己和家人选择更健康的食物。这种方法的目的是帮助消费者消除在听到报告中相互矛盾的营养信息时的挫折感。

2010版《美国人饮食指南》是联邦政府营养教育计划、联邦营养援助的基础，指南都是由健康营养专家提供的饮食建议。实操性强的营养知识能指导专业人士和媒体了解和传播正确的营养信息，帮助人们过好日常生活。

该指南包括以下几个实操性的信息：

平衡热量
- 享受食物，但少吃。
- 避免饮食过量。

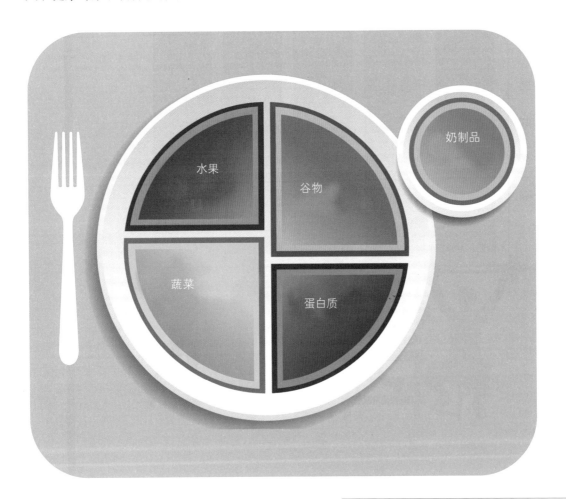

图5-3　"我的餐盘"标志

*修改自www.cnpp.usda.gov/Publications/MyPlate/backgrounder.

食物增加

- 水果和蔬菜占餐盘的50%。
- 改选脱脂或低脂（1%）牛奶。
- 粗粮至少占谷物总量的一半。

食物减少

- 比较汤、面包和冷冻食品等食物中的钠（盐）含量，选择含盐较低的食物。
- 喝水而不是含糖饮料。

营养丰富的食物对比垃圾食品

> 在同样的热量价值中，营养丰富的食物能够提供足够的维生素和矿物质。

含有足量维生素、矿物质和蛋白质的食物为营养丰富的食物。糖果、薯片、甜甜圈、蛋糕和曲奇饼干通常被称为垃圾食品，它们营养匮乏，是因为它们大多热量来源于脂肪和精制糖，而维生素和矿物质含量较少。如果一名运动员进行营养均衡的饮食，他可以承受额外的热量，偶尔吃脂肪或甜食是可以的。然而，许多长期食用垃圾食品的人群在日常饮食中用垃圾食品取代了更有营养的食物。这种行为从长远来看是不健康的[37]。

> 在运动过程中维生素的需求不会增加。

膳食补充剂

神话和误解

运动员通常认为，运动会增加对蛋白质、维生素、矿物质等营养素的需求，额外补充此类营养素以满足机体需要也可能是没问题的[38]。这些营养素的摄取量超过膳食参考摄取量（DRI）是没有科学依据的[37]。运动会增加能量的需求，但不增加对蛋白质、维生素和矿物质的需求[27]。因此，有必要探讨一些关于使用膳食补剂来提高身体机能的常见误区[20]。

与运动员关心的其他相关话题相比，关于膳食补充剂提高运动表现可能有更多的迷信。许多有关此话题的流行书籍和杂志文章给出了使用膳食补充剂来提高运动表现的建议[2]。不幸的是，不

> 膳食参考摄取量可帮助消费者比较食物的营养价值。

可靠的营养信息来源比可靠、真实的信息来源更容易被消费者接受。毫无疑问的是，如果一名运动员真的相信一些营养粉末、药丸或饮料是成功的关键，他可能会成功。通常情况下，认为一件物品会有效果的想法实际上会产生预期的效果，即使这件物品本身并没有效果。这就是所谓的安慰剂效应，它可能非常强大。这种补品能增强人的心理。在许多情况下并没有造成伤害。然而，许多人花大量的钱在这些毫无价值的补品上，使用一些实际上会损害身体的产品[29]。也许关于膳食补充剂最严重的困境是，目前没有任何监管机构对这些产品进行上市前批准或上市后监督。在美国，证明补充剂的安全性和危害性的责任落在食品和药品管理局（FDA）身上。除了麻黄素，FDA没有采取行动支持和禁止使用任何补充剂[7]。

> 在美国，补充剂不受任何政府机构的监管。

应该强调的是，除有经验的营养师或医师外的任何健身专业人员或教练都不应该向患者提供或分发任何种类的营养补充剂[29]。在美国这样做可能违反某个州的法律和法规，也可能违反美国和州体育管理机构的规定，如美国大学体育协会。

维生素补充剂

许多运动员认为，服用大量的维生素补充剂可以带来更好的健康和运动表现[12]。超大剂量的营养补充剂本质上是过量；摄入的量远远超过了DRI水平。有人认为，如果一粒药丸含有每一种维生素和微量元素的DRI使运动员健康，那么服用含有10倍DRI推荐量的药片应该使运动员健康10倍。这种逻辑是错的。对于一名饮食均衡的运动员来说，补充维生素可能并不是必需的。然而，如果运动员摄入饮食不健康，补充多种维生素是有益的[7]。过量补充脂溶性维生素会产生毒性作用。

矿物质补充剂

对一些运动员来说，获得足量的矿物质可能是个问题。饮食中缺少乳制品、红肉或营养丰富的面包和

谷物的运动员，他们摄入的钙和铁的量可能会很低。然而，运动员必须首先确定他们是否需要额外补充矿物质，防止浪费金钱和过量服用。接下来将探讨一些膳食需求量低的矿物质，并提出一些提高饮食质量的建议，这样就不再需要矿物质补剂了。

钙补充剂

钙是人体含量最丰富的矿物质。对于骨骼和牙齿，以及肌肉收缩和神经冲动传导，它都是必不可少的。如果钙的摄入量太低不能满足机体需要，骨骼就会丢失钙。随着时间的推移，骨骼变得脆弱，在X线片上出现多孔的表现。这些骨很脆弱，经常出现自发性骨折。这种情况称为骨质疏松症，女性患者的比例是男性的8倍。绝经后女性骨质疏松症

| **骨质疏松症** 骨质密度下降。 |

是一个严重的问题[15]。

运动可以使钙储存在骨骼中，所以体育活动是有益的。然而，过度运动的年轻女性会导致激素失衡，容易比预期更早地患上骨质疏松症。对于有骨质疏松家族史的女性，建议补充碳酸钙或柠檬酸钙，而不是磷酸钙[15]。

乳制品是补充钙最可靠的来源。许多运动员不喜欢牛奶或抱怨牛奶使他们的胃不舒服。这些运动员可能缺乏一种叫作乳糖酶的酶，这种酶是人体摄取乳糖所必需的。这种情况被称为乳糖不耐症或乳糖酶缺乏。未消化的乳糖进入大肠，细菌通常在此处使用它作为能源物质。而这些细菌在肠道内产生大量导致不适和痉挛的气体。许多乳糖不耐症患者还会腹泻。幸运的是，科学家已经制造出了他们缺失的酶——乳糖酶。乳糖

| **乳糖酶缺乏** 难以消化乳制品。 |

酶是可以获得的，在餐前服用或随餐服用。

铁补充剂

正常的血红蛋白需要铁，缺铁会导致缺铁性贫血[33]。尤其是对于年轻女性来说，缺铁是一个常见的问题。贫血时，红细胞的携氧能力下降，肌肉不能获得足够的氧气以产生能量。贫血的人会感到疲倦和虚弱。很明显，运动员

| **贫血** 缺铁。 |

在缺铁的情况下是无法达到巅峰水平的。

蛋白质补充剂

运动员通常认为，要想练出更大的肌肉，需要更多的蛋白质。在训练计划中，肌肉的发育确实需要相对少量的蛋白质。许多运动员，特别是负重训练或健美运动员，通常服用商业生产的蛋白质补剂。为了锻炼肌肉，运动员每千克体重应额外摄入1~1.5 g蛋白质[39]。这个范围高于蛋白质每日摄入推荐量（每千克体重0.8 g）。一个食物结构丰富但特别喜爱高蛋白质食物的人，可以很容易地满足较高的蛋白质需求量。因此，运动员不需要额外补充蛋白质，因为他们的饮食通常超过蛋白质摄入量推荐的平均水平[13]。

肌酸补充剂

肌酸是一种由肾脏、肝脏和胰腺合成的天然有机化合物，其中95%存在于骨骼肌中。人体需要的肌酸主要来自肉类和鱼类。肌酸在能量代谢和骨骼肌收缩中起重要作用。补充肌酸可以延缓疲劳，并通过维持正常的代谢途径来增强运动表现。人体补充任何形式的肌酸，特别是水合肌酸，都存在几个问题，如体重增加、偶尔肌肉痉挛、胃肠功能紊乱和肾功能障碍。但目前还没有其他已知的长期不良反应[44]。

肌酸的积极生理作用包括使运动强度增加，在极限强度运动中延长最大强度的运动持续时间和改善机体运动恢复时间，刺激蛋白质合成，降低总胆固醇，增加瘦体重[40]。在高强度的抗阻运动中，口服补充肌酸可以增强肌肉的运动能力。

2000年8月，美国大学体育协会竞争保障和运动医学委员会禁止向学生运动员发放包括肌酸在内的所有增肌营养品。肌酸的使用并没有被FDA禁止。它仍然在各种水平的非美国大学体育协会运动员中广泛使用。

草药补充剂

用草药作为药物、药品的天然替代物显然已成为美国消费者的一种趋势[22]。尽管使用草药缺乏专业学术证据的支持，但草药已经在普通人群和运动员中广泛使用。因此，探究最常用的草药是必要的。作为可食用植物的大多数草药用来当作食物是

安全的，并且作为天然药物几乎没有不良反应，只是偶尔会发生轻微的过敏反应。在某些情况下，使用草药补充剂会导致死亡。

在营养方面，据报道，草药可以为机体提供营养，滋养大脑和腺体，并帮助激素的产生。与维生素不同的是，膳食补充维生素效果最佳，但草药并不一定要与其他食物一起服用[22]。

从草药自身来讲，其不是药品。而作为药物，草药的功能本质上是平衡身体机能，帮助身体自行愈合和调节。草药配方一般是机体整体性强化和营养支持，或是专门针对特定的疾病或情况。

今天，草药购买渠道广泛。我们很容易在健康食品商店买到。然而，与食品和药品不同的是，没有联邦或政府控制来规范销售渠道和保证产品质量。因此，购买草药产品的消费者必须格外小心。

焦点框5-1列出了在健康食品商店中最受欢迎和最广泛使用的草药产品。一些额外有效的和复合型草药，如辣椒、半边莲、檫木、曼德拉草、艾菊、加拿大蛇根、艾草、车叶草、刺根、芸香，作

为催化剂，使用剂量可能很小，它们不单独使用。

麻黄碱是一种兴奋剂，被用作减肥药、非法毒品及治疗充血和哮喘的合法非处方药的成分[37]。麻黄碱与安非他明相似。几年来，美国FDA一直告诫消费者使用麻黄碱的潜在危险。近年来，美国大学体育协会（NCAA）和未成年人联合会、美国职业棒球联盟已经禁止他们的球员使用麻黄碱。2003年12月，FDA禁止使用麻黄碱作为膳食补充剂。一些公司仍在继续出售含有麻黄碱和其他兴奋剂的膳食补充剂。尽管这些含麻黄碱的饮食补充剂已经造成了许多问题，但市场上仍然可能存在。麻黄碱可引起下列不良反应：心脏病、中风、心动过速、偏执性精神病、

> FDA已经禁止使用麻黄碱。

抑郁、抽搐、昏迷、发热、呕吐、心悸、高血压和呼吸抑制。

葡萄糖类补充剂

在体力活动之前，以蜂蜜、糖果或纯糖的形

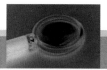

焦点框 5-1

最广泛使用的草药和用途使用

cascara（药鼠李）——用作泻药，会引起脱水。

cayenne（红辣椒）——用于减肥。

dong quai（当归）——治疗月经症状。

echinacea（紫锥菊）——促进伤口愈合，增强免疫系统功能。

feverfew（野甘菊）——预防和减轻偏头痛、关节炎和经前综合征。

garlic（大蒜）——作为一个抗生素，抗菌、抗真菌剂，预防和缓解冠状动脉疾病，机制是通过降低血总胆固醇和甘油三酯水平，提高高密度脂蛋白水平。

garcinia cambogia（藤黄果）——促进脂肪的流失。

ginkgo biloba（银杏）——改善血液循环，尤其是大脑的血液循环。

ginseng（高丽参）——减轻阳痿、虚弱、嗜睡和疲劳。

guarana*（瓜拉那）——用作兴奋剂，含有大量的咖啡因，通常用于减肥产品中。

kava（卡瓦）——减少焦虑，缓解肌肉紧张，产生镇痛效果，充当局部麻醉剂，提供抗菌效果。

ma huang（ephedrine）*（麻黄碱）——源自麻黄植物，曾用于中药，用途包括促进产能、抑制食欲、增加脂肪燃烧、保护肌肉组织不被分解。

它是一种中枢神经系统兴奋剂药物，在许多减肥药中使用。1995年，美国FDA透露使用麻黄碱的不良反应包括心脏病、中风、偏执性精神病、呕吐、发热、心悸、抽搐、昏迷。2003年，它被美国FDA列为禁用药。

mate（山乌龟）——中枢神经系统兴奋剂。

saw palmetto（锯棕榈）——治疗前列腺炎；也用作利尿剂和性增强剂。

senna（番泻叶）——用作泻药，会引起水和电解质丢失。

St. John's wort（圣约翰草）——用作抗抑郁；也用于治疗神经疾病、神经痛、肾脏问题、创伤和烧伤。

valerian（缬草）——治疗失眠，焦虑，压力过大。

yohimbe（育亨宾）——增强性欲和男性性器官血流功能。

*被一些体育组织和（或）美国食品药品监督管理局列为禁用药物。

式摄入大量葡萄糖对运动表现有显著影响。碳水化合物被消化分解成大量的葡萄糖后进入血液。血糖水平的升高会刺激胰岛素的释放。胰岛素使细胞利用循环血液中的血糖以致血糖水平很快恢复正常水平。据推测，这种血糖水平的下降对运动表现和耐力是有害的。然而，最近的证据表明，吃大量的碳水化合物是有益的，而不是有害的[9]。

尽管如此，一些运动员对高碳水化合物的饮食很敏感，并经历着胰岛素水平升高带来的相关问题。另外，一些运动员不能忍受大量的单一果糖的摄入。对这些人来说，过多摄入果糖会导致肠道紊乱和腹泻。运动员应该用各种高碳水化合物的食物来测试自己是否会受到影响，但在比赛前不应该做这个测试[43]。

流行的饮食习惯

咖啡因的摄入

咖啡因是一种中枢神经系统激活剂。大多数在咖啡、茶或碳酸饮料中摄入咖啡因的人都知道其能提高警觉性和减少疲劳。巧克力含有与咖啡因相关的具有相同刺激作用的营养物质。大量的咖啡因会导致紧张、易怒、心率加快和头痛。此外，头痛是当一个人试图停止摄入含咖啡因产品时出现的戒断症状。虽然少量摄入咖啡因并不会明显损害身体机能，但也有少量摄入咖啡因出现恶心和头晕的报道。咖啡因可能会增加耐力运动中对脂肪的利用，从而延缓糖原储备的消耗，这有助于提升耐力表现。咖啡因也有助于肌肉收缩时钙的利用，增加肌肉工作效率。然而，奥运会官员认为咖啡因是一种兴奋剂。奥运会选手的血液中咖啡因含量不应超过喝五六杯咖啡的水平。

能量饮料

在近十年里，能量饮料的使用量急剧增加。消费者可以买到数百种能量饮料。"红牛""Rockstar""AMP""魔爪"和"5小时能量"是几种较常见的能量饮料。必须澄清的是，能量饮料不同于运动饮料。运动饮料不含咖啡因。通常能量饮料的咖啡因含量为50～500 mg，平均每罐

或每瓶咖啡因含量为70～80 mg[36]。它们的市场定位是提高运动表现和促进药物作用。当摄入大量咖啡因时，存在明显的咖啡因中毒风险，会导致紧张、失眠、头痛、心动过速（心率加快）及很少发生的运动性或突发性死亡。关于咖啡因依赖和戒断也有报道[32]。能量饮料通常含有高浓度的碳水化合物，而且大部分是碳酸饮料。

目前美国政府对能量饮料的监管很少，包括内容标签和健康警告。更令人担忧的是咖啡因和酒精的联合使用。研究表明，这种联合使用可能会增加与酒精相关的损伤发生率[19]。

酒精类食物

酒精为身体提供能量，每克纯酒精（乙醇）提供7 kcal（1 kcal≈4.18 kJ）热量。然而，除维生素、矿物质和蛋白质外，酒精所提供的其他营养价值微乎其微。酒精对中枢神经系统的抑制作用有身体协调性下降、反应速度减慢、精神警觉性下降。此外，酒精还会增加尿量，导致体内水分流失（利尿作用）。饮酒在各个级别的运动员中都很普遍。与非运动员相比，运动员的饮酒量似乎更高。因此，不建议运动员在运动前、运动中或运动后饮用含酒精的饮料。

吃有机的、天然的和健康的食物

许多运动员关心他们所吃食物的质量，他们不仅关注食物的营养价值，还关心食物的安全性。在美国，有机食品指的是种植和加工方式符合美国农业部的有机标准的水果、蔬菜、谷物、肉类、家禽、鸡蛋和奶制品等。有机农业不使用化肥和杀虫剂。关于在有机标准下种植的食品是否比用传统方法种植的食品有营养上的优势，存在严重的分歧。研究表明，虽然有机食品含有更多的矿物质和抗氧化剂，但含量上的优势微不足道[11]。对比研究数据，英国营养基金会（BNF）发现，除了一些极少特例外，这些产品的营养状况没有什么不同，这表明用常规方法种植的产品和有机食品营养价值相近[11]。美国农业部认为，有机食品并不比非有机食品更美味、更营养、更安全[20]。然而，一些人相

信自己在为自身做"好事"所带来的心理安慰，会证明其付出的额外代价是合理的。

天然食品很少经过加工，也不含防腐剂或人工香料等添加剂。加工可以保护食材营养价值。防腐剂能保存食物，否则食物会变质，需要被销毁。此外，许多食物在未被加工处于天然状态时是有毒的。通常，食用大量土豆皮下绿色层结构是会中毒的。毒蘑菇和花生中的霉菌会导致肝癌。

有机食品和天然食品都可以称为健康食品。然而，对运动员来说，吃健康食品并不能带来更多额外好处。

素食主义

许多运动员都有健康意识，并努力做对身体有益的事情。素食主义已经成为美国人传统饮食模式的替代品。所有素食者都用植物性食物来构成他们的饮食结构。动物食品要么完全被排除在外，要么被包含在各种饮食模式中。运动员也会为了经济、哲学、宗教、文化或健康方面的原因而选择成为素食者。如果明智地实行素食主义，它就不再被认为是一种潮流。然而，一旦不仔细考虑营养需求，素食可能会造成营养不良。素食者必须在他们的饮食中仔细选择并合理组合非动物蛋白来源食物，以使其饮食包含所有必需氨基酸。遵循这种饮食模式的运动员需要仔细计划他们的饮食，这样才能满足他们的能量需求。

赛前营养

在教练、运动防护师和运动员中赛前饮食的重要性和内容曾引起了激烈的争论。由于传统思维中可能会用一些妨碍比赛成绩的食物来"奖励"刻苦训练的运动员，从而导致有时运动员在比赛前会忽略对他们应该吃什么的正确思考。重要的是，人们往往只关注赛前的一餐，而没有意识到赛前几天摄入的营养相较赛前3 h摄入的营养更重要。赛前餐的目的应该是最大限度地提供肌肉和血糖的碳水化合物储备。有人建议运动员在训练或比赛前3～4 h摄入碳水化合物。但也有人建议，比赛前摄入碳水化合物会增加胰岛素的释

放，增加肌肉消耗碳水化合物的速度，从而降低血糖（低血糖症）[9]。不同的碳水化合物被消化和吸收的速率不同。血糖指数（GI）是一种衡量不同类型碳水化合物影响血糖水平程度的指标[42]。建议在赛前食用低血糖指数或中血糖指数的食物，因为这些食物只会引起血糖和胰岛素水平的轻微波动，而且在较长一段时间内更缓慢地释放能量。在运动前1 h内摄入高GI的碳水化合物实际上可以降低血糖。图5-4列出了常见食物的血糖指数。

血糖指数 表示不同碳水化合物对血糖水平的影响。

此外，选择的食物应尽量减少肠胃不适，并应是运动员喜欢的食物。确保运动员有足够的水分也是很重要的。

如果运动持续的时间相对较短，不到30 min，那么在运动之前食用的食物通常足够提供维持运动的能量。持续30 min以上的运动需要额外的碳水化合物（葡萄糖和果糖），能量棒、能量胶或运动饮料可以提供能量所需的额外碳水化合物，运动饮料也有助于水合。

赛后饮食

在比赛或训练后，重要的是运动员要在活动结束后尽快补充糖原储备。建议在2 h内食用高碳水化合物含量的食物。理想情况下，摄入的食物

低血糖指数（<55）
大多数水果——葡萄柚、苹果、橘子
全麦谷物、面包、意大利面食
坚果
豆类绿叶蔬菜
酸奶、牛奶

中等血糖指数（56～69）
红薯
意大利面条
印度香米
贝果
通心粉和奶酪
葡萄干
冰淇淋

高血糖指数（>70）
白面包
白米
玉米片
烤土豆
西瓜
爆米花

图5-4　常见碳水化合物及其升糖指数（GI）范围的例子

应该有高的血糖指数[28]。香蕉和干果是不错的选择，还有三明治和运动饮料。几小时内吃的下一顿主餐可能包括白面包、意大利面、土豆、米饭及甜点。碳水化合物的储备可能需要24 h才能完全恢复，所以前2 h内摄入的碳水化合物越多越好。

应该鼓励运动员注意自己的饮食。然而，没有实验证据表明，改变一种健康的饮食可以提高运动表现。营养膳食可以通过许多方式来实现，而且对一名运动员来说其最佳的饮食对另一名运动员可能不是最好的。在许多情况下，个人意愿是最好的判断他在赛前饮食中或运动之前应该吃什么或不应该吃什么。一个人最好的饮食指南是吃他最喜欢的东西。

液体食物补给

液体食物补给已被推荐为有效的赛前膳食，并被高中、大学和略有成绩的专业团队所应用。这些补给平均每份提供225 ~ 400 cal（1 cal≈4.18 J）的热量。据报道，服用这些补给的运动员消除了赛前常见的口干、腹部痉挛、腿部痉挛、神经性排便和恶心等症状。

在正常情况下，一顿正餐大约需要4 h才能通过胃和小肠。赛前情绪紧张往往会延迟胃的排空速度，因此，未消化的食物会长时间停留在胃和肠道，甚至持续到比赛结束，并经常引起恶心、呕吐和痉挛。这些未被吸收的食物对运动员来说毫无价值。据曾使用过液体食物补给的队医说，液体食物补给的主要优点之一是在比赛前清理胃和肠道，从而使原本仍处于未被吸收状态的能量得以利用。赛前膳食选择液体食物补给是有价值的。

吃快餐食品

吃快餐是美国社会的一种生活方式。尤其是年轻运动员，大多是吃着快餐长大的。此外，旅行预算和紧张的日程安排使得快餐成为长途旅行的首选。除了偶尔出现的食品风味问题外，最大的问题是快餐的热量有40% ~ 50%来自脂肪。更加严重的是，快餐通常是大分量出售，这大大增加了脂肪、盐和能量的摄入[34]。

从积极的一面来看，快餐店已经丰富了菜单，现在的快餐店也有全麦面包和面包卷、沙拉和低脂牛奶。许多大型快餐店根据顾客的要求或在出售食品的货架上提供了营养信息。焦点框5-2给出了一

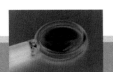

焦点框 5-2

选择快餐的小贴士

- 少吃油炸食品，如鱼和鸡肉三明治及炸鸡块，这些食品的脂肪含量比普通汉堡要高。如果吃炸鸡，要舍弃上面的面包屑。
- 吃烤牛肉、火鸡或烤鸡（如果有的话），它们是大多数汉堡的低脂肪替代品。
- 选择一小份薯条而不是大份的，不要盐。如有需要，可自行加少量盐。如果你点了一份油炸的三明治或有奶酪和酱汁的三明治，就不要再吃炸薯条了，或尝试一份普通的烤土豆（加黄油和盐）或者一份餐卷代替饼干；再或者，试着用沙拉代替正餐。
- 选择普通尺寸的三明治而不是"双份""珍宝""豪华"或"终极"。选择更简单的款式，而不是那些额

外添加如奶酪、培根、蛋黄酱和特制酱汁的。酸黄瓜、芥末、番茄酱和其他调味品的钠含量高。选择生菜、番茄和洋葱。
- 在沙拉吧，多吃新鲜的绿叶菜、水果和其他蔬菜。小心沙拉酱、额外辅料和奶油沙拉（土豆沙拉、通心粉沙拉、凉拌卷心菜），这些都可以迅速将能量和脂肪推到更高的水平。
- 许多快餐食品含有大量的钠。吃完快餐后试着平衡一天中剩下的钠摄入量。
- 苏打水或奶昔替代水、低脂牛奶或脱脂牛奶。
- 至于餐后甜点，尽量选择低脂冻酸奶。
- 记住平衡快餐选择一整天的食物选择。

些在快餐店能够吃得更健康的建议。

低碳水化合物饮食

多年来，建议人们通过限制脂肪的摄入控制体重。最近的建议是严格限制饮食中碳水化合物的摄入。低碳水化合物饮食有很多不同的版本，都建议严格减少碳水化合物的摄入。大多数"低碳水化合物"饮食都是用高脂肪、中等蛋白质含量的饮食代替碳水化合物。多年来被推荐的低热量和低脂肪饮食并未发现饮食中的脂肪不一定都会转化为身体脂肪。然而，碳水化合物很容易转化为脂肪。当吃高碳水化合物的食物时，升高的血糖会刺激胰腺分泌胰岛素。胰岛素允许细胞利用血糖，但它也会导致脂肪堆积，并刺激大脑产生饥饿信号。所以就会有吃更多碳水化合物的倾向，循环重复。研究表明，大多数超重的人之所以超重，是因为高胰岛素血症，即血液中胰岛素水平过高。限制碳水化合物的摄入可以通过降低胰岛素水平来终止这个循环。限制碳水化合物也会增加胰高血糖素的水平，胰高血糖素是一种能燃烧体内脂肪并帮助清除动脉中胆固醇沉积的激素。严格限制碳水化合物的摄入会使身体进入酮症状态，使血糖水平稳定下来，胰岛素水平下降，而且使身体燃烧脂肪，从而快速减重。

糖原填充法（负荷法）

对于耐力项目，最大限度地增加肌肉中的糖原储存量，将会决定你是第一个还是最后一个完成比赛。增加肌肉和肝脏中的糖原储备可以通过在比赛前几天减少训练计划和在比赛前一周显著增加碳水化合物的摄入来实现。减少比赛前至少48 h内的训练可以让身体排除任何可能影响运动表现的代谢废物。高碳水化合物饮食超量恢复肌肉和肝脏中的糖原水平，这种做法称为糖原填充法（在过去，这种做法称为糖原负荷法）。这种做法的基础是，肌肉

糖原填充法 高碳水化合物饮食。

中的糖原储备直接影响肌肉的耐力[28]。

糖原填充法应在6天内完成，分为3个阶段。在第一阶段（第1天和第2天），训练量应该非常大，饮食中碳水化合物的摄入相对正常，约占总热量摄入的60%。在第二阶段（第3~5天），训练减少，摄入至少70%或更多的碳水化合物。研究表明，糖原的储存可以从50%增加到100%，理论上可以提高长期比赛的耐力。第三阶段（第6天）是比赛的日子，在这期间必须正常饮食。

糖原填充法在提高耐力运动能力中的作用尚未得到明确证实。这种做法在1年内不得超过2~3次。糖原填充法仅在产生糖原耗竭的长时间运动中有价值，如马拉松或铁人三项[28]。

脂肪负荷法

一些耐力运动员尝试用脂肪负荷法代替糖原填充法。他们的目的是为机体提供更充足的能量来源。这种选择的害处远超过了可能带来的好处。摄入大量黄油、奶酪、奶油和雪花牛肉的脂肪负荷法会导致心脏的蛋白质和钾的损耗，从而引发心律失常，血清胆固醇水平升高。

体重控制和身体成分

运动员增重或减重的需求往往很难，因为个人的固有饮食习惯很难改变。明智且有效的控制体重需要运动员自己了解一些营养知识。只有这样才可以让运动员更好地控制自己的饮食数量和种类。

身体成分

身体成分是指身体所有的脂肪和非脂肪成分。脂肪组织占全部体重的部分称为身体脂肪的百分比。其余由非脂肪

身体成分 身体脂肪和瘦体重。

或瘦组织组成，包括肌肉、肌腱、骨骼、结缔组织等，称为瘦体重。身体成分的测量是最精确地测定运动员体重增加或减少的方法[6]。

女大学生平均总体重的20%~25%是由脂肪组成的。大学年龄段的男性平均身体脂肪含量为12%~15%。男性耐力运动员的体脂率可能低至8%~12%，而女性耐力运动员的体脂率可达10%~18%。建议男性的体脂率不要低于5%，女性不要低于12%，因为低于这个比例，内脏器官就会失去必需脂肪的保护，可能造成脏器损伤[6]。

实际上许多运动员赛季过程中肌肉质量下降而脂肪重量增加，部分是由饮食和训练的改变导致的。

评估身体成分

测量皮褶的厚度是基于这样一个事实，即人体大约50%的脂肪包含在皮下脂肪层中，并且与脂肪总量密切相关。身体中剩余的脂肪分布在器官和血管周围，起缓冲的作用。皮褶测量技术就是用皮褶卡尺测量皮下脂肪层的厚度[6]。

评估身体成分的第二种技术是生物电阻抗法。这项技术通过评估电流通过身体时遇到的阻力来预测体脂率。尽管这些测量仪器相对昂贵，但它们的应用却越来越广泛。

评估热量平衡

体重的变化几乎完全是热量平衡变化的结果。

热量平衡=热量的摄入-热量的消耗

能量消耗有三种不同的方式：①基础代谢；②工作（工作可以定义为任何比睡眠需要更多能量的活动）；③食物热效应。

正热量平衡=增重

如果热量的摄入大于消耗，热量正平衡会导致体重增加。相反，如果想要减肥，需要热量负平衡，即热量消耗大于摄入。

负热量平衡=减重

热量平衡是由热量的消耗总量决定的，而与热量是由脂肪、碳水化合物或蛋白质产生的无关。这三种食物的热量含量有所不同：

碳水化合物= 4 cal/g

蛋白质= 4 cal/g

脂肪= 9 cal/g

酒精=7 cal/g（不应该把酒精当作主要营养素）

通常，大学生运动员每天摄入的热量为2 000 ~ 5 000 cal。热量消耗的平均水平为2 200 ~ 4 400 cal。耐力运动员的能量需求要高得多，他们可能需要多达7 000 cal的热量。

减重方法

减重的方法有：①节食（这里指的是限制热量摄入）；②增加运动量；③控制饮食与运动相结合。

仅仅通过节食减肥是困难的，而且在大多数情况下，节食是控制体重的一种无效手段。仅仅通过节食来长期控制体重的成功率只有20%[4]。通过节食，体重下降的35% ~ 45%源于瘦组织的减少。女性每天摄入的热量不应低于1 000 ~ 1 200 cal，男性每天摄入的热量不应低于1 200 ~ 1 400 cal[4]。

通过运动减重时，所减少的重量的80% ~ 90%是脂肪组织，几乎不会减少瘦组织。仅仅通过运动减肥几乎和通过节食减肥一样困难。然而，运动不仅可以减肥，还可以增强心肺耐力、增强力量、增加灵活性[5]。因此，在任何减肥计划中，运动都比节食有一些明显的优点。

减少体脂最有效的方法是饮食与运动相结合[18]。适度的热量限制加上适度的热量消耗会导致负的热量平衡。与其他方法相比，这种方法相对快速、简单，因为习惯是会逐渐改变的。

在任何减重计划中，目标应该是每周减少0.68 ~ 0.9 kg。在1周的时间里，体重下降超过1.8 ~ 2.2 kg，这可能是由于脱水，而不是体脂的减少。美国运动医学会已经建立了特定的减重指南，详见焦点框 5-3[27]。

增重方法

增加体重的目的应该是增加瘦体重，也就是说，增加肌肉而不是体脂。只有通过肌肉运动和适当增加饮食摄入才能增加肌肉质量。它不能通过摄取任何特殊食物或维生素来增加[43]。

通常，建议的增重速度是每周增重0.45 ~ 0.9 kg。每天在日常饮食中增加500 ~ 1 000 cal食物热量将提供每周增重0.45 ~ 0.9 kg的需求，并为增加重量训练计划提供能量。负重训练是增重计划中的必要部分。否则，摄入过多的能量就会转化为脂肪。

饮食紊乱

这个社会存在一种流行病，尤其是在运动领域。这就是高关注度的超重问题。由此导致了饮食结构紊乱，包括暴饮暴食、神经性贪食症、神经性厌食症、运动厌食症和女运动员三联征。这些异常情况在运动员中越来越常见。饮食结构紊乱不再

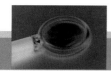
减重指南

美国运动医学会就减重做出了以下声明和建议[27]：

- 长期严格限制热量摄入的禁食和节食计划是不科学的，在医学上也是危险的。
- 严格限制热量摄入的禁食和节食计划会导致机体大量的水、电解质、矿物质、糖原储存及其他非脂肪组织（其中包括蛋白质）流失，而脂肪的流失却很少。
- 温和的热量限制（比通常每天减少500~1 000 cal）可以减少水、电解质、矿物质和其他非脂肪组织的流失，也不太可能导致营养不良。
- 大肌群的锻炼有助于增强体质保持非脂肪组织，包括

肌肉组织和骨密度，并导致体重下降。

- 由于能量消耗增加而导致的体重下降主要减轻的是脂肪重量。
- 建议采用营养合理的饮食，包括温和的热量限制、耐力锻炼计划，以及对现有饮食习惯的调整，减轻体重。持续减重的速度每周不应超过1 kg。
- 为了保持适当的体重控制和最佳的体脂水平，需要终身坚持正确的饮食习惯和规律的体育活动。

思考题5-3

一名冰球攻击手的身体状况非常好，他的滑冰能力和球技都非常棒。他认定唯一能阻止他进入下一个阶段的是他的体重。近年来，他参加越来越多的负重训练以提高耐力，并在较小程度上增加力量。

? 应该为他的增重提供哪些建议呢？

暴食

在某些时候，如过节，当很多食物摆在餐桌上时，几乎每个人都会暴饮暴食。但是，如果这种暴食成为一个反复出现的问题，一个人通常会因为无法控制自己而私下有强烈的内疚感或羞耻

被认为是只影响女性的问题。也有许多男性对自己的身体形象有不切实际的想法，导致其饮食紊乱[35]。焦点框5-4为运动员提供了鉴别饮食紊乱的提示。

感，这可能是一种暴食症。一个患有暴食症的人在不饿的时候会继续吃东西，或者吃得太多以至于不舒服，甚至恶心。患者即使有想要戒断的冲动，但仍控制不住而继续进食，他们经常单独进食而且吃得很快，以试图掩盖暴食症问题。患有暴食症的人会变得抑郁和焦虑，似乎因增和（或）减体重感到困扰，即便他们的体重可能是正常的。暴食症发生率可能为1%~5%，女性（60%）比男性（40%）更容易发病[25]。

被正式诊断为暴食症的人，时常会感到无聊或沮丧，此时他们会担心自己一次吃下的食物比正常人在2 h内吃下的食物还要多。连续6个月每周至少2次发作即为暴食症[26]。

神经性贪食症

神经性贪食症的正式定义为反复发作，即迅

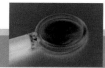
识别饮食紊乱的个体

寻找这些迹象：

- 社交孤立，远离朋友和家人
- 对运动能力缺乏信心
- 仪式性的饮食行为（如把盘子里的食物整理好）
- 沉迷于计算热量
- 痴迷餐前的持续锻炼

- 沉迷于称体重
- 经常高估自己的身体形态
- 用餐后直接离开餐桌去洗手间
- 与饮食失调有关的问题（如营养不良、月经不规律或慢性疲劳）
- 有饮食失调家族史

速、在短时间内无法控制地摄入大量食物，通常随后排出体外，或强迫呕吐和（或）滥用泻药或利尿剂。典型的贪食症患者在一段时间的饥饿后会让自己摄入数千卡的热量，然后通过诱导呕吐和进一步禁食或使用泻药或利尿剂来净化自己。这种秘密的暴饮暴食和排毒周期可能会持续数年。

神经性贪食症患者通常是女性，年龄从青春期到中年不等。每200名12~18岁的美国女性就有一名（占总人口的1%~2%）会出现神经性贪食症和（或）神经性厌食症。

通常，神经性贪食症运动员是白人，生活在中产阶级或中上层阶级家庭。是完美主义者，乖巧孝顺，过度顺从，上进，学术上非常成功，很受同龄人喜欢，并且是一名优秀的运动员[24]。神经性贪食症常见于体操、田径和舞蹈运动员。男性摔跤和体操运动员也可能患神经性贪食症。

暴饮暴食会导致胃酸过多、心律失常、肝损伤。呕吐产生的胃酸会引起蛀牙，并使口腔和喉咙黏膜出现慢性炎症[40]。

神经性厌食症

在所有被诊断为神经性厌食症的人中，有30%~50%的人也会出现神经性贪食症的症状。神经性厌食症的特征是对身材变形和对体重增加的担忧。与神经性贪食症一样，神经性厌食症主要影响女性。它通常开始于青少年时期，可能是轻微的，没有严重后果，但也可能会危及生命。多达15%~21%的神经性厌食症患者最终会死于这种疾病。尽管自身非常瘦，但该运动员仍认为自己太胖了。这类人不会感到饥饿，且极度活跃，同时从事超负荷的运动，如有氧运动或长跑[3]。一般来说，神经性厌食症患者是高度隐秘的。早期干预至关重要。应用友好、同情的方式对待任何有神经性

贪食症或神经性厌食症迹象的运动员。当确诊时，进食障碍患者必须进行心理或精神治疗。不幸的是，简单地将神经性厌食症患者转到健康教育诊所通常是无效的。治疗神经性厌食症的关键似乎是让患者意识到问题的存在，并且可以从外界的专业帮助中受益。如果想要治疗成功，患者必须自愿接受这种帮助。

一位网球教练注意到，她的一名球员体重减轻了不少。同时，球员的运动水平也开始下降。当她的室友告诉教练，她认为该球员在最近的一次公路旅行中，在团队餐后故意呕吐时，教练变得非常担心。

? 如何处理这种情况？

思考题5-4

运动性厌食症

运动性厌食症是一种运动员特有的疾病，其具有神经性厌食症常见的几种症状，但没有主动挨饿的表现。运动员有厌食症可能出现各种各样的症状包括体型困扰、体重减轻大于5%、胃肠不适、原发性闭经（月经周期不足）、月经功能障碍、缺乏医学解释的体重下降、过度担心变胖、暴食或催吐、强迫性进食和（或）限制热量的摄入。

女运动员三联征

女运动员三联征是一个潜在的重大问题，包括饮食失调（贪食或厌食）、月经不调和骨质疏松症（骨密度降低）。新的研究表明，单独个人不一定具备全部的三种条件，而且这三种条件在不同的人身上，程度也有所不同[30]。三联征主要发生在女运动员身上。这种综合征的发病率是不确定的。一些研究表明，从事某些运动项目的女运动员饮食紊乱的比例可能高达62%，伴有月经不调者至少为60%。这种综合征的主要风险是骨质疏松症过程丢失的骨量可能无法恢复。

摘要

- 营养物质包括碳水化合物、脂肪、蛋白质、维生素、矿物质和水。
- 碳水化合物、脂肪和蛋白质能提供肌肉工作所需的能量，也在身体组织的功能和维持中起作用。
- 蛋白质补剂不是必要的。
- 维生素是在食物中发现的物质，它虽不能提供能量，但起调节身体机能的作用。
- 矿物质参与身体机能的调节，并且是身体结构的重要组分。
- 水是最基本的营养素，应与运动饮料一起使用，以补充液体。
- 营养膳食包括"我的餐盘"推荐的食物种类及数量。饮食符合推荐标准的运动员可能不需要营养补充剂。
- 有些人需要额外补充铁和钙。
- 赛前餐应是高碳水化合物，易于消化，赛前2~4 h食

用；运动员可接受。
- 糖原填充法是指在比赛前最大限度地增加肌肉和肝脏中碳水化合物的储存。
- 身体成分分析表明，总体重为脂肪组织与瘦体重所占的比例的总和。
- 体重的变化几乎是由能量平衡的变化引起的，热量平衡是摄入热量和消耗热量之间的平衡关系。
- 减重的方法有增加运动以消耗热量，控制进食以减少能量摄入。最有效的是，每天采用适当限制能量摄入和增加体育锻炼相结合。
- 暴食症是一种进食障碍，包括暴饮暴食和随后的排出（催吐或泻药）。
- 神经性厌食症是一种精神疾病，患者减少食物摄入，增加能量消耗，导致身体脂肪的减少，会威胁健康和生命。

思考题答案

5–1 在体重控制方面，需着重考虑的是运动员摄入的总能量与消耗的总能量之间的比例。摄入的能量是碳水化合物、脂肪还是蛋白质没有区别。由于同样重量的脂肪所含热量是碳水化合物或蛋白质的两倍多，所以如果饮食中碳水化合物含量高，运动员可以吃更多的食物，但摄入的热量仍然是相同的。还应强调饮食中至少摄入一些必需脂肪，这些脂肪是生成某些酶和激素所必需的。

5–2 如果这名运动员的饮食确实接近平衡，通常不需要额外补充维生素。然而，如果每天服用1片维生素补充剂能让她感觉好一些，也没有什么坏处。她感到疲劳这一事实可能与许多医学病症有关（如单核细胞增多症）。缺铁性贫血可以通过实验室验血检测出来。运动员应该去找医师做血液检查。

5–3 这名运动员必须明白增加肌肉组织而不是增加体脂百分比是关键。的确，他必须增加能量的摄入，使他处于每天大约500 cal的正能量平衡状态。额外的热量摄入主要由碳水化合物提供。额外的蛋白质补剂不是必需的。这名运动员进行力量训练计划是绝对必要的，使用超负荷重量进行训练，促使肌肉逐渐增大。

5–4 即使是提供专业咨询的保健人员，治疗进食障碍也是困难的。运动员应该由一个关心她的体重减轻并表示希望帮助她获得适当咨询的支持人员进行管理；这名运动员不应该受到指责。记住，运动员必须首先愿意承认其有进食障碍，然后治疗和咨询才会有效。获得亲密朋友和家人的支持有助于治疗。

复习题和课堂活动

1. 从运动员的运动表现和预防损伤的角度来看，合理营养的价值是什么？

2. 询问不同运动项目的教练，了解他们为运动员推荐的饮食类型及这样做的理由。

3. 请一位营养学专家给全班同学讲一讲关于食物的神话和谬误。

4. 让每位同学准备一周的饮食日记，然后和其他同学的进行比较。

5. 根据"我的餐盘"，每天的饮食要求是什么？一般运动员的饮食要求和"我的餐盘"的饮食要求是否不同？如果是，主要表现在哪些方面？

6. 在课堂上讨论维生素和矿物质补剂的价值。

7. 描述铁和钙补剂的优点和缺点。

8. 赛前营养有什么好处吗？

9. 素食对运动员有什么好处或坏处？

10. 讨论运动员监测身体成分的重要性。

11. 解释最有效的减肥方法。

12. 对比神经性厌食症和贪食症的症状和体征。教练得知运动员可能有饮食障碍后，应该怎么做？

参考文献

[1] American College of Sports Medicine. 2007. Position stand on exercise and fluid replacement. *Medicine and Science in Sports and Exercise* 39(2): 377-390.

[2] Balch, P. 2008. *Prescription for nutritional healing: A practical A-to-Z reference to drug-free remedies using vitamins, minerals, herbs and food supplements.* New York, NY: Penguin Group.

[3] Beals, K. 2004. *Disordered eating among athletes: A comprehensive guide for health professionals.* Champaign, IL: Human Kinetics.

[4] Bonci, C., et al. 2008. National Athletic Trainers' Association position statement: Preventing, detecting, and managing disordered eating in athletes. *Journal of Athletic Training* 43(1):80-108.

[5] Brownell, K. 2014. *Food and addiction: A comprehensive handbook.* New York, NY: Oxford University Press.

[6] Brukner, P., & Khan, K. 2010. Maximizing performance: Nutrition. In P. Brukner (ed.), *Clinical sports medicine,* 3rd rev. ed. Sydney, Australia: McGraw-Hill.

[7] Buell, J., et al. 2013. National Athletic Trainers' Association position statement: Evaluation of dietary supplements for performance nutrition. *Journal of Athletic Training* 48(1):124-136.

[8] Burke, L. (ed.). 2014. *Clinical sports nutrition,* 5th ed. Sydney, Australia: McGraw-Hill.

[9] Campbell, B. 2012. Pre-exercise carbohydrate supplementation does not suppress rate of fatigue during resistance exercise in trained females. *Medicine and Science in Sports and Exercise* 44:596.

[10] Casa, D., Armstrong, L., & Hillman, S. 2000. National Athletic Trainers' Association position statement: Fluid replacement for athletes. *Journal of Athletic Training* 35(2):212.

[11] Clark, N. 2007. Organic foods. *American Fitness* 25(5):34.

[12] Clark, N. 2013. *Nancy Clark's sports nutrition guidebook.* Champaign, IL: Human Kinetics.

[13] Coleman, E. 2012. Protein requirements for athletes. *Clinical Nutrition Insight* 38(9):1-3.

[14] Coleman, E. 2001. Nutrition update: Position stand on nutrition and athletic performance. *Sports Medicine Digest* 23(5):54-55.

[15] Daniels, D. 2008. *Exercises for osteoporosis.* New York, NY: Hatherleigh Press.

[16] Dasgupta, A. 2014. *Antioxidants in food, vitamins and supplements: Prevention and treatment of disease.* New York, NY: Elsevier.

[17] Hawley, J. 2011. Nutritional modulation of training-induced skeletal muscle adaptations. *Journal of Applied Physiology* 110(3):834-845.

[18] Herriot, A., Thomas, D., & Hart, K. 2008. A qualitative investigation of individuals' experiences and expectations before and after completing a trial of commercial weight loss programs. *Journal of Human Nutrition & Dietetics* 21(1):72.

[19] Hoyte, C. 2013. The use of energy drinks, dietary supplements, and prescription medications by United States college students to enhance athletic performance. *Journal of Community Health* 38(3):575-580.

[20] Is organic food really more nutritious? 2007. *Tufts University Health & Nutrition* 25(7):8.

[21] Jeukendrup, A. 2010. *Sport nutrition: An introduction to energy production and performance.* Champaign, IL: Human Kinetics.

[22] Kleiner, S. M., & Greenwood-Robinson, M. 2013. Performance herbs. In S. M. Kleiner (ed.), *Power eating,* 2nd ed. Champaign, IL: Human Kinetics.

[23] Lopez, R. 2012. Exercise and hydration: Individualizing fluid replacement guidelines. *Strength and Conditioning Journal* 34(4):49-54.

[24] Martinsen, M. 2014. Preventing eating disorders among young elite athletes: A randomized controlled trial. *Medicine and Science in Sports and Exercise* 46(3):435-447.

[25] Mason, T. 2014. Profiles of binge eating: The interaction of depressive symptoms, eating styles, and body mass index. *Eating Disorders* 22(5):450-460.

[26] Maughn, R. 2011. Dietary supplements for athletes: Emerging trends and recurring themes, *Journal of Sport Sciences* 29(1): 56-57.

[27] McArdle, W., Katch, F., & Katch, V. 2012. *Sports and exercise nutrition.* Philadelphia, PA: Lippincott, Williams & Wilkins.

[28] Meyer, N. 2012. Fueling for fitness: Food and fluid recommendations for before, during, and after exercise. *ACSM'S Health & Fitness Journal* 16(3):7-12.

[29] Mueller, K., & Hingst, J. 2013. *The athlete's guide to sports supplements.* Champaign, IL: Human Kinetics.

[30] Nattiv, A., Loucks, A. B., & Manore, M. 2007. American College of Sports Medicine position stand. The female athlete triad. *Medicine and Science in Sports and Exercise* 39(10):1867-1882.

[31] Peternelj, T. 2011. Antioxidant supplementation during exercise training Beneficial or detrimental? *Sports Medicine* 41(12):1043-1069.

[32] Reissig, C. 2009. Caffeinated energy drinks—A growing problem. *Drug and Alcohol*

Dependence 99(1):1-10.

［33］Sandstrom, G. 2012. Iron deficiency in adolescent female athletes—Is iron status affected by regular sporting activity? *Clinical Journal of Sports Medicine* 36(1):37-44.

［34］Schlosser, E. 2012. *Fast food nation: The dark side of the all-American meal.* New York, NY: Harper Perennial.

［35］Schulherr, S. 2011. *Eating disorders for dummies.* Hoboken, NJ: Wiley.

［36］Seifert, S. 2011. Health effects of energy drinks on children, adolescents and young adults. *Pediatrics* 127(3):511-528.

［37］Sharkey, B. 2013. Nutrition and health. In B. Sharkey (ed.), *Fitness and Health,* 6th ed. Champaign, IL: Human Kinetics.

［38］Skidmore-Roth, L. 2009. *Mosby's handbook of herbs and natural supplements.* New York, NY: Mosby.

［39］Smith-Ryan, A., & Jose, A. 2013. *Sports nutrition and performance enhancing supplements.* Ronkonkoma, NY: Linus Learning.

［40］Smith-Ryan, A., & Ryan, E. 2014. The effect of creatine loading on neuromuscular fatigue in women. *Medicine and Science in Sports and Exercise* 46(5):990-997.

［41］U.S. Department of Agriculture 2009. *Dietary Guidelines for Americans 2010.* Washington, DC: U.S. Government Printing Office.

［42］Wardlaw, G. M., & Smith, A. 2012. *Contemporary nutrition.* Boston, MA: McGraw-Hill.

［43］Williams, M. 2012. *Nutrition for health, fitness, and sport.* St. Louis, MO: McGraw-Hill.

［44］Zuniga, J. 2012. The effects of creatine monohydrate loading on anaerobic performance and one-repetition maximum strength. *Journal of Strength and Conditioning Research* 26(6):1651-1656.

注释书目

Bernadot, D. 2011. *Advanced sports nutrition.* Champaign, IL: Human Kinetics.

This text presents cutting-edge nutritional concepts tailored for application by athletes in any sport.

Clark N. 2008. *Nancy Clark's sports nutrition guidebook.* Champaign, IL: Human Kinetics.

Complete guide to eating for the vigorous person. Provides the basics of sports nutrition and includes over 100 fast recipes for meals that enhance physical performance.

Fink, H., Burgoon, L., & Mikesky, A. 2009. *Practical applications in sports nutrition.* Sudbury, MA: Jones and Bartlett.

Provides an introduction to sports nutrition including general nutrition concepts and a thorough explanation of athletic performance and consultation skills.

Smith-Ryan, A., & Jose, A. 2013. *Sports nutrition and performance enhancing supplements.* Ronkonkoma, NY: Linus Learning.

A focused resource that provides the latest sports nutrition science, and refutes many positions held so dearly by the anti-supplement crowd.

Wardlaw, G. 2010. *Contemporary nutrition.* New York, NY: McGraw-Hill.

This text presents cutting-edge nutritional concepts tailored for application by athletes in any sport.

Williams M. 2009. *Nutrition for health fitness and sport.* Boston, MA: McGraw-Hill.

Provides the reader with thorough coverage of the role nutrition plays in enhancing health, fitness, and sport performance. Current research and practical activities are incorporated throughout.

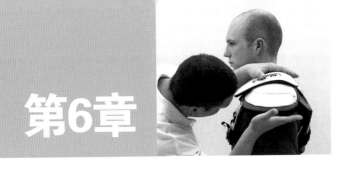

第6章

运动防护装备的选择和使用

■ 目标

学习本章后应能够：

- 讨论与防护装备使用有关的法律问题。
- 确定身体不同部位使用不同类型的防护装备。
- 能叙述恰当安装橄榄球头盔和肩垫的技术。

- 讨论在选择运动鞋时应考虑的事项。
- 讨论膝关节和踝关节护具在减少伤害方面的效用。

因体育活动的性质，损伤经常发生。许多因素，无论是单独的还是综合的，都可能导致损伤的发生。当然，防护装备的选择、佩戴和维护对于预防损害至关重要[28]。因此，有必要了解在特定运动中各种类型防护装备的使用，以及如何最好地佩戴和维护该装备，以减少运动损伤的可能性[22]。

这种保护在橄榄球、冰球和长曲棍球等直接接触和碰撞的运动中尤为重要，在篮球和足球等间接接触运动中也同样重要。选择和购买保护性运动装备是运动员健康和保健的重要保障[27]。

运动装备和设施安全标准

运动防护器材的标准，尤其是材料耐久性标准是重要的问题，包括由谁制定相关标准、装备的规模化生产、装备测试方法和防护装备的穿戴要求等。

防护装备的维护同样需要有标准，既要保持良好的维修，又要确定何时报废。很多时候，特别是在中学，旧的、破的、不合适的装备被不断留传下来，从老运动员传到经验不足的年轻运动员手中，这往往会增加他们受伤的风险[27]。那些购买装备的人必须学会降低对装备颜色、外观和风格的关注，而要多关注其预防损伤的能力[16]。鉴于现在公众对与运动有关的脑震荡损伤的极大关注，故橄榄球头盔尤为重要。许多国家组织机构正在解决这些问题。利用工程学、化学、生物力学、解剖学、生理学、物理学、计算机科学和其他相关学科来解决运动装备和设施安全标准化的顽疾。焦点框6-1列出了监管机构。

> 陈旧、破损、不合适的装备绝不应传给较年轻且经验不足的运动员，这会增加他们受伤的风险。

装备翻新和再认证

国际运动员标准设备执行委员会（美国）（NOCSAE）通过确定橄榄球头盔/面罩，棒球/全

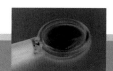
装备监管机构

美国国家标准协会
American National Standards Institute
1819 L Street NW
Washington, DC 20036
(202)293-8020
www.ansi.org
美国材料试验学会
American Society for Testing Materials
100 Barr Harbor Drive West
Conshohocken, PA
19428-2959
(610)832-9585
www.astm.org
运动装备制造商协会
Athletic Equipment Manufacturers Association
Dorothy Cutting
Comell University Athletic Department

P.O. Box 729
Ithaca, NY 14851
(607)255-4115
www.aem.org
曲棍球装备认证委员会
Hockey Equipment Certification Council
18103 TransCanada Highway
Kirkland, QC H9J 324
Canada
(514)697-9900
www.hecc.net
美国大学校际体育协会
National Association of Intercollegiate Athletics
6120 S. Yale Avenue Suite 1450
Tulsa OK 74136
(918)494-8828
www.nala.org
美国运动防护师协会

National Athletic Trainers Association
1620 Valwood Parkway. Suite 115,
Carrollton TX 75006
(214)637-6282
www.nata.org
美国大学体育协会
National Collegiate Athletic Association
700 W. Washington Street PO Box 6222
Indianapolis, IN 46206-6222
www.ncaa.org
美国高中体育协会
National Federation of State High School Athletic Association
PO Box 690
Indianapolis, IN 46200
(317)972-6900
www.nfhs.org

球击球头盔，棒球和垒球、长曲棍球头盔／面罩的最低安全要求，建立了旨在减少头部受伤的自愿性测试标准[16,29]。这些标准已被包括美国大学体育协会和美国高中体育协会在内的各种体育监管机构采用。头盔类型、使用数量和强度等因素将决定一段时间内每个头盔的状况。NOCSAE头盔标准不是保证书，只是简单声明，特定型号的头盔在生产或翻新时满足性能测试的要求。NOCSAE建议消费者定期对头盔进行翻新和再认证。由于每个头盔的使用次数和强度不同，消费者应酌情决定头盔需要翻新和再认证的频率。定期进行翻新和再认证的头盔，根据型号和使用情况，可满足多个赛季的标准性能要求[6]。保持装备（如头盔和护垫）及衣物清洁有助于

装备使用更长时间。此外，如果不保持装备和衣物的清洁，可能会出现不必要的皮肤问题和感染（参阅第23章）。焦点框6-2提供了购买和翻新头盔的指南。

使用防护装备时的法律问题

和运动参与的其他方面一样，与使用防护装备有关的诉讼也越来越多。制造商和售卖运动器材的人都必须预见到装备所有可能的用途和误用，并且必须警告用户使用或误用该装备的潜在风险。

如果运动员使用装备造成伤害，并且该装备被确定为有缺陷或不符合其预期用途，则生产制造商应承担责任。如果运动员或其他个人以任何方式对

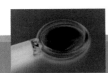
头盔购买和翻新指南

- 仅购买 NOCSAE 认证的头盔。
- 购买合适技能水准的头盔（如不要给高中橄榄球运动员购买青少年用的头盔）。
- 为每个购买的头盔配置一个编码，并记录每个头盔的购买日期。
- 根据生产商的推荐安装头盔。
- 在赛季中重新检查头盔是否合适。
- 查看书面保修信息，并遵循生产商关于清洁翻新/再认证的要求。

- 在再次使用前，更换或修理损坏的头盔。
- 制定球员使用、检查、修复、再认证和处理每个头盔的书面记录格式。
- 根据生产商的推荐，在赛季期间、结束时及淡季存储前清洁头盔和所有其他装备，以避免感染。
- 根据生产商的保证重新认证/修复每个橄榄球头盔。
- 如果不存在保修或保修期满后，应每两年进行一次通过经NOCSAE认可的供应商再认证/修复头盔。

一件防护装备进行了修改（如从橄榄球头盔内取出一些护垫），生产商的责任将被免除，修改此装备的个人将承担责任。

如果运动员因为穿着一件被修改过的装备而受伤，则任何诉讼都可能涉及单独修改装备的个人和雇用机构。这就成了侵权案件（参阅第3章）。在案件中，受伤运动员必须证明其个人在更改装备时有疏忽，而这一疏忽导致了伤害。那个人就应对该行为承担法律责任。

使用商制与定制防护装备对比

防护装备可以从各种生产商和供应商处购买，包括运动器材生产商和医疗器材供应商，"商制"的装备是由生产商预先制作和包装的，当从包装中取出时，可以立即使用，无须修改。商制装备有氯丁橡胶套袖、减震鞋垫和护踝。定制装备是根据运动员的个人特点制造的。使用商制的产品可能会出现尺寸和精确贴合方面的问题。但是，定制装备可以专门调整尺寸以满足个人的保护和支持需求。定制装备可能需要较长的等待时间，而且通常比现成的装备昂贵。

头部保护

橄榄球和冰球等直接碰撞运动需要特殊的防护装备，尤其是头部。毫无疑问，在接触性运动中，脑震荡的高发病率和潜在的短期和长期影响已成为任何负责预防或治疗轻微脑损伤运动员的负责人的主要问题。与冰球相比，橄榄球涉及更多的身体接触，但冰球运动员通常移动得更快，因此会产生更大的冲击力。除了头部直接撞击击球板之外，冰球还多了挥杆和快速移动的冰球两个伤害元素。其他使用快速投射物的运动项目有棒球和田径项目，棒球的投球、挥棒，田径项目的掷标枪、铁饼和铅球，也会造成严重的头部损伤[26,27]。

橄榄球头盔

NOCSAE制定了橄榄球头盔认证标准[16]。一个合格的头盔必须能防止可能对大脑造成伤害的冲击力[16]。

学校向青少年橄榄球运动员发放装备。这些运动员和他们的父母对装备预防受伤的能力知之甚少。

? 该机构在教育团队及其家长了解装备安全限制方面的责任是什么？

思考题6-1

学校必须为运动员提供高质量的装备，特别是橄榄球头盔。所有头盔必须有NOCSAE认证。头盔经过认证并不意味着它是完全安全的。运动员及其父母必须了解某一体育运动，特别是橄榄球运动所固有的危险。为了更清楚地说明这一点，NOCSAE在所有橄榄球头盔上都采用以下警告。

> 橄榄球头盔应能承受大重量与低速度的反复冲击。

警告：不要用你的头盔和面罩的任何部分去碰撞、撞击、直击或攻击对手。这种违反橄榄球规则的行为，可能导致你的大脑或颈部严重受伤，包括瘫痪或死亡，也可能会伤害到你的对手。没有哪种头盔可以完全预防橄榄球中肢体接触导致的脑震荡/脑损伤，症状包括失去意识、知觉或记忆，以及头晕、头痛、恶心或意识混乱。如果你出现这些症状，请即刻停止练习并向教练、运动防护师或家长报告。在所有症状消失及取得医疗许可前，请不要回到赛场或参加训练。忽略这些问题可能导致更严重甚至致命的脑损伤。没有护具系统能保护你完全避免受到严重的脑部/颈部损伤，包括瘫痪或死亡。若要避免风险，最好不要从事橄榄球运动。

每名球员的头盔必须有一个显著的外部警告标签，以确保球员已经意识到美式橄榄球比赛的风险。制造和翻修的厂商必须将标签贴在每个头盔上[21]。每名球员必须在教练或装备经理大声朗读此警告后，自己阅读一遍。然后，运动员签署一份声明以表示他理解这一警告。虽然只有少数公司生产头盔（图6-1），但各种各样的橄榄球头盔都可以买到。

橄榄球头盔通常使用充气袋来吸收冲击力（图6-1A和B）。最新的头盔技术试图通过在特定点弯曲的外壳，将传递给运动员头部的冲击力减至最小。Riddell Speed Flex还集成了一个由5个加速计（感测器）组成的系统，该系统可测量头盔受到的力和冲击方向，并将信息传输到计算机，当运动员头部受到重大冲击时，计算机可向运动防护师或教练发出警告。

请严格按照制造商的指示进行佩戴头盔[28]（焦点框6-3）。

即使是高质量的头盔，如果佩戴或维护不当，也毫无用处。

必须定期检查橄榄球头盔是否合适，尤其是在戴头盔的前几天（图6-2）。如果队伍使用气囊式头盔，在不同的海拔和气压下使用，则必须定期重新检查头盔。

> 即使是高质量的头盔，如果佩戴或维护不当，也毫无用处。

下巴系带在保持恰当的头部和头盔关系方面也同样重要。当前使用的系带有两种基本类型：双扣带式和四扣带式。许多运动员喜欢四扣带式，因为

必须向橄榄球运动员解释戴橄榄球头盔的潜在风险。

? 最关键的压力点是什么？

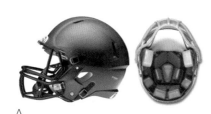
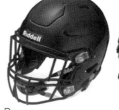
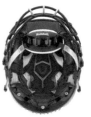

A   B

图6-1　充气式头盔样例　A.Riddell Revolution；B.Riddell Speed Flex（Riddell提供）

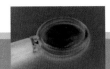
合适的橄榄球头盔

测量眉毛上约2.5 cm处的头围后，选择合适的头盔尺寸：

- 首先气囊应该完成充气。
- 头盔应紧贴球员头部的所有部位（正面、侧面和顶部）。
- 面颊垫与头部或面部之间不应有间隙（图6-2A）。
- 头盔应覆盖颅底，放置在颈后部的护垫应舒适，不应有不适（图6-2B）。
- 头盔不应该垂到眼睛上。它应该位于（前边缘）球员眉毛上方约1.9 cm处，或大约两个手指宽度处（图6-2C）。

- 耳孔应与耳道的外部开口对齐（图6-2D）。
- 面罩应牢固地固定在头盔上，允许有一个完整的视野，并应放置在距离下巴三个手指宽度的位置（图6-2E）。
- 当施加手动压力时，面罩不应旋转（图6-2F）。
- 施加手动压力时，不应前后移动（图6-2G）。
- 撞击时底部不应晃动（图6-2H）。
- 下巴带与头盔中心的距离相等（图6-2I）。
- 系带必须能够防止头盔上下或左右移动。

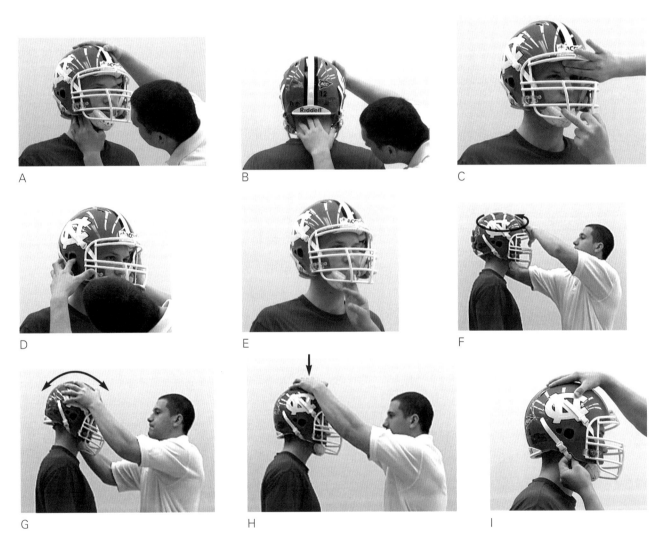

图6-2　正确佩戴橄榄球头盔　A.检查面颊垫的紧贴程度；B.头盔应覆盖颅底；C.眉毛上方两个手指宽度；D.耳孔对齐；E.距离面罩三个手指宽度；F、G和H.头盔应不能在头部移动；I.检查下巴系带

它防止头盔向前和向后倾斜。

颌垫在防止头盔横向晃动方面也是必不可少的。它们应该紧贴球员的颧骨。但即使头盔在比赛中承受力量的能力得到提高，如果头盔没有正确佩戴或维护，也无济于事。面罩应该用紧固件固定在头盔上，以便在有需要进行心肺复苏术或脊柱损伤的处理时进行拆卸。第8章将详细讨论面罩的拆卸。

冰球头盔

与橄榄球头盔一样，人们也在共同努力升级冰球头盔并使之标准化[26]（图6-3）。与橄榄球不同的是，在冰球比赛中，对头部的打击通常是单一的，而不是多重的。冰球头盔必须能承受高速撞击（如被棍子或冰球击中，产生力量小、高速度力）和撞到护板上或落在冰面上所产生的力量大、低速度力。在每种情况下，冰球头盔和橄榄球头盔一样，必须能够通过坚固的外壳将冲击力分布到大面积表面，同时能够通过适当的能量吸收衬垫减缓作用在头部的力。冰球运动员防护头盔上带有加拿大标准协会（CSA）的标志。

棒球/垒球头盔

与冰球头盔一样的是，棒球/垒球头盔必须能承受高速冲击。与橄榄球和冰球不同的是，并没有收集到很多关于棒球和垒球击球头盔的数据[27]。然而，有人提出，棒球/垒球头盔在撞击过程中不能充分耗散球的能量（图6-4）。一个可能的解决

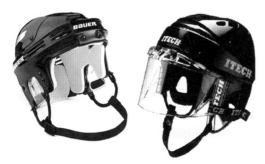

图6-3　冰球头盔

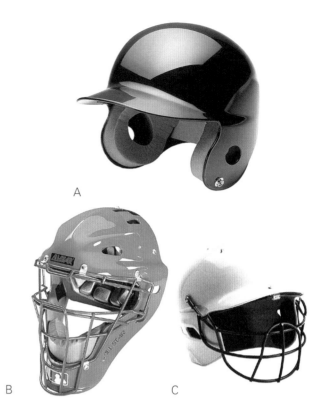

A

B　　　　　　C

图6-4　关于棒球头盔在多大程度上防止高速撞击，还存在一些问题　A.打者头盔；B.捕手头盔和面罩；C.带面罩和护盾的打者头盔

办法是添加外部衬垫或改善头盔悬挂。使用带耳罩的头盔可以为击球手提供一些额外的保护。每个垒位上的击球手和跑垒手都必须佩戴棒球/垒球护头，上面印有类似橄榄球头盔上的"NOCSAE"标志。从青年联赛到高中，接球手必须佩戴整体式面罩和头盔（图6-1B）。

自行车头盔

与讨论的其他头盔不同，自行车头盔的设计目的是在一次撞击时保护头部。橄榄球、冰球和棒球头盔更耐用，可以经受住反复的冲击。美国的许多州都要求骑行时佩戴自行车头盔，尤其是青少年（图6-5）。

长曲棍球头盔

头盔是所有男子长曲棍球运动员必备装备。女子长曲棍球运动员只需要一个护目镜。长曲棍球头

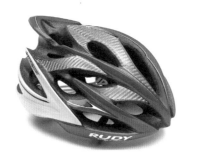

图6-5　自行车头盔（Rudy Project North America.提供）

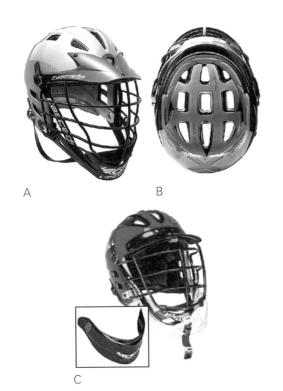

A　　　　　　　B

C

图6-6　A.男性长曲棍球运动员头盔；B.内部衬垫；C.守门员头盔与护喉器

盔是由硬塑胶制成的，带有金属网罩或面罩，以保护面部正面（图6-6）。面罩必须有一个从上到下的中心条。头盔的设计是为了吸收硬质、高速的长曲棍球的反复撞击。头盔有多种尺寸，通常以英寸为单位。长曲棍球头盔使用四点连接系统，以确保它们不会掉落和保持较好的契合度。守门员头盔增加了护喉器。

面部防护

　　面部防护的护具分成四个大类：全脸面罩、护齿器、护耳器及护目镜。

面罩

　　面罩被用于各种运动中，以与另一名运动员发生碰撞时保护面部免受佩戴物或飞出物体的伤害

（图6-7）。自从在橄榄球中使用面罩和护齿罩以来，口腔损伤减少了50%以上（图6-8A）。棒球接

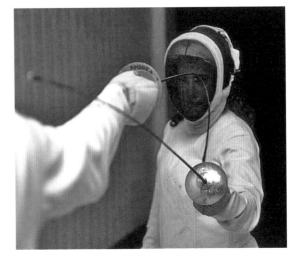

图6-7　击剑等运动需要完整的面部保护

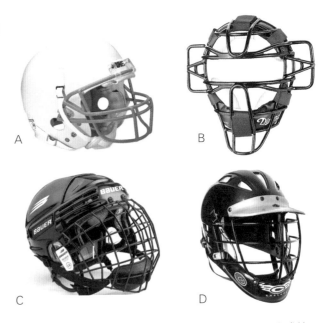

A　　　　　　　B

C　　　　　　　D

图6-8　A.橄榄球护面罩；B.棒球捕手护面罩；C.冰球护面罩；D.长曲棍球护面罩

球手、冰球运动员、长曲棍球运动员都应受到充分的保护以防面部受伤，特别是撕裂伤和骨折[8]（图6-8B、C和D）

根据比赛的位置和所需的保护，运动员可以使用各种面罩和护条。在橄榄球比赛中，面部保护不应少于两个护条。为了达到最大的安全性，面罩和护条必须正确佩戴。所有安装都应使护条附件与头盔齐平。护面罩的顶部和头盔下边缘之间应存在3 in（7.62 cm）的空间。头盔的每侧钻孔次数不得超过一次，且钻孔必须由工厂授权的整修工完成。生产商不对非专门为头盔设计的护条或面罩附件保修。

已证实，冰球面罩能减少面部损伤的发生率[8]。在高中球队中，不仅仅是守门员，所有球员都需要护面罩。头盔应配备的商业塑胶涂层金属丝网防护罩，必须符合曲棍球装备认证委员会（HECC）和美国材料试验协会（ASTM）制定的标准（图6-8C）。护具的开口必须足够小，以防止冰球杆穿过。塑料防护，如树脂面罩已通过HECC/ASTM和CSA曲棍球防护装备委员会的批准。除了面部保护装备外，守门员还应佩戴商业护喉器。

喉管（咽喉）保护

喉管损伤虽然相对少见却可能是致命的。棒球捕手、长曲棍球守门员和冰球守门员风险最大。对于这些位置的运动员，应强制保护咽喉（图6-9）[27]。

护齿器

如果运动员戴上定制的口腔内护齿器，大多数牙齿创伤都可以预防[15]（图6-10）。但是，护齿器似乎对防止脑震荡没有任何作用[6,13]。护齿器还可以减少嘴唇和脸颊的裂伤及下颌骨折[18]。

在比赛中，护齿器应紧密贴合、舒适，不限制呼吸并不阻碍讲话[18]。吹口不应以任何方式阻碍运动员的气道。最好是将齿口保留在上颌，并向后突出到最后一颗臼齿，这样就可以讲话了。

切掉护齿板只覆盖前四颗牙齿是绝对不能容忍的。它使生产商对避免牙齿损伤的保障失效，并且被切割的护齿板很容易脱落并导致气道阻塞，这会对运

> 一个合适的护齿板可以保护牙齿，吸收对下巴的冲击力并减少下颚骨折的概率。

动员造成严重的生命威胁。使用柔软灵活、有弹性的材料来制作护齿板，且形状也适合牙齿和上颌，可以提供最大程度的保护[15]。

运动中常用的三种护齿器为现成的护齿器、在沸水中浸泡后形成的商业护齿器和以运动员上颌弓的印模制作的定制型护齿器。

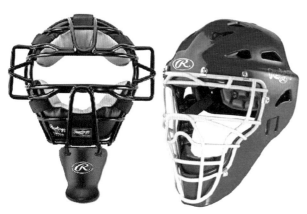

图6-9　护喉器可以连接在护面罩上

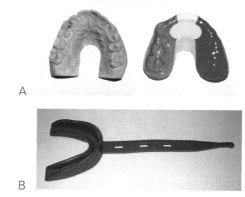

图6-10　A.定制型护齿器；B.可塑型护齿器

现在，许多高中和大学都要求在比赛期间（特别是在橄榄球比赛中）一直佩戴护齿器，且让赛事官员可见。

护齿器在一个赛事中会逐渐磨损。教练应定期检查每个运动员的护齿器，以确定是否需要更换。

护耳器

除了拳击和摔跤，大多数接触运动没有需要保护耳朵的特殊练习。拳击和摔跤都会造成耳朵发炎，导致永久性畸形（图22-13）。为了避免此问题，应经常佩戴特殊的耳罩（图6-11）。有人为水球手开发了一种非常有效的护耳器。

护目镜

眼镜

对于必须戴矫正眼镜的运动员来说，戴眼镜既是一件好事，也是一件麻烦事。眼镜可能会因流汗而滑落、被击中时会弯曲、出汗时会起雾降低周围物体的可视性，并且戴眼镜后很难戴上头部防护装备。即使有这些缺点，正确佩戴和设计的眼镜仍然可以提供足够的保护，经得起运动的严酷考验。运动员应佩戴聚碳酸酯镜片，这种镜片是最新型的镜片，不易碎，因此是安全的。如果运动员佩戴玻璃镜片，镜片必须经过表面硬化处理，以防止在碰撞时破裂。通常，在碰撞时，表面硬化的镜片会发生碎裂，从而消除了可能穿透眼睛的锐利边缘。表面硬化的成本相对较低。唯一的缺点是该眼镜比普通眼镜重，而且比普通眼镜更容易划伤[11]。光致变色镜片可能有潜在的运动优势。这些玻璃镜片在暴露于太阳紫外线下时会变色，离开太阳光时会恢复到透明的状态。运动员喜欢佩戴塑胶镜片的眼镜。塑胶镜片比玻璃镜片轻得多，并且可以通过特殊涂层进行防刮。

隐形眼镜

戴隐形眼镜毫无不适的运动员，可以避免框架眼镜带来的诸多不便。隐形眼镜的最大优点是它们"可成为眼睛的一部分"，并随眼睛移动。

隐形眼镜主要有两种类型：①角膜型，一种仅覆盖眼睛虹膜的硬塑胶镜片；②巩膜型，一种稍大一点的软塑胶镜片。使用隐形眼镜可改善周边视力散光和角膜波纹度。与框架眼镜不同，隐形眼镜在温度变化时通常不会起雾。它们也可以着色以减少眩光。例如，黄色镜片可用于防冰眩光，蓝色镜片可用于防雪眩光。一般来说，运动员更喜欢软镜片而不是硬镜片，软镜片比硬镜片所需的调整时间更短，更容易更换，更能适应运动环境。戴隐形眼镜的运动员应备一副备用隐形眼镜，如果需要的话，还应备一面小镜子和生理盐水。

> 所有包含高速移动弹射物体的运动员都必须佩戴护目镜。

护目镜和眼镜防护

运动员必须采取特殊的预防措施来保护眼睛，特别是在使用快速移动投掷物或器械的运动项目中（图6-12）。除了比较明显的冰球、长曲棍球和棒球运动外，壁球运动也容易造成严重的眼伤。运动员不戴眼镜时应戴封闭式护目镜保护眶腔。通常，运动员戴塑胶或硬壳镜片眼镜，在某种程度上讲，已经能够防止被弹射物或器械伤到眼睛。但是，如果运动员佩戴的是聚碳酸酯框架，该框架围绕并套在运动员的眼镜上，则会提供更大的安全性。护目镜提供的保护是极好的，但在某些角度确实会妨碍视力[11]。

聚碳酸酯眼罩可连接到橄榄球面罩、曲棍球头盔和棒球/垒球头盔上（图6-12C）。

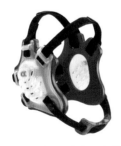

图6-11　佩戴摔跤头带主要是为了保护耳朵（Cliff Keen Athlete.提供）

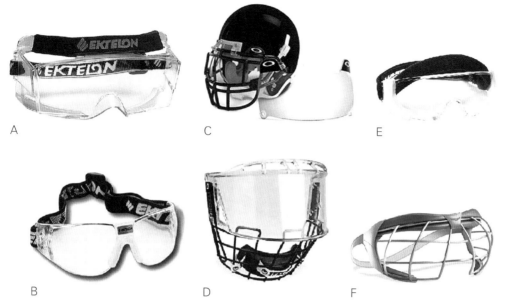

图6-12　A和B.运动员在进行涉及小型、快速投射物的运动时，应佩戴封闭式护目镜；C.橄榄球头盔用聚碳酸酯防护罩；D.冰球面罩用防护罩；E.冰球/长曲棍球护目镜；F.长曲棍球护目镜

躯干和胸部保护

在许多接触和碰撞运动中，躯干和胸部保护是必不可少的。像橄榄球、冰球、棒球和长曲棍球等运动，使用强力的身体保护措施，在最容易受到冲击的地方，必须适当覆盖，以防止软组织受压与受到冲击。要特别注意，外生殖器和身体暴露在外的骨突起，它们没有足够的软组织保护，如肩膀、肋骨和脊柱（图6-13）。

如前所述，在穿戴防护装备时出现的问题是，虽然对于穿着它的运动员来说，它是一种防止受伤的盔甲；但对于对手来说，它也可能是一种攻击的武器。在确定哪些装备对身体保护是绝对必要的同时，标准必须变得更加严格，而且这些装备本身不能是创伤的来源。装备的正确佩戴和适当维护是至关重要的。

橄榄球肩垫

橄榄球肩垫一般有两种类型——非悬臂式垫（平垫）和悬臂式垫[26]。在拦阻和抢断中大量使用肩膀的球员需要更大的悬臂式肩垫，而四分卫和接球手则使用非悬臂式肩垫（图6-14）。多年来，肩垫的前后面板一直随着悬臂延长。

焦点框6-4列出了佩戴橄榄球肩垫的规则（图

6-15）[27]。

橄榄球和冰球的肩垫组合可以用来防止上臂和肩膀受伤。在常规的橄榄球肩垫下放置一对辅助肩垫。冰球肩垫的三角肌垫杯通过可调节的边缘与冰球肩垫的主体相连（图6-16A和B）；三角肌垫杯

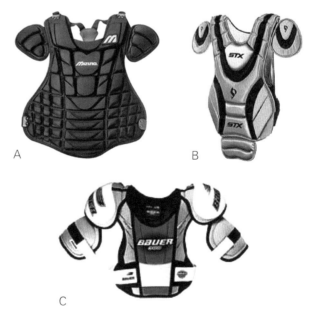

图6-13　胸部与躯干护具　A.棒球捕手护胸；B.长曲棍球守门员护胸；C.冰球躯干护具与肩垫

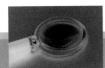
橄榄球肩垫的佩戴要求

- 测量肩部的宽度以确定衬垫的适当尺寸。
- 内侧肩垫应完整覆盖肩峰，与肩膀侧面成一条直线。
- 肩垫和罩杯应覆盖三角肌，并允许运动员进行特定活动。
- 垫子应该覆盖胸骨剑突。
- 颈部开口必须能在运动员将手臂举过头顶时不对颈部造成过度的压力，同时也不允许垫子前后滑动。

- 如果使用的是分片式锁骨肩垫，肩顶部的通道必须处于适当的位置。
- 手臂下的带子必须牢牢地将护垫固定在适当的位置，但不能使它们压迫软组织。可以增加衣领和下拉垫，以提供额外的保护。
- 穿上后，让运动员穿上球衣，并确保护垫不移位。

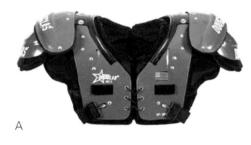

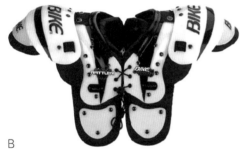

图6-14　肩垫可保护肩部和胸部　A.非悬臂式；B.悬臂式

的远端由尼龙搭扣固定。胸垫可调节，以确保适合任何身材的运动员。橄榄球肩垫的装备需要放在冰球护垫之上。应检查衬垫是否合适，橄榄球可能需要更大的衬垫。也可以在肩垫上增加领子，以减少颈部运动（图6-16C）。

运动内衣

　　生产商已经做出巨大努力为参加各类体育活动的女性开发运动支持胸罩[3]。过去，主要考虑的是乳房保护，防止外力可能导致的瘀伤。现在大多

数运动胸罩旨在最大限度地减少奔跑与跳跃时乳房过大的纵向和水平运动[16]。有几种款式的运动胸罩可供选择。

（1）对于胸部较小的女性来说，提供压力或支撑并没有那么重要，因此弹性较小、重量较轻的胸罩就足够了（图6-17A）。

（2）紧身胸罩可能是最常见的，推荐给中等胸部的女性。紧身胸罩的功能类似宽大的弹性绷带，将乳房绑在胸壁上（图6-17B）。

（3）支撑型胸罩有点重，使用良好的弹性材料提供向上支撑。在胸部下方有宽大的束带、背部有宽大的肩带，是专为胸部较大的女性设计的（图6-17C）。

（4）在接触性运动中，使用带有额外衬垫的胸罩可以保护乳房组织免受伤害。

护肋

　　有些生产商提供现成的肋骨保护垫。许多肋骨护具和护肋带可以改良，用定制的可加热塑料保护装备代替原先的衬垫[28]（图6-18）。最近，开发出许多轻质护垫，用以保护运动员免受外力的伤

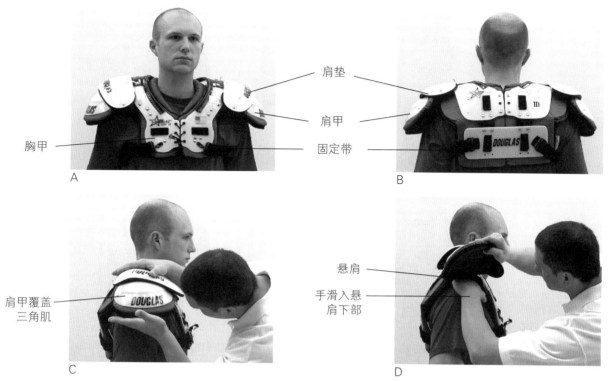

图6-15　橄榄球肩垫应能保护球员免受直接力量对整个肩部的冲击　A.前部；B.后部；C.侧面；D.空间应为肩部上方的一手宽度

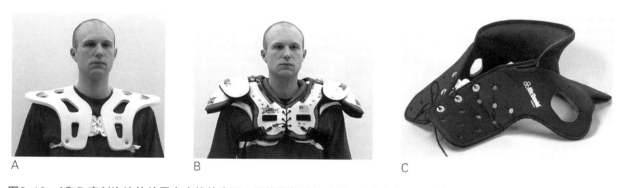

图6-16　A和B.定制泡沫垫放置在肩垫的底面，以提供额外的保护；C.牛仔领可以连接到肩垫上

害。用于保护肋骨免于受伤的保护套，包含一个由充气的、相互连接的气囊组成的护垫，可以保护运动员不受严重外力的伤害。其他保护垫的开发也使用了同样的原理。青春期前年龄组的棒球击球手应佩戴胸部防护装备。

髋部和臀部保护具

在冰球和橄榄球这类碰撞和高速运动中，运动员经常需要髋部和臀部的护垫。需要保护这些部位的运动员还有业余拳击手、滑雪运动员、马术运动员、骑师和滑水者。两种流行的商业垫是腰带和皮带类型的护垫（图6-19）。

腹股沟和生殖器保护具

参与涉及高速投射物运动（如冰球、长曲棍球和棒球）的男性运动员需要佩戴特制的外生殖器保护杯，用于保护生殖器免受高速投射物的伤害（图6-20）。

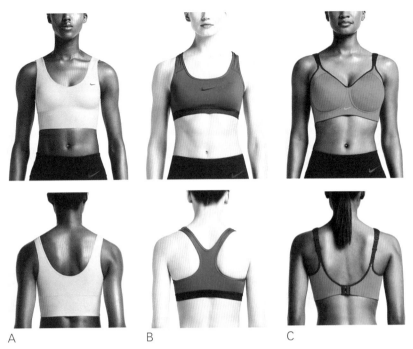

图6-17 运动胸罩 A.轻质套头文胸；B.紧身胸罩；C.钢圈支撑型胸罩

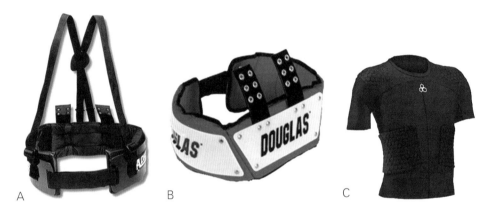

图6-18 护肋带 A.悬挂式安全带；B.捆绑式；C.六角垫衬衫

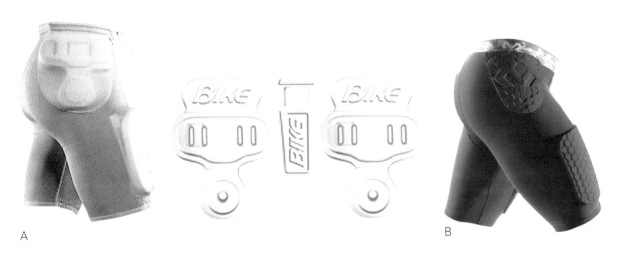

图6-19 A.腰带式髋关节和尾骨垫；B.六角垫（B：McDavid提供）

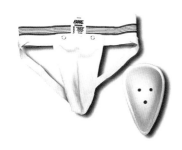

图6-20 运动员外生殖器保护杯，用于保护生殖器免受高速投射物的伤害

下肢防护装备

鞋和袜子

教练和装备人员尽全力为运动员挑选合适的鞋和袜子非常重要（图6-21）。

袜子

袜子不合脚会给脚带来各种各样的问题。例如，太短的袜子会对第四和第五趾施加过大的压力。袜子太长会因为皱褶而引起皮肤刺激和水疱。所有的袜子都应该干净、干燥、无孔，以避免局部感染和其他问题。不带跟的双针织筒袜，可显著减少鞋内摩擦。篮球运动员特别适合穿无跟袜。挑选袜子时也应该考虑袜子的材料。棉袜可能过于笨重，棉和一些轻质合成材料的组合袜体积较小，干燥速度较快。

> 所有运动袜都应该干净、干燥、无孔。尺寸不合适的袜子会刺激皮肤。

鞋款的选择

运动和健身鞋制造业已经变得极其复杂，为不同的运动购买鞋子时提供了多种选择[7,12,31]。图6-21展示了运动鞋的主要部分。以下指导有助于选择合适的鞋款[7]：

- 楦头（趾盒） 运动鞋的脚趾处应该有足够的空间。大多数专家推荐在最长的脚趾和鞋头之间有1.27~1.9 cm的距离。运动鞋有不同的宽度。即使运动员的脚很宽或很窄，也可以买到一款合适的鞋子。选择鞋子最好的办法是先测量一下脚，然后试穿一下鞋子，以确保鞋头有足够的空间。

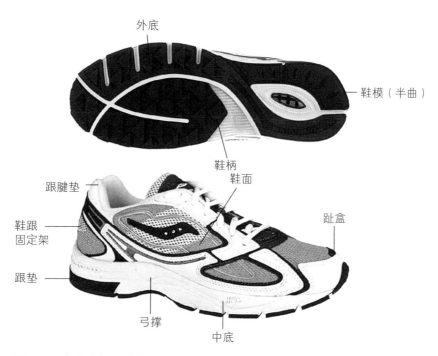

图6-21 拥有良好设计的运动鞋

- 鞋底 鞋底应该具备两个特点。首先，它必须提供减损功能；其次，它必须耐用。大多数鞋子的鞋底有三层：一层厚厚的海绵层，吸收脚跟下的足部冲击力；一层中底，缓冲脚掌和脚趾；一层硬橡胶层，与地面接触。跑步者的脚撞击地面的次数平均为938~1063次/km。因此，足跟撞击力必须被海绵层吸收，以防止脚踝和膝盖发生过用性伤害。鞋跟坡楔有时插入鞋底内侧或外侧面，以适应和纠正可能改变正常跑步步态生物力学的各种足部结构变形。喇叭型鞋跟可能更适合慢跑鞋，但不建议用于有氧运动鞋和用作场地鞋。鞋跟一定要提供良好的牵引力，而且必须由耐磨的坚硬材料制成。大多数知名品牌的鞋子都有设计精良、经久耐用的鞋底。

- 鞋楦 鞋底的形状要根据鞋来制造，可以是直的、半弧形的或弯曲的。直形鞋在内侧用填充物将足弓垫起，为扁平足或足弓塌陷的人（旋前足）提供稳定的内侧支持。半弧形鞋底是为一般或正常的脚设计的，在足部内侧有一个小的弧度以贴合正常的足弓。弧形鞋底在鞋的内侧有一个较大的曲度，鞋的外侧部分更宽，为前脚掌提供更大的稳定性。弧形鞋底是为足弓异常高的人或脚外翻（旋后足）跑步者设计的。

- 鞋柄 脚跟与跖骨头之间的足底部分。它通常用足够密度的材料加固，以支持穿鞋者的重量。

- 鞋跟固定架 是鞋的一部分，它可以防止脚在鞋跟着地时从一边滚到另一边。鞋跟固定架应该是坚固的，但要安装恰当，以尽量减少脚跟上下或左右移动。一个好的鞋跟固定架可以防止脚踝扭伤和出现疼痛的水疱。

- 鞋面 鞋面是由尼龙和皮革混合制成的。鞋面要轻便、速干、透气性好。在马鞍区的鞋面应该有一些额外的支撑，在跟腱区应该有一些额外的垫子。

- 弓撑 弓撑应由一些耐用且柔软的支持材料制成，并应与鞋垫平滑接合。鞋内的弓撑不得有任何粗糙的接缝或脊线，这可能会导致脚部水疱。

选择鞋履

选择合适的运动鞋一直是个难题，主要是因为人的左脚在尺寸和形状上与右脚不同。因此，测量双脚是必要的。为使运动鞋合脚，运动员应根据其运动需要或做动作的条件来选择，如穿运动袜的习惯、跳上跳下和跑步。运动鞋在一天结束时也应是合脚的，应该可以适应从醒来到一天结束时脚逐渐增大的情况。运动员必须仔细考虑这一选择，因为他将长时间穿着这种鞋（表6-1）[10]。

在保证性能的情况下，新鞋应该感觉舒适但不能太紧[31]。运动鞋应该足够长，所有的脚趾都能完全伸展而不会抽筋。运动鞋的宽度应该允许脚趾的完全运动，包括弯曲、伸展和一些舒展活动。要记住，鞋的宽度应该与脚的宽度相匹配，这样当

表6-1	鞋子的比较		
	网球鞋	有氧运动鞋	跑步鞋
弹性	硬鞋底，比跑步鞋底硬	弹性介于网球鞋与跑步鞋之间	足部弹性活动最佳
鞋面	皮革或皮革配尼龙	皮革或皮革配尼龙	尼龙或尼龙网
鞋跟喇叭幅宽	无	非常小	为稳定而喇叭形外展
缓冲	低于跑步鞋	介于网球鞋与跑步鞋之间	跟部和足底均有衬垫
鞋底（鞋跟）	聚氨酯	橡胶或聚氨酯	更耐用的碳基材料
鞋底花纹	较平整	平整或轴心点	富有抓地力的深槽

运动员穿着活动时鞋可以均匀地弯折。鞋应该在最宽的部分弯曲，通常在脚的跖骨头（球）处；当鞋的弯曲处和关节位置重合时，就是合脚。但是，如果鞋的弯曲在脚的正常弯曲处（跖趾关节）的后面或前面，鞋和脚就会相互冲突导致皮肤和结构应力异常。选择鞋子时必须考虑两个尺寸：①从脚跟到脚掌弯曲处的距离；②从脚跟到最长脚趾末端的距离。一个人的脚从脚跟到脚掌的长度可能相等，但脚跟和脚趾的长度不同。因此，应该选择两种鞋并测量其中较长的一双鞋。购买运动鞋时还要考虑鞋底的硬度、鞋帮的宽度或鞋底最窄的部分。一双鞋底太硬、不易弯曲的鞋会给脚的肌腱带来很大的额外压力。太窄的鞋也会造成额外的压力，因为它不能充分支撑运动员的内弓、纵弓。此外，购买运动

> 合脚的鞋子会在脚弯曲的地方弯曲。

鞋时还要考虑鞋是否有可以减少摩擦的内底和增加内衬的弓形支撑[12]。

价格

不幸的是，在许多情况下，价格是购买运动鞋时的首要考虑因素。请记住，在许多活动中，鞋子对运动表现和预防损伤是非常重要的。因此，多花点钱买一双高质量的鞋子是值得的。

特制鞋底

在选择运动鞋时防滑钉和特制鞋底也可能出现一些其他问题。鞋钉可以由聚氨酯、橡胶或金属制成。它们可以作为鞋底的一部分成型，也可以是根据比赛场地和天气条件进行更改的螺钉。在泥泞或松软的场地上通常使用较长的鞋钉，虽然它们能提供更好的牵引力，但它们也更容易造成下肢损伤，因为它们不会像短钉那样容易滑行或改变路径。较短的鞋钉通常用于合成或干燥表面[23]。例如，美式橄榄球鞋使用有多个短钉和防滑钉的聚氨酯鞋底，并且排列方式通常为前面五个、后面两个，这在足球鞋底很常见。橄榄球鞋和足球鞋的鞋钉长度均不超过1.27 cm（图6-22）。在人造场地上的比赛特殊鞋底也很常见。如果穿带防滑钉的鞋，无论进行何种运动，防滑钉都必须正确放置在两个主要承重关节的下方，并且通过鞋底不能感觉到。

一名高中篮球运动员需要购买一双篮球鞋。

? 购买篮球鞋时必须考虑哪些因素？

思考题6-3

使用矫形器

矫形器是一种矫正可能导致足部损伤的生物力学问题的装备[17]。矫形器是一种塑胶、热塑性塑胶、橡胶或皮革支架，放入鞋中替换原有的鞋垫[5]。商制的矫形器可以在体育用品店或鞋类商店买到（图6-23）。有些运动员需要由医师、足科医师、运动防护师或物理治疗师定制矫形器。这些定制的鞋更昂贵，但如果能减轻运动员的脚痛和不适，尤其是运动时的不适，这些费用可能是值得的。

足跟杯

足跟杯能用于多种情况，如足底筋膜炎、跟骨骨刺、跟腱炎及足跟滑囊炎（图6-24）。足跟杯可以由硬塑料或海绵状橡胶制成，有助于压缩足跟底下的脂肪垫，在负重活动时提供更多的后跟缓冲。

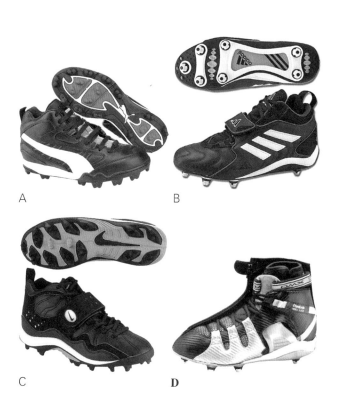

A   B

C   D

图6-22 钉鞋的变化——鞋钉越长，损伤发生率越高

商用护踝

现在，半刚性护踝如活动式护踝正被成功地用于抑制踝关节的运动。与踝关节贴扎相比，这些装备在运动期间不会明显松动（图6-25）[9,25]。商业护踝可以单独使用也可与踝关节贴扎结合使用，其在竞技运动中越来越受欢迎[19,20]。

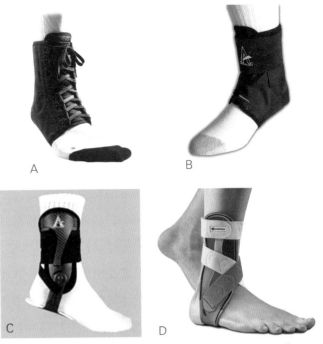

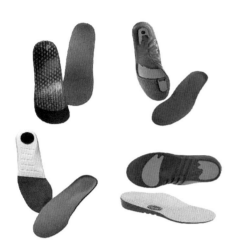

图6-23　商业化生产的矫形器

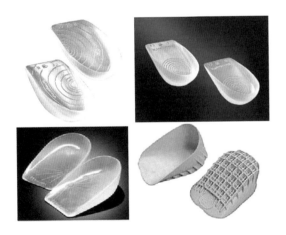

图6-24　不同种类的足跟杯

图6-25　为支撑受伤的脚踝设计的踝部护具　A.绑带式护踝；B.绑带与魔鬼毡式护踝；C.刚性（夹板）式护踝；D.绑带式刚性（夹板）护踝（A：Mcdavid提供；B：Active Ankle提供；C：Active Ankle提供；D：Bauerfeind提供）

护膝

由于膝关节损伤的高发性，生产商设计了各式各样不同用途的护膝[14]。在橄榄球等接触性运动中，预防性地使用保护性支架，可以防止膝内侧韧带损伤（图6-27A）[22,30]。虽然这些保护性的护具在过去被广泛使用，但美国骨科运动医学会仍对其在减少副韧带损伤方面的功效表示担忧。事实上，有研究可表明，佩戴这些护具的运动员中，韧带损伤的发生率有所增加[22]。

功能性护膝可在康复期和康复期后佩戴，可以在功能活动中提供支撑[4,30]（图6-27B）。功能性支架可以购买现成的，也可以定制。一些医师强烈推荐他们的患者在体育活动中始终佩戴这些护具，而另一些医师则认为没有必要[1,2,24]。

康复支架护膝

康复支架护膝广泛用于手术修复或膝关节重建后，以实现可控制的膝关节角度的固定（图

胫骨和小腿保护

在接触和碰撞运动中，小腿通常被忽视。商业销售的硬壳、模塑护胫用于曲棍球和足球（图6-26）。现在，可以量身制造护胫——通过将护板放在热水中并将其成型到小腿上实现定制。运动员不应试图削减小腿护板使它们更小。

6-27C）。这些支架具有可轻松调整的铰链，使运动范围逐步随着时间的推移而增加。

氯丁橡胶支架护膝

带有加强内外侧支撑的氯丁橡胶支架护膝可供韧带受到损伤并感觉需要额外的内侧和外侧支撑的患者使用（图6-27D）。

各种氯丁橡胶护膝套也可用于为髌股关节问题提供支撑[29]（图6-27E）。

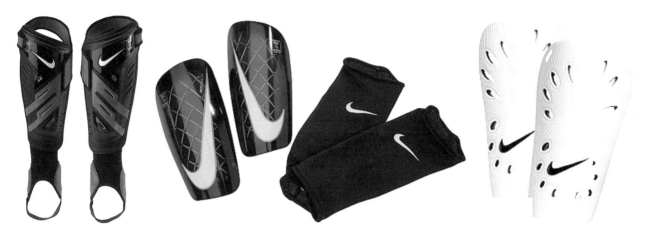

图6-26　足球护胫（NIKE Inc.提供）

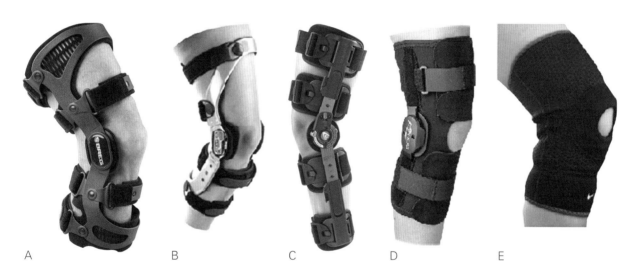

图6-27　各种护膝　A.预防性护膝；B.功能性护膝；C.康复支架护膝；D.氯丁橡胶支架护膝；E.灵活性护膝套
（A：©2014 Breg. Inc.；B：DJO Global.提供；C：©2014Breg. Inc.；D：DJO Global.提供；E:NIKE Inc.提供）

大腿保护

在橄榄球、足球和曲棍球等碰撞运动中，大腿的保护是必要的。通常垫子会被放入制服预制的口袋中（图6-28）。在某些情况下，定制垫应用胶带或灵活弹性带包装妥当并固定在应有的定位。氯丁橡胶护腿套可用于支撑股四头肌、股后肌群或腹股沟肌肉[29]（图6-29）。

肘、腕和手部保护

与下肢一样，上肢也需要保护以防受伤，并防止创伤后的进一步损害。尽管肘关节损伤不像踝关节、膝关节或肩关节那么常见，但它容易受到不稳定挫伤和肌肉拉伤的影响。各种现成的氯丁橡胶护肘套、护垫，以及铰链式可调康复护肘都可以保护肘部（图6-30）。

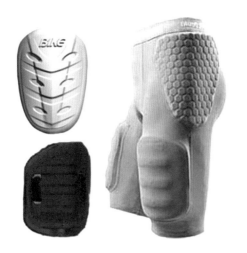

图6-28　大腿护垫

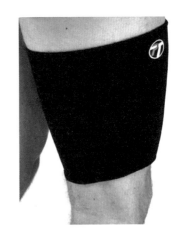

图6-29　大腿部肌肉拉伤时可用氯丁橡胶护腿套（Pro-Tech.提供）

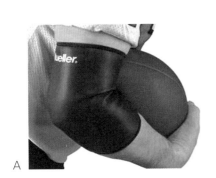

A

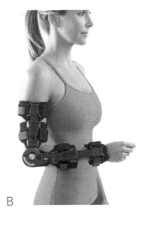

B

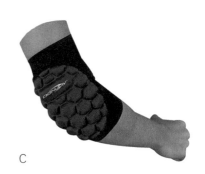

C

图6-30　A.氯丁橡胶护肘套；B.铰链式康复护肘；C.肘垫

（A：Mueller Sports Medicine.提供；B：©2014Breg. Inc.；C：DJO Global.提供）

在运动医学中，腕、手和手指的损伤经常被忽视。上肢远端的损伤可能会导致功能丧失，特别是在投掷和接球的项目中。在接触性和非接触性项目中，腕和手，特别是手指很容易发生骨折、脱位、韧带扭伤和肌肉拉伤。在长曲棍球和冰球等运动中，防护手套对于防止手部受伤至关重要（图6-31）。使用现成的和定制的夹板来支撑或固定损伤也是常见的（图6-32）。运动防护师通常为他们的患者定制模压垫。

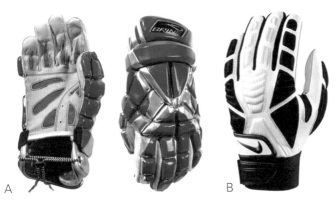

图6-31　必要的手部保护　A.长曲棍球、冰球防护手套；B.足球守门员防护手套（A：Warrior Sports.提供；B：NIKE, Inc.提供）

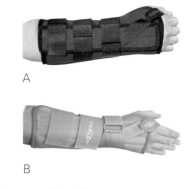

A

B

图6-32　手腕夹板（DJO Global.提供）

摘要

- 正确选择和佩戴运动装备对于预防许多运动损伤至关重要。

- 由于当前的诉讼数量，材料的耐用性、合身性和穿着要求都必须符合运动装备标准。

- 生产商必须预见其装备所有可能的用途和误用，并警告用户各种潜在风险。

- 在许多碰撞和接触项目中，必须特别关注头部保护：头盔必须按其设计目的使用，而不能作为武器；尺寸适当贴合也是一项要求。

- 头盔外侧的警告标签必须表明它不是完全安全的。头盔必须正确使用。

- 在那些拥有高速移动的球、使用工具与其他运动员距离很近，并且以身体碰撞为特征的运动中，面部保护非常重要。

- 定制的护齿需符合个人要求，为牙齿提供最好的保护，这也有助于防止脑震荡。

- 必须保护眼睛不受飞行的球和运动器械的伤害。

- 对于不戴眼镜的运动员，最安全的护目镜是完全保护眼眶的封闭式护目镜。

- 许多运动需要保护运动员身体的各个部分。美式橄榄球运动员、冰球运动员和棒球/垒球接球手都是需要身体保护的运动员。

- 袜子必须干净、无孔，并由合适的材料制成。

- 鞋子必须适合运动项目，必须选择适合一天结束时稍微胀大的脚的鞋子；脚的宽度必须与鞋的宽度相匹配；如果鞋子有弯曲撑垫，则必须放置在跖趾关节处。

- 手、腕和肘也容易发生运动损伤，需要特殊的保护装备。

思考题答案

6-1 应采取以下步骤：

（1）召开一次小组会议，讨论如何使用和佩戴装备并进行完整说明。

（2）有缺陷的装备必须立即更换或修理。

（3）向每位家长或监护人发送一封信说明装备限制。这封信由家长或监护人签名后交还给运动防护师。

（4）家长、团队成员和教练开会进一步解释装备限制。

6-2 必须说明头盔不能防止严重的颈部损伤。用头盔或面罩的任何部分击打对手都可能对颈部结构造成异常应力。最严重的颈部损伤发生在用头盔顶部击打对手时，这种动作称为轴向负荷。

6-3 应强调下列几点：

- 选购比脚稍大的鞋子。

- 试鞋时应穿着运动袜。

- 在一天快结束时选购鞋子。

- 每只脚都需要测量由脚跟到踇趾的长度。

- 鞋子应该在跳上跳下等运动（活动）时感觉舒适。

- 鞋子的长度与宽度都必须允许脚趾可以进行全关节范围活动。

- 脚的宽度能与鞋的宽度相匹配。

- 鞋的弯曲处应在鞋的最宽处。

复习题和课堂活动

1. 防护装备方面的法律责任有哪些？

2. 邀请律师到课堂讨论产品责任。

3. 有哪些高风险运动需要使用防护装备？

4. 如何选择和使用安全装备来降低运动损伤和诉讼的可能性？

5. 为什么说经常检查和（或）更换用过的装备很重要？

6. 橄榄球头盔的佩戴标准是什么？其他头盔有什么标准？

7. 邀请学校装备经理到课堂上演示所有防护装备，以及如何将其适配于运动员身上。

8. 为什么说护齿很重要？定制的护齿有哪些优点？

9. 框架眼镜和隐形眼镜在体育竞赛中有哪些优缺点？

10. 如何为不同位置、不同体形的球员佩戴肩垫？

11. 为什么需要保护乳房？哪些类型的运动胸罩可以选择？运动员在购买时应注意什么？

12. 如何挑选适合的鞋？在各种项目中，不同的地面和场地，该怎样穿鞋？

13. 当前市场上有哪些类型的膝部支架？它们是否能够提供足够的支持和保护，防止受伤？

参考文献

［1］Birmingham, T., & Bryant, D. 2008. A randomized controlled trial comparing the effectiveness of functional knee brace and neoprene sleeve use after ACL reconstruction. *American Journal of Sports Medicine* 36(4):648-655.

［2］Bridge, M. 2008. Knee bracing in sports medicine: A review. *Techniques in Knee Surgery* 7(4):251-260.

［3］Brown, N. 2014. An investigation into breast support and sports bra use in female runners. *Journal of Sport Sciences* 32(9):801-809.

［4］Chew, K. T., & Lew, H. 2007. Current evidence and clinical applications of therapeutic knee braces. *American Journal of Physical Medicine & Rehabilitation* 86(8):678-686.

［5］Crabtree, P. 2008. Design and manufacture of customized orthotics for sporting applications. *The Engineering of Sport* 1(3):309-317.

［6］Daneshvar, D. 2011. Helmets and mouthguards: The role of personal equipment in preventing sport-related concussions. *Clinics in Sports Medicine* 30(1):145-163.

［7］Denton, J. 2008. Ch-ch-changes: The evolution of running shoes. *Running Times* 360(1):82.

［8］Farrington, T. 2010. A review of facial protective equipment use in sport and the impact on injury incidence. *British Journal of Oral and Maxillofacial Surgery* 38(4):129-145.

［9］Feger, M. 2014. Effect of ankle braces on lower extremity muscle activation during functional exercises in participants with chronic ankle instability. *International Journal of Sports Physical Therapy* 9(4):476.

［10］Griffiths, I. 2012. Choosing running shoes. *SportEx Dynamics* 33(2):28-33.

［11］Kriz, P. 2012. Effectiveness of protective eyewear in reducing eye injuries among high school field hockey players. *Pediatrics* 130(6):1069-1075.

［12］Kunde, S. 2009. Relationship between running shoe fit and perceptual, biomechanical and mechanical parameters. *Footwear Science* 1(Supp.1):19-20.

［13］Mascarenhas, A. 2012. Mouthguards reduce orofacial injury during sport activities but may not reduce concussion. *Journal of Evidence-Based Dental Practice* 37(2):117-144.

［14］Mayr, H. 2014. Brace or no brace after ACL graft? Four-year results of a prospective clinical trial. *Knee Surgery, Sports Traumatology, Arthroscopy* 22(5):1156.

［15］McGhee, D. 2010. Optimizing breast support in female patients through correct bra fit. *Journal of Science and Medicine in Sport* 13(6):568-572.

［16］McGuine, T. 2014. Protective equipment and player characteristics associated with incidence of sport-related concussion in high school football players: A multifactorial prospective study. *American Journal of Sports Medicine* 42(10):2470.

［17］Meardon, S. 2009. Effect of custom foot orthotics on foot motion during dynamic gait simulation. *Journal of Orthopedic and Sports Physical Therapy* 39(1):A40-41.

［18］Mihalik, J. 2007. Effectiveness of mouthguards in reducing neurocognitive deficits following sports-related cerebral concussions. *Dental Traumatology* 123(1):14-20.

［19］Mogolov, R. 2007. Ankle brace improvements pay off for athletes. *Training & Conditioning* 17(7):48.

［20］Navarro, R. 2011. Protective equipment and the prevention of concussion—what is the evidence? *Current Sports Medicine Reports* 10(1):27-31.

［21］Newell, K. 2004. Well equipped: Innovation that every football program needs. *Coach and Athletic Director* 73(8):60-62.

［22］Pietrosimone, B. 2008. A systemic review of prophylactic braces in the prevention of knee ligament injuries in college football players. *Journal of Athletic Training* 43(4):409-414.

［23］Queen, R. 2008. A comparison of cleat types during two football-specific tasks on FieldTurf. *British Journal of Sports Medicine* 42(4):278-284.

［24］Rishiraj, N., Taunton, J. E., Lloyd-Smith, R., Regan, W., Niven, B., et al. 2010. Effect of functional knee brace on acceleration, agility, leg power, and speed performance in healthy athletes. *British Journal of Sports Medicine* 45:1230-1297.

［25］Simon, J. 2013. Effect of ankle taping or bracing on creating an increased sense of confidence, stability, and reassurance when performing a dynamic-balance task. *Journal of Sport Rehabilitation* 22(3):229-233.

［26］Steinbach, P. 2002. Armor for all. With player safety paramount, the purchasing of football equipment must ensure adequate supply and proper fit of helmets, shoes and everything in between. *Athletic Business* 26(8):96-98, 100, 102.

［27］Street, S., & Runkle, D. 2000. *Athletic protective equipment: Care, selection, and fitting.* Boston, MA: McGraw-Hill.

［28］Trojian, T. 2012. Demystifying preventive equipment in the competitive athlete.

Current Sports Medicine Reports 11(6):304-308.

［29］ Van Tiggelen, D. 2008. The effects of a neoprene knee sleeve on subjects with a poor versus good joint position sense subjected to an isokinetic fatigue protocol. *Clinical Journal of Sports Medicine* 18(3):259-265.

［30］ Walters, R. 2007. The evolution of prophylactic knee bracing in sports. *Coach & Athletic Director* 76(10):66.

［31］ Werd, M. 2010. *Athletic footwear and orthoses in sports medicine*. New York, NY: Springer.

注释书目

Street, S., & Runkle D. 2000. *Athletic protective equipment: Care, selection, and fitting*. Boston, MA: McGraw-Hill.

This reference book provides an overview of available athletic equipment and its usage. The text is a resource for athletic trainers, coaches, and physical education teachers.

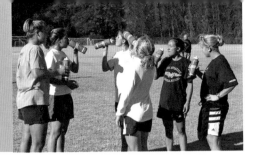

第7章

了解不利环境的潜在危险

■ 目标

学习本章后应能够：

- 描述过高热的生理学知识和热应激的临床症状，以及如何预防它们。
- 明确低温症和主要寒病的原因，以及如何预防它们。

- 阐明如何保护运动员免受阳光照射。
- 描述在雷雨天气应采取的预防措施。

在预防受伤方面，教练或其他健身专业人员的主要职责之一是确保训练和比赛环境尽可能安全。虽然天气不受人控制，但是在恶劣的天气或环境条件下进行训练或比赛时，运动员的潜在危险是不容忽视的。如果在不利环境条件下训练或比赛的运动员出现受伤的情况，其健康和福祉的潜在危险被忽略或最小化，将会产生严重的法律后果。在运动人群中可能造成严重伤害的不利环境条件包括高温、潮湿、导致过高热的晴朗天气、导致

过高热 增加体温。	体温过低的寒冷和多风条件、过度暴露在阳光下，以及闪电和雷暴。
低温症 降低体温。	

过高热

在湿热的环境中训练或比赛一直是关注的热点。过高热是指体温升高。近年来，特别是在足球和摔跤运动员中，许多人由于过高热死亡[2]。了解处于危险水平的环境温度和湿度，并采取相应的措施是非常重要的。在美国，与热相关的疾病不一定出现在南部地区。美国的每个地区都存在湿热天气，在这种环境条件下任何监督运动员训练和比赛的人，必须能够识别热应激的临床症状并对其进行适当的处理[6]。

热应激

无论身体状况或年龄如何，在运动时一定要格外谨慎，尤其是在炎热潮湿的天气下[21]。长时间暴露在极热的环境中可导致热病[33,35]。热应激是可以预防的，但每年都有许多运动员发生与热有关的疾病，甚至死亡[35]。在湿热环境中运动特别容易受到热应激的影响。一些运动员如患有镰状细胞贫血（参阅第23章）等医疗问题，他们在湿热的条件下运动更容易遭遇危险。只要体温保持在正常范围内，机体的生理功能就可以继续发挥作用[34]。

热量可通过以下方式获得或损失：

- 代谢产热
- 传导热交换
- 对流交换
- 辐射交换
- 蒸发热损失

人体在高温的环境中能否维持正常温度取决于身体散热的能力。热量可以通过四种机制从体内散发出去：传导（直接接触较冷的物体）；对流（接触较凉的空气或水）；辐射（新陈代谢产生的热量）；蒸发（汗液从皮肤表面蒸发）。如果周围环境的温度高于人体的温度，或者人体直接暴露在阳光下，人体可以通过传导、对流和辐射获得热量。人体散发的大部分热量是通过蒸发过程实现的。

皮肤上的汗腺可以将水输送到体表，并蒸发带走大量的热量。当环境温度和辐射热高于人体温度时，人体热量的损失高度依赖汗液的蒸发过程。必须蒸发汗水才能散热。但此时空气必须处于相对无水的状态，蒸发才能发生。当相对湿度达到65%时，通过蒸发散热的途径会严重受损；当湿度达到75%时，蒸发散热几乎停止。热指数考虑了环境空气温度和相对湿度，并试图确定其对人体实际感觉的影响——有多热（图7-1）。

必须强调的是，尽管热病最有可能在炎热、潮湿的环境中发生，但也有可能在较冷的环境中发生——当运动员脱水，身体无法通过出汗散热时。

监测热指数

在高温下训练或比赛时，监督运动员必须运用常识。显然，对于高温、潮湿和阳光明媚的环境要格外小心。湿球黑球温度（WBGT）指数为确定在高温天气下训练和比赛的必要预防措施提供了客观的手段[8]。

用来测量热指数的仪器是湿度计。湿度计有两

> **湿度计** 有两个温度计，是用来测量热指数的仪器。

个不同的温度计：干球和湿球。干球温度计测量环境空气温度，湿球温度计测量水蒸发时的温度。两个温度计读数之间的差值用来计算相对湿度。数字式湿度计易于使用（图7-2），只需按下按钮，用户不仅可以找到温度、相对湿度和露点，还可以计算热指数。

热指数
温度(°F)　［°F非国际单位，1°F≈17.22℃］

相对湿度(%)	80	82	84	86	88	90	92	94	96	98	100	102	104	106	108	110
40	80	81	83	85	88	91	94	97	101	105	109	114	119	124	130	136
45	80	82	84	87	89	93	96	100	104	109	114	119	124	130	137	
50	81	83	85	88	91	95	99	103	108	113	118	124	131	137		
55	81	84	86	89	93	97	101	106	112	117	124	130	137			
60	82	84	88	91	95	100	105	110	116	123	129	137				
65	82	85	89	93	98	103	108	114	121	128	136					
70	83	86	90	95	100	105	112	119	126	134						
75	84	88	92	97	103	109	116	124	132							
80	84	89	94	100	106	113	121	129								
85	85	90	96	102	110	117	126	135								
90	86	91	98	105	113	122	131									
95	86	93	100	108	117	127										
100	87	95	103	112	121	132										

长时间接触或剧烈运动产生热失调的可能性

□ 谨慎　■ 非常谨慎　■ 危险　■ 非常危险

图7-1　将空气温度和相对湿度都考虑在内的热指数

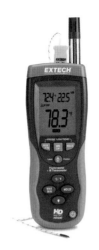

图7-2 数字湿度计可用于确定WBGT热指数
（由ExTech提供）

WBGT指数可以用湿度计随附的图表来计算。数字湿度计自动计算热指数。一旦计算出WBGT指数，就可以使用表7-1提出有关补液和工作休息时间的建议。

热病

显然，与热有关的问题最有可能发生在阳光明媚、温度和湿度相对较高的时间里。但有一点是肯定的，当身体散热能力受损时，各种各样的热病，包括热晕厥和劳力性热痉挛、热衰竭、中暑和低钠血症就会发生[24]。

热晕厥

热晕厥或热衰竭与过度暴露于热环境时身体迅速疲劳有关。它通常是长时间站在高温下或不习惯在高温下运动造成的。其由周围浅表血管扩张、低血压或四肢血液淤积引起，导致头晕、昏厥和恶心。

治疗：可以使运动员平卧在凉爽的环境中，抬高下肢，补充液体，迅速缓解热晕厥[37]。

劳累型热痉挛

热痉挛是一种非常痛苦的肌肉痉挛，任何肌肉都可能发生，但最常发生于小腿和腹部（表7-2）。

> 热痉挛是由于水和电解质之间的不平衡造成的。

热痉挛的发生主要与水和电解质（尤其是钠）的大量流失有关。电解质是离子（钠、氯、钾、镁和钙），是肌肉收缩所必需的元素[22]。

大量出汗会导致大量的水和电解质流失，从而破坏体内这些元素的浓度平衡。这种不平衡最终导致疼痛的肌肉收缩和痉挛。最容易抽筋的人是那些身体状况良好，只是在高温下过度运动的人。

治疗：适当补充水和增加钠的摄入量可以预防热痉挛[4]。治疗热痉挛最直接的方法是摄入大量的液体和钠，用冰按摩痉挛肌肉并对痉挛肌肉进行轻度的拉伸[9]。经历过热痉挛的运动员通常在当天剩下的时间里无法再参加训练或比赛，因为痉挛很可能再次发生。

劳累型热衰竭

热衰竭是出汗流失的水分没有得到充分补充而引起的（表7-2）。

> 热衰竭是由缺水引起的。

临床上，热衰竭患者表现为虚脱、大量出汗、皮肤苍白、轻度体温升高（39℃）、头晕、换气过度和脉搏加快。

表7-1	WBGT指数、补液、工作/休息时间的建议						
		简单工作		适度工作		艰苦工作	
热等级	WBGT（°F）	工作/休息	饮水量/h	工作/休息*	饮水量/h	工作/休息*	饮水量/h
1	78~81.9	无要求	473 mL	无要求	709.5 mL	40/20 min	709.5 mL
2	82~84.9	无要求	473 mL	50/10 min	709.5 mL	30/30 min	946 mL
3	85~87.9	无要求	709.5 mL	40/20 min	709.5 mL	30/30 min	946 mL
4	88~89.9	无要求	709.5 mL	30/30 min	709.5 mL	20/40 min	946 mL
5	>90	50/10 min	946 mL	20/40 min	946 mL	10/50 min	946 mL

*休息是指最低限度的身体活动（坐或站），如果可能，应在阴凉处休息。

表7-2　热病治疗和预防的总结和比较

分类	原因	临床特征与诊断	治疗	预防
热晕厥	快速的身体疲劳，四肢血液淤积	头晕、恶心、昏迷	让运动员平卧在凉爽的环境中，补充水分	让运动员适应环境，并确保其有适当的水分
劳累型热痉挛	高温下的艰苦工作；大量出汗；水和电解质之间的不平衡	肌肉抽搐和痉挛，通常发生在中午之后；手臂、腿、腹部痉挛	摄入大量的水和钠，温和地拉伸和冰按摩受影响的肌肉	让运动员适应环境；提供大量的水；增加钠、钙和钾的摄入量
劳累型热衰竭	长时间出汗；补充液体不足；肠道感染	口干舌燥；体重减轻；疲劳；虚弱；不协调；精神迟钝；尿量少；体温轻微升高；高血清蛋白和钠	在阴凉的房间间卧床休息，立即补充水量摄入至6~8 L/d；冷水试浴；记录体重，保持液体平衡记录；提供半流质食物，直到液体平衡正常，若饮水有障碍，则静脉输液	提供足够的水和其他液体，提供足够的休息和放松的机会
劳累型中暑	突发性体温调节失败	发病突然，发病前头痛、眩晕、乏力，皮肤发红；出汗相对较少；脉率迅速增加，可达160~180次/min；呼吸增快；血压很低升高；温度迅速上升到40 ℃；腹泻、呕吐；循环衰竭可导致死亡；导致永久性脑损伤	必须立即采取紧急降温措施（如将运动员浸泡在冰水中，或用冷水洗浴和风扇吹身体，按摩四肢）；尽快送往医院	补充运动饮料；增加钠的摄入；确保液体摄入等于液体流失
劳累型低钠血症	液体/电解质素乱导致血液中钠浓度低	头痛、恶心、呕吐加重，手脚肿胀，嗜睡或冷漠，血钠过低，中枢神经系统受损	不要尝试补水；钠含量必须增加，液体含量必须降低	补充运动饮料；增加钠的摄入，确保液体摄入等于液体流失

有时会发现有排热问题的运动员最初可能会出现热痉挛。当体液补充不足时，其可能会失去方向感和出现头晕，身体表现达不到正常的水平。一般来说，身体状况不佳的人在高温下运动很容易中暑。

治疗：立即进行排热治疗，需要摄入和通过静脉补充大量的液体。此时获得准确的核心温度至关重要。直肠温度是区分热衰竭与中暑最准确的核心温度指标。口腔和鼓膜体温计不能提供准确的核心温度。热衰竭时，核心温度为39 ℃左右。如果可能，应将运动员置于凉爽的环境中，并补水[16]。

劳累型中暑

与热痉挛和热衰竭不同，中暑是一种严重的、危及生命的紧急事件（表7-2）。中暑的具体病因

尚不清楚，但临床上以突然

中暑是一种严重危及生命的紧急事件。

昏迷、皮肤潮热、比热衰竭时出汗少、呼吸浅快、脉搏强劲为特征。最重要的是，核心温度要达到或高于40 ℃。基

本上，中暑是由体温过高引起的体温调节

应对中暑需要不遗余力地降低体温。

机制崩溃，身体失去了通过出汗散热的能力[31]。

中暑可能会没有征兆地突然发生。运动员可能有也可能没有热痉挛或热衰竭的迹象。如果体温在45 min内降至正常水平，中暑死亡的可能性会大大降低[28]。体温升高到40 ℃或更高的时间越长，死亡率越高[31]。

治疗：应特别制订应对中暑的应急预案。必须尽快把受害者送往医院。在等待救护车到达时，每一项急救措施都应该以降低体温为目的。让运动员待在凉爽的环境；把运动员身上的衣服都脱掉；把运动员浸入冰水是最有效的措施[10,14,17]。如果不能完全浸泡，可以在腹股沟和颈部放置冰袋，或者用冷水擦洗身体，再用毛巾扇风。在最初的急救中，液体补充并不重要。

劳累型低钠血症

低钠血症

是一种液体/电

低钠血症是由钠浓度低和液体过多引起的

解质紊乱导致

血液中钠浓度异常低的疾病[39]。最常见的原因是在运动前、运动中、运动后摄入了太多的液体，导致钠的浓度下降。它也可能由饮食中钠含量过低或长时间运动后摄入的液体中钠含量过低引起。如果一个人在几个小时的运动（如马拉松或铁人三项）中持续摄入大量的液体，出汗量高、钠大量流失，特别容易患低钠血症。低钠血症是完全可以避免的，方法是确保运动期间摄入的水不超过流失的水，并且摄入足够的钠[12]。

劳累型低钠血症的症状和体征可能包括逐渐加重的头痛、恶心和呕吐、手脚肿胀、冷漠、嗜睡或烦躁及低血钠。最终，极低浓度的钠会损害中枢神经系统，危及生命[39]。

治疗：如果怀疑有低钠血症，且现场无法测定血钠水平，则应延迟对运动员采取补水措施，并应立即将运动员送往医疗机构[39]。在医疗机构，提供钠、某些利尿剂或静脉输液可能是必要的。在运动员被允许重返赛场之前，医师应该对其进行彻底检查。

热病的预防

必须了解热病是可以预防的。运动的常识和注意事项可防止热病的发生[32]。在炎热的天气里进行训练或比赛时，应考虑以下建议。将发生热病的概率降到最低的方法就是确保运动员已经适当补充水分。无论运动员是在炎热潮湿的环境中还是在寒冷的环境中训练、比赛，运动员需要不断补充水分，补充因汗液蒸发而损失的水分[26]（图7-3）。不幸的是，尽管随时可以获得无限量的水，脱水在体育运动中还是会经常发生，因为运动员没有摄取足够的水分来弥补汗液的流失[3]。事实上，水分流失超过50%后很少得到补充。理想情况下，补液应该与排汗相匹配。每隔约15 min补

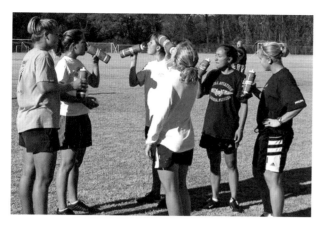

图7-3　运动员必须无限制饮用水或运动饮料，尤其是在炎热的天气下

预防高热包括：

- 无限制地补液
- 逐渐适应环境
- 识别易感个体
- 穿轻便的服装
- 常规记录体重

思考题7-1

路易斯安那州南部的一名高中体育主管担心，有几名足球运动员可能会在8月前两周的季前训练中遭受热病的折磨。

? 有哪些干预策略可以帮助运动员避免与高热有关的疾病？

充一次液体最有效。

液体经胃到肠，然后再从肠进入血液循环。补液的问题在于，液体从胃排出到肠的速度有多快，因为液体在肠中会被迅速吸收。只要有正常的水合作用，含6%碳水化合物（葡萄糖）的饮料与水的吸收速率大致相同[30]。冷饮（7.2～12.8 ℃）比热饮更容易使胃迅速排空。它们不太可能诱发痉挛，也不会对正常心脏造成任何特别的威胁[27]。含有酒精和咖啡因的饮料有利尿的作用，会促进脱水。

运动员可以通过观察尿液的颜色和尿量来判断自己是否已适当补水。在运动后的60 min内，尿量正常到高于正常的水平表明运动员已适当补水。

使用运动饮料

研究表明，用运动饮料补水比单纯喝水更有效[27]。由于运动饮料的味道，运动员可能会喝更多水。此外，运动饮料可以补充在汗液中流失的液体和电解质，还可以为运动中的肌肉提供能量。

水是很好的解渴剂，但它不是很好的补水剂，因为水会在你完全补充水分之前就"止渴"。水也会过早地"启动"肾脏，所以喝水会比喝运动饮料更快地以尿液的形式流失液体。运动饮料中少量的钠可以让身体保留液体，而不是通过尿液流失[15,16]。在一天的食物中添加一点额外的盐也可以增加钠的摄入。

不是所有运动饮料的作用都一样。运动饮料的配方决定了它在提供快速补水和能量方面的效果。糖的最佳浓度是每28 g水含14 g糖，用以最快地吸收和补充能量[40]。因此，运动饮料应在不稀释的情况下使用。研究表明，全效强度运动饮料的吸收速度和水一样快。大多数运动饮料不含碳酸或人工防腐剂，运动期间令人满意，不会造成胃胀气。而且，大多数运动饮料的热量含量都很低。研究表明，运动饮料可以有效地提高耐力活动和短期高强度活动的表现，如足球、篮球和网球，持续时间为30～60 min[40]。焦点框7-1提供了补液的建议。

逐步适应环境

逐步适应环境是避免热应激的重要因素。适应环境不仅要适应高温，还要适应高温下运动[13]。良好的赛季前训练计划在赛季到来之前就已经开始，并且根据强度仔细分级。在最初的5～6天里，在早上2 h的练习和下午2 h的练习基础上，可以实现80%的适应能力。完全适应可能至少需要10～14天[5]。最近，低脂巧克力牛奶也被推荐作为运动后补充水分的饮料[41]。

识别易感个体

肌肉发达的运动员特别容易患热病[6]。在确定个体对热应激的敏感性时，必须考虑体型。由于代谢热的产生与表面积成正比，超重的人的热量产生可能比低体重的人高出18%。已有研究发现，热病患者往往超重。死于中暑的比例随着体重的增加，以大约4:1的比例增加[33]。

女性在体温调节方面的生理效率明显与男性不同。尽管女性拥有和男性一样多的热激活汗腺，但在高温下工作时，她们出汗较少，而且心率较快。

虽然男女有轻微的差别，但同样的预防措施都适用。

其他容易受到热应激影响的人包括儿童和老年人、身体状况相对较差的人、有中暑病史的人及任何有发热症状的人[20]。

体重记录

所有运动员的体重记录必须仔细保存。体重应该在训练前后至少两周进行测量。如果温度和（或）湿度在季节中突然增加，则应再次记录体重一段时间。体重下降3%~5%会减少血容量，并可能威胁健康[33]。因此我们应该制订一条规则，即在恢复正常体重之前，运动员不得参加训练。

服装

服装的选择应根据温度和湿度而定。训练首先应穿着浅色短袖T恤、短裤和短袜，并在适应过程中，逐渐过渡到短袖网眼运动衫、轻便的裤子和短袜。所有训练和比赛都应该穿着轻便的队服。由于

橄榄球运动员需要穿着特殊的装备，因此该项目服装需要特别考虑。在炎热、潮湿的环境中，球员应尽可能多地摘下头盔。

焦点框7-2提供了预防热病的建议。

低温症

> 许多在寒冷天气进行的运动不需要厚重的防护服，因此，天气成为伤害的一个易感因素。

寒冷的天气是户外运动的常见环境，在这些运动中，运动本身不需要厚重的防护服，因此，天气成为伤害的易感性相关因素[29]。在大多数情况下，运动本身能使运动员充分提高代谢率，以维持正常的生理功能，并通过正常的生理机制散发产生的热量和汗液[3]。在比赛或训练中，运动员可能由于特定运动要求的不同时间内的相对不活动，而不能充分热身或感到寒冷。因此，运动员易患低温症或易有体温降低倾向[18]。

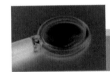

焦点框 7-1

补液建议

- 运动员应该在开始所有的运动时补充足够的水分。
- 为了确保适当的水合作用，运动员应在运动前2~3 h饮用482~567 g水或运动饮料，然后在运动前20 min饮用198~283 g水。
- 在活动期间，应使用冷却器、瓶子、饮水站和电池驱动的抽水机方便地获得补液饮料，并应每10~20 min饮用一次。
- 在运动过程中，运动员应尽可能多地摄入液体。
- 建议饮用温度为10~15℃的清凉调味饮料。
- 对于持续时间超过1 h的运动项目，建议在液体替代溶液中添加适量的碳水化合物和电解质。
- 6%的碳水化合物似乎是最佳选择。
- 对于持续时间不到1 h的运动，添加碳水化合物和电解质似乎不会提高身体性能。

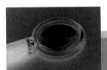

焦点框 7-2

预防热病的建议

- 确保提供适当的医疗护理。
- 在医师指导下进行一次全面的准备检查，以识别易感个体。
- 让运动员适应10~14天。
- 教育运动员和教练如何预防、识别和治疗热病。
- 教育运动员液体摄入与汗水和尿液流失的平衡，以保持足够的水合作用。
- 鼓励运动员在凉爽的环境中睡眠6~8 h。
- 监控环境条件，并根据这些条件制定指导方针改变实践环节。
- 提供足够的水或运动饮料来保持水合作用。
- 在训练前后对高风险运动员进行称重，以确保他们没有脱水。
- 尽量减少在湿热环境下穿戴设备和衣物。
- 在湿热的环境中尽量减少热身时间。允许运动员在阴凉的地方练习，如果可能的话使用冷却风扇。
- 准备适当的应急设备（如液体、冰、浸泡槽、直肠温度计、手机或对讲机）。

温度 (°F) [华氏度非国际单位，1华氏度（°F）≈17.22摄氏度（℃）]

无风	40	35	30	25	20	15	10	5	0	−5	−10	−15	−20	−25	−30	−35	−40	−45
5	36	31	25	19	13	7	1	−5	−11	−16	−22	−28	−34	−40	−46	−52	−57	−63
10	34	27	21	15	9	3	−4	−10	−16	−22	−28	−35	−41	−47	−53	−59	−66	−72
15	32	25	19	13	6	0	−7	−13	−19	−26	−32	−39	−45	−51	−58	−64	−71	−77
20	30	24	17	11	4	−2	−9	−15	−22	−29	−35	−42	−48	−55	−61	−68	−74	−81
25	29	23	16	9	3	−4	−11	−17	−24	−31	−37	−44	−51	−58	−64	−71	−78	−84
30	28	22	15	8	1	−5	−12	−19	−26	−33	−39	−46	−53	−60	−67	−73	−80	−87
35	28	21	14	7	0	−7	−14	−21	−27	−34	−41	−48	−55	−62	−69	−76	−82	−89
40	27	20	13	6	−1	−8	−15	−22	−29	−36	−43	−50	−57	−64	−71	−78	−84	−91
45	26	19	12	5	−2	−9	−16	−23	−30	−37	−44	−51	−58	−65	−72	−79	−86	−93
50	26	19	12	4	−3	−10	−17	−24	−31	−38	−45	−52	−60	−67	−74	−81	−88	−95
55	25	18	11	4	−3	−11	−18	−25	−32	−39	−46	−54	−61	−68	−75	−82	−89	−97
60	25	17	10	3	−4	−11	−19	−26	−33	−40	−48	−55	−62	−69	−76	−84	−91	−98

风速（mph）（mph非国际单位，1 mph≈1.6 km/h）

产生冻伤的时间：☐ 30 min　☐ 10 min　☐ 5 min

图7-4　风寒因素。低温会给运动员带来严重的问题，风寒可能是一个关键因素

低温会造成一些问题，但当风进一步加剧低温时，寒冷因素就变得至关重要了（图7-4）[25]。第三个因素——潮湿，进一步增加了体温过低的风险。10℃的空气相对舒适，但同样温度的水却让人无法忍受。当然，寒冷、大风和潮湿的结合产生了容易使运动员体温过低的环境[11]。

> 低温、风和潮湿会给运动员带来很大的问题。

在寒冷的天气里，由于剧烈运动，肌肉疲劳加剧，运动的速度开始下降，并可能达到人体对环境的热量损失超过代谢热保护的水平，导致神经肌肉反应的明显损害和疲劳。身体核心温度相对小幅的下降可以诱发颤抖，足以严重影响运动员的神经肌肉协调。当体温低于29.4～32.2℃，颤抖会停止。如果核心体温上升到41.6℃或下降到25～29℃，死亡可能即刻发生[7]。

寒病

在寒冷的环境中训练时，运动员需要像在炎热的环境中一样补充水分[11]。因为脱水会减少血容量，因而可以用来加热组织的液体就会减少。在寒冷环境下训练的运动员应该在训练前后称重，特别是在赛季的前两周[29]。与温暖气候中发生的热病相比，寒冷的气候中，严重的过度暴露频率较低，发生寒病的情况少。然而，它仍然是冬季运动、寒冷天气长跑和冷水游泳的主要风险因素[25]。

> 运动中的寒冷损伤包括：
> - 冻伤
> - 冻疮

冻伤

易冻伤的部位包括耳朵、鼻子、脸颊、下巴、手指和脚趾。它通常发生在大风、严寒或两者同时发生的时候。皮肤最初非常坚硬、寒冷、无痛的地方，可能在24～72 h内剥落或起疱。

治疗：受影响的部位可以早期治疗，方法是手用力、持续按压（不摩擦），现场吹热气。如果是指尖受伤，可以将其放在腋下。

冻疮

浅表冻疮只涉及皮肤和皮下组织。皮肤看起来苍白、坚硬、冰冷、像蜡一样。触诊损伤的区域有一种坚硬的感觉，同时伴有深层组织结构的触压感。再次升温时，表面冻伤开始感觉麻木，然后出现刺痛和灼伤。之后该区域可能会产生水疱，疼痛可持续数周[25]。

治疗：深度冻伤是一种严重损伤，表明组织被冻结。这种医疗紧急情况需要立即住院治疗。与冻伤和表面冻疮一样，组织最初是冷的、硬的、苍白或白色的、麻木的，需要逐步加热，包括使用38～43℃的热饮料、加热垫或热水瓶[23]。在复温过程中，组织变得有斑点、红肿和极度疼痛。之后，损伤可能变成坏疽，导致组织丧失。

预防

参赛者的服装必须适合天气。服装不应该限制运动，应该尽可能轻巧，并且应该是能吸走体表汗液的材料，当运动停止时，身体的热量和汗液可自由流通，否则积聚在皮肤或衣物上，会产生制冷效果[23]。运动员应该经常穿薄层的衣服，这样很容易增减，以防止体温降低或升高时出汗[11]。为了防止寒冷，应在运动前、运动间歇或休息期间及运动结束时穿暖身衣服[29]。

过度暴露在阳光下

运动员、教练、运动防护师和其他辅助人员，经常长时间在户外阳光直射。很少有人应用防晒霜来保护自身免受过度的紫外线辐射（UVR）。

对皮肤的长期影响

长期暴露在紫外线下严重的后果是皮肤过早老化和发生皮肤癌[19]。肤色较浅的人更容易受影响。皮肤过早老化的特征是干燥、开裂和弹性下降。皮肤癌是最常见的恶性肿瘤，在流行病学和临床研究中都发现其与紫外线照射有关。幸运的是，早期发现和治疗，皮肤癌治愈率超过95%[42]。

SPF代表防晒系数。

涂抹防晒霜

涂抹在皮肤上的防晒霜可以帮助防止紫外线对皮肤的破坏[19]。防晒霜可以有效吸收引起晒伤的辐射，称防晒系数（SPF）。SPF值为15时表示从运动员暴露在紫外线下到皮肤开始变红的时间是不涂防晒霜运动员的15倍。数字越大表示保护越大。然而，有家族或个人皮肤癌史的运动员即使涂了SPF值为15的防晒霜，皮肤也会受到严重损害。因此，这些人应该使用SPF较高的防晒霜，并应定期涂抹[38]。

经常在户外活动的运动员、教练和运动防护师应该经常涂防晒霜。这种警告尤其适用于肤色白皙、头发浅色、蓝眼睛或皮肤容易晒伤的人。深色皮肤的人也应该涂防晒霜，以防晒伤。

在3月至11月之间最需要防晒霜，但最好全年都使用。防晒霜需要在上午10点至下午4点之间使用，并且在暴露于阳光前15～30 min使用[38]。虽然衣服和帽子能起到一定的防晒作用，但它们并不能代替防晒霜（一件典型的白色棉质T恤的SPF只有5）。水、沙和雪反射的阳光会有效地增加光照射，增加被晒伤的风险。

雷电和雷暴安全

研究表明，闪电是天气现象导致死亡的第二大原因，每年有110人死于闪电[43]。对于在户外训练和比赛的运动员和工作人员来说，雷暴带来了危险，美国运动防护师协会（NATA）已经为运动员、训练人员制定了具体的指导方针[43]。每个机构都应该基于特定的标准开发一个特定的应急预案以应对闪电风暴，包括建立指挥系统，该系统应监视天气预报和具有威胁性质的天气变化，并根据预设的具体标准，确定由谁做出团队撤走及最终返回训练场的决定[43]。如果听到雷声或看到闪电，表明处于紧急危险之中，应立即在室内设施中寻找一个安全的庇护所。建议使用室内设施作为安全的防护罩。但是，如果没有室内设施，汽车（不是敞篷车）是相对安全的选择。如果这两种方法都不可用，则建议采用以下指导原则：避免站在大树、旗杆或灯杆附近；选择一个不在山上的区域；作为最后的选择，找一个沟渠、峡谷或山谷。有时，在遭受电击之前，唯一

一名铁人三项运动员正在参加比赛。她非常担心被晒伤，所以早上会涂抹大量防晒系数为30的防晒霜。天气很热，阳光灿烂，她出了很多汗。她担心自己的防晒霜已经用完了，于是要求她的健身伙伴多给她点防晒霜。她的伙伴给她涂了防晒系数为15的防晒霜，这名铁人三项运动员抱怨说防晒系数不足以保护她。

? 她涂的防晒霜能很好地保护她吗？

自然的预警就是感觉头发竖起来、皮肤发麻——此时正处于被闪电击中的危险中，应立即蹲伏在地上，不要平躺。如果雷击发生在附近，平躺会增加身体暴露在通过地面的电流中的表面积。任何时候都要避免与积水（池）、淋浴水、电话和金属物品（金属露天看台、雨伞等）的接触[43]。

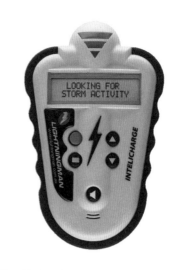

图7-5　便携手持式闪电探测器
（Lightning & Surge Technologies.提供）

最危险的暴风雨几乎没有预警。闪电总是伴随着雷声，有20%～40%的雷声由于大气干扰听不到。闪电-雷声法可以估计闪电发生的距离。从看到闪电开始数秒直到雷声发生，然后除以5计算闪电发生的距离[36]。当闪电-雷声计数为30（9.6 km）时，就会存在危险，应密切监测情况。每个人都应该立即离开现场，寻找安全的庇护场地[36]。NATA、美国大学体育协会（NCAA）和国家强风暴服务中心建议，在听到最后一声雷声或看到闪电后30 min再继续比赛[36]。这有足够的时间让风暴通过，并转移出雷击范围。有一种危险的误解，认为在看到闪电到来并在雷声之前是可以有时间采取行动的，这种误解是致命的。事实上，我们看到的闪电实际上是从地面到云层的回程闪光，而不是向下传导的光。当你看到闪电时，它已经击中目标了[43]。

> **闪电-雷声法**　估计闪电发生的距离；由闪电到雷声的秒数除以5决定。

闪电探测器

闪电探测器是一种带有电子系统的手持式仪器，可在64 km范围内探测闪电/雷暴活动的存在和距离[36]（图7-5）。它可以探测风暴的活动水平，并确定风暴是远离或平行于你的位置，还是正在向你的位置移动。当闪电探测器探测到闪电攻击时，它会发出可听见的警告音，并点亮距离指示器，让人们看到最后一次、最近探测到的闪电攻击的距离。闪电探测仪的价格在200美元（约1 278.66元人民币）以下，价格不贵，可以替代与气象服务机构签订的通过寻呼机系统提供有关潜在危险天气状况信息的合同。

运动损伤处置清单

以下清单包括在雷暴期间应遵循的基本指南。

❏ 在雷电交加的情况下，若感到头发竖起来，皮肤发麻，应立即采取以下姿势：双膝跪下，双手和手臂放在腿上，低下头，不要平躺。

❏ 如听到或看到打雷或闪电，应立即停止活动，并寻找安全的地方。建议使用室内设施作为最安全的庇护所。然而，如果没有室内设施，汽车是相对安全的选择。如果这两种选择都没有，应该避免站在大树和电线杆下。如果唯一的选择是一棵树，那就选一棵不在山上的小树林里的树。作为最后的选择，找到一个峡谷或山谷。在所有的户外活动中，保持上述姿势。

❏ 任何时候都要避免接触积水和金属物品（如金属看台、金属夹板、雨伞等）。

❏ 在最后一声打雷或闪电30 min后再继续运动。

摘要

- 环境应激会对运动员的成绩产生负面影响，并造成严重的健康问题。

- 不论运动员的体能状况如何，在炎热潮湿的天气进行运动时都要格外小心。长时间暴露在极热环境中会导致热痉挛、中暑或低钠血症。

- 中暑是可以预防的。运动常识和注意事项会防止热病的发生。教练可以通过鼓励运动员补充适当的液体、逐渐使运动员适应环境、识别易患热病的人、保持体

重记录和选择合适的训练服来预防热病。

- 低温最有可能发生在凉爽、潮湿、多风的环境中。极度寒冷的环境会导致冻伤和冻疮。

- 运动员、教练和运动防护师应通过日常使用防晒霜来避免过度暴露于紫外线辐射。

- 应在听到最后一声雷声或看到最后一次闪电30 min后再恢复比赛。

思考题答案

7-1 了解与热有关的疾病是可以预防的很重要。运动员进入季前赛训练时，应至少部分适应湿热环境中的工作，在第1周的训练中应完全适应。应监测温度和湿度读数，并应根据情况修改训练规程。训练服应该可以最大限度地减少蒸发和最大限度地减少热吸收。应保持体重记录，以确定哪些人正在脱水。最重要的是，运动员必须通过在训练期间不断饮用大量的水或运动饮料来保持体内的水分。

7-2 SPF表示的是防晒霜防止紫外线晒伤的有效性。SPF值为15表示，在皮肤开始变红之前，暴露在紫外线下的时

间是不涂防晒霜的运动员的15倍。因此，运动员需要明白，SPF值越高并不意味着保护程度越高。她只需要涂抹2次SPF值为15的防晒霜即可达到SPF值为30的防晒霜的保护时间。

7-3 一旦发现闪电，应立即停止运动，运动员应寻找掩体。如果没有室内设施，汽车是相对安全的选择。运动员应避免站在大树下或电线杆下。作为最后的选择，运动员应该在沟渠或峡谷中采取蜷缩的姿势，应避免在赛场周围接触积水或金属物体。

复习题和课堂活动

1.温度和湿度是如何引起热病的？

2.描述最常见的热病的症状和体征。

3.应该采取什么措施来避免热病？

4.热量是如何从体内流失造成低体温的？

5.确定身体易患寒病的生理基础。

6.运动员应该做些什么来防止热量流失？

7.运动员应如何保护自己免受紫外线辐射的影响？

8.在雷暴期间采取什么预防措施可以减少伤害？

参考文献

［1］ACSM. 2006. Position stand: Prevention of cold injuries during exercise. *Medicine and Science in Sports and Exercise* 8(11):2012-2029.

［2］Armstrong, L. E., Epstein, Y., & Greenleaf, J. E. 1997. ACSM position stand: Heat and cold illnesses during distance running. *Medicine and Science in Sports and Exercise* 28(12):i-x.

［3］Becker, J. 2011. Heat-related illness. *American Family Physician* 83(11): 1325-1330.

［4］Bergeron, M. F. 2012. Reducing sports heat illness risk. *Pediatrics in Review* 34(6):270-279.

［5］Binkley, H., Beckett, J., Casa, D., Kleiner, D., & Plummer, P. 2002. National Athletic Trainers' Association position statement: Exertional heat illnesses. *Journal of Athletic Training* 37(3):329-342.

［6］Broman, D. 2014. The implementation of a protocol for the prevention and management of exertional heat illness in sport. *British Journal of Sports Medicine* 48(7):573.

［7］Brukner, P. 2011. Exercise in the cold. In P. Brukner (ed.), *Clinical sports medicine,* 4th rev. ed. Sydney, Australia: McGraw-Hill.

［8］Budd, G. 2008. Wet-bulb globe temperature (WBGT)—Its history and its limitations. *Journal of Science and Medicine in Sport* 11(1):20.

［9］Bunn, J. 2013. Hydration and performance. In Campbell, W., *Sports nutrition: Enhancing athletic performance.* New York: CRC Press.

［10］Burdon, C. 2012. Influence of beverage temperature on palatability and fluid ingestion during endurance exercise: A systematic review. *International Journal of Sport*

Nutrition and Exercise Metabolism 22(3):199-211.

［11］Cappaert, T. 2008. National Athletic Trainers' Association position statement: Environmental cold injuries. *Journal of Athletic Training* 43(6):640-658.

［12］Carter III, R. 2008. Exertional heat illness and hyponatremia: An epidemiological perspective. *Current Sports Medicine Reports* 7(4):S20.

［13］Casa, D. 2009. Preseason heat-acclimatization guidelines for secondary school athletes. *Journal of Athletic Training* 44(3):332-333.

［14］Casa, D., & Armstrong, L. 2012. Exertional heat stroke: New concepts regarding cause and care. *Current Sports Medicine Reports* 11(3):115-123.

［15］Casa, D., & Armstrong, L., et al. 2000.

National Athletic Trainers' Association position statement: Fluid replacement for athletes. *Journal of Athletic Training* 35(2):212-224.

[16] Casa, D., et al. 2013. Inter-Association Task Force on preventing sudden death in secondary school athletics programs: Best-practices recommendations. *Journal of Athletic Training* 48(4):546-553.

[17] Casa, D., & McDermott, B. 2007. Cold water immersion: The gold standard for exertional heatstroke treatment. *Exercise & Sport Sciences Reviews* 35(3):141.

[18] Castillani, J. 2012. Health and performance challenges during sports training and competition in cold weather. *British Journal of Sports Medicine* 46(11):788-791.

[19] Davis, M. 2003. Ultraviolet therapy. In W. Prentice (ed.), *Therapeutic modalities in sports medicine and athletic training*. New York, NY: McGraw-Hill.

[20] DeFranco, M. 2008. Environmental issues for team physicians. *American Journal of Sports Medicine* 36(11):2226-2237.

[21] Dotan, F. 2011. Temperature regulation and elite young athletes. *Medicine and Sport Science* 56(1):126-149.

[22] Eichner, R. 2008. Heat cramps in sports. *Current Sports Medicine Reports* 7(4):178-179.

[23] Hoffman, J. 2014. Exercise in the cold. In J. Hoffman (ed.), *Physiological aspects of sport training and performance.*

Champaign, IL: Human Kinetics.

[24] Howe, A., & Boden, B. 2007. Heat-related illness in athletes. *American Journal of Sports Medicine* 35(8):1384-1395.

[25] Jones, C. 2011. Emergency management of cold-induced injuries. *Emergency Medicine* 43(1):6-10.

[26] Kerksick, C. 2012. Fluid needs of athletes. In Taylor, L., *Nutritional guidelines for athletic performance*. New York, NY: CRC Press.

[27] Lopez, R. 2012. Exercise and hydration: Individualizing fluid replacement guidelines. *Journal of Strength and Conditioning Research* 34(4):49-54.

[28] Mazerolle, S. 2010. Current knowledge, attitudes, and practices of certified athletic trainers regarding recognition and treatment of exertional heat stroke. *Journal of Athletic Training* 45(2):170-180.

[29] McMahon, J. 2012. Cold weather issues in sideline and event management. *Current Sports Medicine Reports* 11(3):135-141.

[30] Montain, S. 2008. Hydration recommendations for sport 2008. *Current Sports Medicine Reports* 7(4):187-192.

[31] Moss, R. I. 2002. Another look at sudden death and exertional hyperthermia. *Athletic Therapy Today* 7(3):44-45.

[32] National Collegiate Athletic Association (NCAA). 2013. *NCAA sports medicine handbook* 2013-2014. Indianapolis, IN: NCAA.

[33] Nichols, A. 2014. Heat-related illness in sports and exercise. *Current Reviews in*

Musculoskeletal Medicine 7(4):355-365.

[34] Noakes, T. 2008. A modern classification of the exercise-related heat illnesses. *Journal of Science and Medicine in Sport* 11(1):33-39.

[35] Noonan, B. 2012. Heat- and cold-induced injuries in athletes: Evaluation and management. *Journal of the American Academy of Orthopaedic Surgeons* 20(12):74.

[36] Oglesbee, S. 2014. Lightning strikes. *Journal of Emergency Medical Services* 39(5):44-49.

[37] Parker, J. 2011. Contemporary issues of heat illness. *Sport Journal* 14(1):1.

[38] Peterson, J. 2008. 10 nice-to-know facts about being in the sun. *ACSM's Health and Fitness Journal* 12(4):48.

[39] Rosner, M. 2013. Exercise-associated hyponatremia. In Simon, E., *Hyponatremia*. New York, NY: Springer.

[40] Sherriffs, S. 2009. Hydration in sport and exercise: Water, sports drinks and other drinks. *Nutrition Bulletin* 34(4):374-379.

[41] Spaccarotella, K. 2011. The effects of low fat chocolate milk on post-exercise recovery in college athletes. *Journal of Strength and Conditioning Research* 25(12):3456-3460.

[42] Taylor, K. 2010. Ultraviolet radiation: Recognizing hidden potential for injury. *Athletic Therapy Today* 15(3):42-45.

[43] Walsh, K. 2013. National Athletic Trainers' Association position statement: Lightning safety for athletics and recreation. *Journal of Athletic Training* 48(2):258-270.

注释书目

Grarer, D., & Armstrong, L. 2003. *Exertional heat illness*. Champaign, IL: Human Kinetics.

This book takes a look at the science behind the various types of heat illnesses and the basis for treatment.

Klossner, D. (ed). 2011. *NCAA sports medicine handbook 2011-2012*. Indianapolis, IN: National Collegiate Athletic Association.

Contains guidelines and recommendations for preventing heat illness, hypohydration, and cold stress, and for lightning safety.

第三部分

治疗和处置运动损伤的技术

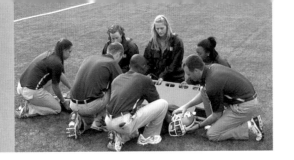

第8章

紧急情况处置及损伤评估

■ 目标

学习本章后应能够:

- 建立应对紧急情况的预案。
- 了解心肺复苏术的重要性。
- 掌握控制出血的技巧。
- 评估休克类型及制订治疗方案。

- 阐述损伤的多种阶段。
- 阐明控制肿胀在伤病处理初期的重要性。
- 阐述移动及转移受伤运动员的技巧。

在紧急情况下时间变得至关重要。紧急情况是指不可预知的混合状况及其所造成的需要立即行动的状态。大多数运动损伤不会造成非生即死的紧急情况,但当出现这种情况时,及时救助就变得至关重要[11]。时间成为重要的因素,而对于受伤运动员的救助必须基于做什么和怎么做的知识理解——如何在

> 在紧急情况下时间变得至关重要。

第一时间完成有效的急救[7]。在这种情况下不能犹豫不决。损伤初期错误的处置会延长康复所需的时间并可能造成危及运动员生命的情况[7]。因此,做好充分准备去应对各种可能出现的紧急情况十分重要。

这里必须再次强调,所有运动从业者、教练和其他与锻炼及运动科学相关的人员必须接受心肺复

苏术(CPR)、自动体外除颤仪(AED)及急救的培训并取得证书[19]。然而,这些人员仅限于提供初步的心肺复苏、体外除颤或急救。在美国,这些人员所能够做的范围受不同州的法律约束[8]。本章所包含的多数信息仅供参考,不鼓励个体在责任范围外的行动[16]。

应急预案

应急救援的头等要事是维持心血管功能,以及间接地维持中枢神经功能,因为其中任一系统的停转都有可能导致死亡[6,7]。运动员急救的重要一环是对受伤运动员的初步评估。时间是最重要的,所以评估需快速且准确,以便提供无延误的适当治疗。在某些情况下,这些步骤不仅能够挽救生命而且影响着功能恢复的等级和程度。

如第1章所述，运动医学团队——教练、运动防护师、队医必须始终负责，谨慎行事。在紧急情况下，这种行为就更加重要。

所有运动项目必须有和急救医疗系统专家共

所有体育项目必须有应急预案。

同制订的、可以在需要时立即执行的、预先制订好措施的应急预案（EAP）[4,8,15]（焦点框8-1）。当制订应急预案时，必须涉及如下问题：

（1）分别建立针对各个运动场地、场馆及体育馆的应急预案[12]。

　　a.决定训练及比赛中在场的人员（如运动防护师、运动防护专业学生、医师、急救医务人员、急救队等）。每名人员须明确自己在紧急情况发生时的角色和责任。我们推荐运动医学团队练习使用和操控急救设备，如担架及自动体外除颤仪[23]。每名参与人员需知晓每个场所最近的自动体外除颤仪的位置。

　　b.决定各个体育项目应准备哪些应急设备。美式橄榄球所需的急救设备很可能与越野跑队伍大相径庭。

（2）建立针对护具移除的具体流程和条令，尤其是头盔和护肩[22]。这些流程会在本章讨论。

（3）确保电话便捷易用。无线电话很容易取用。然而，地线座机应同样易取用以防手机没有服务。如果无线电话不可用，所有人员应知晓座机的位置，电话需明确标识出。当可行时拨打我国常用紧急应急号码"110""119""120"，但须知在某些区域并非所有服务都可通过手机使用，所以应使用地线电话联系急救医疗系统。偶尔，手机所拨出的呼叫会被转接到当地之外的区域。因此，询问本地"110""119""120"呼叫的转接区域很重要。

（4）所有人员须熟知基层的紧急医疗服务方案，包括现存的沟通及运输条例[11]。熟知急救场所的准入及治疗条例也很重要，尤其是向未成年人提供急救时[15]。应具体指派人员

拨打急救电话。多数急救医疗系统通过拨打"120"联络，"110""119"系统会将呼叫者连接给可联系的警察及火警分派员 。拨打急救电话的人员需提供如下信息：

　　a.紧急情况的类型。

　　b.疑似受伤的类型。

　　c.运动员的当下状况。

　　d.当下提供的救助（如心肺复苏术）。

　　e.拨打电话的地点。

　　f.紧急情况发生的确切位置（给出街名及道路名）及如何进入设施。

（5）确保大门挂锁的钥匙便捷易取。团队成员应有相应的钥匙。

（6）在每学年开始前召开年度会议，将应急预案通知所有员工及维护人员。每个人须知晓在紧急情况发生时自己的责任。

（7）指派人员陪同受伤运动员去医院。

（8）随时携带所有运动员、教练及其他人员的联系方式，尤其是外出时。对于未成年人，在外出时应携带医疗救治同意书。

（9）在高中及大学的某些情境里，团队成员可能会被召集去为运动员，还有教练、裁判、家长及可能在体育赛事中出现紧急情况的观赛者提供紧急救助服务。应急预案应包括针对这些情况与紧急医疗服务和其他医护提供者协同制订的合作方案[17]。焦点框8-1提供了应急预案的样例。

急救人员间的协作

向受伤运动员提供紧急救助的人员必须相互合作且具有专业能力[17]。救援团队队员、医师、运动防护师或教练经常在如何处置和转移受伤运动员上产生分歧。教练或运动防护师经常是首位处理紧急情况的人员。总体来说，运动防护师相比较于医师在移动和转移受伤运动员方面有着更多的经验。如果运动防护师或医师不在场，应呼叫救援团队来处理紧急情况[8]。如果救援团队被呼叫并做出响应，急救医务人员对运动员

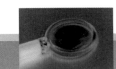
应急救护预案样例

女子冰球应急预案

应急人员

训练及比赛现场的注册运动防护师及运动防护专业学生，其他运动健康馆（在场馆对面）的医学工作者

紧急联络

冰球卫星体育健康馆固定电话（＿＿-＿＿＿＿＿）

紧急救援设备

设备（自动体外除颤仪、创伤处理箱、支具箱、脊柱板）储藏于冰球卫星体育健康馆；额外紧急救援设备可从场馆对面体育健康馆（＿＿-＿＿＿＿＿）取得

应急人员职责

对于受伤或生病的学生运动员进行立即救护

呼叫急救医疗系统

拨打我国常用紧急应急号码"110""119""120"（提供姓名、地址、电话号码、受伤人员数量、受伤情况、急救治疗、具体导航及其他需要信息）

引导急救医疗服务人员到达地点

　打开相应门限

　指定人员指挥引导急救医疗服务人员到达现场

现场管制：仅限急救人员并指引旁观者离开此区域

场馆引导

冰球馆在＿＿＿和＿＿＿的街角处，紧邻＿＿＿。场馆有两个大门：在＿＿＿街；这条道路可到达赛场及场馆后门（更衣室及运动防护室）

运动医学团队及电话号码（美国）

主管运动防护师　　　929-0000

总运动防护师　　　　929-0001

队医　　　　　　　　929-0002

注："110""119""120"为根据我国常用紧急号码修改。

摘自NCAA运动医学手册2000-2001。

的转移方式有决定权。

为了减少潜在的冲突，建立流程及指导准则并安排至少一年一次的全员参与处置受伤运动员的演练是个很好的主意。对于戴着头盔或其他护具的伤员，救援团队也许没有足够的处置经验。在事故发生前，急救医务人员应知晓如何处置穿戴着不同运动装备的运动员。当面对受伤运动员时，所有的自身价值应被搁置。理所应当的，最重要的是考虑如何对运动员最好。

通知家长

根据第2章所讨论的HIPAA规定，如果受伤运动员是未成年人，救治运动员须取得家长的实质同意。在赛季开始前，应通过书面文件来取得家长或监护人的实质同意[15]。实质同意意味着家长已被告知医护人员所认为的问题及意向行动，并且家长已许可针对特定情况的救治。如果无法联系运动员的家长，可根据在赛季或学年开始前事先取得的家长意愿来行动。如果没有知情同意，以救助运动员生命优先。焦点框8-2提供了未成年人医治的家长许可表格的样例。

现场损伤评估原则

对于受伤运动员的适当医疗护理需在对损伤情况进行系统性的评估后进行。这种评估（图8-1）可帮助确定损伤的性质并对需施行的紧急救援提供决策性指导[20]。首级筛查指对于可能危及生命的问题进行评估，这些问题包括呼吸道、呼吸、循环、严重出血及休克。首级筛查应用于改善危及生命的情况并优于伤者的其他全部评估[20]。伤者的情况稳定后，可使用次级筛查以检视运动员所遭受的损伤。次级筛查用以收集运动员所受损伤的具体信息，系统地评估生命体征及症状，以及细致地评估损伤。次级评估用于筛查非必须与损伤相关联的其他身体部位的额外问题，如那些并不即刻威胁生命但如忽视仍会影响健康的状况[20]。例如，应同样评估遭受脑震荡的运动员的颈椎损伤。

清醒和情况稳定的运动员不需要进行首级筛查。然而，对于失去意识的运动员需在评估过程中时刻检查危及生命的情况。

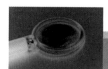

焦点框 8-2

未成年人医治许可表

通过签名，我在此同意并许可我本人或学校所选定的医师及其他医护人员对我的子女进行参赛前筛查，并对表格所限定的学年内的体育运动及活动中发生的损伤情况提供医治。我进一步授权上述医师及医护人员将有关我子女参与体育运动及活动的相关信息分享给必要的教练及其他校职工。

_____   _____
家长或监护人   日期

首级筛查

致命伤的处置

致命伤的处置应优于运动员所受的其他损伤。致命情况包括需要进行心肺复苏（如呼吸道受阻、失去呼吸、无血液循环、大出血及休克）。当致命情况出现时，应拨叫我国常用紧急应急号码"110""119""120"呼叫急救团队。

失去意识的运动员

无意识状态是救助中最大的困境之一。对于无意识的运动员，无论情况致命与否，应拨打我国常用紧急应急号码 "110""119""120"呼叫救援团队。无意识是指缺失清醒认知的无反应状态。这种情况可由对头部或胸口的撞击引起，也可由休克导致。通常无意识的准确原因很难查明。

应确认无意识的运动员遭受的需即刻进行首要筛查的致命损伤。以下是处置无意识运动员的指南：

（1）应立即确认身体姿态，并查明反应及清醒度。

（2）应流程化地保障循环、呼吸道和呼吸通畅（CAB。C：循环；A：呼吸道；B：呼吸）[2]。

（3）对于无意识的运动员不排除脖颈脊柱的受伤风险。

（4）如果运动员佩戴头盔，并且没有受过护具

移除训练的医护人员在场，则护具不应被移除，除非出现危及生命的紧急情况如呼吸停止。如果运动防护师在场，他应在运送运动员去急救场所之前小心移除头盔和护肩[14]。

（5）如果运动员仰卧且没有呼吸，应立即建立循环、呼吸道及呼吸通路。

（6）如果运动员仰卧并有呼吸，在恢复意识前不做任何行动。

（7）如果运动员俯卧且失去呼吸，小心使用滚木法将他翻至仰卧位，并立即开展心肺复苏。

（8）如果运动员俯卧且有呼吸，在恢复意识前不做任何行动，并等候救援团队。

（9）在急救人员到达之前，监测并维持无意识运动员的生命体征支持。

紧急心肺复苏总览

必须对受伤运动员进行仔细评估，以确定是否需要心肺复苏（图8-2）。在美国，所有领域参与竞技或休闲体育项目的相关人员应取得美国红十字会、美国心脏协会或美国国家安全委员会的心肺复苏、自动体外除颤仪与急救的证书[19]。

任何在需要进行心肺复苏术的紧急情况下提供救援的人员须知晓，《好撒玛利亚人法》的颁布旨在为自愿向受伤、受害者提供紧急护理的个人提供法律保护。然而，基于他们的工作性质，教练及其他健康从业者甚至是体育管理者都有"行动的责任"。在某种程度上，他们对运动员"负责"并且在必要时需提供心肺复苏术。

在进行急救前，我们建议急救提供者取得患者的同意。在患者无意识且需要心肺复苏时，许可是默认的，这意味着患者如果能够回应则会给予许可[3]。

2008年，美国心脏协会提议为没有取得心肺复苏术资格的人员简化心肺复苏技术[2]。这项技术称为"徒手心肺复苏"，只需要救援者拨打我国常用紧急应急号码"110""119""120"，之后提供不间断的胸外按压（每分钟100次）直至医务辅助人员接手或有自动体外除颤仪可以用以恢复正常

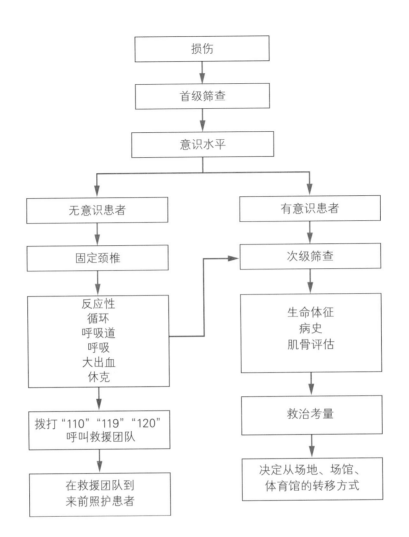

图8-1　对受伤患者适当急救的流程 [注: "110" "119" "120" 为根据我国常用紧急号码修改。]

心脏搏动。这种行动应仅适用于突发倒地、没有呼吸且无反应的成人[1]。2010年，美国心脏协会将缩写ABC（呼吸道、呼吸、循环）改为CAB（循环、呼吸道、呼吸），以帮助持证心肺复苏人员记住步骤的顺序[3]。这项改变强调胸外按压创造循环的重要性。焦点框8-3（心肺复苏术总览）总结了为成人、儿童及婴儿进行心肺复苏的要点。

设备注意事项

运动员穿戴的保护性装备可能会使心肺复苏术的步骤变复

思考题8-1

一名美式橄榄球防守位球员做出抢断并在对抗时低头去抢断持球者。他摔倒在地并没有移动。这名受伤的运动员俯卧且失去意识，但是还在呼吸。

? 这种情况应如何处置？

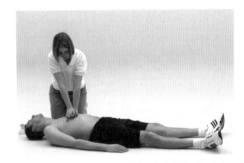

图8-2　每个人都应取得心肺复苏术认证并准备好在需要时进行复苏

杂。美式橄榄球、冰球或曲棍球的有面罩的头盔和各个体育项目的不同种类的护肩明显会使心肺复苏术变得更难，甚至完全无法操作[10,21]。

开始心肺复苏术前的移除面罩、头盔及护肩的决定应取决于颈椎产生损伤的可能性[14]。多

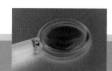
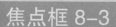
心肺复苏术总览

适用于持心肺复苏证的人员：

对于成人

- 查明无反应情况，拨打我国常用紧急应急号码"110""119""120"
- 如果自动体外除颤仪可用，先在机器引导下进行1次除颤，后开始心肺复苏
- 使用胸外按压以恢复血液循环，100次/min
  - 进行30次按压
  - 使用双手按压
  - 按压胸腔下陷至少5.08 cm
- 在打开呼吸道后进行口对口吹气
  - 吹气2次（每次呼气1 s）
  - 吹气直至胸腔隆起
  - 恢复胸外按压
- 在5个循环或2 min无反应后使用自动体外除颤仪（图8-3）
  - 按照机器指引，实施1次除颤后，继续心肺复苏
- 继续心肺复苏直至伤员开始呼吸或急救人员接管

对于儿童（1~8岁）

- 查明无反应情况并拨打我国常用紧急应急号码"110""119""120"
- 使用胸外按压以恢复血液循环，100次/min
  - 进行30次按压
  - 使用双手按压
  - 按压胸腔下陷至少3.81 cm
- 在打开呼吸道后进行口对口吹气
  - 吹气2次（每次吹气1 s）
  - 使用比对成人更轻柔的吹气直至胸腔隆起
  - 恢复胸外按压
- 在5个循环或2 min无反应后使用自动体外除颤仪
  - 如可用，使用儿童贴片
  - 按照机器指引，实施1次除颤后，继续心肺复苏
- 继续心肺复苏直至儿童开始呼吸或急救人员接管

对于婴儿

- 查明无反应情况并拨打我国常用紧急应急号码"110""119""120"
  - 保证呼吸道畅通
- 使用胸外按压以恢复血液循环，100次/min
  - 进行30次按压
  - 使用双指按压乳头线下胸骨位置
- 在打开呼吸道后进行口对口/鼻吹气
  - 吹气2次（每次吹气1 s）
  - 使用比成人更轻柔的吹气
  - 恢复胸外按压
- 在5个循环或2 min无反应后，重新评估
- 继续心肺复苏直至婴儿开始呼吸或急救人员接管

适用于没有心肺复苏证的人员：

- 只进行胸腔按压，100次/min，直至急救人员到达

年来，人们一直建议，不摘除颈椎可能受伤运动员的头盔[21]。然而，由来自多组织的专家组成的研究小组最新的推荐为，适当的装备（头盔、面罩及护肩）应由至少3名受过相关训练并且经验丰富的救援人员在转送受伤运动员到急救场所之前第一时间移除[14]。如果在场人数不足3人，装备应在到场专业人员足够后第一时间移除[14]。受训且经验丰富的救援人员应有能力判断现有情况是否适合移除装备[14]。移除装备的理由是，这些在场且受训的人员可能比医院急救部门人员更了解装备移除的步骤。

如果有任何颈椎受伤的可能性，在移除保护性装备前必须小心行事，将头部及颈部的移动最小化。因此，应在运送受伤运动员前往紧急救护场所

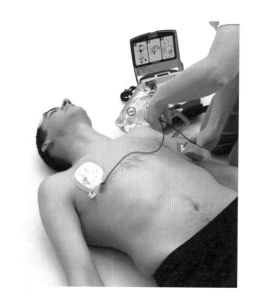

图8-3　如果可用，应使用自动体外除颤仪

之前，在最早且最适当的时间佩戴硬性颈椎固定支具以最大化限制颈部的移动[14]。

控制出血

出血指非正常的内部或外部血液流出[12]。出血可发生于静脉、毛细血管或动脉，也可能是内出血或外出血。静脉出血的特点是深红且持续流出，毛细血管出血从组织渗出且呈红色，而动脉出血则呈鲜红色喷涌而出。当接触他人的血液或体液时，教练或其他健康从业者应始终留意可能存在的血源性病原体及其他疾病。应采取全面防护措施把这种风险降到最低。无论何时，当接触他人的血液或其他体液时，应常规使用非乳胶的一次性手套。这个话题将在第9章详细讨论。

控制外出血

外出血源于皮肤开放性创伤，如擦伤、切伤、割伤、穿刺伤或撕裂伤。外出血的最有效控制方法是直接压迫止血。抬高并压迫出血点也可以帮助止血。

直接加压

现今推荐的主要止血技术是直接在伤口上通过无菌纱布用手加压[1]。如果没有骨折，压力直接稳固施加于骨上（图8-4）。在纱布被浸透后，应直接在这些纱布上添加纱布，促进凝血。也可使用加压绷带直接在伤口上固定无菌纱布。

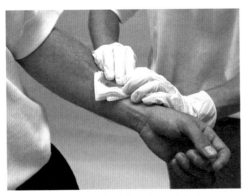

图8-4　通过用手按压无菌纱布直接压迫止血

抬高

抬高可作为控制外出血的辅助手段。抬高出血部位对抗地心引力可降低血压并促进静脉及淋巴回流，因此，抬高可减慢出血速度。

> 通常可使用直接施压、抬高或压力点以控制外出血。

压迫止血点

当直接加压结合抬高无法减慢出血时，可使用压迫止血点的方式。身体每侧有11个点可用于控制外出血，最常用的两点是上肢的肱动脉及下肢的股动脉。可在肱骨内侧按压肱动脉，而股动脉可在股三角区按压（图8-5）。

内出血

内出血肉眼不可见，除非由某些身体开放处显现或由X线或其他诊断手段辨明。内出血的风险在于诊断的困难。有些内出血，如皮下出血（青肿或挫伤）、肌内出血或关节内出血，在大多数情况下，转移运动员无危险。但是，对于体腔内，如颅骨、胸腔或腹腔出血，检测至关重要，因为这些情况关乎生死。由于症状难以辨明，内出血很难准确诊断。由于诊断的难度，内出血的运动员需在医护人员全面持续地监护下住院治疗以确定伤情的性质及程度。严重出血最终会导致休克，因此应在上述假定下救治。即使没有明显的休克指征，也应保持运动员安静并持续维持运动员的适宜体温（适宜体位详见休克部分）[12]。

处置休克

任何损伤都有休克的风险。但大出血、骨折及其他内伤会增加发生休克的概率。当循环系统可用的血液减少时，休克就会发生。因为组织缺乏足够的携氧血细胞，尤其是神经系统。当休克发生时，一部分血浆从血管流失至身体组织间，将血细胞留在血管内，降低了血液流动。这种血管系统的崩溃会导致广泛的组织坏死，除非给予治疗，否则将导

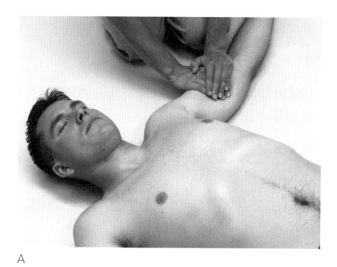
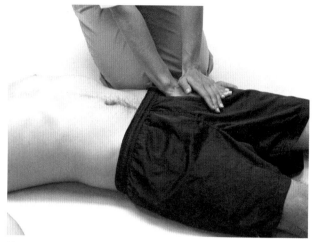

A

B

图8-5 两个最常见的压迫止血点是肱动脉及股动脉 A.肱动脉；B.股动脉

致人体的死亡。

某些情况如极端疲劳、遭受极寒或极暑、极度脱水及矿物质流失，或疾病会诱发运动员休克。对于可能诱发休克的情况，运动防护师或教练应使用其他体征评估运动员因损伤诱发休克的可能性。最重要的是运动员要认识到自己的严重损伤，这种情况会导致休克，即使没有任何常见休克征兆存在。

症状及体征

休克的主要体征是皮肤苍白及湿冷、脉搏虚弱且加快、呼吸加快且浅弱、血压降低，以及在严重情况下的尿潴留及大便失禁。如果运动员清醒，其可能会对周边环境表现出不感兴趣或展现出易怒、焦躁或兴奋的情绪，也可能会出现极度口渴。

休克体征：

- 低血压
- 收缩压通常低于90 mmHg
- 脉搏快速且虚弱
- 运动员可能变得困倦且行动迟缓
- 呼吸浅弱且极快
- 运动员的皮肤苍白、湿冷

处置

根据休克的诱因，可实施如下紧急救援：

（1）拨打我国常用紧急应急号码"110""119""120"，联系紧急救援。

（2）尽可能维持正常体温。

（3）大多数情况可以抬高双腿、双脚20～30 cm。但是，休克处置体位取决于不同的损伤类型[2]。例如，对于脖颈受伤，运动员应按照受伤体位固定；对于头部受伤，应抬高头部及肩膀；而对于腿部骨折，患者腿部应保持水平并在固定后抬高。

休克可以是复合的，也可以由运动员对受伤情况的心理反应造成。恐惧或突然意识到伤情严重而受到惊吓可诱发休克。鉴于运动员对损伤的心理反应，应指导运动员躺下并避免看到伤情；应耐心柔和且坚定地处置运动员；应将围观者驱离受伤运动员周围；应安抚受伤运动员的忧虑；应松解受伤运动员的衣物以保持其舒适；在医师诊明无须手术前不可口服任何物质。

进行次级筛查

如果运动员没有致命伤，应对全身损伤进行次级筛查。

次级筛查包括：

- 病史
- 视诊
- 查体
- 特殊测试

识别生命体征

任何提供紧急救援的人应有能力评估现存的生命体征和损伤病症。这些生命体征包括心率、呼吸、血压、体温、肤色、瞳孔大小、行动、出现的疼痛和意识水平。有能力辨别一项或多项生命体征异常是很重要的。表8-1提供了每项生命体征的标准值。有异常生命体征的个体应转诊给医师。

场上损伤检查

次级筛查分为两个损伤评估阶段。第一阶段包括临场初步评估，以决定伤情的严重程度及如何从运动场转送运动员。很多时候，当运动防护师不在场时，这种临场检查需由教练完成。如有必要，运动防护师或医师通常会完成更细致的场外评估。

准确地评估肌肉损伤的程度需使用逻辑过程[14]。重要的是，要意识到提示受伤部位、性质，尤其是损伤严重程度的主要体征。了解损伤机制或损伤顺序并系统地检查损伤，有助于上诉体征的探查。了解损伤机制对于辨明身体受影响部位至关重要。

了解损伤机制应收集患者的简洁病史。如果可能，应询问运动员损伤前发生的事件及它是如何发生的。应进一步询问运动员在损伤发生时有无听到或感到什么。在损伤发生时出现如断裂、碎裂或爆裂的声音经常意味着骨折、韧带或肌腱损伤。应观察损伤部位且与对侧比较。初步视诊可以发现明显畸形、肿胀和皮肤变色。

最后，应小心触诊损伤区域。结合视诊和听诊，感受或触诊身体部位可以探明损伤的性质。触诊从伤处远端开始逐步向伤处移动。点位压痛的程度、激惹的程度（是否仅限定在软组织还是延展到了骨性组织）和视诊无法辨明的畸形可通过触诊查明。

在简短的场上伤情探查后，应做出下列决定：

（1）伤情的严重程度。

（2）所需的急救与固定。

（3）伤情是否有必要立即转诊给医师进行进一步评估。

（4）从受伤现场运送运动员至边线、防护室或医院的方式。

书面记录现场评估的结果至关重要。这应在评估完伤情后第一时间完成，保证准确记录评估的结果和所采取的行动。

场下评估

一旦受伤运动员从受伤地点移至安全且舒适的场所，运动防护师、物理治疗师或医师可进行更细致的场下评估[4]。这种细致的评估可在边线、急诊室、运动防护场所或运动医学诊所进行。评估方案可分为四类：询问病史、视诊、查体（触诊）和特殊测试[13]。许多特殊测试可以提供受伤程度的额外信息[13]。如下讨论提供了场下评估中可用的一些步骤和技巧。

应检测的生命体征：

- 脉搏
- 呼吸
- 血压
- 体温
- 肤色
- 瞳孔
- 意识水平
- 行动是否虚弱
- 感官变化

有些运动员正常状况下有不规则且大小不一的瞳孔。

一名业余网球运动员诉其有持续1周左右的肩痛。他主诉在举重第一次伤到肩部时并未意识到伤病严重。在过去的1周内，他因为疼痛无法举重。他没有停止打网球，肩部情况未好转且加重。

? 这种伤病的评估流程是什么？

思考题8-2

表8-1 生命体征

体征	描述
脉搏	成人的正常脉搏为60～100次/min，而儿童为80～100次/min。经过训练的运动员一般脉搏较慢。脉搏一般在颈部的颈动脉或手腕的桡动脉处测量（图8-6）
呼吸	成人的正常的呼吸频率是16～20次/min，静息状态下为12～20次/min。而儿童是20～25次/min。呼吸浅弱提示休克，呼吸紊乱或喘息提示心肺问题
血压	15～20岁男性正常收缩压为100～140 mmHg，舒张压通常为60～90 mmHg。女性的正常收缩与舒张压相比于男性一般会低8～10 mmHg。血压只可用带袖带的非电子血压计和听诊器测量（图8-7）
体温	人的正常体温是36～37 ℃。核心温度最准确的测量方式是测肛温或耳内鼓膜温度（图8-8）
肤色	泛红的皮肤可能提示中暑、高血压和体温升高。苍白、无血色或泛白的皮肤可能意味着循环不足、休克、受惊、出血、中暑衰竭或胰岛素性休克。皮肤泛蓝（青紫色），主要显现在嘴唇和指甲处，通常意味着呼吸道堵塞或肺功能不全
瞳孔	两侧瞳孔应大小一致。瞳孔应对声光刺激有反应，声光刺激可导致瞳孔收缩或扩大。瞳孔的反应性比瞳孔大小更重要（图8-9）
意识水平	通常运动员是机警的，知晓周边情况，并对言语刺激反应迅速
行动虚弱	一侧身体相比另一侧身体虚弱是不正常的，可能表明神经损伤
感官变化	麻木、刺痛或完全失去感觉是异常的

病史

尽可能多地收集伤病信息非常重要。了解损伤的机制、损伤是如何发生的、是否有既往病史和聆听运动员的主诉能够获取损伤性质的重要信息。检查者应获取尽可能多的准确信息，这些信息有助于辨明病情的真实本质。检查者应根据病史设计下一步的检查和处置。

可从次级筛查中决定的事项：

- 损伤的严重程度
- 所需的急救
- 损伤是否有必要转诊给医师
- 所需运送方式

视诊

除了从病史中知晓和了解运动员的主诉，还要实行综合观察，一般在收集病史的同时进行。观察应包括肿胀、水肿、畸形、皮肤失色及组织温度变化。

触诊

触诊应包括骨和软组织。与其他检查步骤一样，触诊应系统地进行，从非常轻的压力到逐渐深层的压力，通常从远处逐渐移向伤处。

特殊测试

几乎身体的每个部位，都有许多特殊测试用以检查特定的病理。它们经常被用来验证从其他测试中所得到的信息。例如，特殊测试经常被用来检查韧带稳定性、撞击综合征体征、特定结构的紧张程度、肌肉不平衡和身体力线偏移。不同关节的特殊测试将在第14～22章讨论。

急性肌骨损伤的即刻救治

在体育运动中肌骨损伤极为常见。需立即提供适当的急救以控制出血及肿胀。初步急救应指向一个主要目标——减轻损伤引起的肿胀。如果在初期控制肿胀，可显著缩短康复所需的时间。肌骨损伤的初步处置应包括保护、休息、冰敷、加压和抬高（PRICE）。

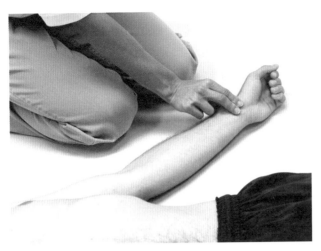

图8-6　可在桡动脉测量脉搏

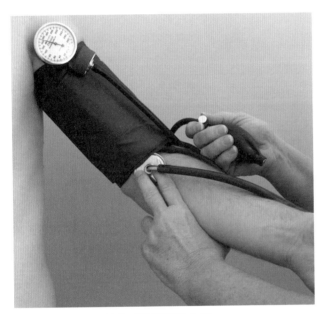

图8-7　通过血压计和听诊器测量血压

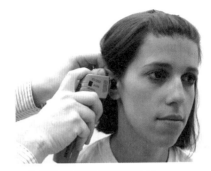

图8-8　使用体温计测量鼓膜温度

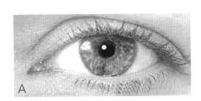

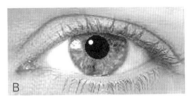

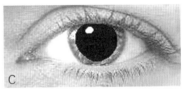

图8-9　瞳孔对于影响神经系统的状况极度敏感　A.收缩；B.正常；C.扩大

> PRICE：protection（保护）、rest（休息）、ice（冰敷）、compression（加压）、elevation（抬高），是肌骨损伤紧急救护的核心。

焦点框8-4总结了初步处置急性损伤的具体技巧（图8-10）。

保护

在损伤发生后，应立即防止进一步损伤。如果有骨折或关节不稳，受损结构需使用支具或夹板固定。选择恰当的转送方式将受伤运动员转运出赛场也能够减少后续损伤。

休息

在任何治疗流程里，任何损伤后的休息都是至关重要的。身体自受损即刻就开始了愈合过程。如果损伤处不能得到休息且承受外部压力和拉力，愈合过程就没有办法达到应有的作用。随之，伤处无法愈合，康复所需时间显著增加。休息所需的天数取决于损伤的严重性。身体经历轻微损伤的部位应在康复项目开始前休息48～72 h。

冰敷（冷敷）

应初步冷处理急性损伤。拉伤、扭伤和挫伤等

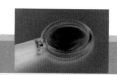

急性损伤的初步处置

无论在哪里发生，适当的急性肌骨损伤初步处置如下：

1. 在伤处直接使用绷带缠绕，应从伤处远端开始逐步向近端缠绕。压力应稳定且一致。把绷带打湿可帮助从冰袋导冷。使用绷带后，检查缠绕远端区域的循环。干燥的绷带应固定至少72 h，这样会大大降低继续肿胀的可能性。

2. 用冰袋或冰包完全包裹并固定受伤区域。在之后的24 h内，先冰敷20 min，之后尽可能多地重复停歇1 h、冰敷0.5 h的循环。在之后的48 h内，应尽可能多地使用冰敷。

3. 在伤后最初的72 h内，应尽量多地抬高患部。在睡觉时抬高患部尤其重要。抬高使得伤后受损的部位得以休息。损伤的初步处置对于缩短康复时间至关重要。可以将枕头或卷起的毯子放在床垫下以垫高床垫末端。

大多数情况都是先使用冰敷。在伤后最常使用冰敷来降低疼痛和促进局部血管收缩，以控制出血和水肿。在急性损伤处冰敷可降低新陈代谢和组织所需的氧气及减轻缺氧。冰敷时，运动员通常反映有不适的冷感，后续有灼烧感，之后有隐痛最终完全麻木。

因为皮下脂肪传导冷的速度缓慢，短时间冰敷对于深层组织降温效果不好。因此，推荐至少20 min的治疗时间。但要注意，过长时间的冰敷会导致组织坏死[18]。

在急性损伤后，应在伤处使用冰袋至少72 h。对于许多伤病，常规冰敷可能持续几周。

为了达到最佳效果，冰袋（碎冰和毛巾）应包裹在加压缠带上（图8-10B）。冷冻胶袋不应直接用在皮肤上，因为胶袋能达到的温度比冰袋低很多。一个很好的经验法则是在近期的伤处先用冰敷20 min，并在醒着的时间内每隔1～1.5 h重复一次。根据伤处的位置和严重程度，冰敷可间断使用1～72 h。例如，轻度拉伤可能需要一整天的20 min冰敷，而严重膝或踝扭伤可能需要3～7天的间断冰敷。如果不确定伤病的严重程度，最好延长冰敷的总时长[18]。

加压

急性损伤后的即刻加压或许比冰敷对控制肿胀更重要[18]。在伤处施加外部压力有助于减轻肿胀，减少出血和血肿。通过加压，液体深入组织间隙的速度减缓，而吸收速度提升。但是，胫前骨筋膜室综合征或某些头颈损伤禁用加压（参阅第15章）。

有许多加压方式可用。将弹性绷带浸湿放在冰箱里，可以在处理近期损伤时提供加压和冰敷。可以从毡布或泡沫胶上剪下垫片以适配不容易加压的部位。例如，可以用弹性绷带和贴布将马蹄形垫片固定在踝关节作为预防和减轻水肿的绝佳方式（图8-10A）。冰敷是间断性的，但加压应是持续性的，如果可能的话，夜间也应保持加压。组织间的压力增大可能会使佩戴加压缠带很痛苦。即使不适感强烈，仍必须继续佩戴加压缠带，因为加压对于控制肿胀至关重要。在急性损伤后，应保持佩戴加压缠带至少72 h。在许多慢性过度使用性损伤中，如肌腱炎、腱鞘炎，尤其是滑囊炎，加压缠带应佩戴至肿胀完全消失。

抬高

和冰敷、加压一样，抬高可减轻内出血。任

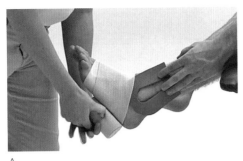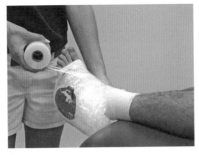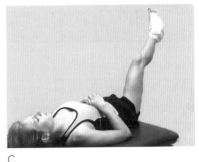

图8-10 PRICE技术 A.应使用湿加压绷带包裹马蹄形垫片；B.应使用加压缠带加固；C.在初步治疗阶段应靠墙抬高腿部

意伤处，尤其是四肢部，可以通过抬高消除重力在四肢对于血液的堆积效应。抬高可帮助静脉从伤处排空血液和其他体液，促进血液回流。抬高的程度越大，对于肿胀的控制效果就越好。例如，在脚踝扭伤中应将脚踝几乎靠墙直立。在最初的72 h里，应尽可能多地抬高患处（图8-10C）。

思考题8-3

一名曲棍球运动员被对手的球棍绊倒，脚踝翻向内侧，并倒在场地上，为2度踝扭伤。她的脚踝立即出现肿胀并伴随剧烈疼痛，且在检查时发现踝关节松弛。

？应具体做些什么以有效控制因损伤引起的初步肿胀？

紧急固定

如果怀疑运动员有骨折，立即拨打我国常用紧急应急号码"110""119""120"，呼叫救援团队。应在移动运动员前固定任何疑似骨折。如果紧急医疗服务已经在路上，最好利用地面来固定骨折。如果医护辅助人员即将抵达并将移动运动员，无须在这之前移动运动员。在无适当固定的情况下移动骨折患者会加重组织损伤、出血及诱发休克。应使用商用紧急夹板简单固定患处。

无论使用何种固定，良好的固定原则是不变的。两个主要的夹板固定原则是：①固定骨折处远端及近端的关节；②在受伤的姿势原位固定。如果可能，不要在固定前移

应在移动运动员前固定疑似骨折。

动运动员。

快速成型真空固定器

快速成型真空固定器是一种紧急医护人员和运动防护师广泛使用的新型固定器。它由含有聚苯乙烯泡沫塑料片的气密可折叠布套组成。它可通过尼龙搭扣塑成任何关节或成角骨折的形状。通过手持气泵抽空套管中的空气，可使固定器有着纸板般的强度。这种固定器对于有角度的、需在发现姿势位置固定的损伤最有效（图8-11A）。

空气固定器

空气固定器是透明的、可在受影响部位周边充气的塑料固定器，可用于四肢固定，但它的使用须经特殊训练。这种固定可为身体部位提供支持和适中的压力，并为X线检查提供清晰的视野。如果充气固定器会改变骨折畸形则不可使用（图8-11B）。

下肢骨折固定

足踝或腿部的骨折需固定足部和膝部。任何涉及膝、大腿或髋的骨折应固定整个肢体和同侧身体。

上肢骨折固定

肩周附近的骨折应使用肩吊带将上肢紧贴身体固定。上臂和肘部骨折需在发现的位置固定。前臂和腕部骨折应在前臂屈曲的位置使用吊带固定。手部和手指脱位及骨折应使用压舌片、纱布卷或铝固定板固定。

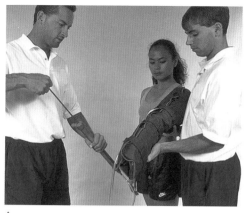

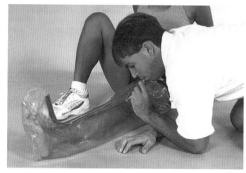

图8-11 A.快速成型真空固定器；B.空气固定器

固定脊柱及骨盆

疑似脊柱或骨盆骨折最好使用脊柱板固定和移动。

移动和运送受伤运动员

移动、抬起和运送受伤运动员须使用可防止进一步损伤的方法[24]。不当的移动或运送运动员可能比其他紧急步骤更易加重伤情。不应有任何不当理由处置受伤运动员。应结合所有可能的运送方式和必要设备来制订运送计划。可能需要训练有素的人员、脊柱板、伸缩担架和救援车辆来运送受伤运动员。

当运送受伤运动员时应极度小心。

疑似脊柱损伤

当疑似脊柱损伤时，立即拨打我国常用紧急应急号码"110""119""120"呼叫紧急医疗服务并在救援团队到达后开始尝试移动运动员。为数不多的例外是：①当运动员失去呼吸需要心肺复苏时，用滚木法将运动员翻至仰卧位；②当有即刻发生进一步损伤危险时。

疑似脊柱损伤需极度小心地处置，最好由训练有素的、有着更多技巧及适当装备的医护辅助人员、急救医务人员或运动防护师进行运送[14]。如果没有上述人员，应在医师的快速指导下使用脊柱板完成运送。移动疑似脊柱尤其是颈部损伤运动员的固有风险是，由于伤者无法控制自己的动作，颈部和头部有可能转动。当小型骨折存在时，这种扭曲可造成脊髓或神经根的潜在损伤。在使用脊柱板运送运动员时，最重要的原则是保持头部、颈部和身体长轴呈直线。最好指派一名人员只负责保证和维持头部与颈部的位置，直到头部被固定在脊柱板上[5]（图8-12）。推荐两种固定颈椎的方法：救援人员手捧头部两侧的头部夹紧法（图8-12A）和救援人员抓紧患者脖颈两侧斜方肌并用前臂结实夹紧头部的斜方夹紧法（图8-12B）[20]。

将运动员移至脊柱板

一旦发现颈部严重受损，应立即呼叫医师及救援团队。在呼叫救援团队后，教练应负责维持正常呼吸、处置休克、保持运动员安静并处于发现受伤位置的主要紧急救护，直到医护援助到达。理想状态下，应在医师检查完运动员并允许后移动运动员。救援团队到达后，他们默认将运动员移至脊柱板上并将其移至救援车辆的责任。运动员应被仰卧运送，使用毛巾、垫板或颈部固定器支撑颈后。应在运送全程维持脖颈固定，先至急救车，后至医院，以及贯穿医院诊治整个流程[9]。如果没有持续使用固定器，有可能发生额外的脊髓损伤及瘫痪（图8-13）。

担架运送

当脊柱损伤发生时，最佳、最安全的短距离运送方式就是使用担架。在支撑好身体每个部分后，将运动员小心置于担架上，并经由至少8名人员适当运送，1人固定头部，1人在脚部，另外3人分列身体两侧[14]（图8-14）。任何经受严重损伤需要使用担架的人员需在被移动前仔细查体。

当运送四肢受伤人员时，在运送前需确认使用

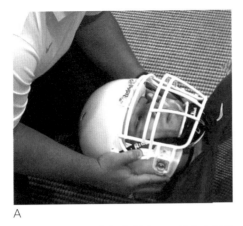

图8-12　颈椎固定方法　A.头部夹紧法；B.斜方夹紧法

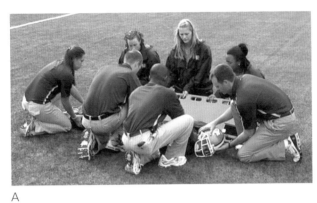

图8-13　运动员固定在脊柱板上并稳固固定头部

外用夹板固定好损伤。使用半坐式姿势可更舒适地运送肩部受伤的运动员，除非其他损伤排除了这种方式。如果上肢的伤情导致肘部无法屈曲，应使用担架并在手臂和身体间放置垫板，将肢体正确地固定在身体一侧。

步行辅助

步行辅助（图8-15）是指给予可行走运动员支撑或协助。在允许运动员步行之前，应仔细检查运动员以确定伤情为轻伤。当怀疑有严重伤情时，应禁止步行。应有两名身高相仿的人员在运动员两侧提供完全支撑。运动员的双臂应搭在协助人员肩上，救援人员的手臂环绕在运动员的背上。

人力运送

人力运送（图8-16）可轻松运送比步行更远距离的轻伤运动员。正如步行辅助，任何运输运动

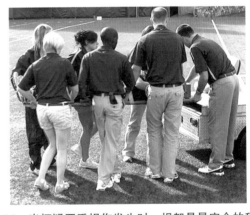

图8-14　当怀疑严重损伤发生时，担架是最安全的移动运动员的方式

员的决定应在全面检查并确定无潜在严重情况后进行。最便捷的方式是由双人协助完成。

适配并使用拐杖或手杖

当运动员遭受下肢损伤时，有时需禁止负重，这种情况需要使用拐杖或手杖。运动员经常在没有

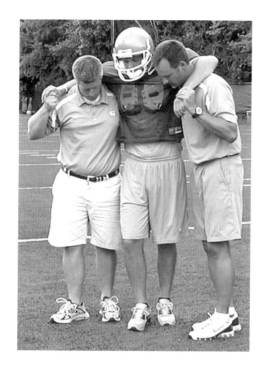

图8-15 运送轻度受伤运动员的步行辅助

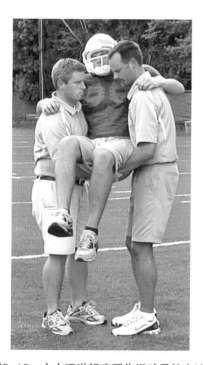

图8-16 人力运送轻度受伤运动员的方法

适当配置或指导的情况下使用它们。不恰当的配置和使用可使身体的不同部位承受异常压力。体重对拐杖腋窝垫的持续压力可造成麻痹。这种在腋窝或

> 为避免在身体上施加异常压力，使用适配的拐杖或手杖很重要。

桡神经和血管处的压力可导致暂时性或永久性的手部麻木。长期错误使用拐杖、手杖可导致腰痛和（或）髋拉伤。

为运动员调试

调试拐杖使其适合运动员（图8-17）。调试时，运动员应穿低跟鞋并以良好姿态站立，双脚并拢。先将拐杖头置于鞋外侧15 cm，鞋前方5 cm处以决定正确的拐杖长度。拐杖腋窝垫应置于腋下前褶下2.5 cm处。之后，手把应置于屈肘约30°时的手部高度。为运动员调试手杖相对简单。运动员穿日常用鞋，使用从股骨大转子到地面的测量距离。

使用拐杖、手杖行走

使用拐杖行走的许多元素与步行相对应。在运动损伤中常用的方式是三点支撑。在这种方法中，运动员通过拐杖摆动，患肢不与地面接触或患肢部分承重。行走步骤如下：

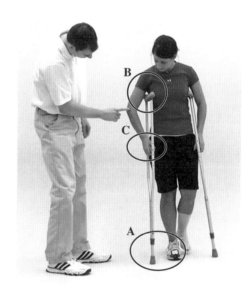

图8-17 拐杖应根据运动员的身高等适当调试 A.拐杖头置于鞋外侧缘15 cm处并置于鞋前5 cm处；B.腋下拐杖护垫应置于腋下前褶下2.5 cm处；C.手把置于屈肘30°时手部高度

（1）运动员单脚站立，完全抬高患脚或部分负重。

（2）将拐杖头置于足前30～37.5 cm处，运动员身体前倾，伸直肘部，将支撑垫结实靠在胸侧，健脚在固定拐杖间摆动或迈出步伐（图8-18）。运动员应避免将主要支撑放在腋窝处。

（3）移动后，运动员收回拐杖并再次将拐杖

头置于前方。

另一种方式是四点支撑。以先移动左侧拐杖为

例。运动员双脚站立，向前移动左侧拐杖后右脚向前移动。然后向前移动右侧拐杖超过右脚，接着左脚向前移动，而后左侧拐杖向前移动超过左脚，以此循环。

一旦运动员可以在水平面上有效移动，应开始教授跨越台阶。如水平拐杖行走，在台阶上使用三点支撑。上台阶时，双手支撑体重，健腿踏上台阶。身体全重转移到支撑腿上，之后双拐杖头与患腿跟上台阶。下台阶时，双拐杖头和患腿先下台阶，之后支撑腿跟上。如果有扶手可用，用外侧手持双拐，之后每侧动作与之前相似。短语"上好腿，下坏腿"可帮助运动员记住正确的顺序。

当受伤运动员需要部分负重时，手杖或单拐也许能够帮助保持平衡。在这种情况下，运动员应健侧手持手杖或拐杖，同时摆出手杖和患腿。运动员应避免过多地倚靠手杖或拐杖。如果遇到问题，运动员应使用双拐。

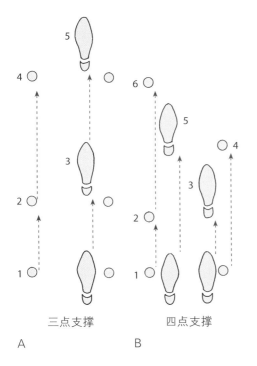

三点支撑　　　　　四点支撑

A　　　　　　　B

图8-18　拐杖步态　A.三点支撑步态；B.四点支撑步态

运动损伤处置清单

以下清单包括了损伤初步处置和评估的步骤。

❏ 提前建立紧急行动预案。

❏ 组织所有员工每年进行紧急救援预案训练。

❏ 查明运动员是否有意识。

❏ 如果运动员无意识，拨打我国常用紧急应急号码"110""119""120"，呼叫紧急医护服务。

❏ 进行首级筛查，寻找致命伤（呼吸停止、出血、休克）。

❏ 采取适当措施处置呼吸停止、出血或休克直到救援团队到达，救援团队接手损伤处理。

❏ 如果没有失去意识或没有致命伤，进行次级筛查。

❏ 如需要，固定受伤部位。

❏ 决定如何从场地运送运动员。

❏ 如果运动员是未成年人，通知家长。

❏ 采取适当的急救措施处置伤情。

❏ 如有必要，帮运动员配置拐杖或手杖。

❏ 将运动员转诊至队医或家庭医师处。

摘要

- 紧急情况是指不可预知的混合状况及其所造成的需要立即行动的状态。应急救援的头等要事是维持心血管功能及间接地维持中枢神经功能。所有运动项目在任何时候有运动员受伤时应启动应急预案。

- 应系统地评估受伤运动员并采取适当的紧急救护。首级筛查评估并处置致命伤。一旦运动员情况稳定，次级筛查可更详细地评估损伤。

- 所有员工应具有心肺复苏术/自动体外除颤仪证书。为防止呼吸道受阻，应使用腹部推压或胸腔按压和（或）使用手指清理喉咙。自动体外除颤仪对于恢复正常心律很重要。

- 出血可分为内出血或外出血。可使用直接加压、压迫止血点及抬高控制外出血。内出血可在皮下、肌肉间或体腔内发生。

- 场下评估包括四类：询问病史、视诊、查体、特殊测试。特殊测试取决于身体部位。

- 对于肌骨损伤应使用保护、休息、冰敷、加压和抬高（PRICE）进行紧急处理。每1～1.5 h冰敷20 min，并在伤后持续加压抬高至少72 h。

- 疑似骨折应在移动前固定。在运动防护环境中，商用快速成型真空固定器和空气固定器最为常用。

- 在移动严重受伤的运动员时需极度小心。无意识的运动员须按颈部骨折处置。只应由经特殊训练的人员对疑似颈部严重受伤的运动员进行转运。应使用脊柱板避免颈部的任何移动。

- 适当地配置和指导下肢受伤的运动员使用拐杖和手杖很重要。

思考题答案

8-1 按照损伤的机制，应怀疑运动员遭受颈部损伤。应始终固定其头部。如果运动员俯卧且有呼吸，在恢复意识前不做任何处置。应进行现场检查以确定运动员的无意识情况。之后应小心使用滚木法将运动员置于脊柱板上，因为可能随时需要进行心肺复苏。如果需要进行心肺复苏，则需移除面罩。应保持头盔和护肩在原位不动。之后运送运动员至紧急救援场所。记住，在这种情况下可能发生的最糟糕的错误就是在处理时没有足够小心。

8-2 应先从受伤运动员处收集客观病史，之后进行主观查体，包括视诊、触诊、特殊测试、关节稳定性试验及功能性表现评估。

8-3 应使用湿润弹性加压缠带缠绕固定踝关节。应在关节两侧缠带上使用并固定住冰袋。踝关节应抬高并保证腿部高于45°。加压缠带、冰敷和抬高在初期应使用至少30 min，但不长于1 h。应确定是否有疑似骨折，适当地转诊给医师。

复习题和课堂活动

1. 在设计处理紧急情况的系统中，哪些考虑是最重要的？
2. 讨论处置移动无意识运动员的准则。
3. 在首级筛查中应评估哪些致命情况？
4. 维持生命的步骤有哪些？
5. 陈述心肺复苏术和处置呼吸道阻塞的步骤。在运动环境中这些步骤可能在什么时候用到？
6. 列举评估肌骨损伤的基本步骤。
7. 可使用哪些方法控制外出血？
8. 休克的症状和体征有哪些？应如何处理？
9. 有哪些急救方法可以减少肌骨损伤的出血、肿胀和疼痛？
10. 讨论评估损伤的流程。
11. 阐述紧急固定的基本理念。
12. 如何运送疑似脊柱受伤的运动员？
13. 应使用何种方法运送疑似肌骨受伤的运动员？
14. 阐述如何适当地配置拐杖。

参考文献

[1] AHA clarifies CPR guidelines, recommends "hands-only" CPR for bystanders. 2008. *PT: Magazine of Physical Therapy* 16(6):16.

[2] American Heart Association. 2010. Highlights of the 2010 American Heart Association guidelines for cardiopulmonary resuscitation and emergency cardiovascular care. Dallas, TX: American Heart Association.

[3] American Red Cross. 2011. *CPR/AED for the professional rescuer and health care providers.* Greensboro, NC: Krames StayWell.

[4] Andersen, J. C., Courson, R. W., Kleiner, D. M., & McLoda, T. A. 2002. National Athletic Trainers' Association position statement: Emergency planning in athletics. *Journal of Athletic Training* 37(1):99-104.

[5] Bailes, J. 2007. Management of cervical spine injuries in athletes. *Journal of Athletic Training* 42(1):126-134.

[6] Casa, D. 2012. NATA position statement: Preventing sudden death in sports. *Journal of*

Athletic Training 47(1):96-118.

[7] Casa, D., et al. 2013.The Inter-Association Task Force for Preventing Sudden Death in Secondary School Athletics Programs: Best-practices recommendations. *Journal of Athletic Training* 48(4):546-553.

[8] Courson, R., et al. 2014. Inter-association consensus statement on best practices for sports medicine management for secondary schools and colleges, *Journal of Athletic Training* 49(1):128-137.

[9] Del Rossi, G., & Horodyski, M. 2008. The 6-plus-person lift transfer technique compared with other methods of spine boarding. *Journal of Athletic Training* 43(1):6.

[10] Helmet removal guidelines. 2011. *Sports medicine handbook*. Indianapolis, IN: National Federation of State High School Associations.

[11] Herbert, D. 2007. Emergency preparedness recommendations for high school and college athletic programs. *Exercise Standards & Malpractice Reporter* 21(4):58.

[12] Karren, K., & Hafen, B. 2011. *First aid for colleges and universities.* Upper Saddle River, NJ: Pearson.

[13] Magee, D. L. 2013. *Orthopedic physical assessment.* Philadelphia, PA: W. B. Saunders.

[14] National Athletic Trainers Association. 2015. Inter-Association Consensus Statement: Appropriate Care of the Spine Injured Patient. www.nata.org/NR06242015.

[15] Olympia, R. 2007. Emergency planning in school-based athletics: A national survey of athletic trainers. *Pediatric Emergency Care* 23(10):703-708.

[16] Plos, J. 2014. Coach, are you ready to save a life? Injury and care knowledge check for sudden cardiac arrest. *Strategies: A Journal for Physical and Sport Educators* 27(2):3-9.

[17] Potter, B. 2009. Testing the emergency action plan in athletics. *Athletic Therapy Today* 14(6):73.

[18] Prentice, W. 2011. *Therapeutic modalities in rehabilitation.* New York, NY: McGraw-Hill.

[19] Rothmier, J. 2009. The role of the automated external defibrillators in sports. *Sports Health: A Multidisciplinary Approach* 1(1):16.

[20] Shirer, I., et al. 2012. Can a rescuer or simulated patient accurately assess motion during cervical spine stabilization practice sessions? *Journal of Athletic Training* 47(1):42-51.

[21] Swartz, E. 2012. A study of emergency Am erican football helmet removal techniques. *American Journal of Emergency Medicine* 30(7):1163-1168.

[22] Swartz, E. 2011. Pre-hospital emergency removal of football helmets using two techniques. *Pre-hospital Emergency Care* 15(2):166-174.

[23] Toresdahl, K. 2013. High school AED prog rams as markers of emergency preparedness for sudden cardiac arrest. *Journal of Athletic Training* 48(2):242-247.

[24] Waninger, K. 2011. Cervical spine injury management in the helmeted athlete. *Current Sports Medicine Reports* 10(1):45-49.

注释书目

American College of Emergency Physicians. 2009. *Sports first aid and injury prevention.* Boston, MA: Jones & Bartlett.

This text teaches coaches how to administer basic first aid to sick and injured athletes.

Casa, D. 2011. *Preventing sudden death in sport and physical activity.* Boston, MA: Jones & Bartlett.

Examines the etiology, prevention, recognition, treatment, and return-to-play protocol of the common causes of sudden death in sport offering a blend of clinical, scientific, and research expertise regarding each medical condition that is discussed.

Karren, K. J., & Limmer, D. 2007. *First aid for colleges and universities.* Upper Saddle River, NJ: Pearson.

A well-illustrated, simple approach to the treatment of emergency illness and injury.

Leikin, J. B., & Feldman, B. J. 2000. *American Medical Association handbook of first aid and emergency care.* Philadelphia, PA: Random House.

Covering urgent emergency situations and the common injuries and ailments that occur in every family, this AMA guide takes the reader step-by-step through basic first-aid techniques, the medical symptoms to recognize before an emergency occurs, and what to do when one does.

Magee, D. J. 2013. *Orthopedic physical assessment.* Philadelphia, PA: W. B. Saunders.

An extremely well-illustrated book with excellent depth of coverage. Its strength lies in its coverage of injuries commonly found during athletic training.

Miller, M., & Berry, D. 2011. *Emergency response management for athletic trainers.* Baltimore, MD: Wolters Kluwer/Lippincott Williams & Wilkins.

Written specifically for athletic trainers and students, this comprehensive text will teach readers how to quickly and effectively assess and manage the broad range of medical emergencies that athletes may experience, including traumatic injuries, respiratory and circulatory arrest, and sudden illness.

Starkey, C., & Brown, S. 2015. *Examination of orthopedic and athletic injuries.* Philadelphia, PA: F. A. Davis.

A detailed, well-illustrated text that addresses all aspects of injury assessment for the athletic trainer.

Thygerson, A. 2004. National Safety Council: *First aid, CPR and AED Essentials.* Boston, MA: Jones and Bartlett.

A complete and widely used first-aid text that addresses all aspects of first aid, CPR, and AED use.

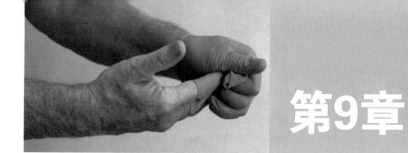

第9章

血源性病原体、一般预防措施和伤口处理

■ 目标

学习本章后应能够：

- 解释什么是血源性病原体，了解它们是如何感染健身专业人员和运动员的。
- 描述乙型肝炎病毒（HBV）的传播途径、症状和体征及治疗方法。
- 描述丙型肝炎病毒（HCV）的传播途径、症状和体征及管理和治疗方法。
- 描述人类免疫缺陷病毒（HIV）感染的传播途径、症状

和体征。
- 描述HIV最常见的传播途径。
- 列出感染HBV或HIV的运动员参加体育运动的利弊。
- 了解美国职业安全与健康管理局规定的一般预防措施，以及它们如何应用于教练。
- 讨论各种类型的皮肤伤口。

维护一个尽可能干净和无菌的环境对任何医疗服务提供者来说都是非常重要的[1,10]。在当今社会，采取措施防止传染病的传播已成为每个人的当务之急[14]。如果不这样做，任何人都可能面临潜在的生命危险[2]。

由于通过运动而发生密切的身体接触，传染病在健身专业人员、教练、运动员和运动医学人员之间传播的可能性需要重点关注。每个人都必须知道接触血液或其他传染性物质的潜在危险，并采取一切必要措施防止污染（图9-1）[14]。

应对血源性病原体和传染病制定应急措施计划和政策。

什么是血源性病原体？

血源性病原体是可能引起疾病的病原微生物。它们可能存在于人类血液和其他体液中，包括精液、阴道分泌物、脑脊液、滑液及其他被血液污染的液体[22,23]。其中HBV、HCV和HIV（又称艾滋病病毒）是最重要的三种血源性病原体[28]。除此以外还有许多其他血源性病原体，如甲型肝炎病毒、丁型肝炎病毒、戊型肝炎病毒和梅毒螺旋体。虽然媒体对HIV的报道较多，但是HBV和HCV有更高的传播可能性[18]。HBV比HIV传播性更强、更耐久[10]。与艾

血源性病原体：
HBV
HCV
HIV

传播方式：
血液
精液
阴道分泌物
脑脊液
滑液

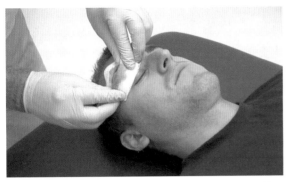

图9-1　必须采取预防措施，以防止接触和传播血源性病原体

滋病病毒相比，乙型肝炎病病毒更容易通过尖锐的物体、开放性伤口或体液传播。

HBV

HBV是导致肝脏肿大、疼痛和失去正常功能的最主要的病毒。在过去的10年里，HBV所致的病例数量急剧上升[26]。

乙型肝炎的症状

HBV感染者的症状包括流感样症状，如疲劳、虚弱、恶心、腹痛、头痛、发热，还可能出现黄疸。感染HBV的个体也可能没有症状和体征，并且可能无法被发现。在这些个体中，HBV抗原会长期存在，而且会在未知的情况下通过接触血液、其他体液或者密切接触传播给他人。

感染者的血液可能在HBV抗原出现2～6周后检测呈阳性。大约85%的感染者在6~8周内康复。

预防

良好的个人卫生习惯和避免高危行为是最好的避免感染HBV的方法[10]。HBV在干燥的血液或者污染的表面至少可以存活1周，并且可以通过接触这些表面传播。要避免接触任何可能含有血源性病原体的血液或其他液体。

治疗

疫苗是现在最有效防止感染HBV的方法。疫苗需要在6个月连续注射3次。1991年美国职业安全与健康管理局规定，对于任何接触血液或其他体液并因此可能感染乙型肝炎的雇员，雇主都必须

OSHA：职业安全与健康管理局

免费提供乙型肝炎疫苗[27]。任何在联盟医疗保健机构工作的可能接触到血液的人都应该接受HBV免疫[10]。

丙型肝炎

丙型肝炎最初被称为非A非B型肝炎，它是由HCV引起的一种急性和慢性肝病。在美国，丙型肝炎是最常见的慢性血源性感染性疾病。至少85%的急性感染HCV的人会变成慢性感染，并且67%的人会发展成慢性肝病。它是肝移植的主要适应证。3%的慢性肝病患者死于肝硬化或肝癌。据估计，有390万美国人感染了HCV，其中270万人为慢性感染[13]。

症状和体征

80%感染HCV的人没有症状和体征。那些有症状的人可能会出现黄疸和（或）轻微腹痛（特别是右上腹部的位置）、食欲不振、恶心、疲劳、肌肉或关节疼痛，和（或）深色尿液。

预防

HCV不会通过打喷嚏、拥抱、咳嗽、食物或水、共用餐具或水杯或偶然接触传播，也很少通过性接触传播，主要通过接触感染者的血液传播[13]。其最常见的传播方式是共用针头或注射器。因此，文身或在身体上打孔佩戴饰品具有巨大的感染HCV的风险。HCV也可以通过共用可能含有血迹的个人护理物品（剃须刀、牙刷）来传播。运动防护师应始终遵循常规的屏障预防措施并安全处理针和其他尖锐的物体。

治疗

与乙型肝炎病毒不同，目前为止并没有预防丙型肝炎病毒传染的疫苗。几项血液检测可以诊断是否感染了HCV。医师可能只要求做这些检测的一项或一个组合。在感染病毒后1～2周内可以检测出HCV。单次检测结果阳性可表明感染了丙型肝炎病毒。但是，单次检测结果阴性并不能证明没有感染HCV。当怀疑感染HCV时，即使最初的检测结果呈阴性，也应该重新检测[13]。

HCV阳性的人应该由其医师评估肝病。聚乙二醇干扰素和利巴韦林两种药物联合使用是治疗慢性

丙型肝炎最有效的药物。饮酒会使肝病恶化。

HIV

HIV感染是由一系列入侵正常健康细胞的复杂病毒引起的，感染HIV可降低宿主细胞预防疾病的有效性[4]。HIV是一种感染后最终有可能摧毁免疫系统的病毒。HIV感染者数量增加的速度让人担忧。世界卫生组织估计，截至2004年世界上有4 200万人携带HIV或者患有获得性免疫缺陷综合征（简称艾滋病，AIDS）[4]。

感染HIV的症状和体征

与HBV一样，HIV通过接触被感染的血液或其他体液，以及通过密切的性接触传播。感染HIV的症状包括疲劳、体重减轻、肌肉或关节疼痛、腺体疼痛或肿胀、盗汗和发热。HIV抗体在暴露后1年内可以在血液中检出。和HBV携带者一样，携带HIV的人很可能不知道他们感染了病毒，并且在发展到出现症状和体征之前可能长达8～10年。不幸的是，HIV检测阳性者最终发展成AIDS的可能性非常高。表9-1总结了HBV、HCV和HIV

AIDS：获得性免疫缺陷综合征。 的信息。

获得性免疫缺陷综合征（AIDS）

AIDS是获得性免疫缺陷综合征的缩写。综合征是一系列在感染后出现的症状和体征的集合。患有AIDS的人即使对非常小的感染都没有抵抗力，因此非常容易患上各种疾病，且感染和（或）癌症难以遏制[2]。HIV检测阳性并不能预测患者什么时候出现AIDS的症状。那些发展成AIDS的个体通常会在症状出现后3年内死亡。

治疗

与HBV不同，现今并没有HIV疫苗。人们正在进行大量的研究去寻找预防疫苗和有效的治疗方法。目前，某些抗病毒药物的组合（已被标记为"鸡尾酒"）似乎可以减缓病毒的复制并改善生存的前景。

预防

教育是最好的预防方法[13]。运动员应当接受关于HIV的教育。必须要让运动员知道与感染的伙伴有密切的性接触

HIV最常通过亲密的性接触传播。

使用乳胶避孕套可以减少感染HIV的机会。

有感染HIV的巨大风险，而参与体育运动产生的接触则不会[31]。安全性行为具有重大的意义（焦点框9-1）。运动员必须选择不滥交的性伴侣并在阴道或肛门性交时使用避孕套。乳胶避孕套可以提供抵制HBV和HIV的屏障。男性避孕套应预留顶端空间以便减少射精时精液从避孕套边缘流出的机会。避孕套是被预先润滑过的所以不容易撕裂。应避免使用水性、无油脂的杀精剂或润滑油。如果避孕套撕裂，应该立即使用阴道杀精剂。避孕套应该小心

表9-1　HBV、HCV和HIV的传播

疾病（病毒）	症状和体征	传播方式	感染物
乙型肝炎（HBV）	流感症状、黄疸	直接和间接接触	血液、唾液、精液、粪便、食物、水和其他物体
丙型肝炎（HCV）	黄疸、右上腹疼痛、食欲不振、恶心、疲劳、尿色加深	直接和间接接触血液	血液
艾滋病（HIV）	发热、盗汗、体重下降、腹泻、严重疲劳、淋巴结肿大、损伤	直接和间接接触	血液、精液、阴道分泌物

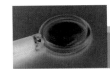
减少HIV的风险

- 避免接触他人的体液、粪便和精液。
- 避免共用针头（如注射合成类固醇或人类生长激素）。
- 选择不滥交的性伴侣。
- 固定性伴侣。
- 坚持使用避孕套，但要明白这并不能预防所有的性传播疾病。
- 避免服用会改变良好判断力的药物。
- 避免与已知的HIV携带者发生性行为。
- 定期检查性传播疾病。
- 性爱前后都要保持良好的卫生习惯。

传播血源性病原体的运动项目危险性分类[27]

- 高风险：拳击、跆拳道、摔跤、橄榄球。
- 中风险：篮球、曲棍球、足球、冰球、柔道、长曲棍球、手球。
- 低风险：射箭、羽毛球、棒球、保龄球、独木舟/皮划艇、自行车、跳水、马术、击剑、花样滑冰、体操、现代五项全能、壁球、艺术体操、轮滑、划船、射击、垒球、速滑、滑雪、游泳、花样游泳、乒乓球、排球、水球、举重、帆船。

地取下和丢弃[6]。

在体育运动中应对血源性病原体

通常运动员间传播HIV的机会是比较低的。在体育运动中，运动员之间现场传播HIV的风险很小[7]。一项涉及职业足球的研究估计，球员之间的传染风险不到百万分之一。事实上，在写这篇文章的时候，还没有关于HIV在体育运动中传播的报告[6]。

有较高传播风险的运动是那些涉及身体接触和可能直接接触他人血液的运动[12]。武术、摔跤和拳击等运动在理论上相较其他运动有更大的传播风险[6]（焦点框9-2）。

政策规章

运动员参加组织运动必须遵守与血源性病原体传播有关的规章和政策[21]。美国奥林匹克委员会（USOC）、美国大学体育协会（NCAA）、美国州立高中协会联合会（NFHS）、美国国家篮球协会（NBA）、美国国家冰球联盟（NHL）、美国国家橄榄球联盟（NFL）和美国职业棒球大联盟（MLB）制定了政策来帮助防止血液病原体的传播。他们还启动了一些项目，帮助他们所管理的运动员接受教育。

所有机构都应该负责对他们的学生运动员进

行关于血源性病原体传播知识的教育[33]。还应努力对高中运动员的父母进行教育[15]。专业的、大学的和高中运动员应该明白，感染HBV或HIV的真正风险存在于他们的场外活动，可能包括不安全的性行为和共用针头，特别是在应用类固醇时[33]。运动员可能比其他人群更容易认为自己是免疫者并且这种感染总是会发生在其他人身上。

每个机构都应执行关于血源性病原体的政策和规章[21]。一项对NCAA机构的调查发现，许多大学和学院的医疗服务提供者在遵循美国职业安全与健康管理局规定的规则方面表现出明显的不足。在运动医学或其他卫生保健机构中，遵循这些通用的预防措施可以保护运动员、教练和卫生保健人员[25]。

HIV和运动参与

对于无症状的HIV携带者是否应该参加体育运动一直存在着争议[9,14]。显然参与者应该避免与他人体液接触，也应该避免进行可能增加感染易感性的高强度运动[9]。

1991年的《美国残疾人法案》规定，感染

一名摔跤运动员担心与出汗的对手摔跤可能会感染HIV。

? 如何帮助他减轻恐惧？

思考题9-1

HIV的运动员不能受到歧视，只有在身体健康有问题的情况下才可以被排除在外。排除必须基于考虑到他人感染的风险和运动员潜在的伤害，以及采取什么方法可以减少这些风险的客观医学证据[2]。

运动员HIV检测

HIV检测不应该用作决定运动员是否可以参加运动的筛选工具。由于与《美国残疾人法案》相关的法律原因，可能不允许对HIV进行强制性检测。就重要性而言，在防止HIV传播中，强制性检测应排在教育之后。NCAA和CDC都不建议对运动员进行强制性的HIV检测[4,12]。

应该鼓励从事高风险活动的运动员自愿匿名接受HIV检测。暴露后3个月至1年内血液检测可以检出HIV。因此在暴露后6周、3个月和1年应该分别进行检测[6]。

美国很多州都颁布了法律保护HIV感染者。比如，不可以问任何人在其医疗病史中HIV是否为阳性。教练应该熟悉所在州的法律并尽一切努力保护运动员HIV检测的机密性和匿名性[2]。

在本章其余部分，以下图标会出现在有关伤害或需要通用预防处理技术的页边空白处。

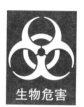

生物危害

运动环境的综合防护

美国职业安全与健康管理局（OSHA）制定的准则是为了保护卫生保健服务人员和患者免受血源性病原体的侵害[26]。制定和实施血源性病原体暴露控制准则是每一项体育活动的重点[12]。准则应该包括咨询、教育、自愿测试和体液管理[28]。

在美国，任何接触血液或其他体液的人都应遵守美国职业安全与健康管理局的规定[34]。以下是体育领域的一些特殊考虑。

运动员准备

在运动员参加训练或比赛之前，所有的皮肤伤口或损伤必须用固定的敷料覆盖，以避免运动员之间互相传播[17]。封闭敷料通过保持伤口湿润和柔韧，减少了交叉感染的机会，也减少了伤口重新裂开的可能。

当发生流血时

美国大学体育协会和美国奥林匹克委员会规定，开放性伤口或其他被认为有传播疾病风险的皮肤损伤应该积极治疗[21,32]。这意味着，有活动性出血的运动员必须尽快退出比赛，只有医务人员认为安全后才能返回赛场[19]。含有血液的制服必须进行传染性评估。染有血液的制服（除非制服被渗透）有时用过氧化氢就可以去除血液，而不需要脱去整个制服。在运动员重返比赛前必须脱去被血液渗透的制服并进行更换[5]。所有处理潜在感染伤口的人员必须遵循通用的预防措施[26]。

个人预防

在现场直接接触体液的卫生保健人员必须在所有可能接触血源性病原体的情况下使用适当的防护设备。防护设备包括一次性非乳胶手套、长袍或围裙、面具和盾牌、护目用具、不吸水的长袍和用于复苏装置的一次性口器[27]。在给运动员治疗时，应使用一次性非乳胶手套。手套类型的选择应根据情况而定。理想的预防手套是由乳胶制成的。不幸的是，很多人对乳胶过敏[8]。因此，应该考虑戴非乳胶手套，如乙烯基或丁腈橡胶手套。这些手套可以在不需要优质乳胶屏障防护的情况下使用，如长期接触血液或其他体液的可能

一名足球运动员为了赢得头球而跳起来，而对手的头撞到了他的右眉毛，造成了严重的撕裂伤。运动员神志清醒，但伤口大量出血。

? 用什么方法能有效控制出血？应该怎样闭合伤口？

思考题9-2

性极小时[8]。在有严重出血或应用锐利器械时建议使用双层手套。手套使用完后要小心取下（焦点框9-3）。在

处理血液或其他体液时应戴非乳胶手套。

紧急情况下，可以使用厚毛巾，直到获得手套为止[1]。

手和所有接触血液或其他体液的皮肤表面应

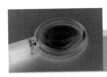

焦点框 9-3

手套的脱下和应用（图9-2）

1. 佩戴受污染的手套时，避免接触个人物品。
2. 手取下第一只手套时，从手腕处开始将手套朝外翻转，然后在不接触皮肤的情况下将其脱下。
3. 取下第二只手套时，用戴手套的手握住已经脱下的手套；未戴手套的手插入手套的手和手套之间，确保未戴手套的手不接触脏的表面。
4. 将用过、脱色、撕破或扎破的手套丢弃在白色的生物危害袋里。
5. 脱下手套后立即洗手。

立即用肥皂和水或其他抗微生物剂清洗。

急救箱必须有保护手、脸和眼睛的装备，以及急救口器。还应有可用于清洁皮肤表面的小毛巾[16]。

供应品和设备的有效性

与通用的预防措施一样，体育项目必须有可用的氯漂白剂、防腐剂、存放脏的设备和制服的

通用的预防措施最大限度地减少了暴露和传播的风险。

适当容器、伤口护理绷带，以及处理针头、注射器或手术刀等利器的指定容器[11]。

思考题9-3

所有赞助体育项目的机构都必须启动并实施血源性病原体暴露控制计划。

❓ 由美国职业安全与健康管理局提出的在运动环境中采取普遍预防措施的准则是什么？

在受管制的废物、装有血液的冰箱和其他用于储存或运输潜在传染性物质的容器上（图9-3）应该固定粘贴"生物危害"警

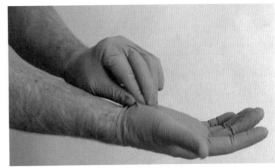

A

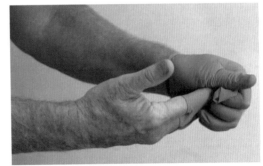

B

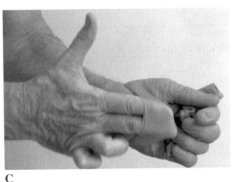

C

图9-2　脱非乳胶手套的技术　A.用一只戴手套的手握住另一只戴手套的手腕，并将该手套剥离；B.将已取下的手套包成球状，并用戴手套的手握住；C.然后剥下第二只手套，将第一只手套包在里面

告标识。标识为荧光橙色或红色，并应该贴在容器上。应使用白色袋子处理可能受感染的材料，如受污染的手套和绷带。密封的白色袋子可以放在普通的垃圾桶里进行处理。对于不确定是否符合生物危害废物标准的物品，最好的做法是使用生物危害品袋进行处理。

消毒剂

所有被污染的表面，如运动场或球场，应立即用1份漂白水加10份水（1：10）的溶液或经环境保护局批准的消毒剂清洗[5]。消毒剂可以灭活病毒。被污染的毛巾或其他亚麻制品应装入袋

中，并与其他衣物分开。被污染的亚麻布应装在红色或橙色容器或袋子中运输，以防止浸泡或渗漏，并贴上生物危害警告标识（图9-3）。被污染的衣物应在热水中洗涤（71.1 ℃，25 min），并使用能消除病毒的洗涤剂[11]。在机构外洗的衣服应送到符合OSHA标准的场所清洗。

> 应使用10%的漂白剂溶液清洁受污染的表面。

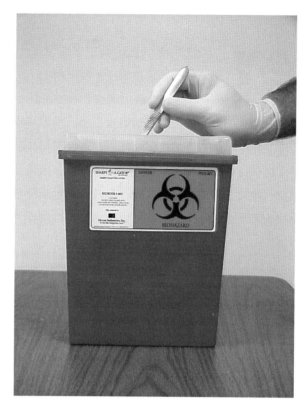

图9-4　在美国，锐器放在红色的、防刺穿的、标有"生物危害"标识的塑料容器中

险很低。高中、大学、专业团队或诊所有责任确保所有卫生保健工作人员的安全，制定并每年更新关于通过与运动员接触预防血源性病原体传播的教育规定。这些机构必须提供执行这些规定所需的用品和设备。所有工作人员都有遵守和执行这些政策和准则的责任。

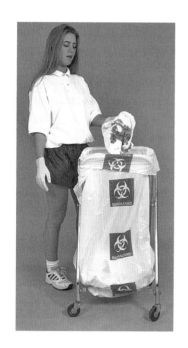

图9-3　污染的亚麻布应该放在标有"生物危害"的防漏袋中

在装袋和清洗被污染的衣物时必须戴手套[27]。

锐器

"锐器"指的是针、刀片和手术刀等锋利的物品。在处理和处置利器时应特别小心，以减少刺伤或割伤皮肤的风险。OSHA规定锋利物品必须放在防漏、防刺穿的容器内[16,27]。在美国，容器是红色或橙色的，并贴有"生物危害"标识（图9-4）。

保护护理者

必须指出的是，OSHA对血源性病原体的规定是为了保护保健员工，而不是运动员[27]。除了体育医务人员和偶尔的教练外，工作人员通常不会接触到受伤运动员的血液或其他体液，因此他们的风

保护运动员免于暴露

可能会进一步帮助保护运动员的建议还有很多。例如，美国奥林匹克委员会支持在焦点框9-2中列出的一些高风险运动中使用护齿。所有运动员在训练或比赛后应立即淋浴。可能暴露于HIV或HBV的运动员应进行乙型肝炎免疫评估。

暴露后的程序

在美国，在暴露事件报告之后，暴露接触者应进行严密的医学评估，包括接触路径的文件、个体来源的识别、验血、咨询和报告疾病的评估。同样，有关报告和通知测试结果保密性的法律也因州而异[27]。

护理皮肤伤口

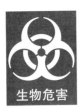

生物危害

皮肤伤口在运动中非常常见。伤口是指导致组织连续性中断的组织创伤[24]。皮肤由表皮和真皮两层组成。由于皮肤很柔软，所以很容易损伤。许多机械性外力都可以损伤软组织。机械性外力产生的摩擦或搓磨、刮擦、压缩或压迫、撕裂、切割和穿透，每一种都会对皮肤完整性产生不利的影响[19]。根据导致伤口的机械性外力可把伤口分为不同的类型。

伤口的种类

伤口可被分为以下几种（图9-5）：

擦伤

擦伤是一种常见的皮肤损伤。皮肤会被粗糙的表面，如草地、人造的比赛台面、地板或垫子擦伤。外层的皮肤被磨损，露出许多毛细血管。发生擦伤时，污染物和异物刮擦和穿透皮肤，除非伤口经过适当的处理和清洁，否则会增加感染的机会[19]。发生大面积擦伤时，伤口往往会非常疼。

撕裂伤

撕裂伤在体育运动中也很常见。当钝器的力量被传递到一根锋利的骨或一根填充不良的骨时，会出现锯齿状边缘的孔洞伤口。与擦伤一样，撕裂伤也会造成感染的环境[29]。同样的原理，撕裂伤也会导致皮肤撕脱，即一块皮肤被撕掉[16]。

穿刺伤

穿刺伤在体力活动中很容易发生，而且可能是致命的。像田径鞋钉这样的尖状物直接穿透组织可以导致破伤风杆菌入血，这可能使运动员成为牙关紧闭等破伤风症状的受害者。所有刺伤和严重的撕裂伤都应该立即看医师。

撕脱伤

撕脱伤是指皮肤从身体上撕掉，通常伴有大量出血。如果撕脱的组织有被植回的可能，组织应放置在湿润的纱布上，并最好用生理盐水浸润。然后把它放入塑料袋，将袋子浸入冷水中，与运动员一起送往医院进行植回治疗[16]。

切割伤

切割伤伤口边缘光滑，通常由刀或玻璃碎片等尖锐或有尖的物体划破皮肤造成。因为切开的边缘是光滑的，所以伤口可以很容易地清洁并用无菌条或缝合线闭合，因此不像其他类型的暴露伤口那样严重。

立即处理

从运动员健康角度来说，及时处理伤口是至关重要的[17]。所有的伤口，即使是表浅的伤口

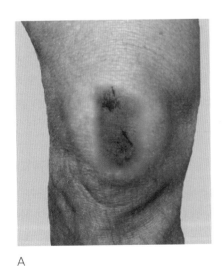
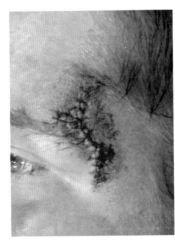
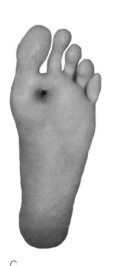
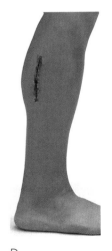

A   B   C   D

图9-5 皮肤创伤 A.膝关节前面的擦伤；B.撕裂的眉毛，已用缝线缝合；C.脚底的穿刺伤；D.小腿后方的切割伤

也可能被微生物污染，因此伤口必须被清洁、用药（在需要时）、包扎[19]。为了减少感染的机会，尽可能彻底地清洗伤口至关重要[30]。建议先用大量的肥皂和水或无菌盐水清洗伤口[3]。杀菌液和过氧化氢（双氧水）都不能最先用来清洗伤口。为了防止感染，应在无菌的环境中包扎伤口[16]。

包扎

为了保持新鲜伤口清洁，应该使用无菌敷料。从简单的纱布垫到黏合绷带，无菌敷料有很多不同的尺寸。封闭敷料可在伤口周围提供气密和水密的完整屏障。它们可以防止细菌或其他污染物进入伤口。封闭敷料在减少瘢痕方面非常有效[24]。如果伤口正在渗液（血清），为了减少细菌生长，应该经常更换敷料。当渗出停止后就可以不再包扎。应用抗生素软膏可以限制表面细菌生长，并可以防止敷料粘在伤口上。建议局部使用抗生素。换药时，可先用过氧化氢（双氧水）清洗伤口。然后，建议用盐水反复清洗，再涂上抗生素软膏保持伤口湿润。良好的伤口护理可以减少炎症反应，加速愈合，减少瘢痕。

是否需要缝合？

较深的撕裂伤、切割伤或者少部分穿刺伤可能需要人工缝合[29]。如果运动员的伤口看起来很严重，应该送他去看医师，并由医师决定是否需要用缝合的方法来闭合伤口[29]。应该尽快缝合，而且一定要在受伤后12 h内缝合。在相对简单的伤口中，缝合可以使伤口边缘更接近，从而减少瘢痕的形成。在缝合伤口之前，医师通常会用短效药物进行局部麻醉。好的缝合材料和最小的紧缩可以限制额外的组织损伤、炎症和瘢痕。愈合较慢的区域（血管较少的区域）或高应力区域的伤口需要较大的缝合材料，而且缝线要留得更长。有时为了减少瘢痕，仅几天后就可以拆除缝线。医师可能决定伤口不需要缝合，撕裂的组织可以用胶条或蝶形绷带拉近。

伤口感染的症状

感染的典型症状与炎症相同，包括疼痛、发热、发红、肿胀和功能紊乱。此外，由于白细胞的堆积，可能会形成脓液，同时当免疫系统对抗细菌感染时，可能会出现发热[35]。大多伤口感染可以应用抗生素治疗。但是，近年来，皮肤上发现的一种名为金黄色葡萄球菌的细菌对一些抗生素产生了抗药性。这种细菌被称为耐甲氧西林金黄色葡萄球菌（MRSA）。MRSA很难治疗，因为许多抗生素不起作用[20]。因此，如果感染的原因没有得到早期诊断，并且一开始使用的抗生素可能不起作用，感染往往会变得更加严重。从皮肤开始的感染可能会扩散，导致更严重的感染[20]。MRSA将在第23章详细讨论。

破伤风

破伤风是一种引起发热和抽搐的细菌感染。破伤风感染常发生在穿刺伤时。任何未免疫的运动员都可能发生骨骼肌强直性痉挛。破伤风杆菌以孢子的形式进入人体，根据个体的易感性，作用于中枢神经系统的运动终板。在最初的儿童破伤风疫苗免疫后，应该每10年给予一次加强针[27]。未免疫的运动员在皮肤受伤后应立即注射破伤风免疫球蛋白（Hyper-Tet）。焦点框9-4描述了如何帮助减少伤口感染，表9-2详细描述了伤口的处理。

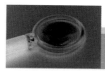

焦点框9-4

伤口护理建议方法

以下是减少伤口感染的建议：

1. 确保所有使用的工具，如剪刀、镊子和棉签都已消毒。
2. 彻底洗手，戴非乳胶手套。
3. 用肥皂和水清洁皮肤损伤。
4. 如果运动员要被送去医疗处置，在损伤处放置非药物敷料。
5. 避免接触任何可能接触到伤口的无菌敷料。
6. 将药物放在衬垫上，而不是直接放在患处。
7. 用胶带或贴膜固定敷料。
8. 如有必要，请按照本章所述程序控制出血。

表9-2　皮肤伤口处理

伤口种类	教练的处置	初步处理	后续处理
擦伤	提供初始的处置 伤口除非感染，否则很少需要医疗处理	用肥皂和水清洗擦伤处，用刷子清除污物 应用抗生素软膏使擦伤的表面保持湿润。在体育运动中，擦伤是不会留下瘢痕的。将封闭敷料或防粘连的无菌垫（Telfa垫）置于药膏上	每天更换敷料，并注意感染迹象
撕裂伤	清洁伤口周围，避免将更多的污染物擦拭进该区域 使用干燥、无菌的压垫，并联系医师	由医师进行彻底的清洁和缝合，可能需要注射破伤风疫苗	每天更换敷料，并注意感染迹象
穿刺伤	清洁伤口周围，避免将更多的污染物擦拭进该区域 使用干燥、无菌的压垫，并联系医师	如果需要，由医师进行彻底的清洁和注射破伤风疫苗	每天更换敷料，并注意感染迹象
撕脱伤	清洁伤口周围，保存撕脱组织 使用干燥、无菌的压垫来控制出血，并联系医师	彻底清洁伤口；由医师放回撕脱的皮肤并进行缝合；可能需要注射破伤风疫苗	每天更换敷料，并注意感染迹象
切割伤	清洁伤口周围 使用干燥、无菌的压垫来控制出血，并联系医师	清洁伤口 如果需要，由医师进行缝合和注射破伤风疫苗	每天更换敷料，并注意感染迹象

运动损伤处置清单

以下是处理血源性病原体的通用预防措施清单：

- ❏ 采取通用预防措施后要彻底洗手，并在一天中经常洗手。
- ❏ 在练习或比赛前，确保所有的伤口或皮肤损伤都被覆盖。
- ❏ 处理出血或处置伤口时常规使用非乳胶手套。
- ❏ 将有活动性出血的运动员移出赛场。
- ❏ 当制服上沾有血液时，有时可以用过氧化氢去除，而不用换掉整套制服。

- ❏ 确保脱掉并更换被血液渗透的制服。
- ❏ 用消毒溶液清洁溅出的血液。
- ❏ 用正确的方法脱下手套。
- ❏ 将所有污染物放入生物危害袋中。
- ❏ 将利器弃置于生物危害容器内。
- ❏ 报告所有暴露事件。

摘要

- 血源性病原体是可能引起疾病的微生物，它们可以存在于人的血液和其他体液中，包括精液、阴道分泌物、滑液和其他被血液污染的液体。HBV、HCV和HIV都是血源性病原体。
- 疫苗可以预防HBV。目前还没有预防HIV的有效疫苗。
- 一个感染了HIV的人可能会发展成致命的AIDS。
- 避免接触血液和其他体液及安全性行为，可以降低感染HBV、HCV或HIV的风险。

- 运动员在赛场上接触血源性病原体的风险很小，场外的行为包括危险性行为具有巨大的传播风险。
- 各个国家医疗和体育组织已经建立了处理运动人群血源性病原体的政策和规章。
- OSHA制定了保护卫生保健员工的规章制度。
- 必须采取普遍的预防措施，以避免血液传播的病原体暴露。所有体育项目都必须执行咨询、教育、自愿测试和暴露管理的计划。

思考题答案

9-1 对运动员进行健康教育，让他们知道，他们感染HIV的最大风险是通过和感染伙伴有密切的性接触，而不是通过在参加体育活动期间发生的接触。汗液携带HIV的可能性很小。但是，如果他的对手开始流血，这名运动员应该注意了；他应该等到出血得到控制，伤口被安全覆盖后再恢复身体接触。

9-2 第一步是预防血源性病原体的传播。应该用肥皂和水清洗伤口。直接用几层无菌纱布按压在伤口上，以吸收血液和压迫止血。也可以用冰敷来减少出血。运动员如不头晕，应保持坐姿，并请医师缝合。缝合通常会留下较小的瘢痕，也可以使用无菌条或蝶形绷带。所有被血液污染的用品应丢弃到清楚标明"生物危害"的袋子里。

9-3 任何接触血液或其他体液的人都应采取通用的预防措施。这个计划必须包括咨询、教育、自愿检测和体液管理。

复习题和课堂活动

1. 定义和辨别血源性病原体。

2. 讨论HBV的传播途径、症状和体征，以及预防和治疗方法。

3. 讨论允许携带HBV的运动员参赛的利弊。

4. 讨论HIV的传播途径、症状和体征，以及预防和治疗方法。

5. HIV是如何传播的，为什么最终它是致命的？

6. HBV或HIV检测呈阳性的运动员是否应被允许参加体育活动？

7. 运动员如何避免感染HIV？

8. 定义OSHA并讨论它预防暴露于血源性病原体的通用预防措施。

9. 在运动场上照顾一个出血的运动员时，教练应该采取什么预防措施？

10. 伤口可分为几类，应如何处理不同类型的伤口？

参考文献

［1］American Academy of Pediatrics. 2009. Human immunodeficiency virus and other blood-borne viral pathogens in the athletic setting. *Pediatrics* 104(6):1400–1403.

［2］American Medical Society for Sports Medicine and American Academy for Sports Medicine. 1995. Human immunodeficiency virus (HIV) and bloodborne pathogens in sport, joint position statement. *American Journal of Sports Medicine* 23:510.

［3］Berry, D. 2012. Teaching wound care management: A model for the budget conscious educator. *Athletic Training Education Journal* 7(3):140.

［4］Centers for Disease Control and Prevention. 2011. Vital signs: HIV prevention through care and treatment in the United States. *Morbidity and Mortality Weekly Report* 60(47):1618–1623.

［5］Clark, G., & Lorenzi, D. 2008. Blood on the gym floor: Application of universal precautions. *Strategies* 21(3):15.

［6］Clem, K., & Borchers, J. 2007. HIV and the athlete. *Clinics in Sports Medicine* 26(3):413.

［7］Dittman, D. 2008. *Sports and HIV/AIDS prevention*. Saarbrücken, Germany: VDM Verlag.

［8］Epling, C. 2011. Latex symptoms among health care workers: Results from a university health and safety surveillance system. *International Journal of Occupational and Environmental Health* 17(1):17–23.

［9］Farinatti, P. 2010. Effects of a supervised exercise program on the physical fitness and immunological function of HIV-infected patients. *Journal of Sports Medicine and Physical Fitness* 50(4):511–518.

［10］Gartner, B. 2014. Vaccination in elite athletes. *Sports Medicine* 44(10):1361.

［11］Grindle, M. 2014. Appropriate disinfection techniques for playing surfaces to prevent the transmission of bloodborne pathogens. *International Journal of Athletic Therapy and Training* 19(5):12–15.

［12］Gutierrez, R. 2010. Bloodborne infections and the athlete. *Disease-a-Month* 56(7):436–442.

［13］Hamann, B. 2006. *Disease: Identification, prevention, and control*. New York, NY: McGraw-Hill.

［14］Harris, M. 2011. Infectious disease in athletes. *Current Sports Medicine Reports* 10(2):84–89.

［15］Hart, P. 2011. Complying with the bloodborne pathogen standard: Protecting health care workers and patients. *AORN Journal* 94(4):393–399.

［16］Honshik, K., & Romeo, M. 2007. Sideline skin and wound care for acute injuries. *Current Sports Medicine Reports* 6(3):147.

［17］Hoogenboom, B. 2012. Management of bleeding and open wounds in athletes. *International Journal of Sports Physical Therapy* 7(3):350–356.

［18］Howe, W. B. 2004. The athlete with chronic illness. In R. B. Birrer (ed.), *Sports medicine for the primary care physician*, 3rd ed. Boca Raton, FL: CRC Press.

［19］Irion, G. 2009. *Comprehensive wound management*, 2nd ed. Thorofare, NJ: Slack.

［20］Kahanov, L. 2011. Certified athletic trainers' knowledge of methicillin-resistant Staphylococcus aureus and common disinfectants. *Journal of Athletic Training* 46(4):415–423.

［21］Klossner, D. (ed.). 2011. *NCAA 2011–2012 sports medicine handbook*. Indianapolis, IN: NCAA.

［22］Lindsey, J. 2008. *Bloodborne pathogens*. Boston, MA: Jones & Bartlett.

［23］Lindsey, J. 2007. *Preventing infectious diseases*. Boston, MA: Jones & Bartlett.

［24］McCulloch, J. M., & Kloth, L.C. 2010. *Wound healing: Evidence-based management*, 4th. ed. Philadelphia, PA: F. A. Davis.

［25］Minooee, A. 2009. Sports: The infectious hazards. In D. Schlossberg, *Infections of leisure*. Washington, DC: ASM Press.

［26］National Safety Council. 2012. *Bloodborne and airborne pathogens*. National Safety Council.

[27] Occupational Safety and Health Administration. 2011. OSHA's Bloodborne Pathogens Standard. Washington, DC: OSHA.

[28] Pirozzolo, J., & LeMay, D. 2007. Bloodborne infections. *Clinics in Sports Medicine* 26(3):425.

[29] Quinn, J. 2014. Traumatic lacerations: What are the risks for infection and has the "golden period" of laceration care disappeared? *Emergency Medicine Journal* 31(2):96–100.

[30] Rani, S. 2014. The in vitro antimicrobial activity of wound and skin cleansers at nontoxic concentrations. *Advances in Skin and Wound Care* 27(2):65–69.

[31] Reel, J. 2012. Reducing high-risk sexual behaviors among college athletes. *Journal of Sport Psychology in Action* 3(1):21–29.

[32] Shetty, N. 2009. *Infectious diseases: Pathogenesis, prevention and case studies*. New York, NY: Wiley.

[33] Shultz, S. J. 2001. Preventing transmission of blood-borne pathogens. In S. J. Schultz et al. (eds.), *Sports medicine handbook*. Indianapolis, IN: National Federation of State High School Associations.

[34] U.S. Departments of Labor and Occupational Safety and Health Administration. 2012. *Model plans and programs for the OSHA bloodborne pathogens and hazards communication standards*. CreateSpace Independent Publishing Platform.

[35] Zinder, S., et al. 2010. National Athletic Trainers' Association position statement: Skin diseases. *Journal of Athletic Training* 45(4):411–428.

注释书目

Friend, M., & Kohn, J. 2010. *Fundamentals of occupational safety and health*. Lanham, MD: Government Institutes.

Provides a thorough and up-to-date overview of the occupational safety and health field and the issues safety professionals face today, and does so in an accessible and engaging manner.

Hamann, B. 2006. *Disease: Identification, prevention, and control*. New York, NY: McGraw-Hill.

Designed for health educators; detailed coverage of AIDS and hepatitis.

Klossner, D. (ed.). 2011. *NCAA 2011–2012 sports medicine handbook*. Indianapolis, IN: NCAA.

A complete discussion of bloodborne pathogens and intercollegiate athletic policies and administration.

National Safety Council. 2012. *Bloodborne and airborne pathogens*. National Safety Council.

A manual that presents OSHA's regulations specific to bloodborne pathogens.

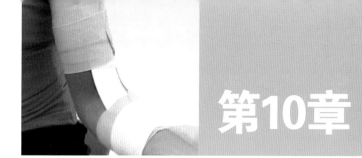

第10章

包扎及贴扎技术

■ 目标

学习本章后应能够：

- 阐述弹性绷带的重要性并演示其应用。
- 展示贴扎的现场准备。
- 熟知各类可使用的贴布。
- 理解使用特定贴扎技术的目的。
- 展示在身体各部位使用贴扎的基本技巧。

包扎和贴扎技巧通常用于实现各种特定目标，包括：

- 在最初的损伤处置中提供加压，尽量减轻肿胀。
- 在损伤发生前，通过预防性地使用贴布来减少受伤的机会。
- 为受损结构提供稳定性[16]。

任何人都可以正确有效地将包扎或贴扎应用于特定身体部位以实现上述目标[12]。

使用包扎和贴扎技术有其优点和缺点。当然，包扎和贴扎技术并不难。任何愿意花时间练习和学习这种在特定情况下最有效的方法的人都可以掌握这些技术[14]。当然，有些包扎和贴扎技术更先进，应由更具经验的人员使用。随着"贴扎者"经验增长，许多贴扎中的细微差别会逐渐凸显，且存在着一些与本文所述不同的贴扎技巧。个别运动员可能喜欢在贴扎技巧上有一些细微的调整。对某一名运动员适用的贴扎技巧可能对其他运动员效果没那么好。每名运动员在解剖结构上都有不同，可能需要调整技巧以适应这些解剖结构的变

> 任何人都可以通过练习掌握包扎和贴扎技术。

化。但是，有一些非常基本的技术，只要一点训练就可以很容易地应用。贴布不应该由那些不知道存在哪种损伤类型和为什么运动员需要第一时间运用贴扎技术的教练和健康专业人士来使用。

从缺点来说，贴布价格昂贵，而一些学校根本没有购买大量弹性和非弹性贴布的预算。运用贴扎也很耗时[3]。

此外，贴扎在有效预防或降低受伤概率方面尚存在争议[4,7,13]。贴布所能提供的支撑和动作限制的程度也受到质疑[5,6,10]。一些研究表明，其在限制动作和预防损伤方面，相较于使用商业制造的支具可能同样有效或更有效[9,13,15,17]。

包扎和贴扎技术不应替代合理的康复计划，康复计划旨在纠正无力和不稳定的问题，而这些问题在许多情况下需要包扎和贴扎技术[14]。

弹性绷带

弹性绷带有多种用途。它们最常用于为急性损伤进行加压，以限制肿胀的发生（图10-1）。它们也可以用来固定伤口上的敷料，或者用来固定垫

片、冰袋或冰包。弹性绷带也可用于为受伤的软组织提供支撑。弹性绷带是一种有活动性的绷带，它能让运动员在运动时不受限制。

弹性绷带通常由双层棉纱制成，并通常由乳胶制成的耐热弹性橡胶线加固（对乳胶过敏的运动员应格外注意）。弹性绷带有多种宽度和长度，应该根据需要包扎的身体部位来选择。最常用的尺寸宽度是5 cm、7.5 cm、10 cm和15 cm，长度为4.5 m或5.5 m。10 cm和15 cm宽的绷带通常也有长度为9 m的。

应用

弹性绷带必须以特定的方式应用，以最大限度地发挥其有效性。当在身体某部位使用弹性绷带时，应将绷带握在惯用手上，从绷带卷的尾端开始缠绕。将绷带卷的背面放置在身体部位上，并由另一只手固定。如果初始锚定边缘是折角的，那么绷带将保持在适当的位置并且不会松动或移动太多，成一定的角度使其伸出5.0～7.5 cm，然后将绷带向下翻折，包裹住最初的锚定处。然后，展开绷带并包扎受伤区域。当手从绷带卷上拉开绷带时，应使绷带压力一致且引导绷带朝正确的方向缠绕。可使用连续且一层覆盖一层的缠绕以锚定和稳固绷带（图10-1）。身体某些部位的旋转缠绕需要操作者将绷带卷从一只手换到另一只手，然后再换

> **弹性绷带：**
> - 施加一致且均匀的压力
> - 从远端至近端缠绕
>
> **在使用弹性绷带后检查血液循环。**

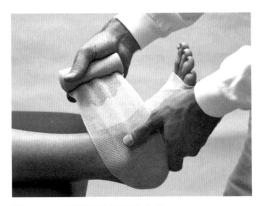

图10-1　使用弹性绷带的方法

回来。

为了最大限度地利用弹性绷带的优点，应该均匀且牢固地使用，但不能太紧。压力过大或不均匀会阻碍包扎部位内部的正常血液流动。使用弹性绷带时应考虑以下几点：

- 包扎时应该始终从远端开始向近端移动（如从脚趾开始向腿部缠绕）。
- 当包扎身体部位时，应保证肌肉可以最大限度地收缩，以确保不妨碍运动和血液循环。
- 与使用少量过紧的绷带相比，最好使用大量具有中等张力的绷带。
- 每一圈绷带应至少与上一层绷带重叠50%，以防止绷带在活动时分离。分离的绷带圈容易挤压和刺激皮肤。

当包扎四肢时，应反复检查手指和脚趾是否有循环受阻的迹象。手指或脚趾异常寒冷或发紫（发蓝）是缠绕压力过大的迹象。

弹性绷带包扎技巧

踝和足部"人"字形缠绕

踝和足部"人"字形缠绕（图10-2）被用于在体育运动中为急性损伤加压，用于固定伤口敷料，并用于将小的身体部位固定在较大的身体部位上。

【所需材料】

根据踝和足部的尺寸，使用宽5 cm或7.5 cm的绷带。

> "人"字形缠绕　"8"字缠绕，其中一环比另一环更大一些。

【运动员的体位】

运动员坐位，脚踝和足背屈并悬空。

【步骤】

（1）锚点缠绕在足周近前横弓处。

（2）引导弹性绷带横向覆盖脚内侧，绕过足跟并最后回到起点。确保完全覆盖足跟，不留任何空隙。

（3）将上述步骤重复数次，每次缠绕都渐进向足部和脚踝近心端移动。

小腿螺旋缠绕

螺旋缠绕（图10-3）在运动中广泛用于覆盖大面积的圆柱状肢体。

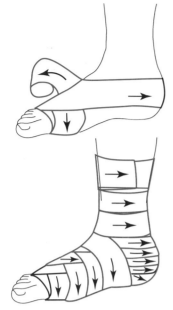

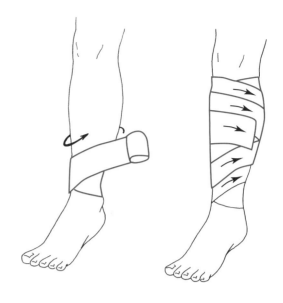

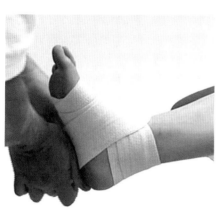

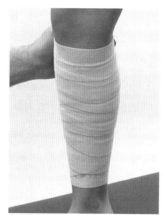

图10-3　螺旋缠绕

图10-2　踝和足部"人"字形缠绕

【所需材料】

取决于面积大小，需要使用7.5 cm或10 cm的绷带。

【运动员的体位】

如果缠绕是用于下肢的，则运动员使用对侧腿负重。

【步骤】

（1）将弹性绷带固定于肢体的最小围度处，并以反重力方向向上螺旋缠绕。

（2）为了防止绷带从活动的肢体上滑落，应将2条绷带纵向折放在肢体两侧的绷带里，或可在肢体上喷涂贴布黏合剂。

（3）将绷带固定后，应以连续的螺旋形旋转向上缠绕，每次螺旋相互重叠至少1.3 cm。

（4）使用环形缠绕完成包扎，然后使用贴布固定。

腹股沟缠绕

以下步骤适用于腹股沟拉伤和髋内收肌拉伤（图10-4）。

【所需材料】

1卷宽15 cm的超长卷弹性绷带，1卷宽3.8 cm的非弹性白色黏性贴布（白贴）和纱布或泡沫垫。

【运动员的体位】

运动员站在桌子上，使用健侧腿负重。患侧腿放松并内旋。

在跑垒时，一名棒球运动员拉伤了右侧腹股沟。

? 描述当运动员回归运动时应使用的弹性绷带技术及原因。

思考题10-1

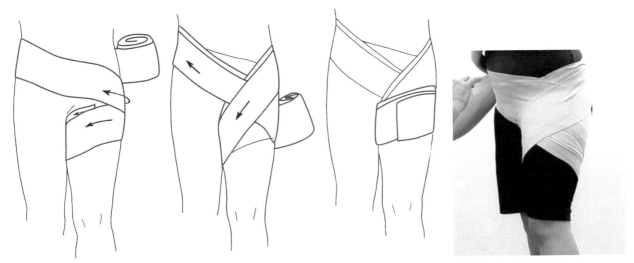

图10-4 弹性绷带的腹股沟缠绕，腿应内旋

【步骤】

（1）可将纱布或泡沫垫置于伤处以提供额外的加压和支持。

（2）弹性绷带的末端从大腿内侧的上部开始，并经大腿后侧缠绕。然后将绷带横向缠过腹部并覆盖身体对侧髂嵴。

（3）继续将绷带缠过下背，重复相同的步骤，并用宽3.8 cm白贴固定绷带。

【注意】

这种技巧的变化方法如图10-5所示，用于支撑受损髋屈肌。大腿应稍微屈曲为髋屈肌提供支持。

肩部"人"字形缠绕

肩部"人"字形缠绕（图10-6）主要用于保持伤口敷料和提供适度的肌肉支持。

【材料需要】

1卷加长的宽10~15 cm的弹性绷带，宽3.8 cm的白贴及腋窝垫。

【运动员的体位】

运动员站立，患侧朝向操作者。

【步骤】

（1）需垫好腋窝垫，以预防皮肤刺激和血管压迫。

（2）将绷带缠绕患侧上肢一圈固定绷带。

（3）将绷带固定在患侧手臂上后，引导绷带沿上背环型缠绕，穿过健侧手臂下方，并穿过胸部至患侧肩膀。

（4）再次用绷带环形缠绕患肢，再沿上背继续。每次"人"字缠绕逐渐向上移动，重叠的部分至少是之前缠绕的50%。

（5）对于肩锁关节扭伤，缠绕应直接在关节处交汇。

思考题10-2

一名摔跤运动员遭受左肩撞击，并遭受损伤。

❓海绵橡胶环形垫被用于保护肩部免受未来损伤。如何固定环形垫？

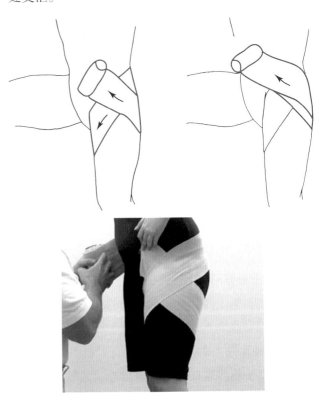

图10-5 用于髋屈肌的髋部"人"字形缠绕

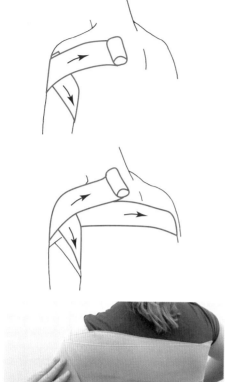

图10-6 弹性肩部"人"字形缠绕

肘部"8"字缠绕

肘部"8"字绷带（图10-7）可用于将敷料固定在肘前部或在过伸损伤中限制完全伸展。当反方向缠绕时，可用于肘后部。

【材料需要】

1卷宽7.5 cm的弹性绷带和宽3.8 cm白贴。

【运动员的体位】

运动员屈肘45°~90°，取决于需要限制的活动范围。

【步骤】

（1）用环形绷带固定小臂。

（2）将绷带卷斜向上绕过肘后上部。

（3）继续将绷带卷斜向上，绕过肘前；然后再次完全缠绕上臂并穿过肘前回到起始位置。

（4）继续上述步骤，但对于每次新缠绕都要朝着肘部向上移动，重叠底层缠绕宽度的50%。

手和腕部的"8"字缠绕

"8"字缠绕（图10-8）可用于轻度的腕和手部支撑和敷料固定。

【材料需要】

1卷宽5 cm的弹性绷带。

【运动员的体位】

运动员肘部屈曲45°。

【步骤】

（1）缠绕手掌1~2圈固定绷带。

（2）根据伤口的位置，弹性绷带斜向跨过手的前部或后部，到达手腕并沿手腕绕1圈，然后回到初始锚点。

（3）根据需要进行相应数量的缠绕。

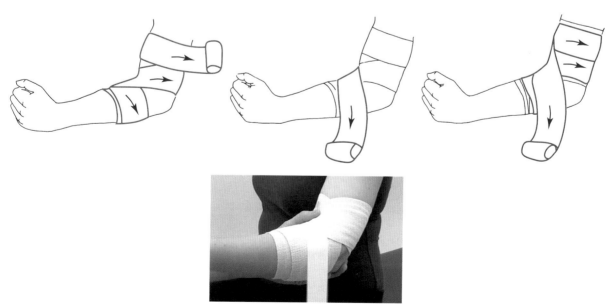

图10-7 弹性绷带肘部"8"字缠绕

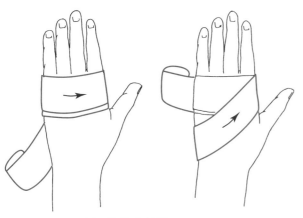
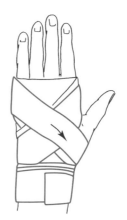
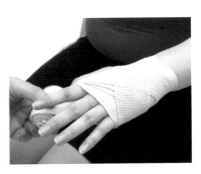

图10-8 手和腕部"8"字缠绕

非弹性和弹性黏性贴布

非弹性白色黏性贴布（白贴）

白贴由于其均匀的黏合性、轻巧性和背衬材料的相对强度，在运动中具有很好的适用性[12]。所有这些特性都对固定伤口敷料和为受损部位提供支持和保护具有价值[8]。

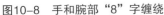

当购买白贴时，应考量：

- 背衬品质
- 黏合剂质量
- 卷绕张力

这种黏性贴布具有多种尺寸，2.5 cm、3.8 cm和5 cm的宽度通常用于运动医学。当购买白贴时，应考量如成本、背衬品质、黏合剂质量及卷绕张力等性能。

贴布品质

白贴通常根据每英寸（1英寸=2.54 cm）背衬材料的纵向和垂直纤维数量进行分级。厚且贵的贴布每平方厘米含有13根或更多的纵向纤维和10根垂直纤维。轻但便宜的贴布有10根或更少的纵向纤维和7根垂直纤维[1]。

胶黏性能

当使用时，贴布应可以轻易黏附，并应在有大量汗水和活动的情况下保持黏附性。除了黏性好，黏合剂必须含有尽可能少的皮肤刺激物，必须在去除时容易清除、无残留且不牵扯表层皮肤[8]。

卷绕张力

贴布卷的卷绕张力对操作人员很重要。为了使贴布提供良好的保护和支撑，必须有均匀和恒定的放卷张力。在大多数情况下，适当地放卷需要一些额外张力来提供足够的紧密性。

弹性黏性贴布

弹性黏性贴布常用于运动医学。因为它的一致性，被用于小的、不规则的身体部位，如脚、腕、手和手指。弹性黏性贴布还允许身体部位的扩张，如收缩的肌肉或在负重时膨胀的脚。与白贴一样，弹性黏性贴布有多种宽度，2.5 cm、5 cm、7.5 cm和10 cm是常用的宽度。

防水贴布

有时，游泳运动员、潜水员或水球运动员可能需要使用黏性贴布。建议在这些情况下使用特殊防水贴布。如果没有防水贴布，管道胶带是有效的替代品。

存放贴布

将贴布置于阴凉处，然后平铺堆叠。

存放贴布时，请执行以下步骤：

- 存放在阴凉的地方。
- 将贴布卷以平顶或底部堆叠，以避免变形。

贴扎准备

备皮

当在皮肤上直接使用贴布时必须特别注意[12]。焦点框10-1给出了恰当贴扎所需的用品。

在使用贴布前，应清洁皮肤表面并剃除毛发。

汗水、油和污垢会阻碍贴布粘在皮肤上。使用贴布时，应使用肥皂和水清洁皮肤表面，以清除所有污垢和油。此外，也应该剃除毛发，以防止在去除贴布时产生刺激（图10-9A）。若皮肤发热或冰冷则不应使用贴布。

贴布黏合喷剂

快干贴布黏合喷剂有助于贴布黏合在皮肤上，但并非必须使用（图10-9B）。有时，运动员会对贴布黏合喷剂或贴布上的黏合剂产生过敏性皮肤反应。对于这些人，应避免喷涂贴布黏合喷剂，如有必要可使用支具代替贴布。

使用垫片及皮肤膜

贴布在某些部位（如骨性突起处）会产生摩擦水疱。泡沫或纱布垫（垫片）加以少量的润滑剂有助于帮助减少水疱的发生（图10-9C）。

直接在皮肤上贴扎可以提供最大的支撑。然而，日复一日地使用贴布会导致皮肤受刺激。一种被称为"皮肤膜"或"皮肤保护膜"的非常轻薄多孔且有弹性的泡沫材质，很容易贴合贴扎部位轮廓并从某种程度上保护皮肤。尽管皮肤膜很容易使用，但没有大量使用贴布经验的人使用皮肤膜时会遇到起皱打卷的

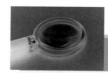

焦点框 10-1

贴扎耗材

有效的贴扎需要许多可用的耗材：

1. 用于毛发剃除的剃刀
2. 用于洁净皮肤的肥皂
3. 用于清洁皮肤上油脂的酒精
4. 用于黏合贴布的喷雾黏合剂
5. 用于保护皮肤的皮肤膜材料
6. 防磨衬垫
7. 白贴（亚麻背带）（1.2 cm、2.5 cm、3.8 cm和5 cm）
8. 黏性和弹性贴布（2.5 cm、5 cm、7.5 cm和10 cm）
9. 毛毡和泡沫材质的衬垫材料
10. 贴布剪
11. 贴布刀
12. 弹性绷带（5 cm、7.5 cm、10 cm和15 cm）

问题，并会因此导致皮肤刺激或水疱。必须平顺地使用皮肤膜以避免褶皱、卷起。皮肤膜应重叠1/2的厚度，且厚度不超过2层（图10-9D）[12]。最后，应使用锚定条将皮肤膜固定到位（图10-9E）。

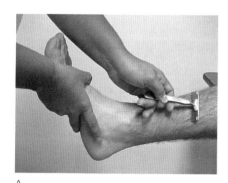
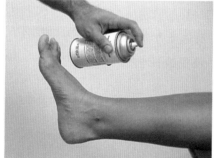
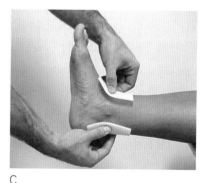

A

B

C

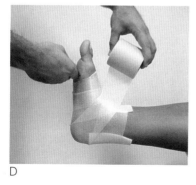
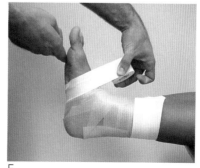

D

E

图10-9　贴扎准备　A.备皮（剔除毛发）；B.使用贴布黏合剂喷雾；C.放置防磨衬垫；D.使用一层皮肤膜；E.使用锚定条固定

一名大一的橄榄球运动员有一只脚踝长期不稳且扭伤了好几次。他想在比赛和训练前进行踝关节贴扎，但他以前从来没有使用过。

? 怎样才能最大限度地减少水疱的发生，并确保贴布提供支持？

适当的贴扎技术

贴布宽度依据要覆盖的区域选择。角度越小，贴布越窄，才能越贴合皮肤。例如，手指和脚趾通常需要宽1.25 cm或2.5 cm的贴布；脚踝需要3.75 cm的贴布；大腿和背部等较大的皮肤区域可以轻松地使用宽5～7.5 cm的贴布。

撕开贴布

经过一些实践，白贴可用手轻松撕开。而撕开弹性贴布比较困难，通常需要用剪刀剪断。可以使用各种技巧撕开贴布（图10-10）[12]。以下是建议的步骤：

（1）用惯用手持贴布卷，示指钩住贴布卷的中心，拇指压住外缘。

（2）用另一只手的拇指和示指抓住贴布的起始端。

（3）双手放好后，拉动贴布的两端使其绷紧。接下来，做一个快速的，像剪刀一样的剪切动作来撕开贴布。撕开时，一只手向身体反方向移动，另一只手朝向身体移动。记住，不要试图弯曲或扭曲贴布以撕开它。

正确地撕开贴布时，白贴的撕裂边缘相对较直，没有弯曲、扭曲或松脱的线头。一旦第一缕线被撕开，剩下的贴布就很容易被撕开。学会从不同的位置有效地撕开贴布对速度和效率至关重要[11]。

去除贴布

通常可以用手、贴布剪或贴布刀、贴布去除溶剂从皮肤上去除贴布[2]。

手动去除

从身体上撕下贴布时，小心不要撕裂或刺激皮肤。贴布不得从皮肤向外猛撕，而应与身体成直线拉动（图10-11）。切记小心地从贴布上去除皮

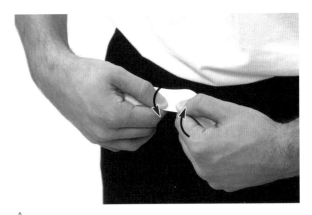

A

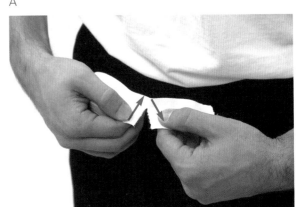

B

图10-10 撕开黏性贴布的技巧

肤，不要从皮肤上撕下胶带。一只手轻轻地向一个方向拉动贴布，另一只手轻轻地将皮肤压离贴布。

使用贴布剪或贴布刀

贴布剪或贴布刀的特点是有一个钝头，可以在不划伤皮肤的情况下平顺地滑入贴布下。注意不要离受伤部位太近使用贴布剪，以免剪刀加重伤情。尽可能在未受伤的部位开始剪切（图10-12）。

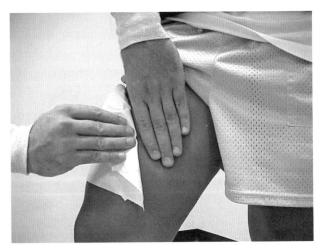

图10-11 去除黏性贴布

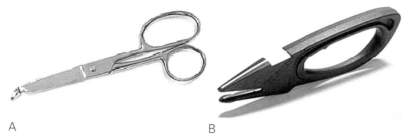

图10-12　A.贴布剪；B.贴布刀（Cramer.提供）

使用贴布去除剂

贴布去除剂是一种醇基液体，有助于去除皮肤上附着的残留物。用毛巾或布擦洗该区域效果最佳。有些人对这种化学物质过敏，并会产生反应。每个接触去除剂的人都应该用肥皂和清水洗掉去除剂。

常见贴扎技巧

足弓

贴扎足弓可提供对整个足底的支持（图10-13）。足弓贴扎可用于足底筋膜炎、足弓扭伤（参阅第14章）或外胫夹（参阅第15章）。

【材料需要】

1卷宽2.5 cm和1卷宽3.8 cm的白贴、贴布黏合剂。

【运动员的体位】

运动员坐在贴扎桌上，贴扎脚在桌子边缘外延伸出大约15 cm。脚部放松。

【步骤】

（1）围绕脚掌（脚球）处使用1条锚带（图10-13中1）。如果是急性损伤，锚带应该放在跖骨头周围，以尽量减轻脚趾肿胀。

（2）从第三跖骨开始，从外侧将贴布绕过脚跟，并回到贴布在锚带开始的地方（图10-13中2和3）

（3）下一条贴布从第二跖骨开始，在第四跖骨结束（图10-13中4）。

（4）最后一条贴布从第四跖骨开始，到第五跖骨（图10-13中5）结束。完成后，会形成跖骨区域的扇形覆盖（图10-13中6）。

（5）使用宽3.8 cm的贴布条（图10-13中7～11）

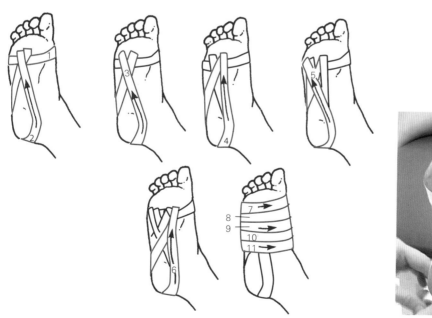

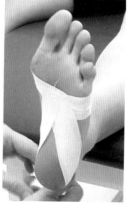

图10-13　足弓贴扎技术

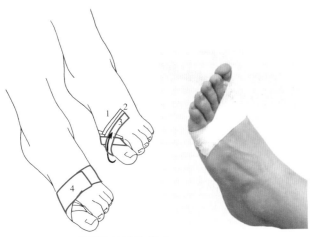

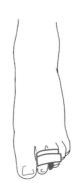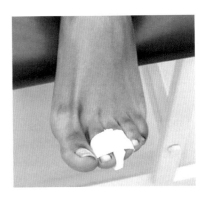

图10-15　贴扎骨折的脚趾

图10-14　踇趾扭伤的贴扎技术

环形缠绕以完成足弓贴扎。

踇趾

这套步骤用于贴扎扭伤的踇趾（图10-14）。

【材料需要】

1卷宽2.5 cm的白贴和贴布黏合剂。

【运动员的体位】

运动员坐立位。

【步骤】

（1）使用半"8"字形的贴条以给予关节最大的支持（图10-14中1～3）。贴布要从脚掌上面的锐角开始，向下经过踇趾和第二脚趾中间，首先环绕踇趾，然后向上、绕过并穿过起点。重复这个过程，独立开始每次缠绕。在使用半"8"字贴布条之前，可在恰当的踇趾表面使用预先准备好的贴布条以预防踇趾活动到导致疼痛的位置。

（2）在所需数量的半"8"字贴布条就位后，使用锚定条在脚掌（图10-14中4）周围固定。

脚趾

【材料需要】

1卷宽1.25～2.5 cm的贴布、宽0.3 cm的海绵橡胶和贴布黏合剂。

【运动员的体位】

运动员坐位。

【步骤】

（1）切一块0.3 cm的海绵橡胶块，并将其放在受损脚趾和健康脚趾之间。

（2）在脚趾周围缠绕两三条贴布带（图10-15）。

这是一项用非骨折脚趾固定骨折脚趾的固定技术。

足踝

直接应用于运动员皮肤的足踝贴扎可提供最大的支持。但是，如果每天使用和去除贴扎，会刺激皮肤产生应激现象[15]。为了避免这个问题，应使用皮肤膜材料。贴扎之前，请遵循以下步骤[2]：

> 如果运动员皮肤敏感，应彻底清洁即将贴扎的区域。

（1）剃去足部和脚踝的毛发。

（2）在皮肤上使用一层贴布黏合喷剂以保护皮肤，并提供黏附基底。注意：如果运动员有因贴布起水疱的病史，请避免使用贴布黏合喷剂。在皮肤敏感的情况下，应彻底清除踝关节表面的污垢和油脂，并使用皮肤膜材料或直接在皮肤上贴扎。

（3）将有防摩擦材料如润滑油涂层的防磨衬垫置于脚背和脚跟后部。

（4）如果使用了皮肤膜，则使用单层贴布。贴布锚定条应超出皮肤膜范围并直接黏合在皮肤上。

（5）如果皮肤因治疗而变冷或变热，不要使用贴扎。

闭合编篮式贴扎技术（图10-16）可提供强有力的贴布支持，并主要用于新扭伤和长期脚踝不稳的运动员训练时[5]。

【材料需要】

1卷宽3.8 cm的白贴和贴布黏合剂。

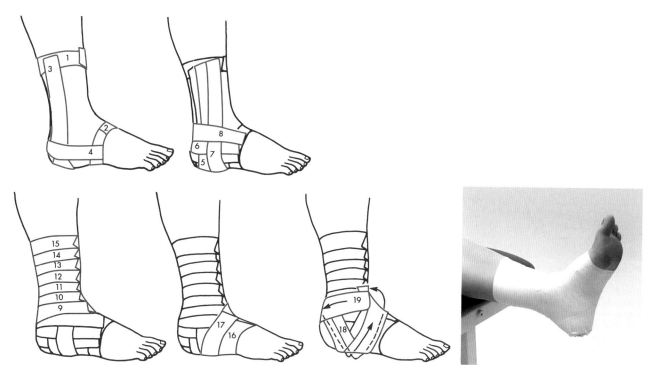

图10-16　足踝的闭合编篮式贴扎技巧

【运动员的体位】

运动员坐在桌子上，腿伸直，踝关节保持90°。

【步骤】

（1）在踝部上方12.5~15 cm处放置锚定条，该锚定条正好位于腓肠肌肌腹下方。在第五跖骨茎突近端环绕足背放置第二条锚定条（图10-16中1和2）。

（2）将第一条贴布置于踝关节后方，并将其贴在锚定条（图10-16中3）上。注意：使用条带时，如果是内翻扭伤则将足部拉向外翻位，如是外翻损伤则将足部保持在中立位。

（3）编篮式贴扎的第一条横向贴布从踝关节正下方开始，并将其连接到足部锚定条（图10-16中4）。

（4）在足踝上依次交替贴扎3条垂直带和3条水平带，且每一条带至少与前一条带的一半重叠（图10-16中5~8）。这些带和锚定条不应该对第五跖骨施加压力。

（5）在完成编篮式贴扎后，继续在踝关节贴扎水平带，以提供环形支撑（图10-16中9~15）。

（6）对于足弓支撑，从外侧到内侧使用2~3条圆形条带（图10-16中16和17）。

（7）完成传统的编篮式贴扎后，进行2个或3个锁跟式贴扎，以确保最大的稳定性（图10-16中18和19）。在踝关节的足背（顶部）处开始锁跟式贴扎。贴布绕过跟骨背部和上方，然后绕过脚跟下面，回到脚踝上方。在踝关节的另一侧重复同样的贴法，方向相反。对于外侧（内翻性）踝关节损伤的患者，应通过在外侧方向贴布上施加更大张力的方式将踝关节向外侧固定。对于内侧（外翻性）扭伤，应通过向内侧方向施加更多的张力将脚踝向内固定。可以使用两个"8"字缠绕以加强支撑。

跟腱

跟腱贴扎（图10-17）旨在防止跟腱过度牵拉。

【材料需要】

1卷宽7.5 cm的弹性贴布，1卷宽3.8 cm的白贴，鞋跟和鞋带垫（放置在跟骨上方的跟腱上），贴布黏合剂。

【运动员的体位】

运动员跪姿或俯卧，患足放松垂在桌子边缘外。

【步骤】

（1）将2条宽3.8 cm的贴布作为锚定条，一条在踝关节上方17.5~22.5 cm处环绕放置，另一条环绕脚掌（图10-17中1和2）。

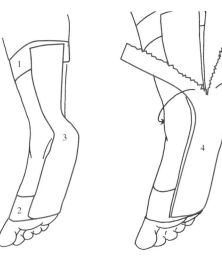

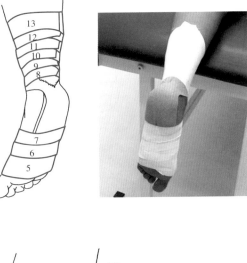

图10-17 跟腱贴扎

（2）撕下2条宽7.5 cm、长20～25 cm的弹性贴布。从运动员脚掌开始，适度牵张第一条贴布，沿着脚底向上，直到腿部锚定条（图10-17中3）。第二条弹性贴布（图10-17中4）沿着第一条的路线贴扎，至脚踝处将其从中间纵向剪开。剪开的贴布末端缠绕在小腿上形成锁锚。注意：保持缠绕端高于拉伤处。

（3）松弛地在足弓周围用2～3条弹性贴布（图10-17中5～7）固定，并在运动员小腿周围用5～6条弹性贴布（图10-17中8～13）固定，跟腱贴扎完成。

【注意】

（1）在小腿和足部周围过度锁紧会限制跟腱的正常活动，并产生更多的组织刺激。

（2）此方法的一个变化是使用3条5 cm宽的弹性贴布代替条3和条4。在第一跖骨的足底表面贴扎第一条，并结束在腿部锚定条外侧。在第五跖骨的足底表面贴扎第二条，并结束在腿部锚定条内侧。第三条贴布置于第一条和第二条中间，并结束在小腿后部。用宽7.5 cm的弹性贴布缠绕前足和小腿下部以固定。

膝关节

膝关节不稳和脚踝不稳的运动员一样，不应使用贴扎和支具作为适当康复训练的替代品。如果使用得当，贴扎有助于保护膝关节并帮助康复（图10-18）。但是，膝关节贴扎难度很大，往往难以正确操作。因此，对于没有很多贴扎经验的

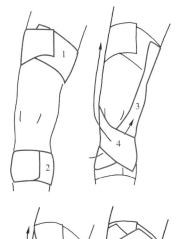

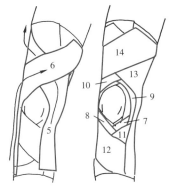

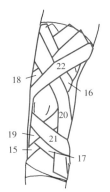

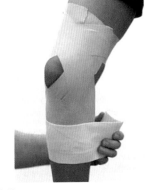

图10-18 膝关节韧带损伤的贴扎

健康从业者或教练，建议使用图6-27B（参阅第6章）所示的功能性膝关节支具。

【材料需要】

1卷宽5 cm的白贴，1卷宽7.5 cm的弹性贴布，1个2.5 cm高的足跟垫，防磨衬垫（置于膝后方褶线处），皮肤黏合剂。

【运动员的体位】

运动员站在一张高90 cm的桌子上，踩在2.5 cm足跟垫上放松患膝。应完全剃除髌骨上下15 cm区域的毛发。

【步骤】

（1）在毛发边缘处用7.5 cm的弹性贴布（图10-18中1和2）作为锚定条环绕大腿和小腿。

（2）预制12条弹性条带，长约22.5 cm。将其拉伸至极限，并如图10-18所示贴扎于膝关节（图10-18中3～14）。

（3）使用几束由3条宽5 cm白贴所制成的条带（图10-18中15～22）贴扎。有人发现，用弹性贴布松弛地包裹膝关节可防止贴布因出汗而变松。

【注意】

贴扎不得压迫髌骨。

肘关节

如下所示用贴扎固定肘关节以限制肘关节过伸（图10-19）。

【材料需要】

1卷宽3.8 cm的白贴、防磨衬垫（放在肘关节褶痕处）、贴布黏合喷剂和宽5 cm的弹性绷带。

【运动员的体位】

运动员站立，患肘弯曲90°。

【步骤】

（1）在前臂周围宽松地施以3条锚定条（图10-19中1～3）。在屈曲的肘关节上约5 cm处（前侧窝）宽松地使用3条锚定条贴扎（图10-19中4～6）。

（2）制作一条限制带（一束用以限制活动的贴布）：剪制一条25 cm和一条10 cm的贴布条带，并将10 cm的条带贴在25 cm条带的中间，并留出这部分的黏性。之后将限制带置于两条锚定条之间，留出的黏性部分朝下。使限制带在锚定条的两端都向外留出2.5～5 cm。这样可以使环形锚定条固定限

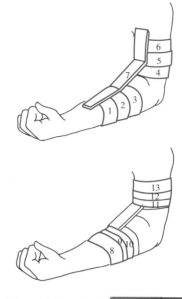

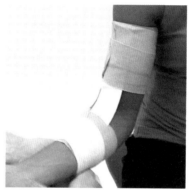

图10-19　限制肘关节过伸的贴扎

制带，防止滑动（图10-19中7）。

（3）再将另外5条25 cm的贴布贴于刚贴上的限制带上。

（4）最后在两端各用3个锁条（图10-19中8～13）固定限制带。可在贴扎上加一个"8"字形的弹性绷带以防止贴扎因出汗而滑脱。

腕关节

腕关节贴扎（图10-20）可稳定和保护严重受伤的手腕。

【材料需要】

1卷宽2.5 cm的白贴和贴布黏合喷剂。

【运动员的体位】

运动员站立，患手向受伤方向屈曲，手指适度展开增加手腕的宽度，以保护神经和血管。

【步骤】

（1）在腕关节上方约7.5 cm处施以一条锚定条（图10-20中1）；在展开手指的掌部环绕另一

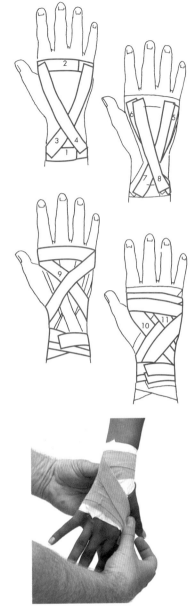

图10-20 腕关节贴扎技术

条锚定条（图10-20中2）。

（2）在腕关节朝向患侧屈曲的情况下，将一条贴布从掌部锚定条小指附近处，斜穿过腕关节，固定到锚定条1上。将另一条贴布从掌部锚定条近示指处开始，穿过腕关节固定在锚定条1上。这2条贴布在腕关节处形成"十"字交叉（图10-20中3和4）。根据需要固定的程度，再使用4或5个"十"字交叉（图10-20中5~8）。

（3）"十"字贴布上使用2～3个"8"字形环带（图10-20中9~11）。先绕手腕1圈，将环带从手背处斜向手掌，再绕手掌2圈，然后再将另一条环带斜穿手背至"8"字开始的地方。重复此步

骤以确保贴扎牢固、稳定。

拇指

扭伤的拇指贴扎（图10-21）旨在保护肌肉和关节，并支持拇指。

【材料需要】

1卷宽2.5 cm的白贴和胶带黏合喷剂。

【运动员的体位】

运动员将受损的拇指置于放松中立的位置。

【步骤】

（1）在拇指远端和手腕周围贴锚定条（图10-21中1和2）。

（2）从拇指尖的锚定条到手腕的锚定条，在损伤较重一侧（背侧或手掌侧）连续贴4条固定带（图10-21中3~5），并用1条环绕手腕和1条环绕拇指尖的锁条固定（图10-21中6和7）。

（3）施加3条"人"字形缠绕。第一条"人"字形缠绕起于拇指底桡侧并沿拇指下环绕拇指，之后穿过起点。这条"人"字形缠绕继续环绕腕部并最终结束于起点处。随后的每条"人"字形缠绕条带应至少与前一条带重叠1.7 cm，并逐步移向拇指下方（图10-21中8和9）。贴扎的拇指"人"字形缠绕能够在损伤恢复期间提供良好的保护措施。

手指

扭伤的第2~5指或拇指可能需要由限制带提供额外保护（图10-22）[11]。

【材料需要】

1卷宽2.5 cm的白贴。

【运动员的体位】

运动员在无痛范围内分开受伤手指。

【步骤】

（1）将一条宽1.25 cm的贴布绕在受伤手指的

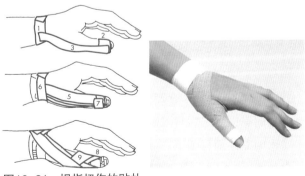

图10-21 拇指扭伤的贴扎

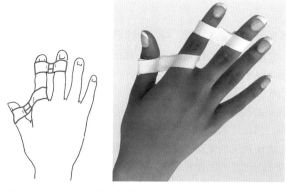

图10-22　第2~5指及拇指限制带

中节指骨上，并绕到相邻手指上。留在两根手指之间的贴布就是限制带。

（2）在限制带的中心环绕施以锁条以增加强度。

定制硬壳垫

对于受伤的运动员，如疼痛挫伤（瘀伤），通常需要一个硬壳垫以完全保护其免受进一步伤害（图10-23）。硬壳垫可以是商用垫，也可以是热塑塑料和泡沫或毡垫制成的定制垫。

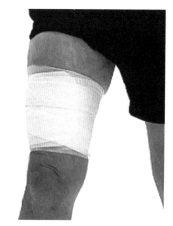

图10-23　包裹在大腿上的硬壳垫

肌内效贴

自2008年以来，使用肌内效贴（一种弹性贴布）治疗运动损伤已成为一种流行的方法。有人指出使用肌内效贴比其他类型的弹力贴更有效，它通过提拉皮肤和改善血液和淋巴流动来减轻疼痛[18]。许多研究都聚焦于肌内效贴的有效性。大量的证据表明，在运动损伤的治疗和预防方面，它并不比其他的弹性绷带更有效[13,18]。

运动损伤处置清单

以下是针对受伤身体部位贴扎的清单。

❏ 如贴扎关节，则将其置于关节稳定位。如贴扎的是肌肉，则应为肌肉收缩和放松留出必要的空间。

❏ 贴布应与下层至少重叠50%的宽度。除非贴布足够地交叠，否则活动中的运动员会使其分离，使皮下皮肤易受刺激。

❏ 避免连续贴扎。连续缠绕在部位上的贴布可能会导致活动受限。建议一次缠绕一圈，每次缠绕重叠超过起始端约2.5 cm。这条规则尤其适用于白贴。

❏ 尽可能手持贴布卷。通过学习手持贴布卷并减少放下次数，并通过学习撕开贴布，操作者可以提高贴扎速度和准确性。

❏ 平顺且贴合地将贴布铺在皮肤上。为了节省时间，在使用贴布贴扎时应平滑且紧密地贴在身体部位上，这是通过用双手手指、手掌及掌根控制贴布表面来完成的。

❏ 使贴布与皮肤的自然轮廓相吻合。每一条贴布的放置必须考虑到特定的目的。亚麻布背衬的贴布没有足够的弹性来弯曲以贴合锐角，但必须尽可能地使其贴合，以自然地适合身体轮廓。如果没能贴合身体，则会产生皱纹和缝隙，从而导致皮肤刺激。

❏ 以锚定条开始，并以锁条结束。如果可能，将贴布粘贴在环绕身体部位的锚定条上开始贴扎。这种贴扎方式为后续贴布的稳定提供了一种良好的基础，因此它们不会受到部位活动的影响。

❏ 如果需要最大支撑，直接在皮肤上贴扎。如果皮肤敏感，可以使用皮肤膜为贴布打底。使用皮肤膜时，应考虑到皮肤和打底层间会产生相对运动。

❏ 如果治疗后皮肤变热或变冷，不要使用贴扎。

摘要

- 适当地使用弹性绷带可有助于运动损伤恢复。
- 弹性绷带必须贴扎得均匀且牢固，但不能太紧，以免妨碍血液循环。
- 贴扎可以有多种用途——用于固定伤口敷料，作为支撑，以及保护肌肉骨骼以防损伤。
- 为了支持和保护受伤的肌肉骨骼，目前使用两种类型的胶带——非弹性白贴和弹性贴布。
- 贴布必须存放在阴凉的地方，并且必须摊平堆叠。
- 在贴扎之前，应给运动员仔细备皮。
- 首先应仔细清洁皮肤，然后去除所有毛发。
- 如有必要，可使用黏合喷剂，然后使用皮肤膜材料，以帮助避免皮肤受刺激。
- 贴扎必须遵循最小的刺激和最大的支撑这一原则。
- 所有贴扎应用时都需要非常小心，确保使用合适的材料，确保运动员的正确位置，以及仔细地遵循步骤。
- 在运动损伤的处理或预防中，尽管肌内效贴很受欢迎，但它不比其他的弹性绷带技术更有效。

思考题答案

10-1 应使用15 cm的弹性绷带作为髋内收肌约束带。这项技术旨在防止腹股沟过度牵拉和髋内收肌再次受伤。

10-2 用宽10 cm的弹性绷带进行肩胛骨"人"字形缠绕以固定环形垫。

10-3 首先，应该剃光脚踝毛发。然后使用贴布黏合喷剂。施加了少量润滑油的鞋跟和鞋带垫应垫在骨性突起上。可采用一层皮肤膜。贴布应施加均匀的压力，不留空隙。

复习题和课堂活动

1.弹性绷带是用来做什么的？你如何应用它们？

2.观摩运动教练在运动训练诊所中的包扎及贴扎。

3.有哪些类型的贴布可用？每种类型的目的是什么？你在选择贴布时应该注意哪些特性？

4. 你应该如何准备一个要被贴扎的区域？

5.你该怎么撕贴布？

6.你应该如何从一个区域去除贴布？演示可用于去除胶带的各种方法和刀具。

7.应用贴布的一些基本规则是什么？为什么要遵循这些规则？

8.有哪些常见的贴扎步骤？

9.把不同类型的贴布带到课堂上。讨论它们的用途及在购买贴布时要注意的特性。组织课堂学生练习撕贴布并为一个区域做贴扎准备。

10.取每个关节或身体部位，演示用于支撑该部位的常用贴扎步骤。让学生们结对练习这些贴扎。讨论使用贴扎作为支撑装置的优点和缺点。

参考文献

［1］bell, B. 2009. *Taping and bracing made simple*. Baltimore, MD: Lippincott Williams & Wilkins.

［2］Alt, W., Lohrer, H., & Gollhofer, A. 1999. Functional properties of adhesive ankle taping: Neuromuscular and mechanical effects before and after exercise. *Foot & Ankle International* 20(4):238.

［3］Beam, J. 2011. *Orthopedic taping, wrapping, bracing and padding*. Philadelphia, PA: F. A. Davis.

［4］Bragg, R. W., Macmahon, J. M., Overom, E. K., Yerby, S. A., Matheson, G. O., Carter, D. R., & Andriacchi, T. P. 2002. Failure and fatigue characteristics of adhesive athletic tape. *Medicine and Science in Sports and Exercise* 34(3):403-410.

［5］Briggs, J. 2001. Bandaging, strapping and taping. In J. Briggs (ed.), *Sports therapy: Theoretical and practical thoughts and considerations*. Chichester, England: Corpus Publishing Limited.

［6］Clay, K. 2009. The impact of ankle taping upon range of movement and lower-limb balance before and after dynamic exercise. In T. Reilly & G. Atkinson (eds.), *Contemporary sport, leisure and ergonomics*. New York, NY: Routledge.

［7］DesRochers, D. M., & Cox, D. E. 2002. Proprioceptive benefit derived from ankle support. *Athletic Therapy Today* 7(6):44-45.

［8］Hewetson, T. 2009. *An illustrated guide to taping techniques: Principles and practice*. St. Louis, MO: Mosby.

［9］Hughes, T., & Rochester, P. 2008. The effects of proprioceptive exercise and taping on proprioception in subjects with functional ankle instability: A review of the literature. *Physical Therapy in Sport* 9(3):136.

［10］Hunt, E., & Short, S. 2006. Collegiate athletes' perceptions of adhesive ankle taping: A qualitative analysis. *Journal of Sport Rehabilitation* 15(4):280.

［11］Knight, K. L. 2001. Taping, wrapping, bracing, and padding. In K. L. Knight (ed.), *Assessing clinical proficiencies in athletic training: a modular approach*, 3rd ed. Champaign, IL: Human Kinetics.

［12］MacDonald, R. 2009. *Pocketbook of taping techniques*. Edinburgh, Scotland: Churchill-Livingstone.

[13] Parreira, P. 2014. Current evidence does not support the use of Kinesio taping in clinical practice: A systematic review. *Journal of Physiotherapy* 60(1):31-39.

[14] Perrin, D. H. 2012. *Athletic taping and bracing.* Champaign, IL: Human Kinetics.

[15] Quackenbush, K. 2008. The effects of two adhesive ankle taping methods on strength, power, and range of motion in female athletes. *North American Journal of Sports Physical Therapy* 3(1):25-32.

[16] Stoffel, K. 2010. Effect of ankle taping on knee and ankle joint biomechanics in sporting tasks. *Medicine and Science in Sport and Exercise* 42(11):2089-2097.

[17] Wilkerson, G. B. 2002. Biomechanical and neuromuscular effects of ankle taping and bracing. *Journal of Athletic Training* 37(4):436-445.

[18] Williams, S., & Whatman, C. 2012. Kinesio taping in treatment and prevention of sports injuries. *Sports Medicine* 42(2):153-164.

注释书目

Beam, J. 2011. *Orthopedic taping, wrapping, bracing, and padding.* Philadelphia, PA: F. A. Davis.

This highly illustrated manual is an all-inclusive examination of taping, wrapping, bracing, and padding techniques for the prevention, treatment, and rehabilitation of common athletic injuries and conditions.

First aider. Gardner, KS: Cramer Products.

Published seven times throughout the school year, this periodical contains useful taping and bandaging techniques that have been submitted by readers.

MacDonald, R. 2009. *Taping techniques: Principles and practice.* Philadelphia, PA: Elsevier.

Provides an illustrated guide to taping techniques for those involved in the treatment and rehabilitation of sports injuries and other conditions such as muscle imbalances, unstable joints, and neural control. Chapters organized by body part give indications and instructions for taping for specific conditions.

Perrin, D. H. 2012. *Athletic taping and bracing.* Champaign, IL: Human Kinetics.

Discusses specific injuries; gives step-by-step instructions for applying tape, braces, wraps, and orthotics; and presents stretching and strengthening exercises that reduce the chances of reinjury.

Prentice, W. 2015. *Arnheim's principles of athletic training.* New York, NY: McGraw-Hill.

Contains a comprehensive chapter on a variety of taping and bandaging skills with complete descriptions of techniques.

Sports Medicine Council of British Columbia. 1995. *Manual of athletic taping.* Philadelphia, PA: F. A. Davis.

Guidelines for taping and wrapping athletes' joints and limbs to both prevent and manage injuries. Chapters include injury recognition; anatomy and taping techniques for the ankle, foot, knee, wrist, hand, elbow, and muscles and tendons; and resources.

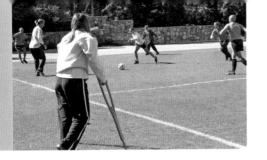

第11章

损伤康复的基础

学习本章后应能够：

- 解释在运动医学背景下康复过程的理念。
- 确定个人康复计划的短期目标和长期目标。
- 描述受伤运动员重返赛场的标准并确定决策过程。
- 讨论教练或健身专家在康复计划中如何运用治疗方法。

治疗性运动与体能训练

第4章中详细讨论的训练和体能训练的基本原则也适用于治疗、康复或适应性训练的技术，这些训练侧重于运动员受伤之后恢复正常的身体功能。"治疗性运动"一词可能泛指康复计划中使用的运动，而"体能训练"指的是能够最大程度降低受伤可能性的同时又可以取得最佳效果的活动。

本章的目的是提供一些便于运动防护师或物理治疗师理解并可以用来处理受伤运动员的知识和典型的基础性康复计划。这并非为了让学生、教练或其他健身专业人员为受伤运动员设计或监督康复计划。必须绝对明确的是，美国的法律和法规规定了除有执业执照的医务人员（如运动防护师、物理治疗师、医师）外的任何人合法参与监督或制订康复计划的范围。但需要强调的是，控制最初的肿胀及处理与急性损伤相关的疼痛应该被看作是任何从业者都可以合法执行的急救技术。

运动损伤康复的理念

尽管人们一直努力创造安全的比赛环境并防止受伤，但运动参与的本质决定了受伤最终还是难免发生。幸运的是，在运动中很少发生危及生命的损伤。虽然其中大多数损伤并不严重，但任何损伤都需要缩短康复周期。长期的康复计划需要在受过高度训练的专业人员监督下才能安全有效地进行。在运动中，运动防护师或物理治疗师承担了制订、实施和监督受伤运动员康复计划的主要职责。

运动的竞争本质急需一个较为激进的

> 运动防护师负责康复计划的制订、实施与监督。

康复方法。由于大多数运动的比赛周期短，所以受伤运动员在痊愈前没有足够的时间来休息静养。受伤运动员的目标是尽快、安全地恢复运动[9]。因此，以往曾出现过促使运动员尽快恢复运动的情况。不幸的是，在不给运动员施加压力和让运动员足够快甚至过于激进的恢复运动之间只有一线之隔。在这两种情况下，康复计划负

思考题11-1

一名女子足球运动员在训练中出现了膝关节损伤。

? 教练应如何提供即时处理，并确保她得到适当的医疗照顾？

责人的判断失误可能会阻碍运动员重返赛场的进程。因此，监督康复项目的医疗人员必须就如何在康复过程的限制下推进该项目做出正确有效的决定。

康复计划的基本组成部分和目标

如果康复计划的几个基本组成部分得到解决，制订一个有效的康复计划并不难。一个有效的康复计划有几个基本的组成部分。这些基本组成部分也可视为短期康复计划的目标，包括：①损伤后提供正确的急救以控制肿胀；②缓解疼痛；③恢复全范围的关节活动；④重建核心稳定性；⑤恢复肌力及肌耐力；⑥重建神经肌肉控制能力；⑦提升平衡能力；⑧保持心肺系统健康；⑨整合功能恢复[9]。

长期目标是确保受伤运动员尽快安全地恢复训练和比赛。

康复计划的基本组成部分：

- 控制肿胀
- 缓解疼痛
- 恢复全范围的关节活动
- 重建核心稳定性
- 恢复肌力及肌耐力
- 重建神经肌肉控制能力
- 提升平衡能力
- 保持心肺系统健康
- 整合功能恢复

康复计划的长期目标几乎都是让受伤的运动员尽快安全地回到训练或比赛中去。

提供正确的急救和控制肿胀

正如在第8章中详细讨论的一样，康复过程要在受伤后立刻进行。在美国，任何接受过急救训练的人，包括学生、专业健身人士、教练等，都可以合法地进行受伤后的急救管理。这些现场的急救和管理技术可能是任何康复计划中最关键的部分。损伤初期的处理方式对康复过程有着重要的影响[1]。任何损伤的急救处理都应该以直接控制肿胀为目的[8]。为了控制和显著限制肿胀，要应用PRICE原则：protection（保护）、rest（休息）、ice（冰敷）、compression（加压）和elevation（抬高）

（图11-1）。其中的每个因素在限制肿胀方面都起着关键作用，因此所有这些因素都应该同时使用（参阅第8章）。

缓解疼痛

控制肿胀：

- 保护
- 休息
- 冰敷
- 加压
- 抬高

当受伤发生时，运动员会感到一定程度的疼痛。疼痛的程度有一部分取决于受伤的严重性、运动员对疼痛的反应和感知，以及受伤发生的环境。损伤后立即运用PRICE原则可有效控制急性疼痛[7]。此外，采用适当的物理因子治疗方式，如冷疗、热疗或电刺激，可以帮助调节整个康复过程中的疼痛感[10]。

恢复全范围的关节活动

关节受伤后总是伴随一些相关的运动障碍。丧失部分运动能力的原因可能是肌肉和肌腱的拉伸阻力，关节周围韧带和关节囊的挛缩，这两种情况也可能同时存在。运动员应进行动态、静态拉伸或PNF（参阅第4章），以提高灵活性（图11-2）。

重建核心稳定性

核心稳定性对于发展功能性力量是绝对有必要的（图11-3）。核心指的是腰-骨盆-髋关节的复合体，其作用是在功能运动中维持整个运动链的动态稳定性。没有近端或核心的稳定性，远端的运动肢体就不能有效地发挥其力量。因此，在进行任何形

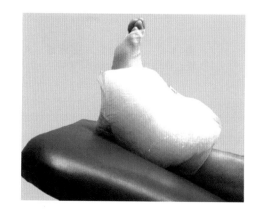

图11-1 损伤后立即采取PRICE原则以控制渗出

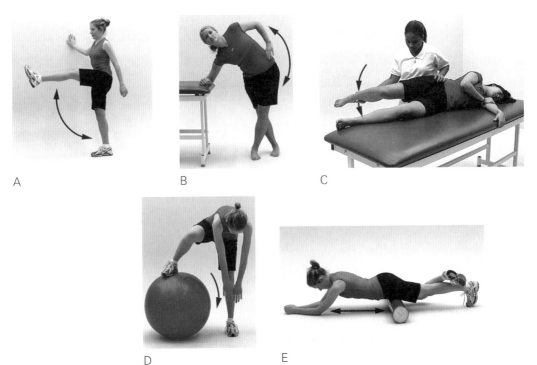

图11-2 拉伸技术用于紧张的肌腱结构，以提高活动范围 A.动态拉伸；B.静态拉伸；C.PNF；D.瑞士球拉伸；F.泡沫轴拉伸

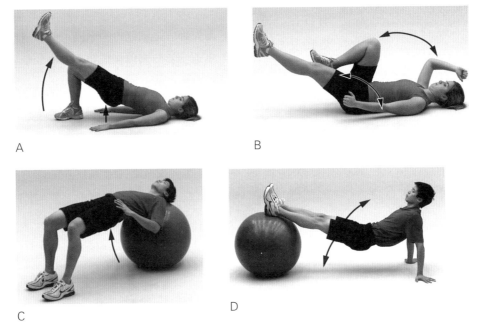

图11-3 核心稳定加强训练 A.单腿臀桥；B.变式"死虫"（动态）；C.瑞士球臀桥；D.瑞士球仰卧挺髋

式的强化训练之前，应先解决核心稳定性问题。

恢复肌力、肌耐力和爆发力

肌力、肌耐力和爆发力是使身体各部分功能恢复到损伤前状态的最基本因素。在开链或闭链运动中，进行等长收缩、渐进式抗阻（等张收缩）、等速收缩和超等长收缩（增强式训练）运动都对康复有益（参阅第4章）[4]。进行力量强化训练的一个主要目的是实现完整且无痛的关节全范围活动。

等长运动

在康复早期，当关节被固定一段时间后，通常会进行等长运动。对于进行关节全范围抗阻训练可能会使损伤加重的运动员，等长运动是有帮助的。等长收缩可增加肌张力，有助于减少失用性肌萎缩。等长训练可以增加肌肉静态力量，帮助减少挛缩。等长训练还可以通过引起肌肉泵运动来减轻水肿和肿胀。

渐进式抗阻训练

渐进式抗阻训练法是康复计划中最常用的强化技术。渐进式抗阻训练可以通过自由重量、固定器械或弹力带来完成（图11-4）。渐进式抗阻训练采用的是等张收缩，也就是随着阻力的变化，肌肉会改变长度，从而产生与阻力相同的对抗力。我们在康复计划中应该同时运用离心运动和向心运动进行训练。

等速运动

等速运动在康复过程中偶尔使用[9]。它通常在康复计划的后期阶段使用，主要用于诊断。等速运动通过一种可设定固定速度和可调阻力的设备，在整个关节活动范围内提供最大的阻力（图11-5）。等速运动的速度可

限制范围的动作=拉伸

以调整。等速测试经常用作决定运动员受伤后恢复功能性活动的标准。

超等长收缩运动

超等长收缩运动最常用于康复计划的后期阶段。这种方法使用肌肉的快速伸展来促进随后的向心收缩。超等长收缩运动有助于恢复或发展运动员产生与肌力相关的动态运动能力（图11-6）。在许多体育项目中，快速力量的产生能力是取得成功的关键因素。在受伤运动员的康复计划中，恢复肌力至关重要。超等长收缩运动有可能导致那些不习惯这种运动方式的人产生明显的肌肉酸痛。

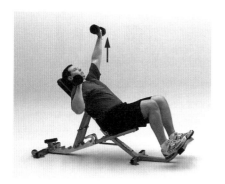

A

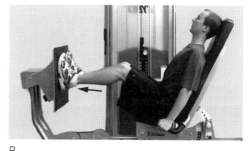

B

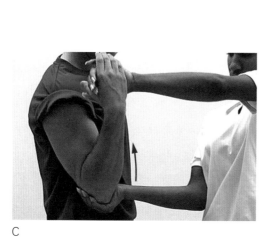

C

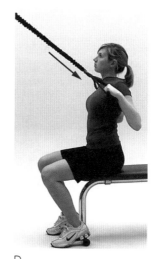

D

图11-4 渐进式抗阻力训练技能 A.自由重量；B.固定器械；C.徒手抗阻；D.橡皮管或弹力带

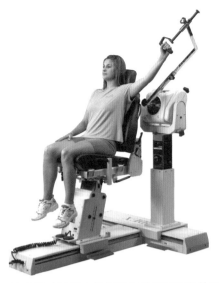

图11-5　等速运动经常在康复计划的后期阶段使用（照片由Biodex Medical systems,Inc.提供）

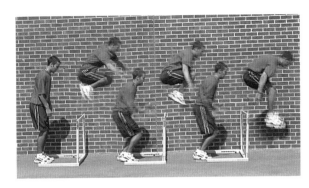

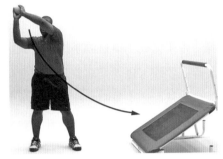

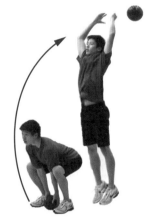

图11-6　超等长收缩运动着重于改善动力性运动能力

力量强化训练：

- 等长运动
- 渐进式抗阻（等张）训练
- 等速运动
- 超等长收缩运动

重建神经肌肉控制能力

神经肌肉控制是指大脑试图教会身体有意识地控制一个特定的动作[6]。神经肌肉控制依靠中枢神经系统来解释和整合源自肌肉和关节的感觉及运动信息，进而控制这些肌肉和关节产生协调的运动[11]。在受伤和随后的休息与固定之后，中枢神经系统会暂时"忘记"如何整合这些信息。恢复神经肌肉控制意味着恢复以前的一些感官模式的建立能力[5]。强化训练对于重建神经肌肉控制是不可或缺的，尤其是那些更趋向于功能性的动作训练[12]。

重建平衡能力

平衡能力和保持姿势稳定的能力是重新获得运动技能的关键因素[2]。康复计划必须涵盖功能性锻炼，其中必然包括平衡训练，这可以为运动员重返运动做好准备（图11-7）。平衡问题得不到解决可能会导致运动员再次受伤[9]。

神经肌肉控制产生协调运动。

保持心肺健康

保持心肺健康可能是康复计划中最容易被忽视的部分。运动员要花相当

平衡=姿势稳定

多的时间来提高心肺功能，以应对在一个竞争激烈的赛季中不断增加的体能需求。当受伤时，运动员被迫放弃训练，心肺健康水平可能会迅速下降。因此，在康复期间，应尽早采用可替代的活动，使运动员保持现有的心肺健康水平（图11-8）[12]。

根据受伤的性质，一些活动可以帮助运动员保持心肺健康水平。下肢损伤需要非负重活动，水中

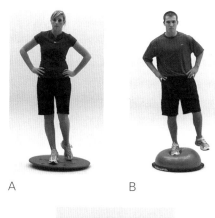

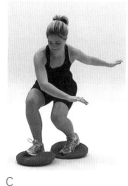

图11-7 重建神经肌肉控制和平衡是恢复功能能力的关键 A.BAPS板；B.波速球训练；C.平衡碟

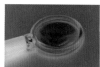
下肢损伤后恢复跑步功能的步骤：

- 走
- 直道慢跑结合弯道走
- 全跑道慢跑
- 直道跑结合弯道慢跑
- 全跑道常速跑
- 健身跑3~5 km，每周3次
- 弓箭步90°，转体180°
- 冲刺跑："W"、三角形，6 s，20码、40码、120码递增（码，长度单位，1码等于3英尺或0.9144 m）
- 加速/减速横移步
- 前交叉步
- 半速到全速的变向跑
- 完全恢复跑步能力

> 功能恢复必须将运动专项技能纳入康复计划。

运动为损伤康复提供了一个很好的选择。自行车/功率自行车训练也能对心肺系统产生积极的作用。

功能恢复

所有康复计划的目的都是为了让损伤者恢复正常功能。功能恢复包括一系列让损伤者能力逐步提升的活动，旨在为个人重返特定运动做准备（焦点框11-1）[3]。成功参与某项运动所必需的技能可分解成不同的组成部分，运动员应在自己能力范围内循序渐进地重新获得这些技能[12]。在恢复过程中，每增加一项新的活动都必须严格监控，以确定运动员的能力和身体承受情况。如果某种活动没有产生额外的疼痛或肿胀，应考虑提高训练水平，尽快增加新的训练内容。最终，康复的运动员应该尝试特定体位的训练和活动。功能恢复将在整个康复

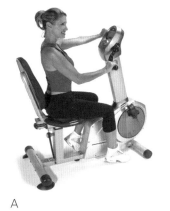

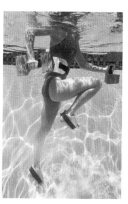

图11-8 每个康复计划都必须包括一些保持心肺健康的运动 A.上、下肢功率车；B.水中运动

（A：Stamina Products,Inc.）

计划中逐步帮助受伤运动员达到正常的无痛活动范围、恢复足够的力量水平，同时恢复神经肌肉控制能力[3]。

功能测试

功能测试是利用功能恢复训练评估运动员进行特定活动的能力（图11-9）[11]。功能

> 一名篮球运动员因踝关节扭伤被送到运动防护师那里进行康复治疗。
>
> **?** 教练希望的康复计划的短期目标应该是什么？

思考题11-2

测试涵盖了运动员最大努力下的运动表现，便于了解运动员当前状态与完全恢复运动能力间的差距。多年来，人们一直用各种各样的功能测试来评估运动员的进步，包括敏捷性跑步（如走"8"字步、往返跑、前交叉步）、侧步跳、纵跳、跳跃时间或距离，以及协同收缩测试等[11]。如果进行了赛季前测试，可以将受伤运动员在功能测试中的表现与

> 所有运动康复必须作为精心设计的康复计划的一部分执行。

赛季前测试基线进行对比，以确定运动员是否已做好重返赛场的准备。

使用治疗模式

大多数运动防护师和物理治疗师通常将物理因子治疗方法纳入其康复计划，其中包括冷疗、热疗、超声波治疗、电疗、按摩、牵引和间歇性加压。

焦点框11-2简要描述了不同物理因子治疗方法的主要作用。大多数国家的运动防护师和物理治疗师都允许使用各种物理因子治疗，因为他们都接受过正规理论学习并拥有临床实操的经验[10]。

在没有运动防护师或物理治疗师的情况下，可以使用简单、便宜的方法来治疗受伤运动员，如冷疗或热疗，使用其他方法通常超出了学生、教练或健身专业人员的专业范围。因此，有必要了解并遵

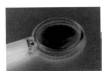

焦点框 11-2

治疗方法的作用：

- 冷疗＝减少血流，减轻疼痛
- 热疗＝加快血流，减轻疼痛
- 超声波治疗＝增加热能，增加血流
- 电疗＝引起肌肉收缩，减少疼痛
- 按摩＝增加血流，放松
- 牵引＝减少背部、颈部疼痛
- 间歇性加压＝减少肿胀

循不同国家的法律，这些法律明确规定了一些特定治疗方法的使用原则[10]。

冰袋

冰袋最常用于受伤后即刻镇痛和减少肿胀。可以用湿毛巾包裹碎冰，放在需要处理的部位。也可以将碎冰放入自封塑料袋中制成简易冰袋。两种类型的冰袋都可以很容易地贴合受伤部位的轮廓。除了毛巾，还应该配合使用弹性包扎（弹性绷带、自粘绷带或者轻弹贴布）把冰袋固定在适当的位置。通常，弹性绷带加压包扎和抬高患肢是与冰敷同时进行的。冰袋可持续安全使用20 min左右。冰按摩（冰擦法）也有助于镇痛，可以间隔1 h后重复操作[10]。

热敷袋

热敷袋最常用于急性期后（肿胀停止后），增加血液和淋巴的流动，并促进淋巴系统对损伤过程中产生的代谢产物的再吸收[10]。热疗也可以产生镇痛和放松的效果，但受伤早期使用热疗要特别谨慎。冷疗应该在任何类型的热疗之前使用，并且在受伤后至少72 h内使用。

湿热敷包，有时也称为含水热敷袋，在棉垫中含有硅酸凝胶，棉垫浸在恒温控制的热水中，温度

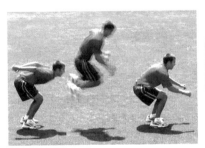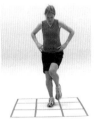

图11-9 功能测试的表现可以决定受伤运动员是否能完全恢复运动

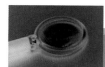

如何使用冰敷与热敷？

- 受伤后立即用冰敷来减少肿胀并缓解疼痛。
- 急性损伤后72 h内应使用冰敷。
- 热敷可用来增加受伤部位的血流量。
- 过早使用热敷会加重肿胀渗出。
- 如果不能确定是使用冰敷还是使用热敷，你会发现冰敷是最安全的。
- 在以下情况下，从冰敷转为热敷是安全的：
  (1) 肿胀几乎缓解。
  (2) 触摸受伤部位时，无硬感。
  (3) 受伤部位的变色开始消散。

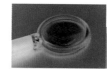

完全恢复活动

运动员完全恢复活动需考虑以下几个问题：

- 生理愈合限制。康复是否已进展到恢复过程的后期阶段？
- 疼痛等级。疼痛消失了吗？或者运动员能够在自己的疼痛耐受范围内比赛吗？
- 肿胀渗出。恢复活动是否仍有可能加剧肿胀？
- 关节活动范围。关节活动范围是否足以使运动员既能有效地发挥，又能将再次受伤的风险降至最低？
- 力量。肌力、肌耐力是否足以保护受伤的部位不再次受伤？
- 神经肌肉控制能力。控制/本体感觉/运动觉。运动员身体受伤部位是否进行运动技能再学习？
- 心肺健康水平。运动员是否能够保持心肺健康，达到或接近比赛所需的水平？
- 专项运动要求。是否确保运动员在这项运动中或在某一特定姿势时不存在再次受伤的风险？
- 功能测试。功能测试成绩是否表明恢复的程度足以允许运动员做出符合标准的运动表现？
- 预防性包扎、支撑及填充物。受伤的运动员是否需要额外的防护来恢复运动？
- 运动员自身责任。运动员是否了解自己的身体，明确不把自己置于有潜在再受伤风险的环境中？
- 受伤的倾向。运动员是倾向于复发旧伤，还是引发新的损伤？
- 心理因素。运动员是否不担心重返赛场并参加高水平的比赛再次受伤的情况？
- 运动员教育和预防性维护计划。运动员是否明白继续进行适应性训练的重要性？因为明白重要性可以大大减少再次受伤的机会。

为70 ℃。每个衬垫可保持相对恒定的水温长达20～30 min。包装和皮肤之间至少使用6层毛巾或类似的棉织布隔开。注意，禁止运动员躺在热敷袋上。焦点框11-3列举了使用热敷或冰敷的基本适应证和禁忌证。

完全恢复运动项目的标准

所有的运动康复计划都必须明确从受伤中完全康复意味着什么。这通常提示运动员已经完全恢复了竞技状态，获得了全关节活动范围、肌肉力量、神经肌肉控制能力、心肺健康和专项运动技能。除了身体上的健康，运动员还必须有充分的信心回到自己的运动项目上。康复后完全恢复活动的具体标准在很大程度上取决于损伤的性质和严重程度，但也取决于医师、教练或健身专业人员的理念、经验和判断（焦点框11-4）[7]。

决定让受伤的运动员完全恢复到运动状态是康复过程的最后阶段。参与康复过程的运动医学小组的每个成员都应该慎重考虑这个决定。队医应该最终决定运动员是否准备好重返训练或比赛。这个决定应该基于教练、运动防护师和运动员的集体努力。

摘要

- 运动医学中的康复理念是一种积极进取的理念，其最终目标是使受伤的运动员尽快、安全地恢复到可以充分活动的状态。
- 康复计划的短期目标是：
  - (1) 受伤后立即提供正确的急救和管理，以限制或控制肿胀。
  - (2) 减轻或尽量减少疼痛。
  - (3) 恢复关节全范围活动。
  - (4) 恢复或者增加肌力、肌耐力。
  - (5) 重建神经肌肉控制能力。
  - (6) 恢复平衡能力。
  - (7) 保持心肺健康水平。
  - (8) 添加适当的功能恢复运动。
- 当运动员完全恢复，并已获得关节全范围活动、肌肉力量、神经肌肉控制能力、心肺健康和运动特定的功能技能后，方可完全恢复活动。除了恢复身体健康外，运动员还必须重拾信心，重返赛场。

思考题答案

11-1 在提供正确的急救措施后，如果没有运动防护师或物理治疗师在场，教练或健身专业人员应立即将运动员转运到队医或其家庭医师处进行诊断和评估。医师应将患者转诊给有资质的运动防护师或物理治疗师，以便制订和监督她的康复计划。

11-2 在运动医学范畴内，任何康复计划的短期目标都应该包括以积极的康复方法控制疼痛、恢复关节活动度、恢复肌肉力量、重建神经肌肉控制能力及保持心肺健康水平。决定何时及如何改变和改进康复计划中的特定部分应该基于康复过程的进展，方案变化情况应由康复过程主导。长期的目标是让运动员尽快并安全恢复到正常的运动状态。

复习题和课堂活动

1. 解释健身专业人员和教练在康复计划中的角色。

2. 描述在受伤后控制肿胀的技术。

3. 为什么在康复过程中减轻疼痛很重要？

4. 受伤后如何恢复关节活动范围？

5. 比较等长收缩、等张收缩、等速收缩和超等长收缩训练在康复中的应用。

6. 神经肌肉控制能力与运动有什么关系？

7. 为什么运动员在受伤恢复时要对身体进行调理？

8. 何时以何种方式将功能恢复训练纳入康复计划较为合理？

9. 描述如何确定运动员受伤后是否准备好恢复运动。

10. 在治疗运动员损伤时可以采用什么方法？应该采用什么方法？

参考文献

[1] Brotzman, S. 2011. *Clinical orthopedic rehabilitation.* Philadelphia. PA: Elsevier Health Sciences.

[2] Dvir, Z. 2004. *Isokinetics: Muscle testing, interpretation, and clinical applications.* Philadelphia, PA: Elsevier Health Sciences.

[3] Ellenbecker, T. 2009. *Effective functional progressions in sport rehabilitation.* Champaign, IL: Human Kinetics.

[4] Kisner, C., & Colby, A. 2012. *Therapeutic exercise: Foundations and techniques.* Philadelphia, PA: F. A. Davis.

[5] Lephart, S. M. 2000. *Proprioception and neuromuscular control in joint stability.* Champaign, IL: Human Kinetics.

[6] McGee, D. 2010. *Athletic and sport issues in musculoskeletal rehabilitation.* Philadelphia, PA: Saunders.

[7] O'Sullivan, S. 2013. *Physical rehabilitation.* Philadelphia, PA: F. A. Davis.

[8] Prentice, W. 2014. *Arnheim's principles of athletic training,* 15th ed. New York, NY: McGraw-Hill.

[9] Prentice, W. 2015. *Rehabilitation techniques for sports medicine and athletic training.* Thorofare, NJ: Slack.

[10] Prentice, W. 2011. *Therapeutic modalities in rehabilitation,* 4th ed. New York, NY: McGraw-Hill.

[11] Reiman, M. 2009. *Functional testing in human performance.* Champaign, IL: Human Kinetics.

[12] Voight, M., Hoogenboom, B., & Prentice, W. 2014. *Musculoskeletal interventions: Techniques for therapeutic exercise,* 3rd. ed. New York, NY: McGraw-Hill.

注释书目

Brotzman, S. 2011. *Clinical orthopedic rehabilitation.* Philadelphia. PA: Elsevier Health Sciences.

Provides practical guidance on the evaluation, treatment, and rehabilitation of patients with orthopedic problems.

Ellenbecker, T. 2009. *Effective functional progressions in sport rehabilitation.* Champaign, IL: Human Kinetics.

Presents scientific principles and practical applications for using functional exercise to rehabilitate athletic injuries.

Prentice, W. 2015. *Rehabilitation techniques for sports medicine and athletic training,* 6th ed. Thorofare, NJ: Slack.

A comprehensive text dealing with all aspects of rehabilitation used in a sports medicine setting.

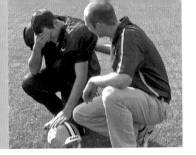

第12章

受伤运动员的心理帮助

■ 目标

学习本章后应能够：

- 讨论运动员对受伤的心理反应。
- 根据康复时间的长短，描述受伤后的渐进反应。
- 讨论损伤的预测因素和干预措施。
- 确定运动员生活中的压力源。
- 探讨压力管理缓冲概念。

- 讨论目标设定作为使受伤运动员适应康复计划手段的重要性。
- 确定处理伤害心理影响时的各种考虑因素。
- 描述受伤运动员重返赛场的决策过程。

当运动员身体受伤时，很可能其精神也受到影响。研究表明，运动员在损伤面临更长久及更困难的康复周期时，往往会产生消极心理反应[8]。因此，了解受伤对运动员的影响，以及在运动环境中可能给予的心理照护，也许有助于运动员重返赛场[11]。

当然，运动医疗队可以对受伤运动员的康复过程产生很重要的影响[5]（图12-1）。这些人与受伤运动员互动的方式，以及运动员对损伤的心理反应，共同决定了康复计划的进程[16]。我们的目标是让运动员的身心都为重返赛场做好准备[12]，如果可以获得运动心理学专家的帮助，会在让运动员学会应对与伤病相关的心理和生理压力方面有巨大的价值。

与竞技或休闲运动员一起工作的教练和其他健身专业人员，必须了解运动员对损伤的心理反应，以及不同的个体对待损伤的不同反应。教练或健身专业人员在康复期间选择支持受伤运动员的方式可能会对这一过程产生重大影响。本章讨论运动员对损伤的心理反应，并建议教练和健身专业人员应做些什么来对运动员产生积极的影响。

运动员对损伤的心理反应

不是所有的运动员都以同样的方式对待伤病[2,17]。有些运动员可能会认为受伤是灾难性的；有些运动员可能会认为受伤是展示勇气的机会；还有一些运动员可能会喜欢受伤，以避免因表现不好而尴尬，可以有机会从失败的团队逃脱，或是以逆反的心理对抗专横的父母[6]。

损伤严重度分类

某些因素在运动员进行伤病调整和康复训练时普遍存在。受伤的严重程度通常决定了康复的时间[14]。一般来说，伤病可以分为短期（小于4周）、长期（超过4周）、慢性（复发）、不可恢复性损伤（职业生涯终止）（表12-1）。运动员

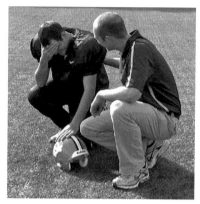

图12-1 教练、健身专业人员或运动医学人员可以对运动员的处理损伤的心理产生重大影响

在最初受伤时、康复过程中，以及最终能够恢复到完全活动状态过程中，可能会经历情绪反应的"过山车之旅"。

损伤过程的各个阶段

无论损伤的严重程度和康复所需的时间如何，受伤运动员必须应对在受伤和康复过程3个反应阶段中可能出现的各种情绪[30]。受伤运动员通常会经历这些反应阶段：对受伤的反应、对康复的反应，以及对重返赛场或职业生涯终止的反应[29]。需要指出的是，并不是所有运动员都会经历3个反应阶段，运动员的心理反应也不一定都精确地符合常规顺序。影响受伤和康复反应的因素还包括运动员的应对技能、过去的受伤史、社会支持和个性特征[29]。

对于任何类型的损伤，尤其是那些需要长时间康复的损伤，那些一生都倾向于围绕一项运动的运动员，他们可能不得不在如何看待自己及如何接受社会对他们的看法方面做出重大调整[31]。受伤是自尊心下降的常见原因。运动员受伤前在比赛中取得了成功，但在伤势恢复后，他们仍旧会有问题。自尊心强的运动员可能出现心理问题的风险更大，但有些自尊心低的运动员可能会利用受伤来释放压力[9]。

反应阶段：
- 对受伤的反应
- 对康复的反应
- 对重返赛场或职业生涯终止的反应

一名排球运动员在比赛中扭伤膝关节内侧副韧带。

? 在短期损伤的初始损伤、康复和恢复阶段，你会看到什么样的情绪反应？

思考题12-1

损伤预测因素

易受伤运动员

一些运动员似乎有受伤的模式，而其他运动员在完全相同的位置上，有着相同的身体构造，却不会受伤。研究表明，某些极端的心理特征可能会使运动员更容易反复受伤。没有一种特殊的人格类型被认为是容易受伤的。然而，喜欢冒险的人似乎更容易受伤[22]。其他容易受伤的人的性格类型有：保守的、冷漠的或空想脱离实际的运动员和（或）忧虑的、保护意识过多的或容易分心的运动员[26]，这些人通常也缺乏应对与风险及

表12-1	运动员损伤程度和康复时间的递进反应		
康复长度	对受伤的反应	对康复的反应	对重返赛场的反应
短期（＜4周）	震惊 宽慰	不耐烦 乐观	渴望 期待
长期（＞4周）	害怕 愤怒	丧失活力 非理性思维 疏远	接受
慢性（复发）	愤怒 挫败	依赖或独立 忧虑	自信或怀疑
不可恢复性 （职业生涯终止）	孤独 悲伤	丧失运动员身份	封闭和重新开始

其后果相关的压力的能力。可能导致受伤的因素还有试图通过变得更加争强好胜来减少焦虑；或因为害怕失败，对无法实现的目标感到内疚而继续受伤[22]。

预防损伤既是心理上的，也是生理上的，这就意味着运动员不仅要经过良好的训练和身体上的调适，还要有能力应对运动带来的心理压力。运动员在生气、沮丧、气馁的时候，或者在其他不安情绪下参加比赛，比在情绪上调整较好的运动员更容易受伤。例如，愤怒的运动员想要以某种方式发泄自己的愤怒，往往会失去对可取的和被认可的行为的判断。运动员可能会因情绪影响，牺牲了技能和协调能力，造成了本来可以避免的损伤。

压力与伤害风险

关于生活压力事件和患病可能性的文章有很多。压力源可能是积极的，如参加所有的会议；也可能是消极的，如没有进入首发阵容或者药检不合格。容易使运动员受伤的是消极的压力源[31]。

消极的压力源导致运动员注意力不集中和肌肉紧张，进而导致应激-损伤的联系。注意力丧失可能会导致运动员错过比赛的提示，这也许会成为运动员受伤的原因[32]。肌肉紧张（支撑或保护）会导致其柔韧性降低、运动协调性降低、肌肉效率降低，使运动员出现各种损伤。

运动是运动员的压力源[30]。运动员经常在达到并保持最高成绩和过度训练之间找到一个平衡点。除了表现方面的问题外，许多外部压力也会施加在运动员身上，如与其他运动员的竞争、教练或家长的不合理期望。来自学校、工作和家

庭的担忧也可能是造成情绪紧张的主要原因。

认识和处理压力

重要的是要认识到运动员在情绪上的压力。那些成绩下降、个性改变的运动员，可能需要一个强度较低的训练计划。与运动员交谈可能会暴露必须由辅导员、心理学专家或医师处理的情绪和身体上的问题[21]。

过度训练

过度训练是由于运动员承受的体力负荷与其应对能力之间的不平衡造成的[25]。过度训练的原因包括生理和心理因素。过度训练会导致运动员沮丧和最终的倦怠。

过度训练必须及早发现并立即处理。应在3～5天的时间内短暂中断训练[26]。运动员应完成量较少但强度相同的训练[26]。当运动员出现完全恢复的迹象时，可开始逐渐恢复相同的运动量。运动员必须停止比赛。

沮丧

运动员会因为各种原因变得沮丧，如训练的时间太长、太辛苦，而且缺少休息。沮丧通常是由日常忧虑、恐惧和焦虑引起的情绪问题。焦虑是最常见的精神和情绪应激产物之一[23]。它反映为一种模糊的害怕、恐惧感和不安。通常，焦虑的运动员无法描述这个问题。运动

焦虑 不确定或忧虑的感觉。

员在某种情况下感到力不从心，但说不出原因。心悸、气短、手心出汗、喉咙不适、头痛可能伴随着焦虑。被父母逼得太紧的孩子可能会出现一些心理问题。他们甚至可能故意在运动中失败，只是为了摆脱取得成功的痛苦压力。家长如果表现得像训练官一样，不断地给予负面强化，很可能会导致运动员出现压力过大的症状。

沮丧的症状多种多样：表现水准下降、慢性疲劳、漠然、食欲减退、消化不良、体重减轻、无法正常睡眠或休息。沮丧的运动员变得易怒、烦躁不安，不得不强迫自己练习，并且对与活动有关的每一件事都表现出厌倦和疲惫[9]。

出现沮丧迹象的运动员，他们的急性损伤和过度使用损伤与感染的可能性也会增加[26]。应力性骨折和肌腱炎是沮丧期间可能发生的典型损伤。

职业倦怠

职业倦怠是一种与身心疲惫有关的综合征，它会导致消极的自我概念、消极的体育态度和对他人情感的漠视[7]。运动员常常受制于许多方面，试图满足学校、朋友、家庭的需求，也许还有除自己的运动之外的工作。职业倦怠源于过度训练，可影响运动员和教练或健身专业人员[20]。

倦怠对运动员的整体健康有害，它表现为频繁头痛、胃肠道功能紊乱、失眠和慢性疲劳[7]。运动员可能会有人格解体的感觉、情绪耗竭感增加、成就感降低，以及出现玩世不恭的心态和情绪低落。

目标设定是依从的动力

目标设定是一种有效的运动损伤康复依从性和在一般运动环境中达到目标的激励因素[6,27]。运动员在很小的时候，通常从第一次比赛开始就设定了目标。他们设定的目标是跑得更快、跳得更高、射得更直、投得更远、打得更狠，等等。这些目标都有一个共同点：它们不是通过一次努力就能实现的，而是在实现长期目标之前实现了许多短期目标的结果[29]。焦点框12-1建议了9个应该纳入运动员目标设定的因素[13]。

在运动康复中，运动员需要确切地知道目标是什么，并有一种可以实现的感觉[4]。告诉运动员，他可以在某一天，用拐杖承担部分重量，这既不具体，也不可测量。更有效的说法是，在达到一定的运动范围和力量水平后，可以将脚放在地面上负重，衡量运动员这一动作成功的标准是部分负重时没有疼痛。这个目标必须是具有挑战性的，但必须是运动员通过合理的康复努力可以达到的[16]。很容易达到的目标不能激起成功的满足感。目标必须是个人的、内在的满足，而不是强加给运动员的目标。目标的设定应该是运动员与教练或健身专业人员之间共同协商的结果，这样才能成功[6]。运动员必须对伤病的进展负责，并进行必要的康复。

目标设定还包含许多其他激励因素，这些因素在直观上似乎通过减轻与损伤康复相关的压力来增加依从性的概率[27]。目标设定范式中包含的这些缓冲是在目标实现时的积极强化、将目标融入生活方式的时间管理、与教练或健身专业人员一起设定目标时的社会支持感、实现目标时自我效能感增强等。当目标是具体的概念和活动项目时，很容易被运动员理解，并且可成为他们运动的自然组成部分，不需要额外的时间投入[3]。可以每天设定目标以获得成就感，每周设定目标以获得进步感，每月或每年设定目标以获得长期成就感。

对受伤运动员提供社会支持

通常教练或健身专家是运动员受伤后第一个与之互动的人。当运动员受伤时，应向他们表明，教练或健身专业人员关心的是运动员作为一个人，而不仅仅是作为团队的一部分[1]。他们对教练或健身专业人员的看法会影响恢复时间和努力恢复的程度[18]。首先，从运动员个人来讲，他们必须先尊重教练或健身专业人员，才能信任他们。教练或健身专业人员与运动员之间的成功沟通对有效的康复至关重要[18]。教练或健身专业人员在运动员受伤之前就关注他们，有助于了解运动员的个性，并帮助他们建立信心。焦点框

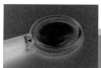

焦点框 12-1

纳入运动员目标设定的9个因素

- 制订具体且可衡量的目标。
- 使用积极和消极的语言。
- 目标应该具有挑战性，但要现实。
- 制订合理的时间表。
- 整合短期、中期和长期目标。
- 将结果与进程联系起来。
- 内化目标。
- 监控和评估目标。
- 把运动目标和生活目标联系起来。

思考题12-2

一位运动心理学专家正在与一名受伤的足球运动员讨论康复目标。

? 应该如何设定目标，如何帮助运动员在康复计划中获得成功？

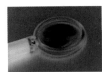

焦点框 12-2

教练或健身专业人员为受伤运动员提供社会支持可以做的事：

- 做一个好的倾听者。
- 意识到肢体语言。
- 塑造关怀的形象。
- 找出问题所在。
- 向运动员解释伤痛。
- 处理受伤的压力。
- 让运动员参与到团队中来。
- 帮助运动员重返赛场。

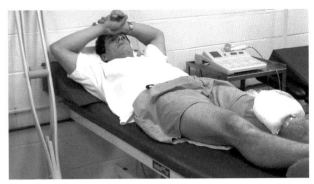

图12-2　每个运动员对受伤都有不同的心理和情绪反应

12-2总结了教练或健身专业人员在整个康复计划中为受伤运动员提供社会支持所能做的事情。

做一个好的倾听者

积极倾听是一项重要的技能。倾听运动员的抱怨，倾听运动员声音中的恐惧、愤怒、沮丧或焦虑。由于害怕，运动员可能会想知道疼痛在功能上意味着什么，自己是否会被同龄人接受。愤怒往往是一种被伤痛和不公平所伤害的感觉。在抑郁状态下，运动员可能会有一种无法抗拒的绝望或孤独感。由于焦虑，运动员会想知道他如何能在伤病中存活下来，如果他不能恢复到完全竞技状态，会发生什么（图12-2）[15]。

意识到肢体语言

肢体语言也很重要。与运动员交谈时继续处理文书工作是在传递一种漠不关心的信息。关注运动员，用真正关心他们的眼光看待他们，非常有助于获得运动员的信任和尊重。

塑造关怀的形象

重要的是把运动员看作一个独立的个体而不是"扭伤的脚踝"。如果受伤是唯一的考虑因素，运动员只会变成一个受伤的案例而不是一个人。

教练或健身专业人员等为运动员提供护理的人员和运动员之间的关系应该是人与人之间的关系。当运动员被平等对待时，关系就会得到改善，有助于运动员为自己的康复承担责任。受伤后，运动员会失去对体能的控制。他们从每天3～4 h的训练或比赛变成不活动。他们暂时改变了生活方式。他们的情绪影响着康复过程的成败。护理人员必须和运动员建立融洽的关系，建立一种真正关心运动员的意识，运动员不会被表面的关心所愚弄。

忽视受伤的运动员，或者让他们有被"抛弃"的感觉，也会导致他们受伤和再次受伤。抱着这种态度的教练或健身专业人员就像是在对球员说，如果他们受伤了，他们就没有了自我价值[16]。有些教练甚至阻止他们与球队接触，直到受伤的球员准备好回来；或者在队友面前贬低他们，因为这些教练相信这会使运动员想更快地回到比赛中。这种策略可能适用于一些有轻微损伤的运动员，但只会让严重受伤的运动员更加难以调整状态。

一些教练或健身专业人员拒绝与运动员交谈，或者告诉其他人受伤运动员不想比赛或不够顽强。教练或健身专业人员和运动员都会因受伤而感到沮丧。在此期间，要么运动员的工作人员表现出对运动员的关心，赢得运动员的忠诚和奉献；要么破坏了运动员的信任，当运动员处于控制比赛结果的地位时，运动员可能因为怨恨而表现不佳。

找出问题所在

在损伤评估过程中，运动员应尽可能提供有关其损伤的信息。当医务人员不确定损伤机制或结果时，向运动员解释或重述信息是非常宝贵的（图12-3）。让运动员充分表达自己，诸如"我明白了""继续"或简单的沉默，都是很有效的。重要的信息可以通过在收集主观信息的最后询问来获

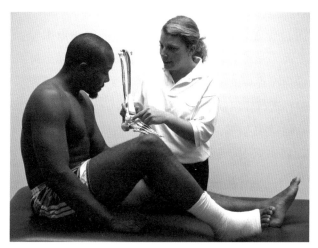

图12-3 任何医务人员都必须树立一个关怀的形象，并以能理解的方式向运动员解释受伤的原因

得，如"我有什么没有问你？"或者"我需要知道关于这次受伤的情况吗？"然后让运动员参与关于解决问题的计划的决定。

向运动员解释伤痛

无论是运动防护师还是医师都应该有效地向运动员解释受伤的原因。应注意用可理解的术语向运动员解释情况。在大多数情况下，运动员能接受的最简单的解释是最好的。给运动员进行的有关伤痛的解释必须让他们满意。根据运动员的情绪和理解水平解释受伤信息是一个真正的挑战。运动员理解和接受受伤信息的速度不同。受伤的严重程度当然很重要，但运动员对受伤严重程度的认知才是康复过程中最重要的[13]。因此，对生理上的治疗必须与心理紧密联系。

处理受伤的压力

与运动有关的压力大小及运动对运动员的意义会影响运动员对康复的依从性[31]。当运动员充分参与康复活动时，康复效果会较好，正如运动员在运动中投入更多的兴趣和参与，就有了更成功的运动生涯一样。压力会阻碍康复。可以使用几种技术（放松、想象、认知重建、思维停止）来减轻对受伤的压力反应。通常，运动员对受伤和康复的认知会影响康复效果。

让运动员参与到团队中来

受伤运动员应与其他队员保持联系[22]。受伤后，特别是需要长期康复的运动员，可能会出现社

会适应问题，并可能感到与其他队员疏远。受伤需要数周或数月康复才能重返赛场的运动员，往往会感到教练已经对他们不再关心，队友没有时间陪自己，朋友也不在身边，他们的社会生活仅由投入康复的时间组成。偶尔，运动员会觉得自己几乎得不到教练和队友的支持。

受伤的运动员可以理解教练或健身专业人员的关心，但他们没有受伤管理方面的专业知识，必须考虑让球队做好没有他们的情况的准备。受伤运动员可能会感到无法维持或恢复与队友的正常关系。受伤运动员提醒我们，受伤是可能发生的，而队友可能会远离这种持续的提醒。因为运动员身份的不复存在，所以基于运动员身份的友谊就会受到损害。一些朋友和队员只与受伤运动员昨天所做的事有关，或作为受伤的队友有关，而不是与个人有关。受伤运动员不再能感受到提供归属感或重要性的团队友谊。然而，那些能够继

> 受伤可能意味着运动员社交行为的重大改变。

续与队友保持联系的运动员，对不能帮助球队有较少的孤立和愧疚感（图12-4）。

运动员受伤后需要社会支持，以防止消极的自我价值感和身份认同感的丧失[19]。在康复过程中，运动员应尽可能早地在训练期间与他的运动队开始专项训练。然后，运动员开始重新融入团队文化，而不是孤立于团队环境之外。因此，运动员应将更多的精力投入到功能性的、特定运动的、通常

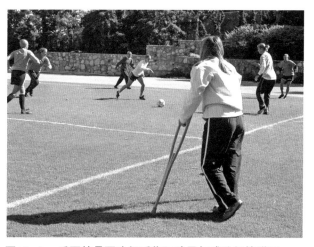

图12-4 重要的是要确保受伤运动员与球队保持联系

不那么枯燥的情境中。通过这样做，运动员可以更现实地认识到达到受伤前水平所需要的技能。如果运动员能看到一些对他们运动的影响，他们就更容易接受康复训练。

帮助运动员重返赛场

通常情况下，运动员重返赛场的情况要么是他准备好了回来而不被允许回来，要么是他被迫在准备好之前回来。重要的是，要帮助运动员根据事实做出决定，而不是被情绪所蒙蔽。

有时运动员不能或不愿意继续参加运动。运动员的身份常常与所从事的运动交织在一起[26]。向完全不同的文化过渡可能是一种痛苦的经历。进入一种文化而不知道自己在该文化中的地位或身份是很有压力的。不知道比赛是什么，规则是什么，会让受伤的运动员很沮丧。

重返赛场的决策

也许康复过程中最困难的是决定何时可以安全地重返赛场。虽然身体上已经准备好重返赛场，但从创伤中恢复的运动员可能会因为担心重返赛场再次受伤而有心理上的顾虑[28]。许多运动员很难向自己、教练或健身专家承认，他们害怕再次受到伤害，或者在内心深处甚至希望再次受到伤害，从而增加了发生这种情况的可能性。如果运动员要以积极的方式恢复自尊，就必须克服这种对再次受伤的恐惧。当然，运动防护师或队医是经过培训，可以做出这样决定的人员。不幸的是，未经训练的人员，如队员、家长、教练或健身专业人员，有时在没有运动防护师在场的情况下承担这一责任。这种情况有可能导致医疗护理不善，并使教练或健身专业人员因疏忽而容易受到法律诉讼。法院希望向运动员提供合格的医疗服务。

"你必须忍受疼痛"这句话的字面意思是运动员不得不带伤比赛。不同的是，有些损伤可能是轻微的，只是有点痛，在比赛中不会发生二次伤害；而对于严重的损伤，损伤会通过继续比赛变得更严重。竞技运动员可能比普通大众更"注意身体"，因此更容易对损伤做出反应，使用"保护、休息、冰敷、加压和抬高（PRICE）"来促进愈合。另一方面，普通大众更可能对伤害带来的疼痛做出反应，而不是考虑愈合的过程[16]。因此，运动员可能希望在疼痛的情况下重返比赛，而非运动员可能希望在进行任何活动之前治疗疼痛。

运动员如果继续带着未痊愈或康复不良的伤病比赛，就会不断减少健康生活的机会。运动员必须熬过这几年的比赛。然而，大多数运动员很难看到本赛季结束后的情况，或者至多有一个目标，就是参加这项运动，直到他们不能再参加比赛，而不管后果如何。比赛的回报和他人的敬佩使体育失去了正确的方向，阻碍了人们对体育的健康态度。一些运动员的态度是"为了运动而放弃"，因为"我是无敌的"，缺乏这种态度被一些人视为软弱或没有团队精神。这些运动员很难适应伤病，特别是导致职业生涯结束的伤病。

一项研究发现，教练很可能根据运动员的状态和比赛情况将运动员送回赛场，而运动防护师的决定更可能取决于运动员的受伤情况[13]。那些认为错过一次训练或一次比赛就会让自己今年只能坐在替补席上的运动员，以及那些被鼓励无论如何都要参加比赛的运动员都是受伤和再受伤的高危人群。他们只会加强教练让其他人上场的决定。通常会发生的情况是，每名受伤未痊愈的运动员都会状态不佳，因为他们没有完全恢复体力。

一种客观判断运动员是否准备好复出的方法是：收集季前赛［如40码（码，长度单位，等于3英尺或0.9144 m）短跑、垂直起跳、往返跑］的基线表现数据，并将这些分数与运动员在生理和心理上似乎已经准备好恢复活动时的相应测试的分数进行比较。速度为4.5但仅能跑5.0的运动员向教练或健身专业人员证明了其还没有准备好参加比赛。这也向运动员证明，要做好回归的准备，还需要更多的时间和精力。

运动损伤的治疗和康复计划不仅涉及个人的生理、情绪和心理方面。环境的影响、运动社区的支持，以及运动员受伤时所处的文化环境，共同影响运动员从受伤到康复，再到重返比赛的过程。

帮运动员寻求心理帮助

尽管教练和健身专业人员通常没有受过专业顾问或心理学家的教育，但他们必须关心与他们一起工作的运动员的感受[21]。教练或健身专业人员必须具备适当的咨询技能，以应对运动员的恐惧、挫折和日常危机，把有严重情绪问题的人交给合适的专业人士[10,17]。

队医和运动防护师，教练或健身专业人员，在帮助压力过大的运动员方面起着不可或缺的作用[24]。许多被认为是情绪化的心理、生理反应，实际上是由一些未被察觉的生理功能障碍引起的。因此，向运动心理学专家、临床心理学专家或精神科医师转诊应该是例行的[10,27]。

运动损伤处置清单

以下清单列出了在处理受伤运动员心理问题时可以做的事情。

❏ 建立融洽的关系，真正关心运动员。

❏ 赢得运动员的信任。

❏ 与运动员建立良好开放的沟通。

❏ 在受伤之前对运动员进行关注。

❏ 做一个积极的倾听者。

❏ 以真正的兴趣注视运动员的眼睛，并使用良好的肢体语言。

❏ 不要忽视受伤的运动员。

❏ 促进来自队友持续的社会支持。

❏ 尽可能多地了解运动员的伤势。

❏ 确保运动员参与决策过程。

摘要

- 运动员受伤后，必须注意保持头脑清醒，以及关注身体状况，准备重返赛场。

- 运动员对伤害的反应并不都一样。

- 无论损伤的严重程度和康复所需时间的长短，受伤运动员必须处理在损伤和康复过程中的三个反应阶段可能出现的各种情绪变化：对损伤的反应、对康复的反应，以及对重返赛场或职业生涯终止的反应。

- 没有一种人格类型被认为容易受伤。

- 消极的压力源似乎容易使运动员受伤。

- 设定适当的目标是运动损伤康复依从性的有效激励因素。

- 向受伤运动员提供的社会支持，包括所说的和运动员认为对受伤康复过程有重大影响的内容。

- 关于将受伤运动员送回赛场的决定应基于运动员的受伤状况。

思考题答案

12-1 最初，运动员会经历震惊和缓解，随后在康复阶段会出现不耐烦和乐观，最后在恢复阶段会表现为急切和期待。

12-2 运动员需要确切地知道目标是什么，并且感觉到它是可以实现的。设置一系列循序渐进的、可实现的目标至关重要，这样运动员就不会灰心。

复习题和课堂活动

1. 运动员对损伤的心理反应如何？

2. 按顺序写出与短期、长期、慢性和职业生涯结束伤害过程三个反应阶段相关的可能情绪。

3. 一个容易受伤的人有哪些个性特征？

4. 消极压力和积极压力有什么区别，哪种压力更容易造成伤害？

5. 在康复计划中，为受伤运动员设定适当的目标时，首要考虑的是什么？

6. 列出教练或健身专业人员在处理受伤对运动员的心理影响时应做和不应做的事情。

7. 受伤运动员复出比赛的决策过程中应考虑哪些因素？

参考文献

［1］Bone, J., & Fry, M. 2006. The influence of injured athletes' perceptions of social support from ATC's on their beliefs about rehabilitation. *Journal of Sport Rehabilitation* 15(2):156.

［2］Brewer, B. 2003. Developmental differences in psychological aspects of sport-injury rehabilitation. *Journal of Athletic Training* 38(2):152–153.

［3］Brewer, B. W. 2000. Doing sport psychology in the coaching role. In M. B. Andersen (ed.), *Doing sport psychology.* Champaign, IL: Human Kinetics.

［4］Briggs, J. 2001. The psychology of injury and rehabilitation. In J. Briggs (ed.), *Sports therapy: Theoretical and practical thoughts and considerations.* Chichester, England: Corpus Publishing Limited.

［5］Burton, D., & Raedeke, T. 2008. *Sport psychology for coaches.* Champaign, IL: Human Kinetics.

［6］Cramer Roh, J. L., & Perna, F. M. 2000. Psychology/counseling: A universal competency in athletic training. *Journal of Athletic Training* 35(4):458–465.

［7］Cresswell, S. L., & Eklund, R. C. 2004. The athlete burnout syndrome: Possible early signs. *Journal of Science and Medicine in Sport* 7(4):481–487.

［8］Evans, L., & Hardy, L. 2002. Injury rehabilitation: A goal-setting intervention study. *Research Quarterly for Exercise and Sport* 73(3):310–319.

［9］Gardner, F. 2007. *The psychology of enhancing human performance: The mindfuless-acceptance approach.* New York, NY: Springer Publishing.

［10］Green, S. L., & Weinberg, R. S. 2001. Relationships among athletic identity, coping skills, social support, and the psychological impact of injury in recreational participants. *Journal of Applied Sport Psychology* 13(1):40–59.

［11］Hamson-Utley, J., & Jordan, M. 2008. Athletic trainers' and physical therapists' perceptions of the effectiveness of psychological skills within sport injury rehabilitation programs. *Journal of Athletic Training* 43(3):258.

［12］Harris, L. 2003. Development of the injured collegiate athlete. *Journal of Athletic Training* 38(1):75–82.

［13］Hedgpeth, E., & Gieck, J. 2015. Psychological considerations for rehabilitation of the injured athlete. In W. Prentice (ed.), *Rehabilitation techniques in sports medicine, and athletic training.* Thorofare, NJ: Slack.

［14］Home, T. S. 2008. *Advances in sport psychology,* 2nd ed. Champaign, IL: Human Kinetics.

［15］Kolt, G. S. 2001. Doing sport psychology with injured athletes. In M. B. Andersen (ed.), *Doing sport psychology.* Champaign, IL: Human Kinetics.

［16］Magyar, T. M., & Duda, J. L. 2000. Confidence restoration following athletic injury. *Sport Psychologist* 14(4):372–390.

［17］Mensch, J., & Miller, G. 2007. *The athletic trainer's guide to psychosocial intervention and referral.* Thorofare, NJ: Slack.

［18］Mitchell, I., Neil, R., & Wadey, R. 2007. Gender differences in athletes' social support during injury rehabilitation. *Journal of Sport & Exercise Psychology* 29:S189.

［19］Neal, T., et al. 2013. Inter-association recommendations for developing a plan to recognize and refer student-athletes with psychological concerns at the collegiate level: An executive summary of a consensus statement. *Journal of Athletic Training* 48(5):716–720.

［20］Raedeke, T. D. 2004. Coach commitment and burnout: A one-year follow-up. *Journal of Applied Sport Psychology* 16(4):333–349.

［21］Robbins, J. E., & Rosenfeld, L. B. 2001. Athletes' perceptions of social support provided by their head coach, assistant coach, and athletic trainer, preinjury and during rehabilitation. *Journal of Sport Behavior* 24(3):277–297.

［22］Rock, J. A., & Jones, M. V. 2002. A preliminary investigation into the use of counseling skills in support of rehabilitation from sport injury. *Journal of Sport Rehabilitation* 11(4):284–304.

［23］Schwenz, S. J. 2001. Psychology of injury and rehabilitation. *Athletic Therapy Today* 6(1):44–45.

［24］Shelley, G. A., Trowbridge, C. A., & Detling, N. 2003. Practical counseling skills for athletic therapists. *Athletic Therapy Today* 8(2):57–62.

［25］Tennenbaum, G., & Eklund, R. 2007. *Handbook of sport psychology,* 3rd ed. New York, NY: Wiley.

［26］Udry, E. 2002. Staying connected: Optimizing social support for injured athletes. *Athletic Therapy Today* 7(3):42–43.

［27］Van Raalte, J. L. (ed.). 2013. *Exploring sport and exercise psychology,* 2nd ed. Washington, DC: American Psychological Association.

［28］Weinberg, R., Butt, J., & Knight, B. 2001. High school coaches' perceptions of the process of goal setting. *Sport Psychologist* 15(1):20–47.

［29］Weinberg, R., & Gould, D. 2010. *Foundations of sport and exercise psychology.* Champaign, IL: Human Kinetics.

［30］Weiss, M. 2003. Psychological aspects of sport-injury rehabilitation: A developmental perspective. *Journal of Athletic Training* 38(2):172–175.

［31］Wiese-Bjornstal, D. 2002. To play or not to play? That is the question. *Athletic Therapy Today* 7(2):24–26.

［32］Williams, J. M., & Andersen, M. B. 1998. Psychosocial antecedents of sport injury: Review and critique of the stress and injury model. *Journal of Applied Sport Psychology* 10(1):5–25.

注释书目

Afremow, J. 2014. *The champion's mind: How great athletes think, train, and thrive.* Emmaus, PA: Rodale Books.

Provides tips and techniques based on high-performance psychology research, such as how to get in a "zone," thrive on a team, and stay humble.

Arvinen-Barrow, M. 2013. *The psychology of sport injury and rehabilitation.* New York, NY: Routledge.

Demonstrates the ways in which athletes and practitioners can transfer psychological skills to an injury and rehabilitation setting, to enhance recovery and the well-being of the athlete.

Taylor, J., & Taylor, S. 2004. *Psychological approaches to sports injury rehabilitation.* Gaithersburg, MD: Aspen Publishers.

This text specifically addresses how to deal with injury rehabilitation from a psychological perspective.

Tennenbaum, G., & Eklund, R. 2007. *Handbook of sport psychology,* 3rd ed. New York, NY: Wiley.

A resource for sport psychologists, coaches, and athletes searching for new and effective approaches to pain management, exercise psychology, and building self-confidence. Combines theoretical explanation and practical applications and emphasizes the value of basic and applied research to practice.

Van Raalte, J. L. (ed.). 2013. *Exploring sport and exercise psychology,* 2nd ed. Washington, DC: American Psychological Association.

Provides an overview of the field of sport and exercise psychology, connecting theory and practice, and discussing practical issues.

Weinberg, R. S., & Gould, D. 2010. *Foundations of sport and exercise psychology.* Champaign, IL: Human Kinetics.

Discusses the techniques that a coach should incorporate for contributing to the success of an athlete.

第四部分

特定损伤和状况的识别和处置

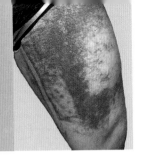

第13章

认识不同的运动损伤

学习本章后应能够：

- 知道什么是急性损伤和慢性损伤。
- 简单描述急性创伤，包括骨折，脱位，半脱位，挫伤，韧带、肌肉拉伤，肌肉酸痛及神经损伤。

- 讨论慢性过劳损伤和鉴别肌腱炎、肌腱变性、腱鞘炎、滑囊炎、骨关节炎及触发点。
- 对修复过程的三个阶段有一定理解。

无论你对损伤预防的普遍原则有多么关注，身体活动本身的性质决定了损伤必然会发生[17]。通常损伤可分为急性损伤和慢性损伤[22]。医疗专家对使用这些术语来定义损伤性质有争论，争论的焦点在于一些人认为所有的损伤都可以被描述为急性损伤，即任何一个损伤都有一个起点。那么，哪个时间点是急性损伤变成慢性损伤的转折点呢？通常来说，损伤的发生要么来源于外伤，要么来源于劳损。创伤可以导致急性损伤，劳损可以导致慢性损伤，慢性损伤常出现在像跑步、投掷或跳跃等需要不停重复的活动中[13]。本章我们会讨论

> 急性损伤=创伤
> 慢性损伤=劳损

许多运动教练和健身教练经常遇到的常见的创伤和劳损。

本章内容不是为了鼓励健身教练、运动教练或者其他对锻炼和科学运动感兴趣的人们去诊断可能会发生的损伤。对可能发生损伤的诊断应该留给那些接受过更多培训和有更多专业知识的医疗卫生专家。当然，通过熟悉本章对

不同损伤的描述可以帮助我们了解对急性损伤的处理和对慢性损伤的管理。

急性（创伤）损伤

骨折

骨折是由巨大的压力或者拉力作用于骨骼而产生

> **骨折** 骨折断或裂开。

的。在讨论骨折之前，有必要简单介绍一下骨骼的解剖结构。骨骼的大体结构包括骨干、骨骺、关节软骨和骨膜（图13-1）。骨干是骨骼的主要轴性结构，骨干是中空圆柱形结构，表面被骨密质覆盖。骨骺位于长骨的两端，这是青少年骨骼生长发育的地方。年轻运动员骨骺损伤则可能影响其长骨的生长和发育（参阅第25章）。在长骨两端骨骺的关节面上覆盖有一层关节软骨，它起在关节活动时保护关节、减轻震动及抗压的作用。骨膜是一种白色的致密纤维膜，覆盖在长骨除关节面之外的部位。与

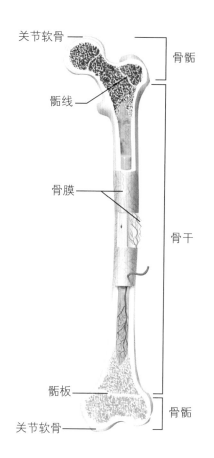

图13-1 长骨的结构包括骨干、骨骺、关节软骨和骨膜（来自 Saladin, KS: Anatomy and physiology, ed. 5, Dubuque, IA: McGraw-Hill Higher Education, 2010. ）

关节软骨
骨骺
骺线
骨膜
骨干
骺板
骨骺
关节软骨

骨膜衔接的是肌腱发出的纤维组织。透过骨膜，在长骨的内层有许多毛细血管和成骨细胞。毛细血管为骨骼提供营养，成骨细胞则负责骨骼的发育与修复。

骨折可以分为闭合性骨折和开放性骨折[18]。开放性骨折的断端有明显的移位，这会导致骨折

成骨细胞 参与骨组织形成的细胞。

开放性骨折 表面皮肤被突出的骨折断端穿透。

闭合性骨折 骨折断端没有穿透表面组织。

断端穿透周围组织（包括皮肤），使得骨折端与外界相通（图13-2）。开放性骨折会增加感染的风险。闭合性骨折只有较小的或者没有骨折断端的活动和移位，并且没有皮肤缺损。以上两种性质的骨

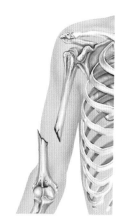

图13-2 在开放性骨折中，骨折端会穿透皮肤形成开放性伤口（来自 Saladin, KS: Anatomy and physiology, ed. 5, Dubuque, IA: McGraw-Hill Higher Education, 2010. ）

折如果没有进行恰当的处理都会导致严重的后果。骨折

> 长骨可以受到张力、压力、弯曲力、扭曲力及剪切力。

的症状和体征包括明显的畸形、压痛点、肿胀、活动时疼痛和活动受限。除此之外还可能会有骨擦音。检查是否骨折最权威的方式就是拍摄X线片。

闭合性骨折可分为几种不同的类型（图13-3）。强行施加在长骨之上的

> 石膏固定时间：
> 长骨=6周
> 短骨=3～4周

张力、压力、弯曲力、扭曲力及剪切力等会导致骨折[13]。这些单一的力或者混合的力会产生不同类型的骨折。例如，肢体的扭曲会产生螺旋形骨折，斜形骨折的产生是骨骼受到了来自轴向压力、弯曲力和扭曲力的混合应力。横形骨折是骨骼被弯曲造成的。除了应力的种类，应力的大小也需要被考虑。受到的力越大，所产生的骨折越复杂。外界的力会使骨骼变形，最终导致骨折。一些能量会被分散到相邻的软组织后再传递到骨骼上[17]。

骨折的治疗

有许多骨折需要用石膏固定制动一段时间。一般来说，发生在手臂和腿部的长骨骨折大约需要固定6周，发生在手和足的短骨骨折需要用石膏或者夹板固定3周左右。有些骨折可能不需要制动[8]。例如，第2～5趾的骨折就很难用石膏或夹板进行固定。如果出现感染等并发症可能会延长骨折固定和

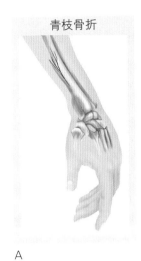

青枝骨折

青枝骨折：青枝骨折是没有发育完全的骨骼发生的不完全断裂。这种骨折常发生在骨骼的凸面，而骨骼的凹面通常保持完整。这类骨折的发生机制和绿枝被折断的情形很相似，因此得名。

A

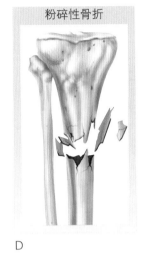

粉碎性骨折

粉碎性骨折：粉碎性骨折在骨折处有3个或3个以上的骨折碎片，这种骨折通常是受到巨大暴力或者以危险的姿势坠落造成的。从医师的角度来看，这类骨折由于骨折碎片的移位，因此难以愈合。软组织常常嵌入骨折碎片中，因此造成了骨折不全愈合。这种情况可能需要外科手术干预。

D

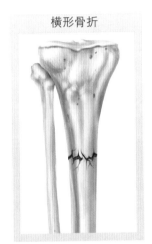

横形骨折

横形骨折：骨折线是一条直线，这条线基本垂直于骨长轴。这种损伤通常由外界的直接暴力所造成。

B

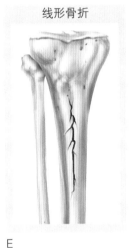

线形骨折

线形骨折：线形骨折的骨折线沿骨长轴分布，其常由从高处跳下着地时作用力沿着骨长轴传导导致。

E

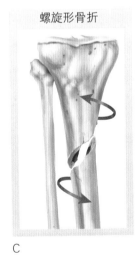

螺旋形骨折

螺旋形骨折：螺旋形骨折的骨折线呈"S"形，这种骨折在足球、滑雪运动中非常常见，因为这些运动中常有足部固定而身体突然旋转的情形。

C

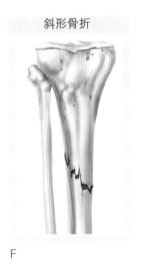

斜形骨折

斜形骨折：斜形骨折和螺旋形骨折有相似的地方，它们的发生机制都是一端处于相对固定状态，另一端受到突然的轴向旋转或扭曲的应力。

F

图13-3 闭合性骨折 A.青枝骨折；B.横形骨折；C.螺旋形骨折；D.粉碎性骨折；E.线形骨折；F.斜形骨折（来自 Saladin, KS: Anatomy and physiology, ed. 5, Dubuque, IA: McGraw-Hill Higher Education, 2010.）

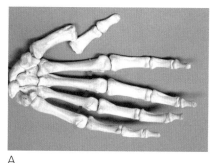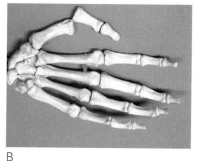

A   B

图13-4　当一个关节受到超过其关节生理限制的力后会出现脱位（A）或半脱位（B）

康复治疗的时间。

骨痂 骨折处形成的新骨。

破骨细胞 吸收和消除骨组织的细胞。

应力性骨折 骨膜发炎处的骨折。

对于骨折的愈合，在制动期内成骨细胞会在骨折处沉积形成新的骨质，叫作骨痂。一旦移除外固定，骨骼就会受到正常的压力和拉力，以在骨骼完全愈合之前恢复抗拉强度。破骨细胞的功能就是重新塑造骨骼的形态，以承受正常施加在骨骼上的压力和拉力[18]。

应力性骨折 应力性骨折可能是由于身体锻炼导致的骨折中最常见的一种[12]，与之前讨论过的骨折不同，应力性骨折是机体劳损而不是急性外伤造成的[13]。应力性骨折最容易发生的部位包括承重最多的腿部和足部的骨骼。无论发生什么情况，重复的应力刺激通过骨骼传导后会对骨膜产生刺激，并且具有潜在发生疲劳性骨折的风险。疼痛首先表现为隐痛并且呈进行性加重。最初，在活动时疼痛最严重；但是当产生应力性骨折时，疼痛则在活动停止后严重。具体的应力性骨折病例将在第14和15章中讨论。

应力性骨折最大的问题是它在成骨细胞开始沉积生长新骨之前在X线片上往往看不到。在那个时候，X线片只有一条很细小的白线。如果怀疑有应力性骨折，最好让运动员停止这项运动至少14天，然后缓慢地、逐渐地开始最初产生应力性骨折的那项运动[11]。应力性骨折通常不需要进行固定。但是，如果应力性骨折没有得到正确的处理，可能导致真正的骨折，而且必须进行制动处理。

脱位和半脱位

组成关节的任何一部分骨骼从其原来正常的位置脱出时就会发生脱位。关节脱位必须通过手法或者外科手术使脱位的骨骼回到其原来的位置。脱位最常发生在肩关节、肘关节和指骨间关节。当然脱位可发生于任一由2块骨组成的关节处（图13-4A）。关节半脱位与关节脱位相似，不同的是，半脱位是骨骼部分脱出了原来正常的位置，然后又回到原来位置[3]（图13-4B）。关节半脱位最常发生在肩关节和髋关节。

脱位 骨骼被迫错位，需要手术或手法复位。

半脱位 骨骼被迫错位，但又会回到原来的位置。

关节脱位经常会有关节畸形，但是这种畸形常被肌肉组织掩盖。对于检查者来说，对受伤部位进行常规的触诊来确定关节是否失去了正常的对位关系非常重要。患侧和健侧常常是不对称的。

一名马拉松运动员抱怨她的小腿疼。她咨询了医师后确定她有应力性骨折。当她回到训练中时，依然不理解什么是应力性骨折。

? 该怎么区分应力性骨折与外伤引起的骨折呢？怎么进行管理？

思考题13-1

脱位或半脱位可能会导致关节周围的肌腱和韧带撕裂[10]。偶见的撕脱性骨折的发生是由于肌腱和韧带从其附着的骨骼上撕下一小片骨。在其他情况下，强大的力量能够分裂骨骺或造成长骨的完全性骨折。这些可能发生的情况揭示了对首次发生脱位进行全面和彻底的医药治疗是非常重要的。人们经常说"只要出现一次脱位，以后就会经常发生脱位"。很多案例都证明了这句话是正确的，因为一旦关节出现了全脱位或半脱位，关节周围用于约束和维持正常关节位置的结缔组织就会被拉长，使关节很容易受到损伤而出现再次脱位。

第一次发生脱位时就应该把它当成潜在的骨折来考虑和治疗[15]。一旦确定脱位发生，医师就应该进行进一步的评估。运动员在就医之前，应该先对受伤部位进行恰当的保护和固定，以防止进一步损伤。

医师不能忽视脱位发生的具体方位而立即盲目地进行复位。医师在进行关节复位之前通常都没有X线片，理想情况下，运动员在复位前应该先拍X线片以排除骨折或其他问题。不正确的复位方法可能会加重损伤。关节脱位或半脱位之后是否能

扭伤 连接骨与骨的韧带或关节囊损伤。

重返赛场在很大程度上取决于软组织损伤的程度[15]。

韧带扭伤

扭伤包括了为关节提供支撑的韧带和关节囊的损伤[6]。韧带是一条坚韧的、将骨与骨连接起来的、相对来说弹性较小的带状物。在讨论韧带损伤之前，有必要重新回顾一下关节的结构（图13-5）。

所有的滑膜关节都由2块或更多的骨组成，使彼此相连的骨能够在一个或者多个平面上活动。骨关节的表面覆盖一薄层光滑的软骨层叫作关节软骨

或者透明软骨。所有的关节都被一种致密的、纤维状的关节囊包裹。关节囊的内表面被一层很薄的关节滑膜覆盖，滑膜有丰富

感受器 位于肌肉、肌腱、韧带和关节，提供关节的位置信息。

的神经和血管。滑膜产生的滑液能够润滑关节，吸收震荡并且为关节提供营养[18]。

关节囊、韧带、滑膜的外层和滑膜关节脂肪垫有丰富的神经分布。滑膜内层、软骨、关节盘（如果存在的话）等也有神经分布。这些神经叫作感受器，存在于纤维囊和韧带中，提供关节的位置信息[18]。

部分关节含有致密的纤维软骨叫作半月板。例如，膝关节有2个楔形的半月板，以加深关节窝和吸收震荡。韧带也可以支撑和维持关节的稳定性。这些韧带可能与关节囊紧贴，为囊的局部增厚；也可能与囊分离存在。韧带的解剖位置在一定程度上决定了这个关节能够做哪些运动[18]。

如果一个关节被强行做超过正常活动范围的运动，韧带就有可能扭伤（图13-6）。韧带损伤的严重程度有很多种不同的分类方式，一般来说把扭伤分为3个等级。

- 1度扭伤：韧带纤维被拉伸，出现少量断裂，关节稳定性下降不明显，有轻微的疼痛、局部肿胀和关节僵硬。
- 2度扭伤：韧带纤维部分断裂或者分离，有中等程度的关节不稳。一般会出现中等程度的疼痛、肿胀和关节僵硬。
- 3度扭伤：韧带完全断裂从而导致关节不稳。3度扭伤可能会引起半脱位甚至全脱位。最初会表现出严重的疼痛，接下来会因为神经纤维的完全断裂，疼痛变得

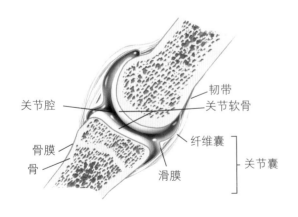

图13-5 滑膜关节的结构（来自Saladin, KS: Anatomy and physiology, ed. 5, Dubuque, IA: McGraw–Hill Higher Education, 2010.）

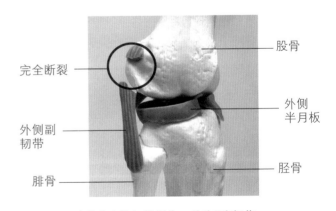

图13-6 膝关节内的韧带损伤，此为3度扭伤

较轻或者没有疼痛。肿胀可能会很明显并且在受伤几小时后关节变得很僵硬。在一些病例中，3度扭伤会有明显的关节不稳，需要外科手术修复。通常，由暴力导致的韧带严重损伤，关节周围其他的韧带和结构也可能会受损。韧带3度扭伤后的康复包括手术在内是一个长期过程。

思考题13-2

一名排球运动员在锦标赛开始前的两天扭伤了脚踝。这名运动员及她的父母和教练都在担心她是否还能参加这次锦标赛并且想知道有没有办法能让她快一点恢复。

? 可以告诉这名运动员哪些关于修复过程的信息呢？

1度或2度扭伤后的康复过程中最关键的问题就是恢复关节的稳定性[10]。只要韧带被拉长或部分撕裂之后，无弹性的瘢痕组织就会形成，阻碍韧带重新恢复到原有的张力。想要恢复关节的稳定性，就必须加强关节周围其他组织（主要是肌肉和肌腱）。通过力量训练增加肌肉的张力能够提高受损关节的稳定性。

挫伤

挫伤和瘀伤的意思一样。挫伤产生的机制是受

挫伤=瘀伤

到来自外界物体冲击导致软组织（皮肤、脂肪、肌肉）与在其深部坚硬的骨骼发生挤压[1]（图13-7）。如果受到的冲击非常大而导致毛细血管破裂，血液会渗出到周围组织中。少量的渗血常常会导致皮肤出现瘀斑，皮下瘀斑通常会在几天后消失。触摸挫伤的部位时会感觉到剧烈疼痛，如果累及肌肉组织，疼痛会在肢体运动中出现。大多数情况下，疼痛会在几天后停止，皮下瘀斑通常会在几周后消失[10]。

骨化性肌炎 发生挫伤的部位会经常受到重复撞击。如果同一部位反复受到损伤，那么这个地方的肌肉也会被反复挫伤，从而导致少量的钙质开始在受伤部位沉积。这些钙质会沉积在肌腹的肌纤维中，也会在受撞击的骨骼上形成骨刺。这些钙

骨化性肌炎 由于反复的挫伤导致钙沉积。

质的沉积会明显地削弱关节活动度并且会形成骨化性肌炎（图17-9）[2]。

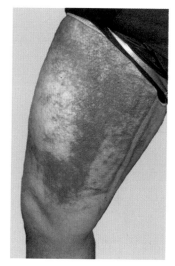

图13-7 当软组织在骨骼和一些外力之间被压缩时就会发生挫伤（由Chris Bartlett, Central Davidson High School, Lexington, NC.提供）

防止由反复挫伤发展为骨化性肌炎的关键就是用衬垫保护好受伤的部位。如果在首次发生挫伤就能给予适当的保护，骨化性肌炎就绝不会发生。保护和休息能够让钙质被重新吸收，从而消除了做手术的必要性。

思考题13-3

一名足球运动员的左侧股四头肌反复受到挫伤。

? 他最应该注意什么呢？

在身体运动过程中最容易受到重复撞击的部位是位于大腿前方的股四头肌和位于上臂的肱二头肌。身体任何部位形成的骨化性肌炎都可以用X线检测出来。

肌肉拉伤

肌肉由独立的肌纤维组成，这些肌纤维能够在

拉伤 肌肉或肌腱的拉伸、分离或撕裂。

受到中枢神经刺激后同时发生收缩。每块肌肉的两端都通过坚韧的、相对没有弹性的肌腱跨过关节连接到骨骼上。

如果肌肉被过度拉长或者被迫对抗高负荷或巨大阻力进行收缩，就会发生肌纤维的分离或撕裂，这种损伤称为肌肉拉伤（图13-8）[2]。肌肉拉伤可以通过运动员是否能够主动收缩受伤的肌肉与韧带扭伤相区别。如果主动收缩时有疼痛但被动活动

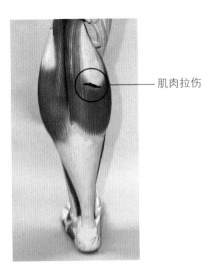

肌肉拉伤

图13-8 肌肉拉伤会导致肌纤维分离或撕裂

时无疼痛，就说明是肌肉拉伤[14]。与韧带扭伤的等级划分相似，肌肉拉伤也可以简单分为3个等级：

- 1度拉伤：一些肌纤维被拉长或撕裂。有压痛或活动时有疼痛感。尽管活动时会有疼痛，但是关节通常都能完成全范围活动。
- 2度拉伤：部分肌纤维撕裂，肌肉在主动收缩时发生剧烈疼痛。通常在肌纤维发生撕裂的地方能感受到肌腹的塌陷或肌肉断裂。毛细血管破裂渗血可能引发肿胀或皮下淤血。
- 3度拉伤：肌肉完全断裂，常常发生在肌腹与肌腱连接处或肌腱附着处。这是一种很严重的拉伤，它可能会导致肢体完全失去运动功能。最初疼痛非常剧烈，但是由于神经纤维完全断裂，疼痛会迅速减弱。

任何肌肉都有可能发生肌肉拉伤，肌肉拉伤通常由肌群间不协调的活动造成[3]。3度拉伤常发生于上臂的肱二头肌腱或者位于小腿后面的跟腱。肌腱撕裂后，肌肉向其在骨的附着处收缩。产生大力量的大型肌腱如果发生3度拉伤必须通过外科手术修复。较小的肌腱撕裂，如一些发生在手指的肌腱撕裂可以通过夹板固定治愈。

无论拉伤严重与否，康复治疗的时间都很长[18]。在许多案例中，肌肉拉伤会使人的功能丧失，其康复治疗所需要的时间甚至比韧带扭伤更长。功能丧失的肌肉拉伤一般发生于下肢产生较大力量的肌肉，如腘绳肌和股四头肌。腘绳肌拉伤痊愈需要6~8周，同时需要具有很大的恒心和毅力。肌肉拉伤后过早活动常导致再次损伤，再次损伤的愈合过程必须重新开始。

肌卫现象

损伤过后，损伤部位周围的肌肉常发生收缩，类似用夹板固定该区域，这种肌肉收缩可以通过限制肢体活动来使疼痛最小化。"这种夹板固定的现象"常被错误地称为肌肉痉挛。"痉挛"和"痉挛状态"这两个术语常与肌张力或收缩增强联系到一起，它们是由大脑中上运动神经元损伤引起的。因此，肌卫现象是肌肉骨骼损伤后由疼痛引起的肌肉无意识地收缩的一个更恰当的术语[18]。

> **肌卫现象** 肌肉因疼痛而收缩。

> **肌肉痉挛** 无意识的肌肉收缩。

肌肉痉挛

肌肉痉挛是极其疼痛的肌肉的无意识收缩，任何肌肉都可能出现痉挛，最常见于大腿、小腿和腹部[17]。热痉挛的发生与身体水分过度丧失有关，在某种程度上一些电解质或离子（钠、镁、氯、钾、钙）是肌肉收缩的必需元素。

肌肉疼痛

肌肉训练中用力过猛常常会导致肌肉疼痛，正常人都会经历肌肉疼痛，通常是由进行了一些身体不适应的活动造成的。随着年龄增长，疼痛似乎会逐渐加重。

> **肌肉疼痛** 运动过度引起的疼痛。

肌肉疼痛可以分为2种形式。第一种是急性肌肉疼痛，常伴随肌肉疲劳，这是一种持续时间短，在锻炼期间或锻炼后立即出现的肌肉疼痛。第二种肌肉疼痛是延迟性肌肉疼痛，大概在损伤后12 h出现。延迟性肌肉疼痛在受伤后24~48 h后最强烈，然后开始逐渐减退，在3天或4天后症状消失。延迟性肌肉疼痛被描述为一种导致肌张力增加、肿胀、僵硬并难以牵伸的综合征[17]。

下面是几种可能产生延迟性肌肉疼痛的原因：①肌肉在进行离心收缩或等长收缩时发生了小的撕裂；②连接肌腱纤维的结缔组织发生了断裂。

可以通过适度的准备活动和逐渐增加锻炼强度来预防肌肉疼痛。治疗肌肉疼痛的方法通常有静态拉伸和PNF（本体促进技术）。与本章讨论过的其他疾病一样，还有一个重要的治疗肌肉疼痛的方法就是在伤后48~72 h内进行冰敷[18]。

神经损伤

在运动中，神经损伤通常由挤压或牵拉造成。和体内其他组织一样，神经损伤也分为急性损伤和慢性损伤。直接受创伤影响的神经可以产生几种不同的感觉反馈，包括迟钝（感觉减弱）、感觉过敏（感觉增强如疼痛和触碰感）、感觉异常（神经受到直接的挤压或牵拉导致的麻木、刺痛）。例如，肩部的臂丛（也称臂丛神经）突然被牵拉或挤压会产生向肢体辐射的剧烈灼痛和肌无力。神经失用是最准确的说法，但这种现象常常被称为烧灼或刺痛。神经炎是一种由重复的或持续时间较长的应力刺激所导致的慢性神经病变。神经炎症状从较轻微的神经问题到瘫痪不等。更严重的损伤还包括神经卡压或神经完全断裂。这种类型的损伤可能会导致终身的身体残疾，如截瘫或四肢瘫。因此我们在任何情况下都要重视这类损伤。

| 神经炎 慢性神经刺激。 |

像神经细胞这类特殊组织，一旦死亡就不会再生。但是周围神经损伤后，如果损伤没有影响到细胞体，神经纤维就会明显再生。神经纤维的再生必须有一个绝佳的愈合环境。

神经纤维的再生很缓慢，其生长速度为每天3~4 mm。与周围神经系统相比，发生在中枢神经系统的损伤更难恢复和再生[18]。

慢性损伤

炎症在愈合中的重要性

对于绝大多数人来说，"炎症"这个词有不好的含义。但是，炎症是愈合过程中必不可少的一部分[19]。一旦组织受到损伤或出现疼痛，炎症就会启动愈合过程。炎症的症状和体征包括疼痛、温度升高、肿胀、功能障碍，有时可能出现皮肤变红[10]。

炎症是一个急性过程，当它完成在愈合过程中的作用时，炎症就会消失。但是，如果不消除刺激的源头（如反复运动引起的肌腱紧张），炎症会由急性变为慢性[19]，当这种情况发生时，一个急性疾病可能会变成慢性致残问题[13]。

肌腱变性、肌腱炎、跟腱损伤

所有过度使用问题都与体育活动有关，肌腱的慢性过度使用性损伤是最常见的[16]。肌腱变性（tendinosis）是指由于过度使用导致的慢性肌腱损伤，不存在炎症。Tendin（肌腱）后缀加上"-osis"意味着是慢性退化性的、没有炎症的肌腱变性。它像是炎症已经在损伤的初期发生过，但是肌腱没有完全愈合，导致疼痛和残疾。我们把大多数的慢性肌腱问题称为肌腱变性（图13-9）。

| 肌腱变性：肌腱愈合失败 |
| 肌腱炎：肌腱的炎症 |

任何以后缀"-itis"结束的术语都意味着炎症是存在的。肌腱炎（tendinitis）表示肌腱存在炎症。在肌肉活动期间，肌肉收缩时，肌腱必须移动或滑动到周围的其他结构上。如果一个特殊的运动反复出现，肌腱就会受到刺激并且发炎[13]。这种炎症表现为运动时疼痛、肿胀，可能会出现发热，通常会有摩擦音。摩擦感摩擦音是一种爆裂的感觉或声音。它通常是由肌腱来回滑动时粘连在周围组织上造成的。这种粘连主要是由受刺激的肌腱发生炎症产生化学物质引起的。

| **肌腱** 指肌肉连接到骨骼的结缔组织。 |

肌腱病（tendinopathy）是一个不常用的术语。以"-opathy"为后缀不代表

| **摩擦音** 一种爆裂的感觉或声音。 |

任何一种特殊的病理类型。因此，肌腱病是一个宽泛的术语，指肌腱变性或肌腱炎。肌腱变性最关键的治疗是休息[7]。如果引起肌腱反复受刺激的原因被消除，炎症过程会使肌腱自我恢复。可惜

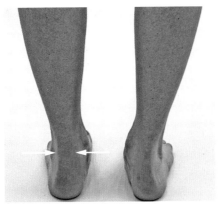

图13-9　跟腱变性（左侧跟腱由于肌腱不能正常愈合而导致的慢性增宽）

的是，当肌腱炎症消退时，运动员很难停止活动和休息2周或更长的时间。运动员应该选择一些可代替的运动项目，如用骑车或游泳来维持现有的健康水平，同时避免继续刺激发炎的肌腱。对于跑步者来说，肌腱炎最常发生在小腿后部的跟腱。对于游泳者来说，肌腱炎常常发生在肩关节周围。任何过度使用和重复运动的活动都会引起肌腱炎。

腱鞘炎

| **腱鞘炎**　肌腱及其滑膜鞘的炎症。 |

腱鞘炎与肌腱炎都是肌腱发生炎症。由于许多肌腱必须通过紧密的空间，因而其所受到的摩擦力越来越大。在这些高摩擦力的区域，肌腱通常被滑膜腱鞘包裹起来以减少运动时的摩擦。如果肌腱多次滑过腱鞘，就可能发生炎症[2]。与肌腱炎一样，炎症过程产生的炎性物质是具有粘连性的，它容易引起滑动的肌腱与其周围的腱鞘粘连在一起。

腱鞘炎最常发生在手指的长屈肌腱，因为它们穿过腕关节；也容易发生在肩关节周围的肱二头肌肌腱。腱鞘炎的治疗与肌腱炎一样，因为它们都有炎症，消炎药对于慢性疾病可能是很有用的。

滑囊炎

滑囊炎一般发生在关节周围、肌腱与骨骼、皮肤与骨骼或者肌肉与肌肉之间有摩擦力的地方。没有保护机制保护的高摩擦区域会存在慢性刺激[11]。

滑膜囊是含有少许液体（滑液）的囊袋。像润滑油一样，这些小的滑膜囊让组织运动时没有摩擦。

| **滑膜囊**　含有少量液体的囊袋。 |

如果过度运动或囊周围发生急性损伤，它们就会受到刺激并发炎，然后产生大量的滑液[1]。更多持续的刺激或更严重的急性损伤，将会产生更多的液体。当液体持续积累在有限的空间，压力增加，将会引起该片区域的疼痛。滑囊炎是很痛苦的，可能会严重限制活动，尤其是发生在关节周围的滑囊炎。滑液会持续产生直到停止产生刺激的运动或创伤被消除为止。

显然，滑膜囊或腱鞘完全包裹着肌腱，允许它在有限的区域内自由移动。然而受到刺激的腱鞘可能会限制肌腱的运动。所有关节都有许多包围它的囊。体育活动中最常受到刺激的3种滑膜囊是位于肩关节锁骨远端和肩峰下的肩峰下囊，位于肘关节顶端的鹰嘴囊，以及位于髌骨前面的髌前囊。这3种囊产生大量的滑液，影响着相应关节的运动。

骨关节炎

| **骨关节炎**　透明软骨的磨损。 |

任何机械系统都会随着时间的推移而磨损。身体里的关节也是机械系统，也会磨损和撕裂，即使是正常的运动，磨损也是不可避免的[9]。这种磨损和撕裂最常见的结果是关节软骨和透明软骨的退化，称为骨关节炎[11]。软骨可能会磨损到暴露、腐蚀、打磨底层骨骼的程度（图13-10）。

任何改变关节力学的过程最终会导致关节退化。退行性变是关节和关节周围的肌腱、韧带和筋膜反复损伤的结果。这种损伤可能是由直接的打击或跌落，搬起或举起重物的压力，在跑步或骑车时对关节的反复创伤引起的。骨关节炎最常影响承重关节，如膝关节、髋关节和腰椎。它也影响肩关节和颈椎。虽然许多关节都可能有病理退行性的改变，但在临床上，这种疾病仅仅偶尔出现症状。任何关节受到急性或慢性损伤都有可能发展成骨关节炎[20]。骨关节炎的症状是相对局限的。骨关节

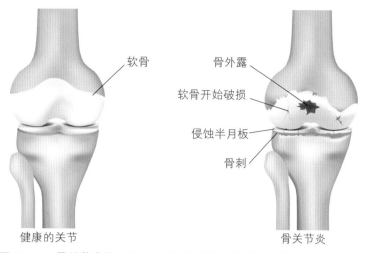

软骨

骨外露

软骨开始破损

侵蚀半月板

骨刺

健康的关节

骨关节炎

图13-10　骨关节炎是一种由于透明软骨退化和被侵蚀造成的疾病

炎可能局限于关节的一侧，也可能遍及整个关节。骨关节炎最具特征的症状是疼痛，这是由运动时的摩擦引起的，在休息时会减轻。僵硬是一种常见的主诉，发生在休息时，活动后会很快消失。这种症状在早晨起床时表现突出（晨僵）。关节也可能出现局部的压痛或者可以听见、感觉到摩擦音、摩擦感[4]。

肌筋膜的触发点

触发点是紧绷的肌肉带中的压痛区域。在运动中，疼痛或活跃的触发点通常是由于肌肉受到一些机械压力而形成的[18]。引起这个压力的原因可能是肌肉的急性拉伤或者静态姿势位置产生的肌肉的恒定张力。触发点多见于颈部、上背部和下背部。触诊触发点产生的疼痛分布于可预测的范围内。疼痛也可能导致一些活动范围受限。对触发点施压会产生抽动或跳动的疼痛反应。虽然被动或主动牵伸肌肉会增加疼痛，但是牵伸可用于治疗肌筋膜触发点。

触发点　紧绷的肌肉带中的一个压痛区域。

损伤后愈合过程的重要性

了解愈合各阶段的顺序和时间框架是至关重要的，要认识到在每个阶段都有某些生理事件发生[5]。在康复过程中，任何对愈合过程的干扰都可能会减慢恢复到完全活动的速度。治疗过程必须使愈合有机会去完成它应该完成的事。最好的情况

是能够创造一个有助于愈合的环境。在生理上，我们几乎无法加快这一过程，但在康复过程中，许多事情都可能会阻碍愈合。愈合过程包含3个阶段：炎症反应阶段、成纤维细胞修复阶段和成熟重塑阶段[4]。虽然我们常把愈合分成3个独立阶段来讨论，但是愈合的过程是连续的。愈合过程的各个阶段相互重叠，各阶段之间没有明确的开始和结束时间（图13-11）[4]。

> **愈合过程的各个阶段：**
> - 炎症反应阶段
> - 成纤维细胞修复阶段
> - 成熟重塑阶段

炎症反应阶段

炎症反应阶段在受伤后立即开始（图13-12A）。炎症反应阶段大概是愈合过程中最为关键的阶段。如果在炎症过程中没有生理学的改变，就无法进行后期愈合[21]。组织的破坏是指对各种软组织细胞产生的直接伤害。在这个阶段，吞噬细胞清除由受伤产生的脏物。受伤的细胞释放促进愈合过程的化学物质。如前所述，这个阶段的症状特点是发红、肿胀、压痛、温度升高和功能丧失。初期炎症反应发生在初次受伤后，持续2～4天。

成纤维细胞修复阶段

在成纤维细胞修复阶段，增生和再生活动导致瘢痕形成和受伤组织的自我修复（图13-12B）。瘢痕形成的这段时间称为纤维化，在受伤后的最初几个小时内开始，也可能持续4～6周。在此期间，许

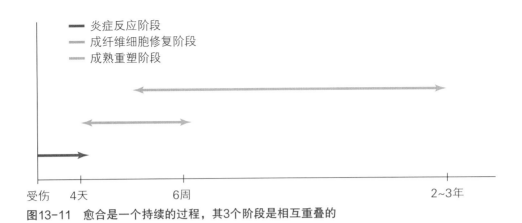

图13-11　愈合是一个持续的过程，其3个阶段是相互重叠的

多与炎症反应相关的症状和体征均消失。运动员可能仍会有压痛，当特殊动作压迫受伤的结构时，通常会抱怨疼痛。在瘢痕形成的过程中，压痛或疼痛会渐渐消失[4]。

成熟重塑阶段

成熟重塑阶段是一个长期过程（图13-12C）。该阶段的特点是瘢痕组织根据受到的张力重组和重塑[5]。随着压力和拉力的增加，构成瘢痕的胶

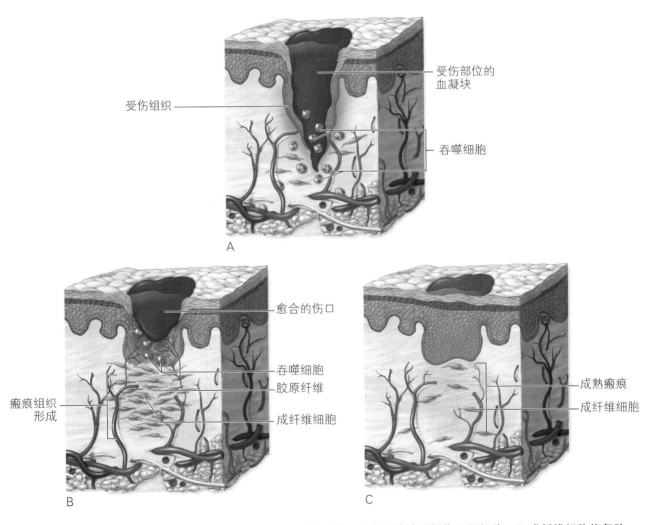

图13-12　组织愈合　A.炎症反应阶段：损伤部位血凝块形成，吞噬细胞清除损伤组织细胞；B.成纤维细胞修复阶段：成纤维细胞释放胶原纤维形成瘢痕；C.成熟重塑阶段：瘢痕组织重塑并沿应力和应变线重新排列

原纤维会在与张力平行的位置上以最大效率重新排列。尽管瘢痕很少像未受伤的正常组织那样强壮，但其能渐渐地呈现出正常的外观和功能。通常约3

周后出现一块坚硬的、牢固的、收缩的、非血管性的瘢痕。成熟阶段的愈合可能需要数年才能完成。

摘要

- 骨折分为青枝骨折、横形骨折、斜形骨折、螺旋形骨折、粉碎性骨折、线形骨折和应力性骨折。
- 脱位和半脱位会对关节囊和关节周围的韧带结构造成破坏。
- 韧带扭伤包括维持关节稳定性的纤维的拉伸或撕裂。
- 反复挫伤可能会导致发展成骨化性肌炎。
- 肌肉拉伤包括肌纤维和肌腱的拉伤或撕裂，并导致活动障碍。
- 肌肉疼痛可能是由痉挛、结缔组织损伤、肌肉组织损伤或者这些因素的组合引起的。
- 肌腱炎是一种能够引起运动时疼痛的肌腱炎症，通常

是过度运动引起。
- 腱鞘炎是一种肌腱在运动时穿过的腱鞘产生的炎症。
- 滑囊炎是一种滑囊炎症，位于不同解剖结构之间发生摩擦的区域。
- 骨关节炎包括关节软骨和透明软骨的退化。
- 触发点是紧绷的肌肉带中的一个压痛区域。它是由一些机械压力作用在肌肉上形成的。
- 愈合过程的3个阶段是炎症反应阶段、成纤维细胞修复阶段和成熟重塑阶段，愈合过程中的各个阶段相互重叠。

思考题答案

13-1 应力性骨折不是实际的骨骼断裂，它只是对骨骼的刺激。应力性骨折的治疗需要大概14天的休息。如果不休息的话，应力性骨折能成为一个真正的骨折。如果应力性骨折转变为真正的骨折，需要支具固定4~6周。因此，该运动员需要足够的休息时间。

13-2 生理上的愈合过程很难加快。运动员要了解在愈合过程

中的每一个阶段一定发生着一些生理反应。在康复期间，任何对这一愈合过程的干扰都可能会减缓恢复完全活动的速度。必须让骨骼有完成愈合过程的时机。

13-3 任何肌肉的反复挫伤都可能会导致其发展成骨化性肌炎。治疗骨化性肌炎的关键是预防。在挫伤的初期就立即保护起来可以预防再次损伤。

复习题和课堂活动

1.急性损伤和慢性损伤有什么不同？各举一个例子说明。

2.描述各种类型的骨折和导致骨折发生的机制。

3.应力性骨折和其他类型的骨折有什么不同？

4.阐述脱位和半脱位。

5.肩关节周围有什么结构？它们的功能是什么？

6.阐述韧带扭伤的3个等级。

7.什么是骨化性肌炎？怎样能够预防它的发生？

8.阐述肌肉拉伤、肌肉痉挛、肌卫现象和肌肉疼痛。

9.受损的神经如何愈合？

10.肌腱炎、腱鞘炎和滑膜炎是如何相关联的？

11.解释骨关节炎是怎样发展的。

12.肌筋膜触发点是什么？它们最可能发生的位置在哪里？有什么症状和体征？

13.阐述不同愈合阶段的生理反应。

14.邀请一名骨科医师来讨论肌肉骨骼系统的常见损伤。

参考文献

[1] Bahr, R. 2012. *The IOC manual of sports injuries: An illustrated guide to the management of injuries in physical activity.* Lansing, MI: Wiley-Blackwell.

[2] Blauvelt, C. T., & Nelson, F. R. T. 2007. *A manual of orthopaedic terminology*, 4th ed. St. Louis, MO: Mosby–Year Book.

[3] Brukner, P., & Khan, K. 2011. Sports injuries. In P. Brukner (ed.), *Clinical sports medicine*, 2nd ed. Sydney, Australia: McGraw-Hill.

[4] Buckwalter, J. 2005. Musculoskeletal tissue healing. In S. Weinstein (ed.), *Turek's orthopedics: Principles and their application.* Baltimore, MD: Lippincott, Williams & Wilkins.

[5] Cael, C. 2011. Understanding the healing process. *Massage and Bodywork* 26(5):48–53.

[6] Cailliet, R. 2004. *Medical orthopedics: Conservative management of musculoskeletal impairments.* Chicago, IL: AMA Press.

[7] Cook, J. 2014. The challenge of managing tendinopathy in competing athletes. *British Journal of Sports Medicine* 48(7):506–509.

[8] Delforge, G. (ed.). 2003. *Musculoskeletal trauma: Implications for sports injury management.* Champaign, IL: Human Kinetics.

[9] Dick, R., & Berning, J. 2013. Athletes and the arts: The role of sports medicine in the performing arts. *Current Sports Medicine Reports* 12(6):397–403.

[10] Gallaspy J., & May, D. 2001. *Signs and symptoms of athletic injuries.* St. Louis, MO: Mosby.

[11] Gotlin, R. 2007. *Sports injuries guidebook.* Champaign, IL: Human Kinetics.

[12] Hutson, M. 2011. *Sports injuries*, 4th ed. Oxford, England: Oxford University Press.

[13] Johnson, J. 2008. Overuse injuries in young athletes: Cause and prevention. *Strength & Conditioning Journal* 30(2):27–31.

[14] Kay, S. 2010. Diagnosis and treatment of sports injuries. *SportEx Medicine* 43:17–21.

[15] Kjaer, M. 2008. *Textbook of sports medicine: Basic science and clinical aspects of sports injury and physical activity.* Oxford, England: Blackwell Science.

[16] McLeod, T., et al. 2011. NATA position statement: Prevention of pediatric overuse injuries. *Journal of Athletic Training* 46(2):206–220.

[17] Prentice, W. E. 2014. *Principles of athletic training: A competency-based approach.* New York, NY: McGraw-Hill.

[18] Prentice, W. 2015. *Rehabilitation techniques in sports medicine and athletic training.* Thorofare, NJ: Slack.

[19] Sarwark, J. 2010. *Essentials of musculoskeletal care*, 4th ed. Rosemont, IL: American Academy of Orthopaedic Surgeons.

[20] Sataloff, R. 2010. *Performing arts medicine.* Narberth, PA: Science and Medicine.

[21] Scott, A., Khan, K. M., & Roberts, C. R. 2004. What do we mean by the term "inflammation"? A contemporary basic science update for sports medicine. *British Journal of Sports Medicine* 38(3):372–380.

[22] Yang, J. 2012. Epidemiology of overuse and acute injuries among competitive collegiate athletes. *Journal of Athletic Training* 47(2):198–204.

注释书目

Berry, D., & Miller, M. 2010. Athletic and orthopedic injury assessment: A case study approach. Scottsdale, AZ: Holcomb Hathaway Publishers.

An excellent guide to the recognition, assessment, classification, and evaluation of athletic injuries.

Griffith, H. W., & Pederson, M. 2004. Complete guide to sports injuries: How to treat fractures, bruises, sprains, dislocations, and head injuries. New York, NY: Perigee.

Tells readers how to treat, avoid, and rehabilitate nearly 200 of the most common sports injuries, including fractures, bruises, sprains, strains, dislocations, and head injuries.

Kjaer, M. 2008. Textbook of sports medicine: Basic science and clinical aspects of sports injury and physical activity. Oxford, England: Blackwell Science.

This primer for clinicians provides capsule summaries of the history, diagnosis, and treatment of orthopedic problems that respond to nonsurgical intervention. Brief yet detailed entries explain the causes and treatment of impairments of the musculoskeletal system.

Maehlum, S., & Maehlum, S. 2004. Clinical guide to sports injuries. Champaign, IL: Human Kinetics.

This text and reference for sports medicine practitioners covers each step of the injury management process, beginning with the patient's presentation.

Prentice, W. 2014. Principles of athletic training: A competency-based approach. New York, NY: McGraw-Hill.

This "big brother" to this text is designed to be used by athletic trainers in courses concerned with the scientific, evidence-based, and clinical foundations of athletic training and sports medicine. The text leads the student from general foundations to specific concepts relative to injury prevention, evaluation, management, and rehabilitation.

Szendroi, M. 2010. Color atlas of clinical orthopedics. New York, NY: Springer.

This book is composed of a vast number of pictures presenting the clinical symptoms of the various orthopedic conditions. It provides an in-depth overview of the characteristic clinical features of orthopedic conditions.

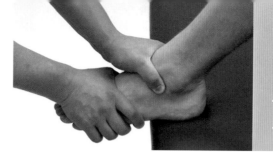

第14章

足与足趾

■ 目标

学习本章后应能够：

- 简述足的解剖。
- 阐述足部损伤的评估过程。
- 制订使足部损伤最小化的措施。

- 辨别运动员多种常见足部损伤的病因。
- 描述足部损伤的适当治疗。

足的解剖

骨

人的足必须具备在行走、跑步及跳跃时提供吸收应力和稳定支撑的功能。足部包含26块骨（7块跗骨、5块跖骨及14块趾骨），它们由错综复杂的韧带和筋膜网络固定，并由复杂的肌群驱动（图14-1）。构成踝关节的跗骨包括距骨及跟骨。足舟骨、骰骨及3块楔骨则构成了足背。

韧带

足弓

足由韧带和骨排列构成，并形成多个足弓。足弓帮助足支撑体重并吸收负重时的冲击力。足的4条足弓分别是：内侧纵弓、外侧纵弓、前横弓及后横弓（图14-2）。

前横弓是由远端跖骨头构成的。前横弓从第一跖骨延伸至第五跖骨。后横弓经跗骨横面延伸构成半圆顶结构。内侧纵弓起于跟骨内缘并向前延伸至远端第一跖骨头。内侧纵弓的主要支持韧带是跟舟足底韧带，这条韧带像弹簧般在足弓被牵拉后将其牵回正常位置。外侧纵弓在足部的外侧，与内侧纵弓走向一致。它由跟骨、骰骨和第五跖骨组成。

跖筋膜（足底腱膜）

跖筋膜是一层白色的厚纤维组织带，起于跟骨内侧，止于远端跖骨头。跖筋膜同韧带一起支持足对抗向下的应力（图14-3）。

肌肉

足部肌肉的内侧运动包括内收［前足（跖骨）内侧移动］和旋后（内翻和内收的组合）。产生这些运动的肌肉走行于内踝的前后侧。走行于内踝后侧的肌肉有胫骨后肌、趾长屈肌和姆长屈肌。走行于内踝前侧的肌肉有胫骨前肌和姆长伸肌（图14-4A~C）。

足的外侧动作包含外展［前足（跖骨）的外侧动作］和旋前（外翻和外展的组合）。走行于外踝后侧的肌肉有腓骨长肌和腓骨短肌。走行于外踝前侧的肌肉是第三腓骨肌和趾长伸肌（图14-4C与D）。

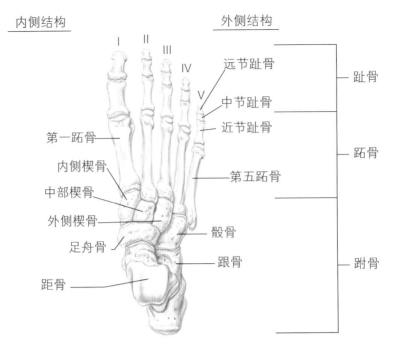

内侧结构　　　　　　外侧结构

I　II　III

IV

V

远节趾骨

中节趾骨

近节趾骨

第一跖骨

内侧楔骨

中部楔骨

外侧楔骨

足舟骨

距骨

第五跖骨

骰骨

跟骨

趾骨

跖骨

跗骨

图14-1　足的骨性结构（来自Van De Graaff, K: Human anatomy, ed. 6, Dubuque, IA: McGraw-Hill Higher Education, 2002.）

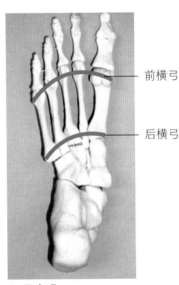

前横弓

后横弓

A　足底观

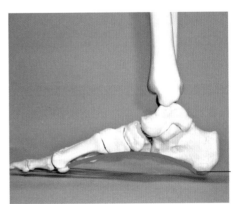

内侧纵弓

B　内侧观

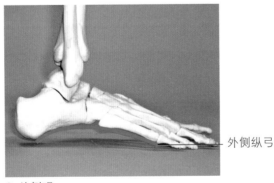

外侧纵弓

C　外侧观

图14-2　足弓　A.前横弓和后横弓；B.内侧纵弓；C.外侧纵弓

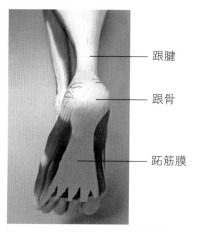

图14-3 跟腱与足底的跖筋膜相连接

表14-1	足部肌肉
内收及旋后	胫骨后肌、趾长屈肌、踇长屈肌、胫骨前肌、踇长伸肌
外展及旋前	腓骨长肌、腓骨短肌、第三腓骨肌、趾长伸肌
趾屈曲	趾短屈肌、趾长屈肌、踇短屈肌、踇长屈肌、小趾短屈肌、足底方肌、足蚓状肌
趾伸展	趾短伸肌、趾长伸肌、踇长伸肌
趾外展	踇外展肌、背侧骨间肌、小趾展肌
趾内收	踇收肌、骨间足底肌

通常，足底的固有肌可屈曲脚趾，而足背的固有肌则可伸展和外展脚趾（图14-5）（表14-1）。足部运动的视觉图例见附录C（图C-44至C-49）。

足部损伤的预防

了解足的结构、生物力学、鞋子种类（参阅第6章）和接触面类型对于预防足部损伤至关重要[17]。应特别关注那些容易因肌肉或肌腱紧张、力弱或关节活动度过大而受伤的运动员。这些情况若及早发现，通常可通过康复训练、使用合适的鞋内垫片或矫正鞋垫、穿着合适的鞋子来矫正[21,22]。使用矫正器可矫正可能导致足部损伤的生物力学问题，预防多种足部损伤[7]。矫正鞋垫是塑料、橡胶或皮制的，是可放入鞋内代替现有鞋垫的支具。现成的矫正鞋垫可在体育用品店或鞋店购买。有些患者则需要使用定制的或由运动防护师或足科医师制作的矫正鞋垫。

每个人的脚都不相同，需要的鞋子也不尽相同。每个人都应该选择最适合自己的鞋子。对于从事会给脚造成很大压力和劳损的运动项目的运动员，应时常进行足踝肌力训练、拉伸和活动度练习[15]。

矫正鞋垫 定制的可放入鞋内的鞋垫，穿着这样的鞋垫可以矫正多种可能导致损伤的生物力学异常。

足部必须不断适应新的接触面。在不平整和不同硬度的接触面上训练，最终可达到逐渐增强足部

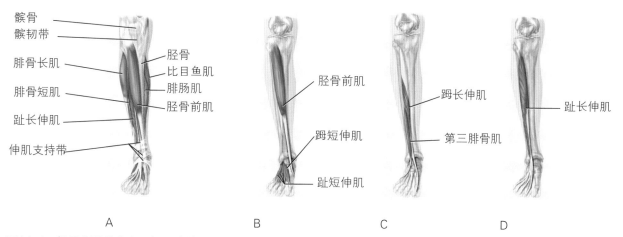

图14-4 起于小腿并产生足部运动的肌肉（来自Van De Graaff, K: Human anatomy, ed. 6,Dubuque, IA: McGraw-Hill Higher Education, 2002.）

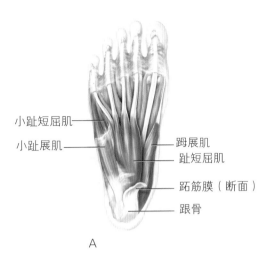

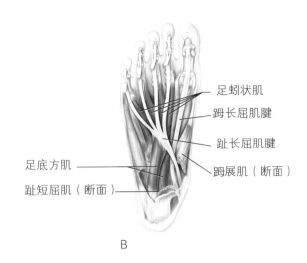

图14-5 足底固有肌 A.第一层；B.第二层

左图（A）标注：小趾短屈肌、小趾展肌、蹰展肌、趾短屈肌、跖筋膜（断面）、跟骨

右图（B）标注：足蚓状肌、蹰长屈肌腱、趾长屈肌腱、蹰展肌（断面）、足底方肌、趾短屈肌（断面）

> 几乎所有的水疱、胼胝、鸡眼和趾甲内生都可预防。

力量的效果。但是在某些情况下，坚硬的接触面可能会使关节和软组织负担过重，最终导致足部或运动链某处急性或慢性的病理状况。反之，过于柔软且可吸收大量冲击能量的接触面可能导致诸如篮球或室内网球运动的过早疲劳[9]。

多数的足部皮肤问题都可以预防[14]。应指导运动员注意足部卫生，包括在活动后清洗和干燥足部，并经常更换干净袜子。应强调穿着合适的鞋袜（参阅第6章）。因足部结构缺陷导致压力异常的运动员使用定制矫正鞋垫可能是有益的[22]。

足部损伤的评估

通常，健身专业人员、教练，以及其他运动和体育科学非医护人员未经过损伤评估的适当培训。因此，强烈建议将受伤运动员转诊至有资质的医务人员（如医师、运动防护师、物理治疗师）处进行损伤评估。非医务人员的主要职责是识别与损伤相关的潜在"红旗征"（警示征象），对损伤提供适当的急救，并就如何初步处置损伤做出正确决定（包括是否立即返回比赛或训练）（参阅第8章）。

病史

当决定如何处置足部损伤时，非医务人员必须进行评估以确定损伤的类型和病史[3]。应询问如下问题：

- 损伤是如何发生的？
- 损伤是突然发生的，还是逐渐出现的？
- 损伤机制是突然的牵拉、扭转或受到重击吗？
- 疼痛类型是什么？肌肉力量下降了吗？运动中有声音（如捻发音吗）吗？感觉上有无变化？
- 运动员能够指出疼痛的确切位置吗？疼痛或其他症状在何时会加剧或减轻？
- 最近运动员是在什么接触面上进行训练的？在训练中穿什么鞋？鞋是否适合训练的类型？穿鞋时不适感是否会增加？
- 这种损伤是第一次发生，还是以前也出现过？如果以前出现过，是在什么时候、以何种频率和在什么情况下发生的？

视诊

应观察运动员以分辨如下情形：

- 他是否偏向某只脚负重、跛行或无法负重？
- 受损部位是否有畸形、肿胀或变色？
- 负重和非负重时足部是否有变色（当非负重时快速从深粉色变化至浅粉色）？
- 足部力线是否正确，在负重时是否能够维持形状？
- 鞋底的磨损情况如何，双脚的磨损是否对称？
- 运动员是否为高的足弓（高弓足）或平的足弓（扁平足）？

触诊

应首先触诊骨性结构以检查畸形或压痛点。触

诊足部肌肉及肌腱对于发现压痛点、异常肿胀或肿块、肌肉痉挛及保护性肌紧张至关重要[18]。应

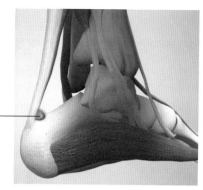

| 压痛 触诊伤处时所产生的疼痛。 | 触诊足踝前表面的足背脉搏以评估血液循环是否正常。 |

足部损伤的识别和处置

跟腱后滑囊炎（Pump Bump）

| 外生骨赘 一种骨性赘疣。 | **损伤原因** |

| 跟骨骨骺炎（Sever's disease） 跟腱止点处的慢性炎症。 | 跟腱后滑囊位于足跟后部的跟骨与跟腱间（图14-6A）。如果跟腱后滑囊长期遭受鞋后跟处持续地摩擦或挤压刺激， |

可出现发炎[25]。如果炎症持续数月，足跟后可能形成骨痂或外生骨赘（图14-6B）。这种外生骨赘常称作Pump Bump（Pump是一种后跟通常横跨跟腱后滑囊的女鞋），这类病情应与跟骨骨骺炎相区分，跟骨骨骺炎是青年运动员跟骨后侧跟腱连接处的慢性炎症。

损伤症状

所有滑囊炎的症状——压痛、肿胀、发热和泛红，都会逐渐在跟骨后部发展为明显可触及的触痛骨性肿块。

治疗

应制作环形垫片并置于压痛区域的周围以分散鞋后跟所产生的压力（图14-6C）。同样，垫高足跟可以帮助改变受压区域。运动员也可以选择穿比目前所穿鞋跟更高或更低的鞋，以改善症状。

跟骨挫伤

损伤原因

运动员可能会经受许多撞伤和挫伤，但没有其他任何一种可以比跟骨底部的跟骨挫伤更易使人失去行动能力[25]。需要突然急停急跑的反应或突然从水平转为纵向移动的体育运动，如篮球跳跃，跳高和体操中的跳马，都极有可能

> 易发生跟骨挫伤的运动员应常规使用带垫片的后跟垫。

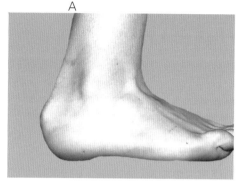

B

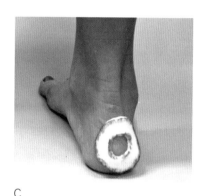

C

图14-6 跟腱后滑囊位于跟腱止点与跟骨间（A），它可产生炎症并最终发展成跟腱后滑囊炎（Pump Bump）（B），可使用环形垫片（C）对其进行保护

造成跟骨挫伤[23]。

通常，足跟有厚的角质层并且有厚重的脂肪垫覆盖，但即使有这层厚垫也不能保护这一区域不受突发的异常力量冲击。

损伤症状

当损伤发生时，运动员会主诉足跟剧烈疼痛且无法负重。跟骨的急性挫伤可能发展成骨外层（骨

一名长跑运动员主诉起初足跟底部有疼痛，现在纵弓也有疼痛，疼痛一般在早晨刚下床时最严重。

? 什么病情通常导致如上主诉，如何处置这一问题？

思考题14-1

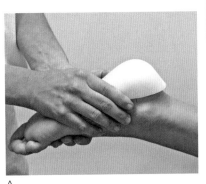
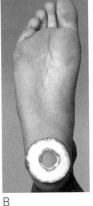

A   B

图14-7 使用足跟垫（A）和环形毛毡垫（B）保护跟骨挫伤处

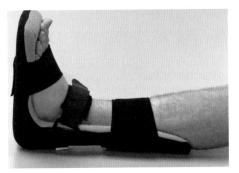

图14-8 睡觉时为跖筋膜炎所佩戴的夜间夹板

膜）的慢性炎症。

治疗

首先应冰敷跟骨挫伤处，如果条件允许，至少24 h内不使用后跟着地。如果第3天行走时疼痛有所消减，在使用足跟垫或环形垫片的保护下，运动员可以恢复中度的活动（图14-7）。易受损伤或需要跟骨挫伤保护的运动员应常规使用有泡沫橡胶的足跟垫进行保护。使用硬质的足跟垫包围后跟可以分散创伤力，并使跟骨下方的脂肪垫压紧以提供额外的缓冲。也可以通过使用足跟垫式的运动贴扎来达到效果。

跖筋膜炎

损伤原因

足跟疼痛在运动和非运动人群中都十分常见。跖筋膜沿足底纵向延伸（图14-3），帮助维持足部稳定性并支撑内侧纵弓[23]。研究表明，引起跖筋膜炎的诱因有很多，包括双腿不等长，内侧纵弓弹性差，小腿三头肌紧张，所穿的鞋子不能充分支撑足弓，跑步时步幅过大及在柔软表面上跑步[25]。

损伤症状

运动员主诉后跟前内侧疼痛，痛点通常是跖筋膜与跟骨的连接处，最后会移至跖筋膜中部[8]。在运动员早上起床或久坐后足部负重时，这种痛感会加剧。但是，行走几步后疼痛可缓解。当脚趾与前足强行背屈时，痛感加剧。

治疗

跖筋膜炎的处置通常需要较长一段时间[13]。症状通常持续超过8～12周。应积极拉伸比目鱼肌、腓肠肌及跟腱，配合拉伸足弓的跖筋膜的练习[9]。建议在睡觉时佩戴夜间夹板以轻度的背屈足部并牵拉跖筋膜[12]（图14-8）。使用后跟垫使跟骨下方的脂肪垫压紧并为受刺激区域提供缓冲（图14-7）。简单的足弓贴扎可实现无痛行走。足部矫正鞋垫在治疗这种问题时也很有帮助。在某些情况下，尤其是在赛季中，如果症状及相关的疼痛不影响活动，运动员也可继续训练和参赛。

跖骨骨折

损伤原因

跖骨可因直接应力而骨折，如被其他运动员踩在脚上，被踢或踢在其他物体上，主动扭转或被动扭转的应力[4]。最常见的急性骨折是第五跖骨颈骨折[13]。

> 在余下的文章中，凡带有听诊器和急救药箱标识之处，说明这种病情需要转诊至医师处进行损伤处置。

损伤症状

骨折与跖骨韧带拉伤很难鉴别。跖骨骨折的特点是肿胀与疼痛。骨折可能压痛更明显，且有时可触摸到畸变。骨折和拉伤最有效的鉴别诊断方法是拍摄X线片[6]。

治疗

通常是对症治疗，使用PRICE原则以控制肿胀。一旦肿胀消退，使用短腿管型石膏3～6周。通常第2周就可以负重行

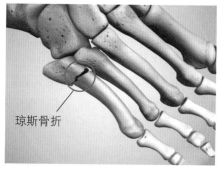

琼斯骨折

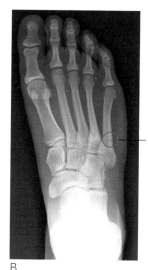

琼斯骨折处

B

图14-9 A.琼斯骨折发生在第五跖骨颈处；B.X线片
（B: Courtesy Jordan B. Renner, MD, Departments of Radiology and Allied Health Sciences, University of North Carolina.)

走。应穿脚掌处较宽的鞋[5]。如果跖骨骨折有错位，可能需要手术复位。

琼斯骨折(Jones Fracture)

损伤原因

琼斯骨折是第五跖骨颈处因过度使用、急性内翻或高速旋转应力造成的骨折（图14-9）。琼斯骨折常见于疲劳性骨折（又称应力性骨折）[13]。

损伤症状

运动员主诉足部外侧刺痛且通常能听到"啪"的一声。通常因为血供不佳且愈合延缓，琼斯骨折可能最终出现骨折不愈合并需要较长的康复时间[24]。

治疗

无错位的第五跖骨颈骨折通常需要佩戴无负重短腿管型石膏6~8周。对于骨折延迟愈合或不愈合，特别是有错位的情况，需要直接内固定或植骨内固定[24]。

第二跖骨应力性骨折

损伤原因

第二跖骨应力性骨折，又称行军骨折，常见于跑步及跳跃运动。正如其他因足部过度使用发生的损伤一样，最常见的诱因有足部结构畸形、训练错误、训练面的改变和穿不合脚的鞋子[24]。

莫顿趾（Morton's Toe）是指第一跖骨异常短小，使得第二趾看起来比拇趾更长（图14-10）。在正常步态下，第一跖骨负重最多。然而，因为莫顿趾中第一跖骨短，所以第二跖骨在行走时需承受更大的压力，甚至在奔跑中承受更多。因此，莫顿趾会使第二跖骨应力性骨折发生的概率增大[4]。

损伤症状

运动员常主诉第二跖骨疼痛与压痛。一般运动员会主诉在跑步或步行过程中存在疼痛。在无

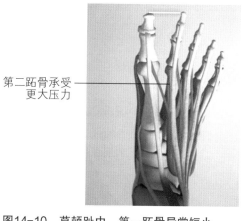

第二跖骨承受更大压力

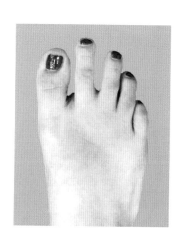

图14-10 莫顿趾中，第一跖骨异常短小

负重动作中，运动员也可能会感受到持续的疼痛与酸痛[5]。

治疗

应将治疗重点放在探查损伤的主要病因或多种病因上，并减少这些病因以解决问题。第二跖骨应力性骨折的运动员应注意休养，并通过有益于恢复的无负重训练（如泳池跑步、上肢力量训练或功率自行车）来进行2~4周的心肺功能训练。经过这些练习，以及穿合适的鞋子，可在2~3周内逐步回归跑跳运动。

前横弓劳损

损伤原因

因韧带松弛所导致的跖骨活动过大的运动员易导致前横弓劳损[4]。活动度过大使足部跖骨分开（平跖外翻足），造成前横弓塌陷[16]。

> 疲劳、不良体态、过度使用、体重过大或穿不合脚的鞋子可能损伤足弓的支撑组织。

损伤症状

运动员在跖骨区域有疼痛或痉挛，并且有压痛点、炎症和肌无力。在跖骨区域的疼痛称为跖骨痛[4]。尽管跖骨痛是足掌部疼痛或痉挛的概括性称呼，但它更常与第二跖骨（有时为第三跖骨）下

> **跖骨痛** 足底的疼痛。

方疼痛相关。在疼痛的区域经常有厚胼胝产生。

治疗

急性跖骨痛的处置通常包括使用垫片将塌陷的跖骨头垫高。垫片放置于足中部且位于足掌下方（跖骨头）（图14-11）。日常的锻炼流程应着重于加强足部肌肉和牵拉跟腱。

纵弓劳损

损伤原因

纵弓劳损通常由足底肌肉在接触硬表面时所受的异常压力及应力引起。当足部处于步态的单足支撑阶段时，纵弓扁平或塌陷（扁平足），导致足弓劳损[2]。

这种劳损可能是突发的，也可能是在很长的一段时间内缓慢发生的。需补充的是，有些人群是先天性扁平足或高弓足，并不会引起疼痛。

> 只要足部现有的状况没有引起疼痛，就不要试图修复它。

损伤症状

一般，只有在跑步时才会感到疼痛，且疼痛通常出现于内踝下方及胫骨后肌腱下方，伴随足部内侧的肿胀及压痛。长时间的劳损也可影响跟舟韧带及第一楔骨和足舟骨。踇趾的屈肌（踇长屈肌）通常会因为代偿韧带压力过度使用而产生压痛。许多人看起来有足部塌陷或足弓塌陷但无相关症状或疼痛。对于这些人，应始终遵循"如果没有损伤，不要修复它"的原则（图14-12）。

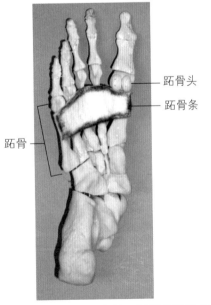

跖骨头
跖骨条
跖骨

图14-11 跖骨条（绒布垫）位于跖骨头近端（后方）用以减轻跖骨痛（足底观）

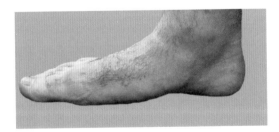

图14-12 内侧纵弓塌陷

治疗

纵弓拉伤的处置包括立即进行PRICE（参阅第8章），随后进行适当的治疗及减少负重。负重时需保证无痛。足弓贴扎可用来提早进行无痛负重。

思考题14-2

一名曲棍球运动员主诉左足第一跖趾关节肿胀、压痛及酸痛。在检查中发现踇趾向外侧偏离。

? 这种情况被称为什么，是如何发生的？

趾骨骨折及脱位

损伤原因

> 足趾的骨折及脱位可能由踢击物体或撞到足趾所引起。

趾骨骨折可能由踢击物体、撞到足趾或重物砸在足趾上引起。

损伤症状

通常，趾骨骨折及脱位伴有肿胀及变色。如果骨折处于踇趾近节趾骨或远节趾骨且包含趾骨间关节，应转诊给医师处置。

治疗

如果骨折发生在骨干，使用黏性贴布处理。如果有多个足趾受累，应使用几天支具。一般3~4周的固定休息可使组织愈合，但疼痛可能还会持续一段时间。应穿脚掌较宽的鞋子，踇趾骨折，应穿硬底鞋。

趾骨脱位相较于骨折更为罕见。如果发生，通常是中节趾骨的近端脱位。这种损伤的机制和骨折相同。通常，可由医师在无麻醉的情况下轻松完成复位。

思考题14-3

一名足球运动员主诉左足第三、第四趾间间歇性疼痛。负重时，疼痛伴随麻刺感和麻木从足趾底部弥漫至足趾尖。

? 通常，什么病可引起这些病症，应如何处置？

踇囊炎（踇外翻畸形）

损伤原因

踇囊炎也称外生骨赘，是第一跖骨头的一种疼痛性畸形[11]。踇囊炎一开始是第一跖骨头骨性膨大，然后发展成踇趾错位且向外侧移向第二趾，甚至与第

二趾重叠，也称为踇外翻畸形（图14-13）[16]。这种踇囊炎通常与受压或横弓塌陷有关。通常，踇囊炎因穿过尖、过窄、过短的鞋或鞋跟过高的鞋所致。裁缝趾或小趾囊炎发生在第五跖骨头并造成小趾向第四趾偏移。

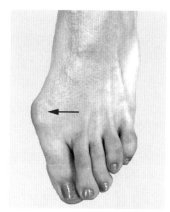

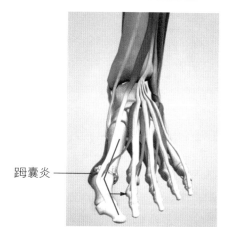

踇囊炎

图14-13　踇外翻畸形伴随踇囊炎

损伤症状

踇囊炎是最常见的踇趾疼痛性畸形。随着踇囊炎的发展，会出现压痛点、肿胀、膨大和第一跖骨头钙化。不合脚的鞋子会加剧刺激与疼痛。

治疗

选择合脚的鞋子在踇囊炎的治疗中起着重要作用。适当宽度的鞋子可以降低踇囊炎的刺激。建议骨骼未发育成熟的患者使用夜间夹板以纠正踇趾的位置，但这种方法对于骨骼已发育成熟的患者没有效果。护具如环形垫片可以帮助分散踇囊炎周围的压力，也可以使用贴布贴扎。如果情况继续加重，特殊的矫正鞋垫也许可以帮助调整足部力学，显著

地缓解症状和延缓伤情的加重。晚期踇囊炎常常需要手术矫正踇外翻畸形[11]。

莫顿神经瘤

损伤原因

莫顿神经瘤是常发于足底神经的肿块。它最常发生于第三、第四跖骨头之间，因为足底内侧神经和外侧神经在此处交汇，所以神经最为粗厚（图14-14）[1]。

| **神经瘤** | 肥大的神经。 |

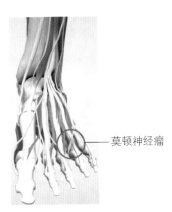

图14-14　莫顿神经瘤常发生于第三、第四跖骨头间

损伤症状

运动员主诉严重的间歇性疼痛，疼痛从跖骨头远端弥漫至足趾尖，在足部不负重时疼痛可有所缓解[20]。运动员主诉前足有灼热麻木感，通常位于第三趾蹼区域并弥漫至足趾[1]。过度伸展足趾的负重（如蹲、上楼梯）或跑步，症状会加剧。穿脚掌较窄或高跟的鞋也会加剧症状。

治疗

可将跖骨条（图14-11）置于跖骨头近端，或将水滴形垫片置于第三、第四跖骨头间以便在负重时分开足趾（图14-15）。治疗神经瘤，鞋子的选择也很重要，应选用脚掌较宽的鞋子。

草皮趾

损伤原因

草皮趾是一种过度伸展损伤导致的踇趾拉伤，由过度使用或创伤引起[18,19]。这种损伤通常发生在坚硬的人工草皮上，但也可发生在天然草皮

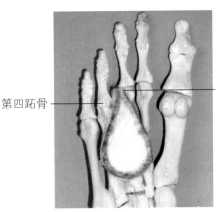

图14-15　置于第三、第四跖骨头之间的水滴形垫片可在负重时分开跖骨头，降低神经瘤的压力

上[17]。

许多这类损伤的出现是因为人工草坪通常更柔韧，使得踇趾有更多的背伸。一些鞋类公司将鞋子前脚掌处加入钢片或其他材料以硬化这一部分来解决这个问题。踇趾的拉伤也可能是踢击坚硬的物体而导致的[10]。

治疗

可以使用前脚掌下有薄钢片的平底鞋垫。如果买不到此类商品，可把一片热塑性塑料根据脚形塑形或置于鞋垫下，也可以单独使用预防背伸的足趾贴扎，或者和上述硬化鞋子一起使用（图10-14）。在不太严重的情况下，运动员可以使用硬鞋垫继续比赛。如果情况严重，可能需要3~4周的时间使疼痛缓解，直至踇趾可以发力[17]。

胼胝

损伤原因

鞋子过窄或过短都可造成胼胝。因为脂肪层失去了弹性和缓冲作用，因摩擦产生的胼胝会非常疼痛。过多的胼胝会成片地移动并慢慢形成肿块，极易撕裂、破损并最终感染[14]。胼胝下多发生水疱。

治疗

建议多发胼胝的运动员洗澡后使用磨砂锉掉老茧。每周1~2次在训练后使用润肤剂［如皮肤润滑剂、伏色林（Aquaphor）或凡士林］按摩失活的胼胝处，有助于维持组织弹性。教练可以让运动员用砂纸或砂石来降低胼胝的厚度并增加平滑度。需要

特别注意，不要完全去除胼胝及其在特定压力点所产生的保护作用。

鞋子合脚但仍会出现厚重胼胝的运动员一般都存在足部力学缺陷，可能需要特殊的矫正鞋垫。特殊的缓冲支具，如楔形垫片、环形垫片和足弓支撑，或可帮助均匀分散足部的负重，减轻皮肤压力。预防过多胼胝堆积可通过：①至少穿一层袜子；②穿合脚且状况良好的鞋子；③日常使用凡士林等来减少摩擦。

水疱

损伤原因

由于皮肤受到剪切力作用受伤，液体在皮肤外层下堆积而形成水疱。这种液体可能是透明的或带血色的。细嫩的足部伴随着皮肤上的剪切力可产生严重的水疱。使用皮肤润滑剂可以保护皮肤免受异常摩擦。敏感或易出汗的足部可通过穿着没有褶皱或卷起的袜子来保护[14]。穿合脚的鞋子至关重要。在长时间穿着前应先磨合鞋子（使其保持合脚）。

治疗

如果水疱或痛点出现，运动员有几种选择：①用防磨物质遮盖受刺激的皮肤，如皮肤润滑剂；②用黏性绷带遮盖水疱；③在水疱周围放置环形垫片。

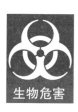
生物危害

处理水疱时，始终存在被污染而导致感染的可能性。任何有感染迹象的水疱都应引起医务人员的注意。在体育运动中，有2种常用的水疱处理方式。保守的处理方式是不挤破或刺破水疱，而是使用环形垫片保护其不再受刺激直至症状消退（图14-16）。水疱内部液体的压力通常会产生剧烈的疼痛并使人失去行动能力。为使运动员继续参赛或训练，必要时可进行穿刺处理，这种处理只应由运动防护师或医师完成。焦点框14-1

思考题14-4

一名在人工草坪上训练并比赛的橄榄球运动员主诉右脚蹬趾疼痛。

？什么样的蹬趾损伤在人工草皮上比赛时经常出现？

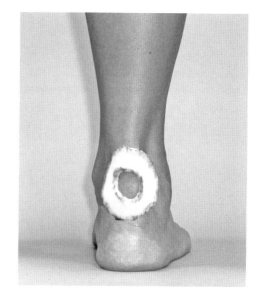

图14-16　水疱应使用毛毡环形垫圈保护以分散压力并减轻疼痛

阐述了穿刺处理水疱的技术细节。运动水疱破裂或恶化的可能性很小时，首选保守处理。Spenco公司有一款叫作Second Skin的产品在保守处理保护水疱时被广泛使用。

鸡眼

损伤原因

硬鸡眼是严重的鸡眼类型，和胼胝的机制相同，由不合脚的鞋子造成。锤状趾通常和硬鸡眼联系密切，硬鸡眼形成于畸形的足趾上部。软鸡眼是由穿着狭窄的鞋子及足部大量出汗引起（图14-17）[17]。

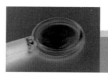
焦点框14-1

处置破裂水疱

1. 用肥皂和水清洁水疱及周边组织；用抗菌剂冲洗。
2. 如果水疱破裂，使用无菌纱布垫排出液体。
3. 在松脱的皮肤下及周围使用抗生素软膏；用无菌敷料覆盖这个区域。
4. 将环状垫片置于水疱周围。
5. 每日更换敷料并检查感染迹象。
6. 2～3天内，或当下方组织已经足够硬化时，尽可能沿水疱周边剪下死皮。

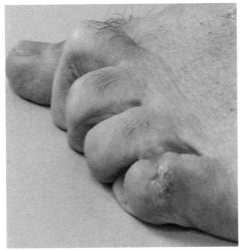

A

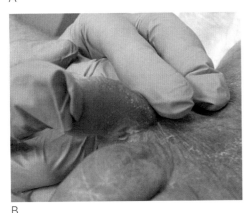

B

图14-7　A.硬鸡眼出现在足趾上部并通常与锤状趾有关；B.软鸡眼通常出现在第四、第五足趾间（B: Courtesy Dr. Howard Kashefsky, Podiatry, University of North Carolina.）

损伤症状

软鸡眼通常出现于第四、第五足趾间。在足趾间和足趾底部区域出现增厚的、白色的、被浸渍的圈状皮肤，鸡眼中间会有黑点。疼痛和炎症可能同时出现。症状有局部疼痛和行动能力丧失，且伴随炎症和软组织增厚。

治疗

最好的方法是让运动员穿合脚的鞋子，保持足趾间干燥清洁，并使用胶状或泡沫足趾帽、衬垫或足趾套，以分开足趾，降低压力。治疗硬鸡眼时，运动员应每天以温肥皂水泡脚，以软化鸡眼。为了降低后续的刺激，应使用毛毡或海绵橡胶环形垫片围绕保护鸡眼。

趾甲内生

损伤原因

趾甲内生是指趾甲侧面边缘长入周边软组织，通

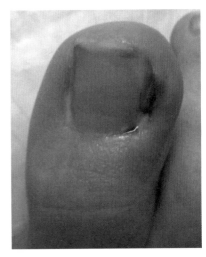

图14-18　趾甲内生（Courtesy, Dr. Howard Kashefsky, Podiatry, University of North Carolina.）

常导致严重炎症和感染的情况[3]（图14-18）。

损伤症状

感染的典型症状为肿胀、发热、隐痛、泛红和脓液堆积。

治疗

趾甲持续受到压力会导致严重的刺激或趾甲向内生长，所以运动员穿合脚的鞋子至关重要。大多数情况下，正确修剪趾甲可避免趾甲内生。需将趾甲直线横向而非曲线修剪，这样趾尖边缘不会刺穿两侧的组织。趾甲不应过短，以防接触软组织；也不应过长，否则会增加鞋子或袜子对趾甲的压力。焦点框14-2给出了详细的趾甲内生的处理方法。

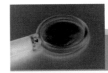

焦点框 14-2

处理趾甲内生

1. 将足趾浸泡在热水中（43.3～48.8 ℃）约20 min，每天2～3次。
2. 当趾甲变得柔软易弯曲时，用镊子将一小绺棉花塞入趾甲边缘下方并将趾甲从周边软组织中垫起。
3. 继续这个过程直至趾甲生长至足够可横向修剪的程度。

趾甲内生很容易发生感染。如果发生感染，应立即把运动员转诊至医师处。

足趾下出血（甲下血肿）

损伤原因

足趾被踩踏、被物体砸到及踢击其他物体可导致血液在趾甲下聚集。趾甲上反复的剪切力可导致甲床出血，此类损伤多发生于长跑运动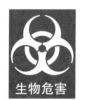员。无论哪种情况，在趾甲下封闭空间内聚集的血液可能产生极度的疼痛并最终可导致趾甲脱落[3]（图14-19）。

损伤症状

甲床内的出血是即刻的或缓慢的，并会产生剧烈疼痛。趾甲下的区域呈蓝紫色，稍微施加压力便会加剧疼痛。

治疗

应立即使用冰袋冰敷并抬高足部以减轻出血。之后的12~24 h，可在趾甲上钻小孔，小孔钻至甲

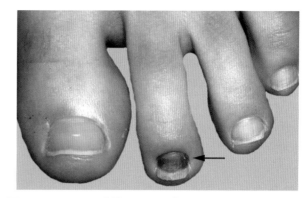

图14-19 甲下血肿是趾甲下血液的堆积。

床，以释放趾甲下血液的压力。如果条件允许，可在无菌条件下进行高温笔钻孔，且该操作最好由医师或运动防护师完成。需要在趾甲上二次钻孔的情况很常见，因为可能还会有更多的血液堆积。

摘要

- 人体足部需承担在步行、跑步和跳跃中吸收应力及提供稳定支撑面的作用。
- 足部的26块骨由错综复杂的韧带和筋膜网固定并由复杂的肌群驱动。
- 选择合适的鞋子及在鞋中放入各种矫正鞋垫可预防足部损伤，并保护足部，减轻所受异常应力、压力及拉伤的影响。
- Pump Bump是由足跟后部的跟腱后滑囊炎发展而来的。
- 跖筋膜炎是后跟前内侧的疼痛，通常在跖筋膜与跟骨的连接处。使用矫正鞋垫，再加上牵拉锻炼，可以显著减轻疼痛。

- 琼斯骨折是第五跖骨颈的骨折，常出现延期愈合。
- 最常见的足部应力性骨折发生于第二跖骨（行军骨折）。
- 在鞋内放入适当的支撑垫是治疗前横弓和前纵弓劳损的好办法。
- 踇囊炎是第一跖骨头处的畸形，踇趾呈踇外翻位。
- 治疗莫顿神经瘤，可将跖骨条置于跖骨头近端，或将水滴形垫片置于第三、第四跖骨头间，以在负重时分开二者。
- 草皮趾是一种过度伸展损伤导致的踇趾拉伤。
- 穿鞋的足部可因持续应力出现胼胝、水疱、鸡眼或趾甲内生。

思考题答案

14-1 这些主诉通常与跖筋膜炎相关，治疗方法包括积极牵拉比目鱼肌、腓肠肌及跟腱，牵拉足弓的跖筋膜，使用足跟垫、足弓贴扎及矫正鞋垫的方式，加强足弓支撑。

14-2 这种病况是踇囊炎或踇外翻畸形。它与穿过尖、过窄或过短的鞋子有关。这种情况可能起于跖趾关节处的关节囊炎，可能与横弓塌陷或足部旋后有关。

14-3 这名运动员最有可能患有莫顿神经瘤。置于足底正确位置的跖骨条或水滴形垫片可帮助分开跖骨头并降低神经瘤压力，缓解症状。

14-4 踇趾的拉伤通常称为草皮趾。它由踇趾过度伸展导致并通常见于使用人工草坪的运动员。

复习题和课堂活动

1.简述足的解剖结构。

2.在评估足部急性损伤时，需要做哪些普遍性的视诊？

3.可以通过什么方式预防足部损伤？

4.Pump Bump和跟腱后滑囊炎间的关系是怎样的？

5.什么是琼斯骨折，为什么它的愈合时间很长？

6.足部挫伤怎样发展成跖筋膜炎？

7.第二跖骨的应力性骨折应如何处置？

8.讨论如何治疗各类足弓拉伤。

9.穿着过紧的鞋子可能导致何种损伤？

10.莫顿趾和莫顿神经瘤有什么区别？

11.如何处置慢性草皮趾？

12.处置足部水疱的推荐流程是什么？

参考文献

[1] Adams, I. 2010. Morton's neuroma. *Clinics in Podiatric Medicine and Surgery* 27(4):535–545.

[2] Anderson, M. 2013. Foot and ankle sports medicine. *Journal of Orthopedic and Sports Physical Therapy* 43(10):762–763.

[3] Anderson, R. 2010. Management of common sports-related injuries about the foot and ankle. *Journal of the American Academy of Orthopedic Surgeons* 18(10):546–556.

[4] Blitch, T. 2009. Clinical practice guidelines. Diagnosis and treatment of forefoot disorders (Sections 1–4). *Journal of Foot and Ankle Surgery* 48(2):230–272.

[5] Boutefnouchet, T. 2014. Metatarsal fractures: A review and current concepts. *Trauma* 16(3):147–163.

[6] Brukner, P. 2011. Foot pain. In P. Brukner (ed.), *Clinical sports medicine*, 3rd ed. Sydney, Australia: McGraw-Hill.

[7] Cornwall, M. 2013. Evaluation of foot mobility and orthotic intervention. *Journal of Orthopedic and Sports Physical Therapy* 43(3):A6–7.

[8] Feinblatt J. 2014. Plantar fasciitis/fasciosis. In T. Philbin, *Sports injuries of the foot: Evolving diagnosis and treatment.* New York, NY: Springer.

[9] Fields, K. 2010. Prevention of running injuries. *Current Sports Medicine Reports* 9(3):176–182.

[10] Garras, D. 2014. Turf toe. In T. Philbin, *Sports injuries of the foot: Evolving diagnosis and treatment.* New York, NY: Springer.

[11] Glasoe, W. 2010. Hallux valgus and the first metatarsal arch segment: A theoretical biomechanical perspective. *Physical Therapy* 90(1):110–120.

[12] Goff, J. 2011. Diagnosis and treatment of plantar fasciitis. *American Family Physician* 84(6):676–682.

[13] Granata, J., 2014. Fractures of the fifth metatarsal. In T. Philbin, *Sports injuries of the foot: Evolving diagnosis and treatment.* New York, NY: Springer.

[14] Hsu, A. 2012. Topical review: Skin infections in the foot and ankle patient. *Foot and Ankle International* 33(7):612–619.

[15] Hunt, K. 2013. Foot and ankle injuries in sport. *Clinics in Sports Medicine* 32(3):525–557.

[16] Hunter, S., Prentice, W., & Zinder, S. 2015. Rehabilitation of ankle and foot injuries. In W. Prentice (ed.), *Rehabilitation techniques in sports medicine and athletic training,* 6th ed. Thorofare, NJ: Slack.

[17] Mann, R. A. 2007. Great toe disorders. In D. Porter (ed.), *Baxter's The foot and ankle in sports.* St. Louis, MO: Mosby.

[18] McGraw, E. 2008. Turf toe. *Coach & Athletic Director* 77(7):34.

[19] McKinney, F. 2012. The sporting foot and ankle: An introduction to sport-specific foot and ankle injuries. *SportEx Dynamics* 34:10–14.

[20] Metzl, J. 2008. Morton's neuroma: A common cause of foot pain. *Triathlete* 293:30.

[21] Mills, K. 2010. Foot orthoses and gait: A systematic review and meta-analysis of literature pertaining to potential mechanisms. *British Journal of Sports Medicine* 44(14):1035–1046.

[22] Richter, R. 2011. Foot orthoses in lower limb overuse conditions: A systematic review and meta-analysis. *Journal of Athletic Training* 46(1):103–106.

[23] Rosenbaum, A. 2014. Plantar heel pain. *Medical Clinics of North America* 98(2):349–352.

[24] Thevendran, G. 2013. Fifth metatarsal fractures in the athlete: Evidence for management. *Foot and Ankle Clinics* 18(2):237–254.

[25] Thomas, J. 2010. The diagnosis and treatment of heel pain: A clinical practice guideline. *Journal of Foot and Ankle Surgery* 49(3):S1–S19.

注释书目

Altchek, D. 2012. *Foot and ankle sports medicine.* Baltimore, MD: Wolters Kluwer, Lippincott, Williams & Wilkins.

More than 40 specialists in orthopedic surgery, podiatry, physiatry, physical therapy, and athletic training contributed to this book's contents making it a comprehensive and practical resource for the treatment of foot and ankle sports injuries.

Philbin, T. 2014. *Sports injuries of the foot: Evolving diagnosis and treatment*: NY: New York, Springer.

This book focuses on sports injuries of the foot and succeeds in both covering the most common injuries and reviewing the gamut of how to treat these common injuries from office to operating room to rehabilitation.

Vonhof, J. 2011. *Fixing your feet: Prevention and treatment for athletes.* Birmingham, AL: Wilderness Press.

This comprehensive resource covers footwear basics, prevention, and treatments along with clear diagrams, photos, and charts that demonstrate techniques and solutions.

Porter, D., & Schon, L. 2007. *Baxter's The foot and ankle in sports.* St. Louis, MO: Mosby.

A complete medical text on all aspects of the foot and ankle. It covers common sports syndromes, anatomical disorders in sports, unique problems, shoes, orthoses, and rehabilitation.

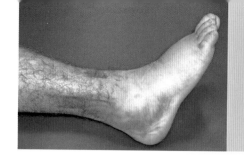

踝关节和小腿

学习本章后应能够：

- 描述踝关节和小腿的解剖，包括骨、韧带和肌肉。
- 列出防止踝关节和小腿受伤的注意事项。
- 讲述如何评估常见的踝关节和小腿损伤。

- 辨别踝关节和小腿处不同损伤的可能性原因和体征。
- 描述治疗踝关节和小腿损伤的步骤。

踝关节和小腿的解剖

骨

小腿是指膝关节以下和踝关节以上的部分，由内侧较粗的胫骨和外侧较细的腓骨组成。踝关节也称距小腿关节，由外踝、内踝和距骨构成。外踝和内踝分别是腓骨远端和胫骨远端增厚的部分，距骨是位于内踝、外踝之间的，或多或少像立方体形状的跗骨。踝关节可以做跖屈和背屈两种运动。距骨和跟骨之间的关节称为距下关节，可进行踝内翻和外翻（图15-1）。

踝关节由以下骨组成：

- 胫骨
- 腓骨
- 距骨

踝关节可做两种运动：

- 跖屈
- 背屈

距下关节可做两种运动：

- 内翻
- 外翻

韧带

胫骨和腓骨由贯穿两骨全长的骨间膜连接在一起，胫腓前韧带、胫腓后韧带连接胫骨与腓骨，并形成远端骨间膜。由于较厚的三角韧带的存在，踝关节内侧相对稳定。此外，腓骨远端形成的外踝比内踝长，二者共同限制了踝关节的外翻。因此，与内翻扭伤相比，踝关节外翻扭伤较为少见。踝关节外侧的3条韧带为距腓前韧带、距腓后韧带和跟腓韧带，它们共同限制踝内翻，较容易出现损伤（图15-2）。

内侧韧带包括三角韧带。

踝外侧韧带包括：

- 距腓前韧带
- 距腓后韧带
- 跟腓韧带

肌肉

小腿肌肉收缩可使踝关节产生运动，小腿肌肉可分为4组不同的肌群（图15-3）。这4组肌群分别被它们周围厚厚的筋膜（结缔组织）围绕，构成4个骨筋膜室。基本上，背屈踝关节的肌肉位于

第15章 ■ 踝关节和小腿　**235**

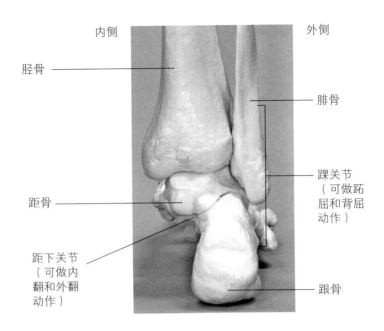

内侧　　　　　外侧

胫骨

腓骨

踝关节
（可做跖
屈和背屈
动作）

距骨

距下关节
（可做内
翻和外翻
动作）

跟骨

图15-1　踝关节由胫骨、腓骨和距骨构成；距下关节由距骨和跟骨构成

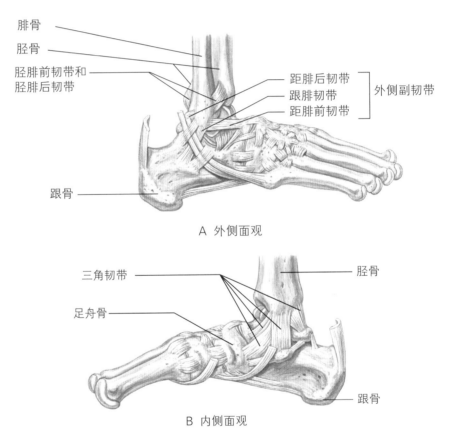

腓骨

胫骨

胫腓前韧带和
胫腓后韧带

距腓后韧带
跟腓韧带　　　外侧副韧带
距腓前韧带

跟骨

A 外侧面观

三角韧带

胫骨

足舟骨

跟骨

B 内侧面观

图15-2　踝关节韧带　A.外侧面观；B.内侧面观（来自Van De Graaff, K: Human anatomy, ed. 6, Dubuque, IA: McGraw-Hill Higher Education, 2002.）

前间室，跖屈踝关节的肌肉位于后浅间室，外翻踝关节的肌肉位于外侧间室，内翻踝关节的肌肉位于后深间室（表15-1）。小腿和踝的关节活动见附录C。

踝关节和小腿损伤的预防

牵伸跟腱、增强关键肌肉力量、改善神经肌肉控制、穿合适的鞋子，以及在必要时进行适宜地贴

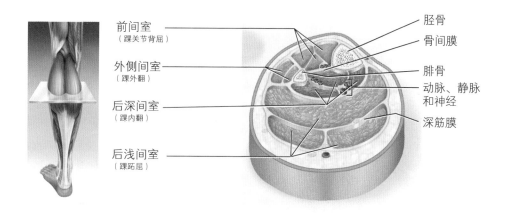

图15-3　小腿肌肉可分为4个不同的肌群，分别位于不同的间室

表15-1	踝关节肌肉
踝背屈 （前间室）	趾长伸肌、踇长伸肌、胫骨前肌 （主要的踝背屈肌）
踝跖屈 （后浅间室）	比目鱼肌、腓肠肌
踝内翻 （后深间室）	胫骨后肌、趾长屈肌、踇长屈肌
踝外翻 （外侧间室）	腓骨长肌、腓骨短肌、胫骨前肌

预防小腿及踝关节损伤：

- 拉伸腓肠肌、比目鱼肌和跟腱
- 力量训练
- 神经肌肉控制
- 穿合适的鞋子
- 踝关节贴扎和护具

扎或佩戴护具能够减少很多小腿和踝关节损伤的发生，尤其是扭伤[8,13,26]。

拉伸跟腱复合体

跟腱复合体紧张的运动员应该在训练前后常规进行拉伸[21]。为正确拉伸跟腱复合体，踝关节应背屈，膝关节完全伸直以拉伸腓肠肌，随后屈膝约30°拉伸比目鱼肌（图15-4）。踝关节背屈角度的正常值应至少为10°。

力量训练

通过力量训练达到关节静态和动态的稳定性对于预防踝关节损伤至关重要（图15-5）。必须要在全关节活动范围内发展和保持踝关节周围4组肌群力量的均衡性[9]。应加强踝关节内翻和外翻的力量训练，这可以通过在平衡板上来回摆动足踝来完成，也可以通过使用橡皮拉力器来完成。

神经肌肉控制

就像力量训练一样，保持神经肌肉的控制对于预防踝关节损伤至关重要。神经肌肉控制依赖中枢神经系统解读和整合本体感觉与运动信息，然后控制相应的肌肉和关节产生协调的动作，从而共同保护关节免受损伤[20]。足和踝必须对任何不平整的表面迅速做出反应。在凹凸不平的表面上进行训练或每天花时间在平衡板上训练可增强踝关节位置觉（图15-6）。

鞋

正如第6章和第14章所讨论的那样，合适的鞋子是减少足和踝损伤的重要因素。应根据不同运动项目选择不同的鞋子。例如，跑步鞋是针对前向移动类项目设计的，不应在打篮球时穿，因为篮球运动需要很多侧向的身体移动。

踝关节预防性贴扎与护具

贴扎对未曾扭伤的足踝是否有效存在一定疑问。适当使用贴布可以提供一些预防性保护。错误的贴扎弊大于利。限制软组织和血液循环或破坏正常生物力学功能的贴布最终会引起不必要的问题[17]。

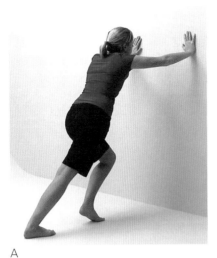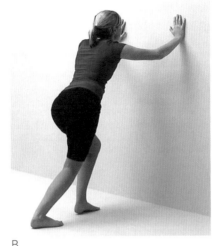

图15-4　右侧跟腱复合体的拉伸技术　A.腓肠肌的拉伸姿势；B.比目鱼肌的拉伸姿势

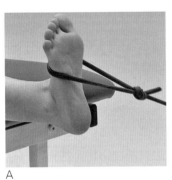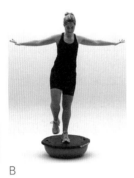

图15-5　力量训练对于预防踝关节扭伤很重要　A.使用橡皮拉力器进行力量训练；B.使用波速球进行力量训练

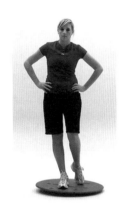

图15-6　BAPS板上的踝关节训练

踝关节护具也能保护踝关节（图15-7）[22]。护具可以在不影响跖屈的情况下限制足的侧向和内翻运动（参阅第6章）[10]。系带护踝和半刚性护踝越来越多地代替贴布用于预防反复性踝关节扭伤。

踝关节损伤的评估

健身专业人员、教练和其他在运动和体育科学相关领域工作的人员通常没有得到足够的培训来评估损伤。强烈建议把受伤的运动员转诊给有资质的医务人员（如医师、运动防护师、物理治疗师）进行损伤评估。非医务人员可以从不同的基础性检查中简单地获取信息以确定运动员受伤的性质和严

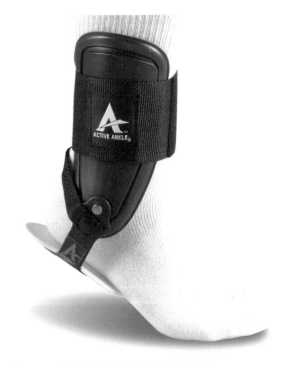

图15-7　护踝可用于保护脆弱的踝关节

重程度。他们的首要责任是识别潜在的与损伤相关的"红旗征"，为伤者提供适当的急救，对如何初步处理损伤做出正确的决定，包括决定是否立即返回比赛或运动（参阅第8章）。

病史

运动员的病史可能会有所不同，有的损伤属于急性创伤，有的属于慢性劳损。应向出现踝关节急性损伤的运动员询问以下问题：

- 发生了什么损伤或损伤是怎么发生的？
- 当损伤发生时听到了什么——撕裂声、弹响声或"砰"的一声？
- 疼痛的持续时间和强度。
- 损伤造成了什么样的功能障碍？运动员能否立即行走，或者是否有一段时间无法负重？
- 曾经发生过类似的损伤吗？
- 肿胀是立即出现的，还是稍后出现的（或无肿胀）？肿胀发生的部位在哪里？
- 以前出现过哪种踝关节损伤？

视诊

受伤后，应立即观察运动员并确定以下情况：

- 是否有明显畸形？
- 踝关节的骨性轮廓是否正常，是否对称，是否存在偏差，如骨性畸形？
- 皮肤颜色是否有差异？
- 踝关节内是否有捻发音或其他异常声响？
- 局部是否有发热、肿胀、发红？
- 运动员是否有明显的疼痛？
- 踝关节活动度是否正常？
- 如果运动员能够行走，步态是否正常，是否跛行？

触诊

踝关节区域的触诊应从关键的骨性标志和韧带开始，尤其是踝关节周围的主要韧带，随后触诊肌肉。此区域触诊的目的是检查是否有明显的畸形、肿胀和局部压痛。

特殊测试

撞击试验

当怀疑骨折时，可在足跟底部向上轻轻撞击。这样的撞击会产生一种振动力，在骨折处产生振动，引起疼痛（图15-8A）。

前抽屉试验

前抽屉试验主要用于确定距腓前韧带和其他外侧韧带的损伤程度（图15-8B）。检查者一只手握住胫骨下端，另一只手握住跟骨。然后向后推胫骨，向前拉跟骨。跟骨向前滑移是前抽屉试验的阳性指征。

距骨倾斜试验

距骨倾斜试验的目的是确定踝关节内翻或外翻的损伤程度。当足的位置被固定在与小腿成90°时，跟骨处于内翻位。此体位下距骨的过度活动说明跟腓韧带损伤，以及距腓前韧带、距腓后韧带可能损伤（图15-8C）。踝关节跖屈位内翻的过度活动表明距腓前韧带损伤。

功能检查

肌肉功能在评估踝关节损伤中十分重要。如果运动员不能完成以下功能性动作或完成困难，则不能重归运动。

- 足趾行走。
- 足跟行走。
- 足跟不着地的情况下患侧足跳行。
- 起跑或急停。
- 快速变向。
- "8"字跑。

踝关节损伤的识别和处置

踝关节扭伤

损伤原因

踝关节扭伤在运动员中很常见（图15-9）[14]。踝关节韧带扭伤可按损伤机制进行分类[27]。

踝关节扭伤类型：

- 内翻扭伤
- 外翻扭伤
- 高位踝扭伤

（1）内翻扭伤：踝关节内翻扭伤最常见，常

一名篮球运动员在一场比赛中发生左踝1度内翻扭伤，扭伤后立即出现疼痛和肿胀，无法负重。

? 在受伤后即刻，最重要的急救目标是什么？如何最好地完成该急救目标？

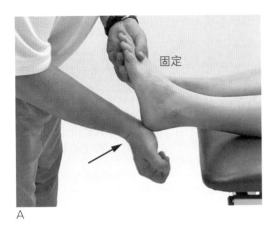

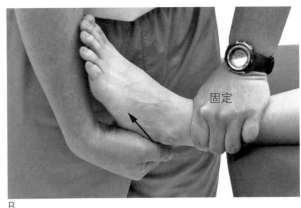

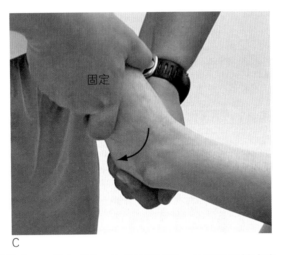

图15-8　踝关节损伤的特殊检查　A.撞击试验；B.前抽屉试验；C.距骨倾斜试验

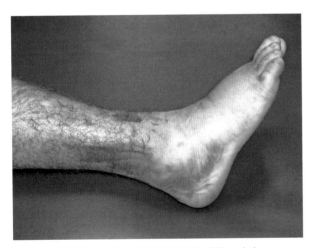

图15-9　通常足和踝在扭伤后可能会肿胀、变色

导致外侧韧带损伤。距腓前韧带是3条外侧韧带中最弱的一个。损伤发生时踝关节处于内翻跖屈位（图15-10）。跟腓韧带和距腓后韧带扭伤的概率随内翻作用力的增加而增加。强大的内翻作用力会导致跟腓韧带损伤（图15-11）[27]。

（2）外翻扭伤：由于骨和韧带的解剖结构，踝关节外翻扭伤不如踝关节内翻扭伤常见。外翻扭伤可在三角韧带撕裂前引起胫骨撕脱性骨折。在内翻扭伤中，三角韧带也可能会因为内踝和跟骨的撞击而挫伤。与内翻扭伤相比，虽然外翻扭伤不常见，但恢复的时间（图15-12）却较长[18]。

（3）高位踝扭伤：足部过度背屈和外旋时，可导致胫腓前韧带、胫腓后韧带和连接胫腓骨的骨间膜远端撕裂。这些结构常合并踝关节内侧、外侧韧带的严重扭伤。上述韧带扭伤极难处理且常需要数月才能恢复。与内翻或外翻扭伤相比，高位踝扭伤后重返运动需要花费更长的时间（图15-13）[25]。

损伤症状

（1）1度扭伤：韧带纤维被拉长或撕裂，但没有或仅有轻微的关节不稳。可出现轻微疼痛，几乎无水肿、关节僵硬。

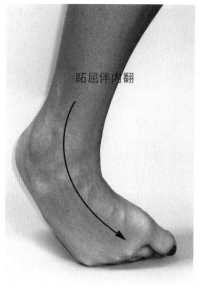
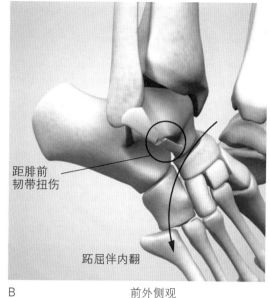

A　　　　前外侧观　　　　B　　　　前外侧观

图15-10　损伤机制　A.跖屈伴内翻；B.引起距腓前韧带扭伤

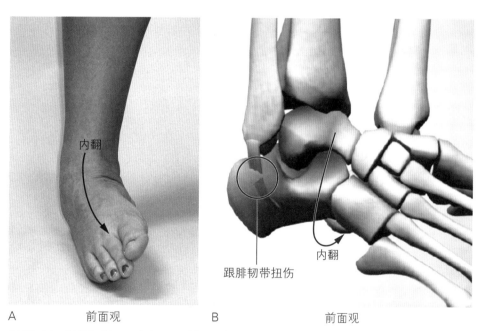

A　　　前面观　　　B　　　前面观

图15-11　损伤机制　A.内翻；B.引起跟腓韧带扭伤

（2）2度扭伤：韧带纤维撕裂或分离，伴随中度关节不稳。可有中度到重度的疼痛、水肿和关节僵硬。

（3）3度扭伤：韧带完全断裂，以关节不稳为主要表现。初期出现严重疼痛，但因为神经纤维断裂，随后疼痛逐渐减轻或消失。可能会引起大面积肿胀，因此受伤后几个小时关节会变得非常僵硬。3度扭伤导致的关节严重不稳定需要持续数周

的关节制动[19]。如有必要，需进行手术修复或重建以矫正关节的不稳定。

治疗

与所有急性肌肉骨骼损伤一样，踝关节扭伤的初期治疗应限制肿胀的程度。与其他损伤相比，这种治疗对于踝关节扭伤更为重要。控制初期肿胀是整个康复过程中可以采取的首要治疗措施[17]。限制急性肿胀程度可显著减少康复所需时间。急性

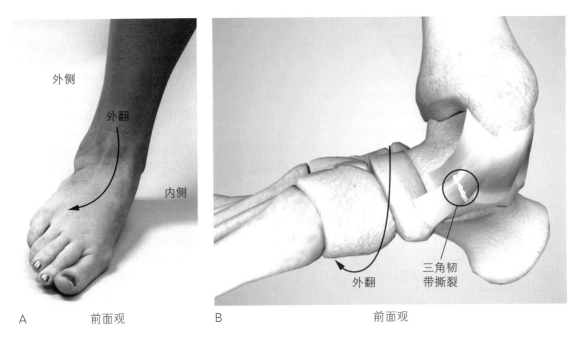

外侧

外翻

内侧

A　前面观

外翻　三角韧带撕裂

B　前面观

图15-12　损伤机制　A.外翻；B.引起三角韧带扭伤

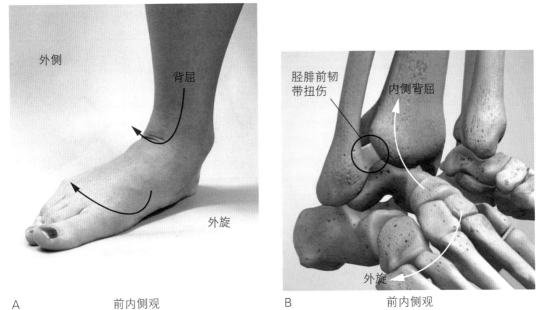

外侧

背屈

外旋

A　前内侧观

胫腓前韧带扭伤　内侧背屈

外旋

B　前内侧观

图15-13　损伤机制　A.足过度背屈和外旋；B.引起胫腓前韧带扭伤

> 踝关节扭伤康复中最重要的是用PRICE原则控制初期肿胀。

期处理原则（PRICE）包括：保护、休息、冰敷、加压、抬高[17]。

踝关节扭伤后，应该完全实施焦点框15-1中描述的技术，并最大限度地有效限制肿胀。

过去，一旦疼痛降低至能耐受运动的程度，运动员便轻易地重返运动。现在，运动员需要通过渐进性的功能训练（如步行、慢跑、跑步、侧切动作等）使韧带受到的应力缓慢增加，才能完全重返运动。由于各项技术动作要求不同，每个运动项目的功能训练内容也有所不同[7,14,19]。

理想状态下，运动员应该在不佩戴护踝的情况下恢复运动。通常的做法是初期就开始佩戴护踝[10]。踝关节贴扎能够在不干扰运动表现的前提

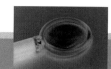

焦点框 15-1

伤后立即控制肿胀的技术

- 受伤后，尽快裁剪一个马蹄形毛毡或泡沫垫置于患侧足踝周围。马蹄垫会在患处提供局部压力（图15-14A）。

- 在马蹄垫外侧进行湿的加压包扎。湿润的弹性绷带有助于冰袋的冷传导。从远端至近端进行加压包扎，完全覆盖踝关节，且止于腓肠肌水平以下（图15-14A）[17]。

- 用冰袋完全包裹踝关节，并用第2条干燥的弹性绷带固定在适当的位置。开始冰敷20 min，然后取下冰袋

1 h，在接下来的24 h内尽可能多地重复。

- 在接下来的72 h内，应尽可能多地进行冰敷（图15-14B）。

- 冰敷时，应抬高足踝至少45°，伤后72 h应尽量抬高足踝，睡觉时保持受伤部位抬高尤为重要（图15-14C）。

- 为了满足愈合过程的需要，运动员应在伤后至少24 h内拄拐，避免负重（参阅第8章）。24 h后，应鼓励运动员尽快开始进行能承受的负重。

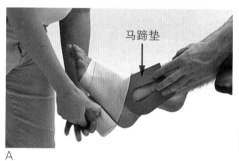
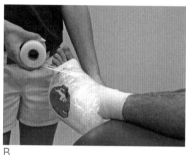
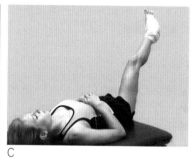

马蹄垫

A B C

图15-14 PRICE技术 A.用湿润的弹性绷带在马蹄垫上进行加压包扎；B.用干燥的弹性绷带将冰袋固定；C.并在治疗初期抬高患肢

下为不稳定的踝关节提供稳定性。高帮鞋会进一 步加强踝关节的稳定性。如果穿钉鞋，鞋钉应最好位于鞋底的内外缘，以提供稳定性。护踝也可替代踝关节贴扎[10,22]。

踝关节骨折

损伤原因

在评估踝关节损伤时，若存在踝关节骨折，通常怀疑是踝关节扭伤。踝关节骨折的发生机制很多，而这些机制与导致踝关节扭伤的机制类似[6]。在内翻损伤中，内踝骨折经常和踝关节外侧韧带撕裂并存。如果外翻力作用在踝关节上，外踝骨折的可能性往往比扭伤更大。外踝骨折时，三角韧带也可能撕裂。对于撕脱伤，往往是韧带撕裂延缓了康复期，而不是骨折（图15-15）。

损伤症状

踝关节骨折通常会迅速引起肿胀。当负重时，

患处有压痛且运动员会表现出惊惧感。

治疗

如果存在骨折的可能性，可用夹板固定足踝，并将运动员转诊给医师进行X线检查和固定。通常，医师治疗骨折的措施是令患者佩戴短腿步行石膏6周，并进行早期负重训练。制动后的康复程序一般与踝关节扭伤相同。一旦踝关节的力量、灵活性和神经肌肉控制水平恢复接近正常，受伤的运动员能够进行功能性练习，就可以恢复全部的运动[6]。

肌腱变性

损伤原因

踝关节周围肌腱变性是运动员常见的问题。最常受累的肌腱是内踝后面的胫骨后肌腱、踝关节背侧的胫骨前肌腱，以及外踝后侧的腓骨肌腱（图15-16）。这些肌腱的变性可能是由一个特定的

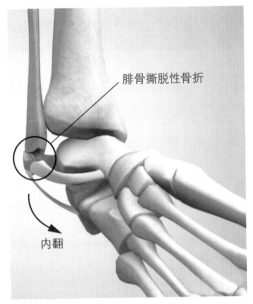

图15-15 引起踝关节内翻扭伤的损伤机制也可导致腓骨撕脱性骨折

损伤、跟腱紧张或错误的训练方法[11]。

损伤症状

肌腱变性的运动员很可能主诉在主动运动和被动牵拉时都会出现疼痛；肌腱炎症可能引起肌腱周围肿胀；运动时出现捻发音；休息后尤其是早晨可出现僵硬和疼痛[17]。

治疗

凡是有利于肌腱恢复的方法都应该使用，如休息、物理因子治疗（冰敷）及可能具有抗炎功效的药物。使用矫形器以矫正力线或使用足部贴扎帮助缓解跟腱的应力。

通常，去除刺激肌腱的损伤机制，且愈合过程正常，肌腱变性会在10天至2周内治愈。运动员最好休息足够长的时间以帮助肌腱愈合。

小腿损伤的评估

一般来说，健身专业人员、教练和其他在与运动和体育科学有关的领域工作的人没有得到足够的培训来评估损伤。强烈建议把受伤运动员转诊到具

一名慢跑者在长时间下坡跑后，左足前内侧出现疼痛，被诊断为胫骨前肌腱变性。

? 如何处理这种情况？

思考题15-2

原因引起的，也可能是由一系列损伤机制引起的，包括错误的足部力学特征、不合适的鞋子导致的错误力学特征、急性

肌腱变性的常见位置：

- 胫骨前肌
- 胫骨后肌
- 腓骨肌

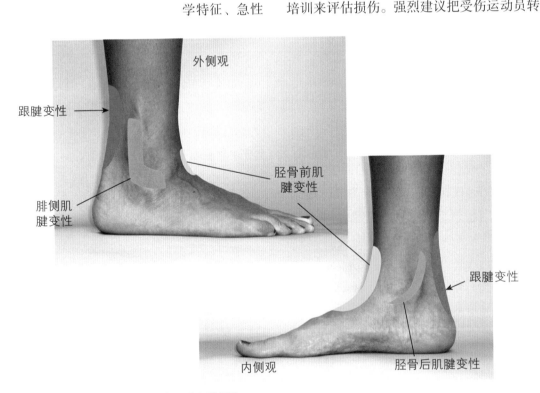

图15-16 踝关节周围常见的肌腱变性部位

有资质的医务人员（如医师、运动防护师、物理治疗师）处进行损伤评估。

病史

应询问下肢不适的运动员以下问题：
- 受伤多久了？
- 疼痛或不适的区域在哪里？
- 感觉是否改变或者是否有麻木感？
- 是否有发热的感觉？
- 有没有感到肌肉无力或行走困难？
- 损伤是如何发生的？

视诊

通常观察运动员以下情况：
- 任何姿势偏差都应该被注意到，如内"八"字。
- 应注意任何的行走困难及腿部畸形或肿胀。

触诊

应该触诊小腿4个骨筋膜室中的肌肉组织。疑似骨折时，可在足跟底部向上进行叩击。叩击产生的振动力会在骨折处产生共振，引起疼痛（图15-8A）。可轻轻挤压胫骨和腓骨，以确定具体的压痛点。

特殊测试

汤普森试验

汤普森试验（Thompson test）试验用于判断跟腱是否断裂。具体做法为被检查者腿伸直，脚在床边悬空，检查者挤压被检查者的小腿肌肉（图15-17）。汤普森试验的阳性征是挤压小腿肌肉时踝关节不产生跖屈活动，或者与健侧相比，足跟的活动范围较小。

小腿损伤的识别和处置

胫骨骨折和腓骨骨折

损伤原因

胫骨和腓骨构成小腿的骨性结构，主要功能为负重和为肌肉提供附着点。胫骨骨折是人体中最常见的长骨骨折，这种损伤通常由直接或间接创伤引起，如合并旋转/压缩性

> 胫骨骨折比腓骨骨折更常见。

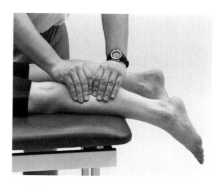

图15-17 汤普森试验用于检查完全断裂的跟腱

的作用力。腓骨骨折通常与胫骨骨折合并出现，或由直接创伤引起（图15-18）。

损伤症状

胫骨骨折表现为即刻疼痛、肿胀和可能的畸形，可能是开放性骨折或闭合性骨折。单纯的胫骨骨折通常是闭合性的，触诊和移动时存在疼痛和压痛。

治疗

初期治疗应包括用夹板固定和冰敷骨折处，然后立即就医。根据损伤的严重性和累及结构，很可能需要数周至数月制动和限制负重。

胫骨和腓骨应力性骨折

损伤原因

胫骨和腓骨应力性骨折在运动中很常见。研究显示，胫骨应力性骨折的发生率高于腓骨。小腿应力性骨折通常是专项和健身训练过程中重复负重的结果（图15-19）。应力性骨折的潜在原因可能是鞋或足踝生物力学缺陷，这两者都可以很容易地处理。胫骨应力性骨折好发于跳跃项目运动员[30]。应力性骨折的详细内容参阅第13章。

损伤症状

运动员主诉运动时出现疼痛，停止运动时疼痛加剧。骨骼上的局部压痛点有助于鉴别应力性骨折和胫骨中部应力综合征，后者与应力性骨折位于同一区域，但更具弥散性。胫骨应力性骨折通常发生在骨干的中部，而腓骨应力性骨折更易发生在骨的远端[30]。

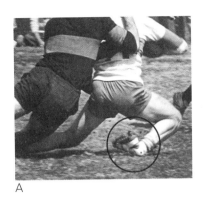

A

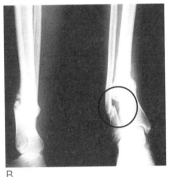

B

图15-18　踝关节和小腿骨折属于严重损伤（B: Courtesy Jordan B. Renner, MD, Departments of Radiology and Allied Health Sciences, University of North Carolina.）

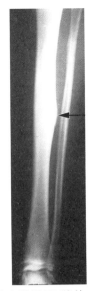

图15-19　胫骨应力性骨折X线片（Courtesy Jordan B. Renner, MD, Departments of Radiology and Allied Health Sciences, University of North Carolina.）

治疗

疑似应力性骨折的运动员应被转诊至医师处进行诊断。医师很可能会让运动员做骨扫描，判定是

否存在炎症体征。立即停止过度活动是最重要的。一般而言，恢复需要大约2周的时间，在这段时间里，运动员可以继续负重，但不能进行最初引起损伤的体育活动。必须向运动员强调遵守这一建议的重要性，以防止骨骼进一步受损。可以逐渐增加骨骼的应力和拉力，这样运动员就能逐渐恢复正常的训练[30]。

外胫夹（胫骨中部应力综合征）

损伤原因

"外胫夹"一词是常用术语，传统上是指小腿前部的任何疼痛。更准确的术语——胫骨中部应力综合征，是指胫骨远端后内侧2/3区域的渐增性疼痛[16, 24]（图15-20）。最有可能的损伤机制是在跑步活动中，胫骨后肌及其附着在胫骨远端骨膜上的筋膜鞘拉伤[1]。小腿前部的疼痛也可能由其他的外伤或情况引起，包括应力性骨折、筋膜室综合征和肌腱炎[1]。足部不良的生物力学特征、跟腱紧张及肌无力、不合适的鞋、错误训练（通常与更换跑动场地表面有关）等也会继发出现疼痛[16]。

> **外胫夹**　胫骨中部应力综合征；小腿前部疼痛。

损伤症状

疼痛通常弥漫在胫骨远端内侧及其周围的软组织。初期仅在剧烈运动后出现疼痛。随着病情的恶化，日常活动也可能引起疼痛，可能会在早晨出现疼痛和僵硬。如果治疗不当，胫骨中部应力综合征可进展为应力性骨折[23]。

治疗

这种情况的处理应包括通过进行骨扫描和X线平片检查，转诊给医师以排除应力性骨折的可能性。在保持有氧耐力锻炼的同时立即对运动进行调整。还必须用鞋子来矫正行走和跑步过程中足部异常的力学机制，如有必要，还应佩戴定制的足部矫形器[29]。冰按摩可能有助于缓解局部疼痛和炎症。应该开始进行跟腱的拉伸（图15-4）。

在纵弓处进行支持性贴扎也会有帮助[15]（图10-13）。

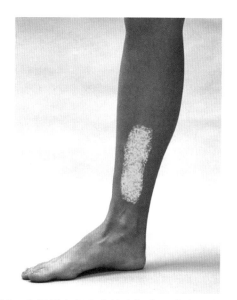

图15-20 在胫骨中部应力综合征中，疼痛通常位于小腿内侧胫骨后方区域（阴影区），通常与胫骨后肌有关

胫骨挫伤

损伤原因

> 没有防护的小腿受到严重打击后会导致慢性炎症。

胫骨位于皮下，非常脆弱且易受打击或冲撞。由于没有肌肉或脂肪填充，作用力不会被消散，骨膜会受到传递至胫骨的冲击力。胫骨挫伤好发于足球项目，佩戴适当的护胫能够将发生率降至最低（图6-26）。

损伤症状

运动员主诉剧烈疼痛、肿胀和发热。迅速出现隆起的果冻样血肿。在某些情况下，血肿可能增大至高尔夫球大小（图15-21）。

治疗

应立即进行冰敷和加压包扎，以尽量减少肿胀。医师可能偶尔会决定抽吸血肿。应佩戴环形保护垫分散压力，以保护该区域免受额外的伤害。

骨-筋膜室综合征

损伤原因

骨-筋膜室综合征是指在小腿的4个骨筋膜室中，至少其中1个骨筋膜室内压力增加引起该室内肌肉和神经血管结构受压的现象（图15-3）[28]。通常累及前间室和后深间室[12]。

骨-筋膜室综合征分为3种类型：急性骨-筋膜室综合征、急性劳力性骨-筋膜室综合征和慢性骨-筋膜室综合征[5]。急性骨-筋膜室综合征继发于该区域的直接创伤，如小腿前部被踢伤。急性骨-筋膜室综合征是一种医疗紧急情况，因为其存在压迫动脉和神经的可能性，有可能会导致该区域远端结构额外的损伤。急性劳力性骨-筋膜室综合征是在没

> **骨-筋膜室综合征分类：**
> - 急性骨-筋膜室综合征
> - 急性劳力性骨-筋膜室综合征
> - 慢性骨-筋膜室综合征

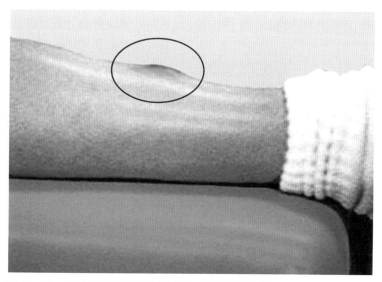

图15-21 严重的胫骨挫伤可引起骨-筋膜室综合征

思考题15-3

一名没有佩戴护胫的足球运动员，其右侧小腿外侧被踢伤。数分钟后疼痛开始加重，他感觉右脚有刺痛和麻木感。

❓ 该损伤的主要关注点是什么？处理这种情况的步骤是什么？

有任何创伤的情况下发生的，可在小强度至中等强度运动中出现。慢性骨-筋膜室综合征与运动有关，是症状与运动中的某一动作存在关联性。慢性骨-筋膜室综合征通常发生在跑步和跳跃性活动中，运动停止症状即会消失[12,28]。

损伤症状

由于与骨-筋膜室综合征有关的骨筋膜室内压力增加，运动员主诉相应的骨筋膜室出现深层酸痛、紧张和肿胀，疼痛随被动牵伸累及肌肉时出现[12]。可在足部检测到循环减少和感觉改变。应测量骨筋膜室内压力进一步确定病情的严重程度。未识别、诊断和适当治疗的骨-筋膜室综合征会降低运动员的运动功能表现。

治疗

急性骨-筋膜室综合征的急救应包括冰敷和抬高患肢。切记，不应使用加压包扎来控制肿胀，因为骨筋膜室的压力已经在持续增加。加压包扎只会使压力进一步增加。

医师测量骨筋膜室内压力诊断急性骨-筋膜室综合征和急性劳力性骨筋膜室综合征，通过进行紧急手术释放骨-筋膜室内压力是根治方法。接受前间室或后深间室手术的运动员在术后2～4个月内无法完全重返运动[15]。

慢性骨-筋膜室综合征的治疗初期可采取保守治疗，包括调整运动、冰敷和牵伸前间室肌肉和跟腱肌肉复合体。如果保守治疗效果不佳，希望重返更高水平运动的运动员可选择进行筋膜切开术。

跟腱炎/变性

损伤原因

跟腱是人体最大的肌腱。它是腓肠肌和比目鱼肌的肌腱，止于跟骨。跟腱复合体使踝关节产生跖屈运动。跟腱炎是指跑步或跳跃等活动中反复

作用在跟腱上的应力和张力引起的炎症[2]。反复的负重活动会加重损伤，如在跑步或赛季初期的训练中，运动持续时间和运动强度增加得太快，而恢复时间不足。上坡跑或坡度训练通常会加重病情。

运动员通常会出现腓肠肌和比目鱼肌的灵活性下降，这可能会随着病情的进展和适应性缩短而恶化。当出现持续性慢性疼痛时，炎症可能会消退，但肌腱可能会随着增厚和瘢痕形成而开始退化，这种变化更准确的术语为跟腱变性。慢性跟腱变性可能最终导致跟腱断裂[2]。

损伤症状

运动员通常主诉跟腱与跟骨附着处近端出现疼痛和僵硬。跟腱炎往往随着时间渐进性发作。症状可能进展为晨僵和久坐后行走时的疼痛。触诊肌腱可能会发热和疼痛，若炎症持续，肌腱可能增厚[3]（图13-9）。

治疗

跟腱炎一般需要很

慢性炎症后可发生跟腱断裂。

长时间才能解决。重要的是通过限制引起早期炎症的活动营造适当的愈合环境。推荐的治疗方法包括跟腱复合体的渐进性拉伸（图15-4）、放置足跟垫、使用贴扎为跟腱提供防护（图10-17）和应用抗炎药物[3]。慢性跟腱变性有可能最终导致运动员跟腱断裂。

跟腱断裂

损伤原因

跟腱断裂包括肌肉1度拉伤至肌腱完全断裂。紧张的跟腱容易拉伤，特别是腓肠肌紧张。跟腱断裂通常由踝关节突然有力的跖屈引起[21]。跟腱断

思考题15-4

一名35岁的壁球运动员感觉左小腿后部"砰"的一声并立即出现剧烈疼痛。他感觉就像有人踢了他一样，但当他转身的时候，没有人在那里，然后他意识到他不能用脚蹬离地面。

❓ 他最有可能出现了哪种损伤，如何处理？

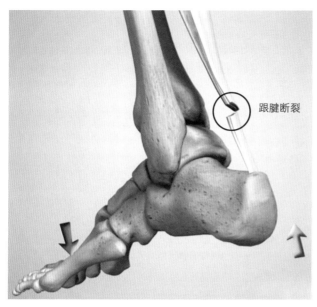

图15-22 跟腱断裂包括纤维撕裂和分离

裂在30岁以上的运动员中更为常见，好发于需要进行弹跳的运动项目，如网球和篮球[4]（图15-22）。

损伤症状

运动员可能感觉或听到"砰"的一声，感觉他的小腿被踢到了。踝跖屈受限且疼痛，但在胫骨后肌和腓骨肌的协助下仍能完成跖屈动作。沿着肌腱的走行可以触诊到明显的凹陷。运动员需要使用拐杖进行移动才不会出现明显的跛行[3]。

治疗

跟腱断裂后的治疗手段包括手术修复、石膏固定[4]。建议手术修复肌腱使运动员恢复到以前的运动水平。跟腱修复手术可能需要6~8周的固定时间，以使肌腱得到适当的愈合。重要的是，运动员不仅要在不损害肌腱愈合的情况下恢复全范围活动，还要通过有控制的渐进性力量训练恢复正常的肌肉功能[15]。

摘要

- 距小腿关节可产生踝关节跖屈和背屈活动，距下关节可产生内翻和外翻活动。
- 许多小腿和踝关节损伤，特别是扭伤，可以通过以下方法进行预防：跟腱牵伸、关键肌肉力量训练、改善神经肌肉控制、穿合适的鞋子，以及必要时进行适当地贴扎或佩戴护具。
- 踝关节扭伤很常见。内翻扭伤通常累及踝关节的外侧韧带，外翻扭伤经常累及踝关节的内侧韧带。踝背屈损伤通常累及胫腓韧带，可能会非常严重。
- 踝关节扭伤的急性期治疗包括保护、休息、冰敷、加压和抬高，这些都是预防肿胀的关键要素。
- 胫骨前肌腱炎、胫骨后肌腱炎和腓骨肌腱炎可能由某一具体原因或多重损伤机制引起。在康复中应使用减少或消除炎症的技术，包括休息、冰敷和应用抗炎药物。
- 虽然部分小腿损伤属于急性损伤，但运动员的小腿损伤主要为过度使用性损伤，最常见于跑步运动。

- 如果处理不当，胫骨骨折会给运动员造成长期问题，而腓骨骨折的制动时间通常相对较短。对这些骨折的处理包括立即就医转诊，很可能需要一段时间的固定和限制负重。
- 小腿的应力性骨折通常是骨骼不能适应运动员在运动和训练过程中的重复负荷所致，好发于胫骨。
- 胫骨中部应力综合征的治疗必须是全面的，而且必须做到以下几个方面：肌肉骨骼训练和康复，以及穿合适的鞋子和矫形器干预。
- 骨-筋膜室综合征可由急性创伤、重复创伤或过度使用引起，可发生于4个骨筋膜室中的任何一个，但最有可能发生于前间室或后深间室。
- 跟腱炎往往会随着时间的推移逐渐发作，一些快速治疗的方法可能效果不佳。
- 不论跟腱断裂后选择手术修复还是石膏固定，制动是最好的治疗方法。不管怎样，康复是需要时间的。

思考题答案

15-1 踝关节扭伤后最重要的处理是控制或尽量减轻肿胀。这一目标是通过冰敷、加压包扎、抬高患肢和休息来实现的，上述方法应在伤后立即开始并至少持续72 h。

15-2 给运动员介绍休息或减轻跑步应力的方法。在运动前后进行拉伸并冰敷，进行力量训练并视需要口服消炎药。

15-3 这名运动员的损伤可能是前间室的急性骨-筋膜室综合征。如果是，应该作为紧急情况处理。教练应该立即抬高和冰敷患肢，但不能进行加压包扎，运动员应该尽快就医。

15-4 该情境是对跟腱断裂的经典描述。在完全断裂的情况下，需要外科手术来缝合肌腱，然后进行相当长时间的康复。

复习题和课堂活动

1. 描述踝关节和小腿的解剖结构。

2. 如何预防踝关节和小腿损伤？

3. 在评估小腿或踝关节损伤时，应该问什么问题？

4. 描述急性踝关节扭伤的常见损伤机制。有哪些结构受损？

5. 如何排除小腿和踝关节骨折？

6. 胫骨和腓骨应力性骨折的治疗是什么？

7. 踝关节周围的哪些肌腱可能发展为肌腱炎？

8. 跟腱断裂的表现是什么？如何治疗跟腱断裂？

9. 跟腱炎是如何发展的？应该如何治疗？

10. 对比急性骨-筋膜室综合征与慢性骨-筋膜室综合征。

11. 什么是外胫夹？可以采取哪些措施来应对？

12. 治疗胫骨挫伤最重要的是什么？

参考文献

[1] Blackman, P. 2010. Shin pain in athletes—assessment and management. *Australian Family Physician* 39(12):24–29.

[2] Carcia, C. 2010. Clinical guidelines. Achilles pain, stiffness and muscle power deficits: Achilles tendinitis. *Journal of Orthopedic and Sports Physical Therapy* 40(9):1–26.

[3] Carey, D. 2010. The management of Achilles tendinosis—a review of the literature. *Podiatry Now* 13(11):13–17.

[4] Claessen, F. 2014. Predictors of Achilles tendon rupture. *Sports Medicine* 44(9):1241–1259.

[5] Davis, D. 2013. Characteristics of patients with chronic exertional compartment syndrome. *Foot & Ankle International* 34(10):1349–1354.

[6] Dodson, N. 2013. Factors affecting healing of ankle fractures. *Journal of Foot and Ankle Surgery* 52(1):2–5.

[7] Donovan, L. 2012. A new paradigm for rehabilitation of patients with chronic ankle instability. *Physician and Sports Medicine* 40(4):41–51.

[8] Enke, R. 2012. Diagnosis, treatment and prevention of common running injuries. *Journal of Clinical Outcomes Management* 19(2):86–94.

[9] Evans, L. 2012. Prevention of ankle sprain: A systematic review. *International Musculoskeletal Medicine* 34(4):146–158.

[10] Farwell, K. 2013. The effectiveness of prophylactic ankle braces in reducing the incidence of acute ankle injuries in adolescent athletes: A critically appraised topic. *Journal of Sport Rehabilitation* 22(2):137–142.

[11] Galloway, H. 2013. Overuse injuries of the lower extremity. *Radiologic Clinics of North America* 51(3):511–528.

[12] George, C. 2012. Chronic exertional compartment syndrome. *Clinics in Sports Medicine* 31(2):307–319.

[13] Gottschalk, A. 2010. Current concepts in the prevention of ankle sprains. *Evidence-Based Practice* 13(1):1–2.

[14] Hiller, C. 2011. Chronic ankle instability: Evolution of a model. *Journal of Athletic Training* 46(2):133–141.

[15] Hirth, C. 2010. Rehabilitation of lower leg injuries. In W. Prentice (ed.), *Rehabilitation techniques in sports medicine and athletic training*, 6th ed. Thorofare, NJ: Slack.

[16] Hubbard, T. 2009. Contributing factors to medial tibial stress syndrome: A prospective investigation. *Medicine and Science in Sports and Exercise* 41(3):490–496.

[17] Hunter, S., Prentice, W., & Zinder, S. 2015. Rehabilitation of foot and ankle injuries. In W. Prentice (ed.), *Rehabilitation techniques in sports medicine and athletic training*, 6th ed. Thorofare, NJ: Slack.

[18] Kaminski, T., et al. 2013. NATA position statement: Conservative management and prevention of ankle sprains in athletes. *Journal of Athletic Training* 48(4):528–545.

[19] Kemler, E. 2011. A systematic review of the treatment of acute ankle sprain. *Sports Medicine* 41(3):185–197.

[20] McKeon, P., & Mattacola, C. 2008. Interventions for the prevention of first time and recurrent ankle sprains. *Clinics in Sports Medicine* 27(3):371.

[21] Metz, R. 2008. Acute Achilles tendon rupture. *American Journal of Sports Medicine* 36(9):1688.

[22] Parsley, A. 2013. Effect of 3 different ankle braces on functional performance and ankle range of motion. *Athletic Training and Sports Health Care* 5(2):69–75.

[23] Reshef, N. 2012. Medial tibial stress syndrome. *Clinics in Sports Medicine* 31(2):273–290.

[24] Robertson, K., & Molloy, L. 2007. Medial tibial stress syndrome or "shin splints." *Modern Athlete & Coach* 45(3):31.

[25] Valkering, K. 2012. Isolated syndemosis ankle injury. *Orthopedics* 35(12):1705–1710.

[26] Verhagen, E. 2010. Optimising ankle sprain prevention: A critical review and practical appraisal of the literature. *British Journal of Sports Medicine* 44(15):1082–1088.

[27] Wikstrom, E. 2013. Understanding and treating lateral ankle sprains and their consequences. *Sports Medicine* 43(6):385–393.

[28] Wilder, R. 2010. Exertional compartment syndrome. *Clinics in Sports Medicine*

29(3):429–435.

［29］Winters, K. 2014. Treatment of medial tibial stress syndrome: A critical review. *International Journal of Athletic Therapy and Training* 19(4):27–31.

［30］Young, A., & McAllister, D. 2006. Evaluation and treatment of tibial stress fractures. *Clinics in Sports Medicine* 25(1):117.

注释书目

Altchek, D. 2012. *Foot and ankle in sports medicine.* Baltimore, MD: Lippincott, Williams & Wilkins.

A comprehensive and practical resource for the treatment of foot and ankle sports injuries. Over 40 specialists in orthopedic surgery, podiatry, physiatry, physical therapy, and athletic training contributed to this book's contents.

Marder, R., & Lian, G. 2012. *Sports injuries of the ankle and foot.* New York, NY: Springer.

This book reaches beyond the orthopedic surgery market to provide a one-source reference for the treatment of both simple and complex sports-related injuries of the foot and ankle.

McKeon, P., Wikstrom, E. 2015. Quick questions in ankle sprains: *Expert advice in sports medicine.* Thorofare, NJ: Slack.

Presents 39 common clinical questions regarding the prevention, assessment, treatment, management, and rehabilitation of ankle sprains.

Porter, D., & Schon, L. 2008. *Baxter's The foot and ankle in sport.* St. Louis, MO: Mosby.

Discusses all aspects of dealing with foot and ankle injuries as they occur in an athletic population

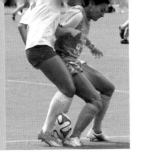

第16章

膝关节和相关结构

■ 目标

学习本章后应能够:

- 描述膝关节周围骨、韧带和肌肉的解剖关系。
- 解释如何预防膝关节损伤。
- 简要描述如何评估膝关节损伤。
- 认识膝关节稳定结构的损伤。

- 区分发生在膝关节的急性和过度使用性损伤。
- 识别髌骨可能发生的损伤。
- 描述伸膝装置可能发生的损伤。

膝关节是人体最复杂的关节之一。因为很多运动都会对膝关节造成极大的压力,所以膝关节也是最常受伤的关节之一。膝关节通常被认为是滑车关节,因为它的两个主要运动是屈曲和伸展。但是,由于胫骨旋转是膝关节运动的重要组成部分,因此膝关节并不是一个真正的滑车关节。膝关节的稳定性主要取决于关节周围的韧带、关节囊和肌肉情况。膝关节的功能是保持负重时的稳定性和运动时的灵活性。

膝关节的解剖

骨

膝关节由4块骨组成:股骨、胫骨、腓骨和髌骨(图16-1)。股骨和胫骨、股骨和髌骨、股骨和腓骨、胫骨和腓骨之间形成了关节。膝关节的关节面被人体最大的关节囊完全包裹,关节囊的内表面衬有滑膜。

> 肌肉和韧带是膝关节稳定性的主要来源。

股骨远端扩张为股骨外侧髁和

内侧髁,并与胫骨和髌骨相连。髌骨(膝盖骨)位于膝关节前方的股四头肌腱内,随着股四头肌的收缩和放松,髌骨在2个股骨髁之间的沟槽内上下移动。胫骨近端或胫骨平台非常平坦,与圆形的股骨髁相连接。

内侧半月板和外侧半月板是呈碗状的纤维软骨盘,外缘较厚,中间较薄(图16-2)。它们位于平坦的胫骨平台,作用是使圆形股骨髁更好地贴合平坦的胫骨平台,从而增加关节的稳定性。它们还通过保持股骨表面与胫骨平台间的距离来减轻膝关节所受到的压力。半月板通常血液供应有

> 通常半月板的血液供应较差,这不利于半月板撕裂的愈合。

限,外周外侧部的血供大于内侧部。

韧带

膝关节的主要稳定韧带包括交叉韧带和侧副韧带(图16-1)。

前、后交叉韧带在膝关节中起着相当大的稳定作用。一般来说,前交叉韧带(ACL)可以在膝关

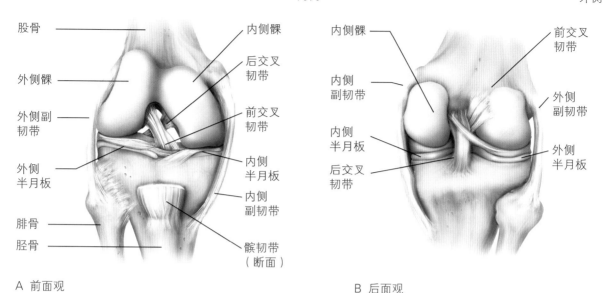

A 前面观

图16-1 膝关节的骨、韧带和半月板 A.前面观；B.后面观（来自Saladin, KS: Anatomy and physiology, ed. 5, Dubuque, IA: McGraw-Hill Higher Education, 2010.）

B 后面观

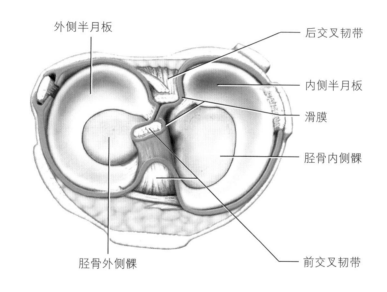

胫骨和半月板俯视图

图16-2 膝关节内侧半月板和外侧半月板（来自Saladin, KS: Anatomy and physiology, ed. 5, Dubuque, IA: McGraw-Hill Higher Education, 2010.）

节屈曲时，防止胫骨向前移动，在膝关节伸展（如负重）时，防止股骨向后滑动。它还能使胫骨稳定，防止过度内旋，当副韧带受到损伤时，它可以协助稳定膝关节。后交叉韧带（PCL）可以在膝关节屈曲时防止胫骨向后滑动，在膝关节伸展（如负重）时，防止股骨向前滑动。

内侧和外侧副韧带的作用，是通过对抗膝关节的侧向（外翻/内翻）力量以稳定膝关节。

内侧副韧带（MCL）起于股骨内侧髁的关节线之上，一直延伸到胫骨关节线以下。它的主要作用是保护膝关节不受关节外侧面的外翻力的影响，并抵抗胫骨外旋。

内侧副韧带有两部分：表面部分和深层部分。深层部分实际上是内侧关节囊的增厚部分，即内侧膝关节的主要动作：

- 屈曲
- 伸展
- 旋转

半月板附着在内侧副韧带的深层部分。

外侧副韧带（LCL）与股骨外侧髁和腓骨头相连。外侧副韧带抵抗施加于膝关节内侧表面的内翻力。膝关节伸展时内侧副韧带和外侧副韧带最紧，屈曲时韧带松弛。

肌肉

为了使膝关节正常工作，许多肌肉必须以高度复杂的方式一起工作（图16-3）。一般来说，位于大腿前部的股四头肌（股直肌、股内侧肌、股中间肌和股外侧肌）收缩，引起膝关节伸展。大腿后部的腘绳肌（股二头肌、半腱肌和半膜肌）收缩，加上股薄肌、缝匠肌、腘肌、腓肠肌和跖肌收缩，引起膝关节屈曲。腘绳肌、腘肌、缝匠肌和股薄肌有助于胫骨旋转。表16-1总结了所有在膝关节产生运动的肌肉。膝关节运动的可视化示例见附录C。

表16-1	膝关节周围肌肉
膝关节屈曲	腘绳肌
	股二头肌
	半腱肌
	半膜肌
	股薄肌
	缝匠肌
	腓肠肌
	腘肌
	跖肌
膝关节伸展	股四头肌
	股内侧肌
	股外侧肌
	股中间肌
	股直肌
胫骨外旋	股二头肌
胫骨内旋	腘肌
	半腱肌
	半膜肌
	缝匠肌
	股薄肌

膝关节损伤的预防

在运动中，预防膝关节损伤是一个复杂的问题。最重要的是有效的体能训练、康复、技能发展，以及穿合适的鞋子。常规使用保护性支撑可能是一个有待商榷的做法。

体能训练及康复

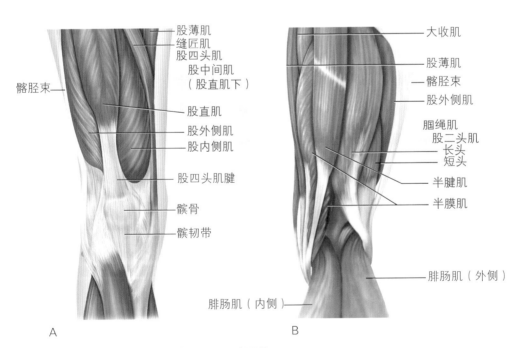

A

B

图16-3　膝关节周围肌肉　A.前面观；B.后面观

为了避免膝关节受伤，运动员必须尽可能保持足够高强度的训练，即进行包括力量、灵活性、心血管和肌肉耐力、敏捷性、速度和平衡的全身训练[26]。具体地说，膝关节周围的肌肉及髋关节周围的肌肉，都必须强壮到足以支撑的程度。根据不同运动的要求，股四头肌和腘绳肌之间应该存在一定的力量平衡。例如，足球运动员的腘绳肌肌力应该有股四头肌肌力的60%~75%。腓肠肌也应该加强，以帮助稳定膝关节。虽然最大限度地增强肌力可以预防一些损伤，但不能预防旋转损伤。

受伤的膝关节必须进行适当的治疗[26]。一旦稳定膝关节的韧带受伤，膝关节在很大程度上依赖关节周围所有肌肉的力量来提供因受伤而失去的内在稳定性。因此，加强锻炼对预防再次受伤至关重要。膝关节反复受到小损伤使其有可能发展成严重损伤。

鞋

鞋子对运动员的表现和损伤发生率都有影响。理想的鞋子能在最大限度地提高表现和最大限度地减少受伤机会之间找到平衡。在涉及跑步和变向的运动中，具有在运动场地更好附着摩擦力的鞋可以显著提高运动表现。橄榄球和足球鞋/鞋钉就是专门为此设计的[34]。

牵引有2种类型：平动牵引，允许直线运动；旋转牵引，允许左右移动或方向的变化。具有最佳平动牵引力的鞋，其前脚有防滑钉，可以抓住比赛场地，提供良好的向前牵引力，同时也有相对最低的下肢损伤发生率。高旋转牵引力的鞋子在鞋底外侧有多个防滑钉或结节，在改变方向时提供良好的牵引力，但往往有较高的下肢损伤发生率。从损伤预防的角度来看，在向前冲刺时抓住比赛场地，但在切入或改变方向时不粘地的鞋子似乎是最安全的。人造草坪和天然草坪的损伤发生率相似[34]。

鞋和防滑钉设计

研究表明，较大的旋转刚度可能会增加受伤的风险。过去的研究表明，防滑钉的设计、旋转牵引力的大小与因在天然草坪表面运动的膝关节损伤风险之间存在一定的关系。最近的研究不仅着眼于在天然草坪上使用不同类型的钉鞋，还着眼于在合成填充表面上使用与旋转牵引力相关的钉鞋。结果表明，12螺柱、边缘、混合和7螺柱防滑钉的设计在旋转刚度方面没有差异。但是，与天然草坪相比，人工填充草坪的旋转刚度更大。

功能性和预防性膝关节护具

第6章讨论了功能性和预防性膝关节护具。设计这些护具是为了防止或减轻膝关节受伤的严重程度[29]。在膝关节外侧表面佩戴预防性膝关节护具，可以保护内侧副韧带（图16-4A）[26]。但是，它们的实用性是值得怀疑的，一些研究甚至表明它们反而增加了受伤的机会。

当运动员受伤后恢复活动时，功能性膝关节护具可以为不稳定的膝关节提供一定程度的支持[23]。所有的功能性护具都应经过定制安装以适应一定的角度，并使用铰链和支柱作为支持[29]。有些护具使用定制的大腿和小腿围圈将矫正器固定到相应位置，还有些则用绑带来进行悬挂（图16-4B）。设计这些护具是为了控制过度的旋转应力或胫骨平

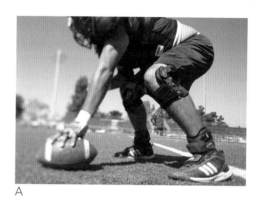

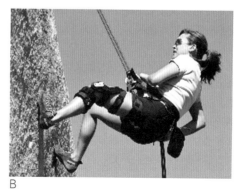

图16-4 膝关节的护具 A.预防性护具；B.功能性护具
（DJO Global.提供）

移。保护性膝关节护具的有效性是有争议的[29]。但是，已证明如果结合适当的康复计划，这些护具可以在低负荷时限制胫骨前/后移位[33]。

膝关节损伤的评估

一般来说，健身专业人士、教练和其他运动和体育科学相关领域的工作人员并没有受过充分的训练来进行损伤评估。强烈建议将受伤运动员转诊给有资质的相关医务人员（即医师、运动防护师、物理治疗师）来进行受伤评估。以下特殊测试仅仅是为了让非医务人员能够做一些不同的测试来确定运动员受伤的性质和严重程度。非医务人员的主要责任是识别与伤害有关的任何潜在"危险信号"，为伤害提供适当的急救，并就最初应如何处理伤害做出正确的决定，包括是否立即返回比赛或活动（参阅第8章）。毫无疑问，了解损伤的病理过程最重要的是熟悉创伤的顺序和损伤的机制，可以通过观察损伤的发生过程或通过了解其病史来实现。

病史

为了确定膝关节损伤史和主诉，应该询问以下问题。

目前的损伤

- 膝关节受伤时你在做什么？
- 你的身体处于什么位置？
- 膝关节塌陷了吗？
- 受伤时有没有听到声音或有什么感觉，如"砰"的一声或"嘎吱"的声音？（"砰"的一声可能是前交叉韧带撕裂，"嘎吱"的声音可能是半月板撕裂的迹象，撕裂感提示可能是关节囊撕裂。）
- 受伤后即刻能移动膝关节吗？如果不能，膝关节是否被锁定在屈曲或伸展的固定位置？（如果发生绞锁，可能意味着半月板撕裂。）发生绞锁之后，膝关节是如何被解锁的？
- 是否有肿胀的发生？如果有，是立即发生的，还是后来发生的？（立即肿胀可能导致交叉韧带损伤或胫骨骨折，而随后发生的肿胀可能意味着关节囊、滑膜的损伤或半月板撕裂。）
- 疼痛发生的部位在哪里？是局部的、广泛的，还是从膝关节的一侧转移到另一侧？
- 膝关节以前是否受过伤？

当第一次评估受伤时，观察运动员受伤的腿是否能够平足支撑体重，或者运动员是否认为有必要

用足趾站立和行走。足趾行走提示运动员将膝关节固定在夹板位以避免疼痛，或者膝关节被一块错位的半月板固定在屈曲位。

在第一次急性膝关节扭伤后的24 h内，液体和血液渗出通常不明显。但是，对于前交叉韧带扭伤，在受伤后的第一个小时内，血液就可能在关节内积聚（关节血肿）。如果不能及时加压、抬高和冰敷，将会发生肿胀和变色（瘀斑）。

复发或慢性损伤

- 你的主诉是什么？
- 你第一次注意到这种情况是什么时候？
- 有复发性肿胀吗？
- 膝关节曾经出现过绞锁或卡顿吗？（如果是，可能是半月板撕裂或膝关节内游离体。）
- 疼痛是否严重？如果是，是持续性疼痛，还是间歇性疼痛？
- 是否有任何研磨或者摩擦的感觉？（如果有，提示可能是软骨软化症或创伤性关节炎。）
- 膝关节是否有过"打软腿"的感觉？（如果有，而且经常有，可能是关节囊撕裂、交叉韧带撕裂或半月板撕裂、游离体或髌骨半脱位。）
- 上、下楼梯是什么感觉？（疼痛可能提示髌骨发炎或半月板撕裂。）
- 是否接受过治疗，如果是，接受过什么治疗？
- 最近的训练计划有什么变化吗？
- 更换跑鞋了吗？

视诊

在确定主诉之后，应进行目视检查。

应观察运动员行走、半蹲、上下楼梯等。

还应该观察腿部，以排查不对称。确定运动员的双膝关节是否相同：

> 如果可能的话，应该观察膝关节受伤运动员的这些动作：
> - 屈曲
> - 伸展
> - 旋转

- 膝关节看起来对称吗？
- 一个膝关节明显肿胀了吗？
- 肌肉萎缩明显吗？

走

- 运动员是一瘸一拐地走，还是自由自在地走？运动员在脚跟着地时能完全伸展膝关节吗？
- 患侧腿能承受全部重量吗？
- 运动员能做半蹲伸展吗？
- 运动员上、下楼梯容易吗？（如果没有楼梯，能爬上

（一个箱子或凳子就足够了。）

触诊

如果想通过触诊要获得关于损伤性质的任何有价值的信息，至少必须具备骨、韧带和肌肉解剖的基本知识。运动员要么仰卧，要么坐在训练台或长凳的边缘，膝关节屈曲90°。

触诊膝关节的骨结构是为了检查压痛或畸形，以判断是否存在骨折或脱位。

触诊骨结构后，应触诊外侧副韧带和内侧副韧带是否有压痛区。因为前交叉韧带和后交叉韧带在关节囊内，不能触诊。然而，关节线，即股骨髁与胫骨平台之间的关节，应该在膝关节周围触诊。关节线压痛可能表明内侧或外侧半月板或关节囊受到损伤。

特殊测试

急性和慢性膝关节损伤均可导致韧带不稳定。重要的是，受伤后应尽快评估膝关节的稳定性。先正确地进行一系列的稳定性测试，然后确定受伤的确切性质[8]。

也许最简单的测试是比较受伤的膝关节和未受伤的关节，以确定稳定性的差异。在稳定性测试时，可通过终末点感觉来确定不稳定的程度。当应力作用于关节时，一些运动受到完整韧带的限制。在正常的关节中，终末点是较生硬的，有轻微的弹性或没有弹性，且应该没有疼痛。1度扭伤，终末点仍然牢固，很少或没有不稳定，但有存在一些疼痛。2度扭伤，终末点柔软，存在一些不稳定和中度疼痛。3度完全破裂，终末点非常软，有明显的不稳定，开始疼痛严重，然后会缓解。

用于评估膝关节的试验有很多，这些试验应由训练有素的医务人员操作，以准确评估韧带的稳定性。外翻、内翻压力试验，拉赫曼试验和Apley挤压试验可以很容易地确定由韧带或半月板损伤引起的膝关节不稳定的程度。但这些试验不是决定性的，而是可能的损伤指标[8]。这些特殊的试验主要作为如何诊断膝关节韧带损伤的示例。再者，健身专业人士、教练和其他运动与体育科学相关领域

的工作人员由于没有接受过评估损伤的正式培训，强烈建议其将受伤运动员转诊给有资质的医务人员（即医师、运动防护师、物理治疗师）进行损伤评估。

外翻、内翻压力试验

外翻和内翻压力试验旨在揭示内侧和外侧副韧带的松弛。外翻和内翻表示力的方向。外翻力从外侧向内侧移动。内翻力从内侧向外侧移动。运动员仰卧，腿伸直。测试内侧副韧带时，施加外翻应力，在膝关节充分伸展和屈曲30°时测试（图16-5）。

测试外侧副韧带时，检查人员一只手紧紧握住运动员的脚踝，另一只手放在内侧关节线上。然后检查人员在外侧施加内翻力，试图打开膝关节外侧（图16-6）。

拉赫曼试验

拉赫曼试验是检查前交叉韧带完整性最常用的试验（图16-7）。

> 外翻=内侧定向力
> 内翻=横向定向力

测试方法是让运动员仰卧，膝关节屈曲大约30°。

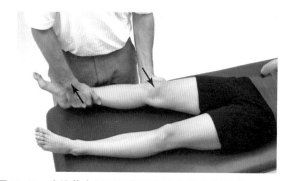

图16-5　膝关节内侧副韧带损伤的外翻应力测试

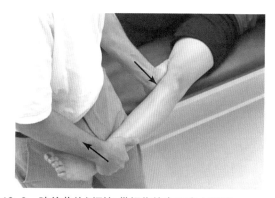

图16-6　膝关节外侧副韧带损伤的内翻应力测试

检查者的一只手抓住运动员大腿远端来固定腿，另一只手抓住胫骨的近端，试图向前移动它。如果胫骨前移运动不受控制，为阳性，表明前交叉韧带损伤。

前、后抽屉试验

前、后抽屉试验用于评估前交叉韧带和后交叉韧带的完整性。膝关节屈曲90°，运动员仰卧（图16-8）。检查者稳定运动员的脚，抓住刚好在关节线以下的小腿。将胫骨向前拉，寻找是否有过度前移，如果有，可能提示前交叉韧带撕裂。将胫骨向后推，寻找是否有过度后移，如果有，可能提示后交叉韧带撕裂。

Apley挤压试验

Apley挤压试验（图16-9）用于检测半月板撕裂。操作时，运动员俯卧，患腿屈曲90°。在稳定大腿的同时，对小腿施加向下的压力。然后让腿来回旋转。如果出现疼痛，表明可能发生了半月板损伤。内侧半月板撕裂可由小腿外旋引起，外侧半月板撕裂可由小腿内旋引起。

功能测试

运动员的膝关节也要进行功能测试，这一点很

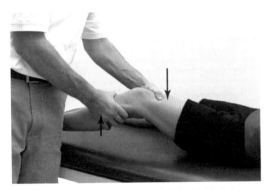

图16-7　检查前交叉韧带损伤的拉赫曼试验

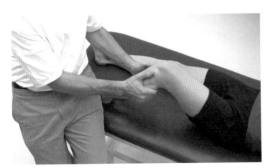

图16-8　前、后抽屉试验检查前、后交叉韧带损伤

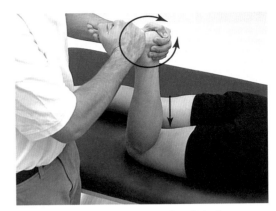

图16-9　Apley挤压试验检查半月板损伤

重要。运动员应该从步行（向前、向后、直线、曲线）开始，然后逐步到慢跑（直线、曲线、上山、下山），跑步（向前、向后），最后是冲刺跑（直线、曲线、大"八"字形、小"八"字形、"之"字形、交叉步）[9]。

膝关节损伤的识别和处置

韧带损伤

膝关节的主要韧带可以单独发生撕裂，也可以合并撕裂。根据力的作用，损伤可由直线力或单平面力、旋转力或两者的组合引起[26]。

内侧副韧带扭伤

损伤原因

内侧副韧带扭伤的常见原因有2个，一个是外侧的快速的直接外翻力，另一个是胫骨的侧向旋转力（图16-10）[21]。

由于关节囊和内侧半月板损伤的可能性增加，内侧扭伤比外侧扭伤更严重。许多轻微到中度的扭伤即可使膝关节不稳定，因此很容易发生额外的内部紊乱[33]。

损伤症状

损伤的力度和角度通常决定了损伤的程度。即

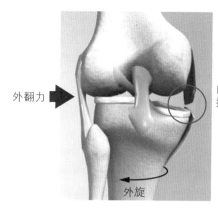

图16-10 外旋时，胫骨的外翻力会损伤内侧副韧带和关节囊韧带、内侧半月板，有时还会损伤前交叉韧带

使目睹了膝关节损伤的发生，也很难预测组织损伤的程度。检测关节稳定性的最有效时间是在发生损伤后即刻，积液掩盖关节紊乱程度之前[8]。

在1度内侧副韧带扭伤中，少数韧带纤维撕裂或被拉长；外翻应力试验时关节稳定；很少或没有关节渗出物；内侧关节线以下可能有关节僵硬和压痛点；即使有轻微的僵硬，也几乎有全范围的被动和主动运动（图16-11A）。

2度内侧副韧带扭伤包括韧带纤维中度撕裂或部分分离；没有明显的不稳定，但在完全伸展时轻微松弛；通常轻微或无肿胀，除非半月板或前交叉韧带已撕裂；中度至重度关节紧张，不能主动完全伸展膝关节（运动员不能将脚跟平放在地面上）；被动活动范围明显丧失；内侧疼痛伴整体无力和不稳定（图16-11B）。

3度内侧副韧带扭伤韧带完全撕裂；完全丧失内侧稳定性；轻度至中度肿胀；损伤后即刻出现剧烈的疼痛，接着是钝痛；由于积液和腘绳肌保护导致活动度丧失；外翻应力测试显示，在关节完全伸展位时有轻微张口感，而在屈曲30°时张口感更为明显（图16-11C）。内侧半月板撕裂也可能存在，因为半月板与内侧副韧带、内侧关节囊部分相连。

治疗

及时治疗包括24 h之内采用PRICE原则处置损伤。如果运动员出现跛行，可以使用拐杖。根据严重程度和可能出现的并发症，医师可以在术后使用膝关节固定器（图16-12）2～5天，然后开始进行活动范围的练习。强调股四头肌力量的等长收缩（股四头肌等长收缩、直腿抬高）应尽快向主动、抗阻、全范围活动过渡。然后，运动员开始练习蹬车、爬楼梯，并尽可能快地练习抗阻屈伸运动。当试图回到跑步活动时，鼓励使用肌内效贴或铰链护具。

对于单一的2度甚至3度内侧副韧带扭伤，建议采用保守治疗。保守治疗通常包括限制活动范围和逐步负重2周，然后用功能性铰链护具保护2～3周。

当膝关节恢复了正常的力量、爆发力、柔韧性、耐力和协调性后，运动员就可以完全参加比赛。通常恢复需要1～3周。当运动员恢复运动时，可能需要短时间的贴扎支持。

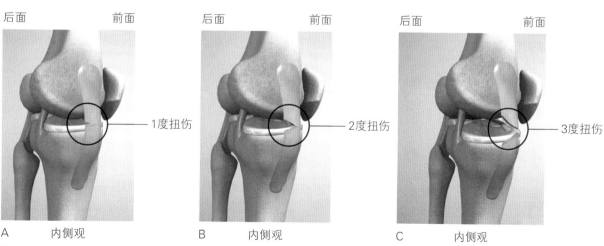

图16-11 内侧副韧带扭伤 A.1度；B.2度；C.3度

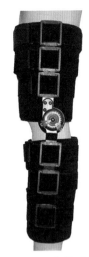

图16-12　可以使用可调节的膝关节固定器，这取决于是否需要完全伸展或希望膝关节处于的角度（DJO Global.提供）

外侧副韧带扭伤

损伤原因

外侧副韧带扭伤最常见的原因是来自内侧的外侧定向内翻力或来自胫骨内旋力（图16-13）。如果力量足够大，可有骨碎片从股骨或胫骨撕脱。外侧副韧带扭伤较内侧副韧带扭伤少见。

损伤症状

外侧副韧带扭伤导致韧带疼痛和压痛，肿胀和渗出。一些关节在30°内翻压力试验中存在关

> 当胫骨内旋时，外侧膝扭伤可由内翻力引起。

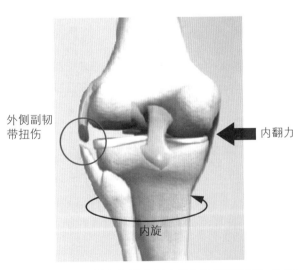

图16-13　使胫骨内旋的内翻力损伤外侧副韧带；在某些情况下，交叉韧带、髂胫束和股二头肌的附着点也会有撕裂

标注：外侧副韧带扭伤　内翻力　内旋

节松弛（如果在完全伸展位存在松弛，应该评估前、后交叉韧带是否有损伤）。1度和2度扭伤最痛，3度扭伤，起初疼痛剧烈，然后逐渐减轻为钝痛。由于腓神经邻近外侧副韧带，所以存在相关损伤的可能性，可能导致足下垂。

治疗

外侧副韧带扭伤应遵循与内侧副韧带扭伤相同的处理程序。

前交叉韧带扭伤

损伤原因

不幸的是，前交叉韧带扭伤在运动中相当常见。近年来，前交叉韧带撕裂在女性中的发生率明显高于男性[23]。大量的研究都集中在试图解释为什么会出现这样的情况。已被研究的促成因素包括激素的影响、各种解剖学因素和身体状况等[32]。到目前为止，这些解释没有一个被证明是确切的[26]。

似乎男性和女性之间的某些生物力学差异提供了最合理的解释[23]。前交叉韧带损伤最可能发生在膝关节减速、旋转和外翻应力下[3]。常见的损伤机制是运动员从起跳落地时，膝关节是伸直的而不是弯曲的[7]。前交叉韧带撕裂最常见的非接触性机制是运动员减速，双脚着地，产生轴向负荷，膝关节轻微弯曲，胫骨内旋，膝关节外翻和胫骨前向的剪切力，以及髋关节相对于骨盆内收[12,26]（图16-14）。一般来说，女性着地时伸膝角度更大，这一事实与女性在腘绳肌/股四头肌力量比例上存在较大差异的事实相结合，似乎为女性更易发生前交叉韧带撕裂提供了最有可能的解释[25]。在这方面仍有大量的研究在进行。在接触性损伤中，运动员处于正在减速并经常改变方向的状态[33]。脚放在地上，膝关节外展。与另一名运动员的接触，通常来自外侧和后方，迫使膝关节进入外翻状

一名带着球的长曲棍球运动员试图通过将他的右脚牢牢地踩在地上并向他的左边大力切入来避开防守者。他的膝关节立刻弯曲，并听到"砰"的一声巨响。他立即感到剧痛，但几分钟后他觉得好像能站起来行走了。

？ 什么韧带最可能出现了损伤?需要做什么稳定性测试来确定韧带的损伤程度?

思考题16-2

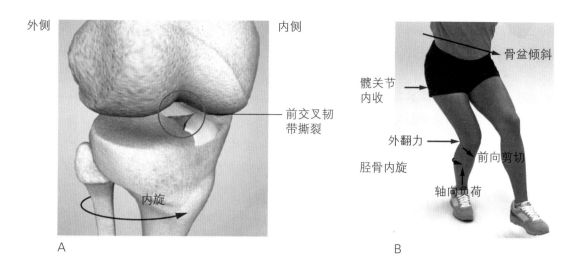

图16-14　A. 前交叉韧带撕裂；B. 前交叉韧带非接触性撕裂的主要机制包括轴向负荷、前向剪切、胫骨内旋、膝关节外翻和髋关节内收等力的组合

态，并随着前向剪切发生内侧旋转。在此姿势下，前交叉韧带有损伤的风险[3]。前交叉韧带和内侧副韧带撕裂，很有可能伴随内侧半月板脱离，此被称为"膝关节三联征"。

损伤症状

前交叉韧带撕裂的运动员会听到爆裂声，随后立即出现功能障碍，运动员会主诉膝关节感觉将要裂开，前交叉韧带撕裂导致关节间隙迅速肿胀。通常运动员一开始会感到剧烈的疼痛。但是，在几分钟内，运动员开始感到膝关节没有严重受伤，并自称有能力站起来行走。前交叉韧带撕裂的运动员拉赫曼试验呈阳性。

治疗

即使使用适当的急救和立刻执行PRICE原则，肿胀也会在1~2 h内开始，并在4~6 h内达到高峰[26]。运动员在没有帮助的情况下通常不能行走。

前交叉韧带损伤可导致严重的膝关节不稳；完整的前交叉韧带是膝关节在高水平表现情况下发挥作用的必要条件[14]。对于如何最好地治疗急性前交叉韧带断裂及手术治疗的时机，医师之间存在争议。手术包括关节重建以取代失去的前交叉韧带的支撑。这种手术需要3~5周的护具支撑和4~6个月的康复[26]。支持在前交叉韧带损伤后使用功能性膝关节护具的科学证据很少，但许多医师认为护具可以在活动期间提供一些保护[29]。

后交叉韧带扭伤

损伤原因

后交叉韧带最容易在全部体重落在弯曲的膝关节前部时受伤，膝关节过度屈曲，同时踝关节和足呈跖屈位[30]（图16-15）。此外，它还会受旋转

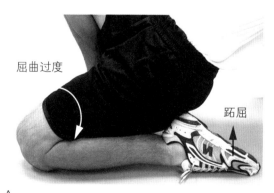
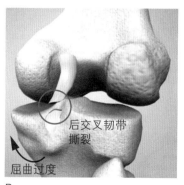

图16-15　后交叉韧带撕裂的主要机制是负重落在膝关节上，迫使它过度屈曲，踝关节和足呈跖屈位

力的伤害，这也会影响膝关节的内侧或外侧[17]。后交叉韧带因过度伸展或外翻、内翻而受伤的可能性较小。

损伤症状

运动员主诉膝关节后面有爆裂声；腘窝有压痛，肿胀较轻；后抽屉试验显示关节松弛[15]。

治疗

PRICE应急处理程序应立即启动。1度和2度扭伤的非手术康复应重点加强股四头肌的力量。对于3度后交叉韧带撕裂是应非手术治疗还是手术治疗，仍然存在争议[15]。与前交叉韧带撕裂运动员所面临的情况不同，许多高水平运动员在没有后交叉韧带的情况下也能做得很好。外科手术后康复一般需要6周的固定，并需要用拐杖完全负重。6周时开始进行活动度锻炼，4个月时逐渐增加到渐进式抗阻训练[11]。

半月板损伤

损伤原因

半月板撕裂最常见的原因是在伸展或屈曲膝关节时，负重和旋转力共同作用（图16-16）[22]。内侧半月板损伤的发生率远高于外侧半月板。由于内侧半月板附着在内侧副韧带的深部，容易受到外翻和旋转力的破坏。外侧半月板不附着于关节囊，在膝关节运动时更加灵活。

大量内侧半月板损伤的原因是股骨突然、强烈地向内旋转，膝关节弯曲，而脚牢固地固定于地面[13]。在这种力的作用下，半月板从正常的位置上被拉出来，夹在股骨髁之间。由于血液供应不足，软骨内的撕裂无法愈合。但是，当有足够的血液供应时，一些周围半月板撕裂可以愈合。

损伤症状

明确诊断半月板损伤是困难的。半月板撕裂可导致以下症状：渗出液在48～72 h内逐渐形成；关节间隙疼痛和运动障碍；间歇性绞锁和打软腿；蹲位时有疼痛。慢性半月板病变也可表现为复发性肿胀和明显的膝关节周围肌肉萎缩。通常，运动员会主诉在没有疼痛、膝关节塌陷感或爆裂感的情况下，却也无法完成完整的下蹲或快速改变跑步方向。

治疗

及时的治疗包括采用PRICE原则处置损伤。即使膝关节没有绞锁，但有撕裂的迹象，运动员也应该被送往医院诊断。被移位半月板绞锁住的膝关节可能需要在麻醉下解除绞锁，以便进行详细检查。非绞锁的急性半月板撕裂的处理应遵循与内侧副韧带扭伤类似的处理过程，且不需要手术[22]。

如果持续感到不适、功能障碍和膝关节绞锁，可能需要关节镜手术切除部分半月板。在某些情况下，撕裂的半月板可以缝合修复。手术治疗半月板撕裂应尽一切努力尽量减少半月板任何

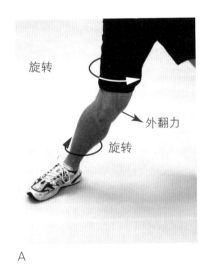
A

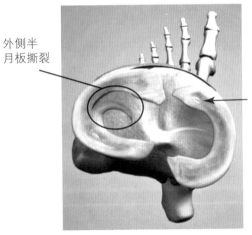
B

图16-16　A.半月板撕裂的主要机制是由产生外翻力的切割动作产生的旋转；B.这常常导致半月板撕裂

部分的损失[13]。

关节挫伤（瘀伤）

损伤原因

跨过膝关节的肌肉受到打击可导致残障。股内侧肌是股四头肌中经常受累的肌肉之一，它的主要功能是帮助膝关节锁定在完全伸展的位置。

损伤症状

股内侧肌瘀伤会出现膝关节扭伤的所有症状，包括剧烈疼痛、运动障碍及急性炎症的症状。这种瘀伤通常表现为肌肉组织和血管撕裂引起的肿胀和变色。如果立即给予正确的急救措施，膝关节通常会在受伤24～48 h后恢复功能。

治疗

对膝关节挫伤的治疗依赖许多因素，但是治疗主要取决于挫伤的位置和严重程度。建议采取以下步骤：使用加压绷带和冷敷，直到瘀伤消退。建议不运动，休息24 h。如果发生肿胀，继续冷敷72 h。如果肿胀和疼痛剧烈，请将运动员转诊给医师。一旦急性期结束，肿胀减轻到很小或消失，应在无痛范围内进行冷敷与主动活动。当疼痛和最初的刺激缓解后，可让运动员在使用保护垫的情况下恢复正常活动。如果肿胀没有在1周内缓解，可能存在慢性滑膜炎或滑囊炎的情况，表明需要休息和就医。

膝关节滑膜皱襞

损伤原因

滑膜皱襞是衬在关节囊内的滑膜增厚的皱褶。膝关节周围有髌下滑膜襞、髌上滑膜襞和髌内侧滑膜襞，髌内侧滑膜襞最不常见，但最易损伤。它位于髌骨内侧，刚好在关节线上方（图16-17）。尽管大多数皱襞无症状，但髌内侧滑膜襞可能是厚的、坚硬的、纤维化的，可能会引起许多症状[26]。

损伤症状

患者可能有也可能没有膝关节损伤史。如果症状是在外伤之前出现的，通常是由钝性力量造成的，如跌倒时膝关节着地或脚扭伤。一个重要的主诉是，当患者坐了一段时间后，会反复出现膝关节被绞锁住的疼痛感。当膝关节弯曲时，可以感觉到或听到"咔嚓"声。患者会主诉在上、下楼梯或坐着时有疼痛[26]。

治疗

由于外伤而发炎的膝关节皱襞，通常需要采取休息、应用消炎药和局部热敷进行保守治疗。如果病情复发，导致股骨髁或髌骨软化，需要手术切除皱襞。

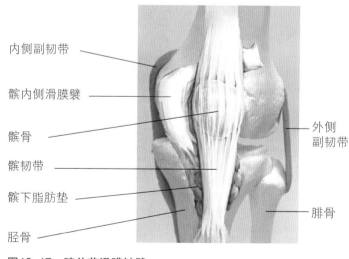

内侧副韧带
髌内侧滑膜襞
髌骨
髌韧带
髌下脂肪垫
胫骨
外侧副韧带
腓骨

图16-17　膝关节滑膜皱襞

滑囊炎

损伤原因

膝关节滑囊炎可以是急性、慢性或复发性的。

虽然在膝关节众多的滑囊中，任何一个

膝关节上有许多滑囊，髌前滑囊和髌下深囊最易受累。

前滑囊和髌下深囊发炎的发生率最高（图16-18）。髌前滑囊常因持续跪位或直接跌落而发炎，而髌下深囊则常因过度使用髌韧带而发炎[19]。

损伤症状

髌前滑囊炎的症状是膝关节以上的局部肿胀，

都可能发炎，但在运动中，位于膝关节前部的髌类似气球。肿胀发生在关节外，可能会有些发红、温度升高。有些发炎的囊可能会很痛，并因肿胀而导致功能障碍，应进行相应的治疗。膝关节后部肿胀不一定意味着滑囊炎，有可能是腘窝囊肿（Baker cyst）的迹象（图16-19）。腘窝囊肿会因为关节的问题而肿胀，而不是因为滑囊炎。腘窝囊肿通常是无痛的，不会引起不适或功能障碍。

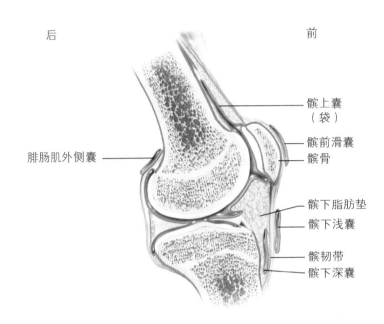

后　　　　　　　　　　　　　　　前

腓肠肌外侧囊

髌上囊（袋）
髌前滑囊
髌骨
髌下脂肪垫
髌下浅囊
髌韧带
髌下深囊

图16-18　膝关节横截面常见滑囊（来自Saladin, KS: Anatomy and physiology, ed. 5, Dubuque, IA: McGraw–Hill Higher Education, 2010.）

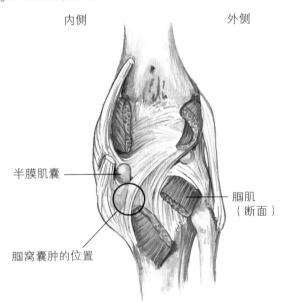

内侧　　　　　　　　外侧

半膜肌囊

腘肌（断面）

腘窝囊肿的位置

图16-19　腘窝囊肿的位置在膝关节后部腘窝，几乎不引起疼痛
（来自Van De Graaff, K: Human anatomy, ed. 6, Dubuque, IA: McGraw–Hill Higher Education, 2002.）

治疗

处置通常遵循消除病因、休息和减少炎症的模式。也许控制滑囊炎最重要的两项技术是使用弹性绷带加压包扎和应用消炎药。对于慢性或复发性滑囊炎，关节囊的滑膜增厚时，医师可能会谨慎使用穿刺和皮质类固醇注射。

膝关节内游离体

损伤原因

由于在体育活动中膝关节反复受到创伤，可在关节腔内形成游离体（有时称为"关节鼠"），进而诱发剥脱性骨软骨炎（骨和软骨碎片）。具体的游离体包括半月板碎片、撕裂的滑膜组织或交叉韧带碎片。

损伤症状

游离体可能在关节间隙中移动或卡住，导致绞锁和弹响。运动员主诉疼痛、不稳定、打软腿。

治疗

当游离体楔入关节表面之间时，可能会产生刺激。如果不进行手术切除，游离体会导致关节退化。

髂胫束摩擦综合征（跑步膝）

损伤原因

髂胫束摩擦综合征 跑步膝。

髂胫束摩擦综合征是一种经常发生在跑步者或骑自行车者身上的过度使用的情况，这种情况可归因于脚和小腿的结构不对称与力线不良。刺激产生于股骨外侧髁或膝关节外侧髂胫束的止点处，当膝关节反复屈曲和伸展时摩擦产生[20]。

损伤症状

股骨外侧髁可能有压痛、一些轻微的肿胀、皮温升高。在跑步或骑车过程中疼痛加剧[20]。

治疗

治疗包括拉伸髂胫束和使用减少炎症的技术（图16-20）[20]。对于跑步者或骑自行车者膝关节的处置包括矫正足部和腿部的力线问题[20]。治疗还包括活动前、后进行冷敷或冰按摩，适当的热身和拉伸运动，以及避免加剧损伤的活动，如在斜坡上跑步。其他方法可能包括服用消炎药。在刺激部位做横向按摩也可以帮助消除慢性炎症。

田径运动员在走路、跑步、上下楼梯或蹲下时都会主诉膝关节前部疼痛。当屈曲和伸展膝关节时，会有一种刺痛的感觉。

? 应该怀疑什么状况，推荐什么治疗方法？

思考题16-3

髌股关节疼痛综合征的识别和处置

膝关节的伸肌装置由股四头肌群、髌韧带、位于髌韧带内的髌骨及髌韧带的附着点——胫骨结节组成[4]。涉及膝关节前部结构的一些损伤和（或）情况可能导致膝关节前部疼痛，通常称为髌股关节疼痛综合征[6]。

髌骨骨折

损伤原因

髌骨骨折可由直接或间接创伤引起。大多数髌骨骨折是膝关节半屈时髌韧带对股骨产生严重拉伤的间接创伤的结果。这种姿势使髌骨承受来自股四头肌腱和髌韧带的最大压力。强迫肌肉收缩可能导致髌骨下半部分骨折。直接损伤最常会产生碎片，但位移很小。跌倒、跳跃或奔跑可能导致髌骨骨折。

损伤症状

骨折会导致出血、广泛肿胀。间接骨折会导致关节囊撕裂，骨碎片分离，还可能导致股四头肌腱撕裂。直接骨折很少有骨分离。

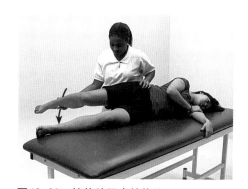

图16-20 拉伸髂胫束的体位

治疗

　　髌骨骨折通常需要X线确诊。一旦检查人员怀疑髌骨骨折，应立即使用冰敷，然后使用弹性绷带加压包扎和夹板固定。之后，应该将运动员转诊给医师。运动员通常需要固定2～3个月。

急性髌骨半脱位或脱位

损伤原因

膝关节打软腿或弯曲的原因：
• 髌骨半脱位
• 半月板撕裂
• 前交叉韧带撕裂

　　当运动员把脚放下，减速，同时从负重脚的相反方向切入时，大腿向内旋转，而小腿向外旋转，造成膝关节内侧的外翻力[24]。股四头肌试图将髌骨拉成一条直线，结果将髌骨向外侧拉扯，这一力量可能使髌骨脱位。通常，脱位发生在外侧，髌骨位于外侧髁上。女性运动员比男性运动员更容易发生这种损伤，因为女性的骨盆更宽[1]。

损伤症状

　　运动员会出现膝关节功能完全丧失，并伴随疼痛和肿胀；髌骨处于不正常的位置。首次髌骨脱位应始终怀疑与骨折有关。

治疗

　　膝关节应该固定在它本来所在的位置（不要试图伸直膝关节）。应在关节周围冰敷。运动员应该去看医师，医师会给髌骨复位。复位后，膝关节伸展位固定4周或更长时间，且运动员在走路时应使用拐杖。肌肉康复应该包括加强膝关节、大腿和臀部的所有肌肉力量[5]。

　　运动员可能会发现佩戴护具很有帮助，护具主要是一个毛毡马蹄垫，用来把髌骨推到中间。这种护具是在跑步或进行体育运动时佩戴的（图16-21）[28]。

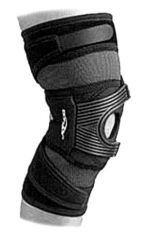

图16-21　髌骨脱位的特殊衬垫（DJO Global.提供）

髌骨软化

损伤原因

　　髌骨软化是髌骨后表面关节软骨软化和退化的表现。髌骨软化的确切原因尚不清楚，但它通常与髌骨在股骨沟内的异常运动或过度使用有关。正常情况下，随着膝关节屈曲和伸展，髌骨在股骨髁间的股骨沟内上下移动。在一些运动员中，当股四头肌收缩时，髌骨有向外侧移动或循轨的趋势（图16-22）[10]。这种循轨最常发生于股四头肌无力的运动员或骨盆较宽的女运动员，通常称为髌股关节综合征[24]。

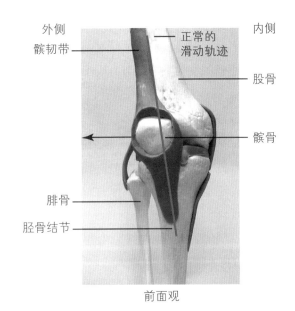

前面观

图16-22　髌骨向外侧循轨。当膝关节完全伸展时，髌骨有向外侧移动的趋势

损伤症状

运动员在行走、跑步、上下楼梯或蹲坐时可能会感到膝关节前部疼痛。膝关节周围可能有反复的肿胀，屈曲和伸展膝关节时，会有刺痛感。运动员可能会感到髌骨后部疼痛，或当膝关节被动屈曲和伸展时，髌骨被压在股骨沟中间时也会感到疼痛。

治疗

保守治疗包括避免刺激性的活动，如爬楼梯和蹲下；做无痛等长运动，主要集中加强股四头肌力量，特别是股内侧肌；佩戴护具（图16-23）[4]。如果保守措施无效，手术可能是唯一的选择。

跳跃膝（髌腱病）

损伤原因

跳跃、踢球或跑步可能会使膝关节伸肌极度紧张。由于单次急性损伤或更常见的重复性损伤，髌腱病常发生在髌韧带或股四头肌腱处。在极少数情况下，髌韧带可能完全断裂。突然或重复地用力伸展膝关节可能会引发炎症，最终导致肌腱退化。

思考题16-4

一名跳高运动员被诊断患有髌腱病或"跳跃膝"。3周后他有2个重要的田径比赛，想知道他能做什么来尽快摆脱这些问题。

? 治疗髌腱病有哪些选择？

损伤症状

运动员表现出隐约的疼痛和压痛，通常位于髌骨底的后部，进行跳跃或跑步活动时加剧[16]。很多时候，运动员主诉如果他们把手指伸到髌骨背面，疼痛就会出现[27]。

髌腱病 跳跃膝。

治疗

任何髌韧带的疼痛都必须避免突然的爆发性运动，如剧烈的增强式运动[31]。据报道，有几种治疗运动员膝关节炎症的方法，包括休息、使用冰敷和消炎药[31]，也可以使用髌韧带护具或支持带（图16-24）。另一种替代性方法是在刚好位于髌骨下方及髌韧带上方的位置使用绑带或弹性贴扎。横向摩擦按摩也被证明是一种有效的治疗跳跃膝的技术[18]。

Osgood-Schlatter病（胫骨结节骨软骨炎）

损伤原因

Osgood-Schlatter病是一种常见于发育迅速的青少年的膝关节疾病[2]。最常见的原因是胫骨前结节处的髌韧带反复拉伤。胫骨结节是重要的骨性标志，因为它是整个股四头肌腱附着的部位，Osgood-Schlatter病的特点是胫骨结节处的髌韧带持续疼痛。（另一种类似的情况是Larson-Johansson病，发生在髌骨下极。）随着时间的推移，骨痂形成，结节增大（图16-25）。这种情况通常在运动员年满18岁或19岁时得以缓解。唯一残

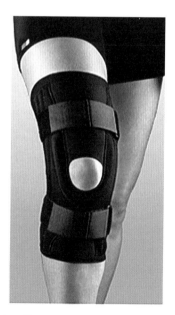

图16-23　膝关节护具（DJO Global.提供）

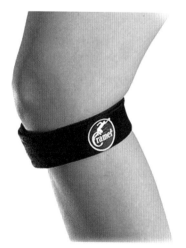

图16-24　髌韧带支持带或护具（Cramer.提供）

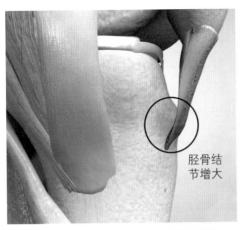

图16-25　Osgood-Schlatter病导致胫骨结节增大

胫骨结节增大

留的是一个增大的胫骨结节[26]。

损伤症状

反复刺激导致胫骨结节肿胀、出血和逐渐退化。运动员主诉在屈膝、跳跃和跑步时疼痛剧烈。胫骨近端前结节有点状压痛。

治疗

通常采取保守治疗：①减少对相关结构有压力的活动约6个月至1年；②严重的病例可能需要衬垫护具来保护胫骨结节免受额外的创伤；③活动前后在膝关节处冰敷；④加强对股四头肌和腘绳肌的等长训练[2]。

摘要

- 膝关节是人体最复杂的关节之一。膝关节的稳定性主要取决于骨、韧带、关节囊和关节周围的肌肉。
- 预防膝关节损伤需要最大限度地增强肌肉力量和穿合适的鞋子。膝关节护具的使用还有待商榷。
- 评估膝关节损伤需要询问病史，观察受伤部分的外观和运动员如何动作，触诊受伤关节的周围结构和使用特殊的测试，包括外翻或内翻压力试验、拉赫曼试验和Apley挤压试验，以确定关节的稳定性。
- 最常受伤的稳定结构是内侧和外侧副韧带，前、后交叉韧带，以及半月板。

- 其他可能发生的膝关节损伤，无论是急性创伤还是过度使用性损伤，包括挫伤、滑囊炎、关节内游离体和髂胫束摩擦综合征。
- 髌骨及其周围区域可因体育活动而发生各种损伤，包括髌骨骨折、髌骨半脱位和脱位，以及髌骨软化。
- 膝关节伸肌装置包括股四头肌、髌韧带、髌骨和胫骨结节，跳跃膝和Osgood-Schlatter病是与伸肌装置相关的疾病。

思考题答案

16-1　应采用外翻应力试验来检测内侧副韧带。在充分的伸展位测试内侧副韧带和交叉韧带。在屈曲30°时，内侧副韧带是分离的。如果膝关节完全伸展位时存在一些不稳定，请仔细评估交叉韧带的完整性。

16-2　这是典型的前交叉韧带扭伤机制，虽然其他韧带、滑囊、半月板结构也可能受伤。确定前交叉韧带损伤的稳定性试验是拉赫曼试验。

16-3　这名运动员可能患有髌骨软化。运动员应避免刺激性活

动，如爬楼梯和蹲下；可以做无痛等长运动，以加强股四头肌和腘绳肌肌肉力量；佩戴护具。如果保守措施无效，手术可能是唯一的选择。

16-4　保守的方法是使用正常的技术来减少炎症，包括休息、冰敷、超声波治疗、应用消炎药等。激进的方法是使用横向摩擦按摩技术来增加炎症反应，这将最终促进愈合。如果成功的话，更积极的治疗可以让运动员更快地恢复到完全的活动状态。

复习题和课堂活动

1. 维持膝关节稳定的结构有哪些？这些结构阻止了什么运动？

2. 膝关节可产生什么运动？哪些肌肉产生这些运动？

3. 解释怎样才能最好地预防膝关节损伤。哪些损伤最难预防？

4. 演示评估膝关节时应该采取的步骤。

5. 描述侧副韧带、交叉韧带和半月板损伤的机制。

6. 对比1度、2度、3度内侧副韧带扭伤的临床表现及特点。

7. 膝关节挫伤与膝关节滑囊炎有何关系？

8. 髌骨半脱位或脱位通常是如何发生的？

9. 什么因素会导致髌骨软化的发生？

10. 伸肌装置可出现哪些损伤？应该如何处置它们？

11. 邀请一位骨科医师来讨论治疗膝关节损伤的最新治疗方法和康复技术。

参考文献

［1］Andrish, J. 2008. Management of recurrent patellar dislocation. *Orthopedic Clinics of North America* 39(3):317–327.

［2］Barber Foss, K. 2012. Expected prevalence from the differential diagnosis of anterior knee pain in adolescent female athletes during preparticipation screening. *Journal of Athletic Training* 47(5):519–524.

［3］Boden, B. 2010. Non-contact ACL ligament injury: Mechanism and risk factors. *Journal of the American Academy of Orthopdedic Surgeons* 18(9):520–527.

［4］Bolgla, L., & Boling, M. 2011. An update for the conservative management of patellofemoral pain syndrome: A systematic review of the literature from 2000 to 2010. *International Journal of Sports Physical Therapy* 6(2):112–125.

［5］Cebesoy, O. 2007. Treatment of patellar instability. *Knee Surgery, Sports Traumatology, Arthroscopy* 15(6):825.

［6］Collado, H. 2010. Patellofemoral pain syndrome. *Clinics in Sports Medicine* 29(3):379–398.

［7］Cruz, A. 2013. The effects of three jump landing tasks on kinematic measures: Implications for ACL injury research. *Research in Sports Medicine* 21(4):330–342.

［8］Curtis, N. 2006. Evidence-based knee evaluation and rehabilitation. *Athletic Therapy Today* 11(2):36.

［9］DeCarlo, M. 2010. Rehabilitation of the knee following sports injury. *Clinics in Sports Medicine* 29(1):81–106.

［10］Draper, C. 2010. Differences in patellofemoral kinematics between weight-bearing and non-weight-bearing conditions in patients with patellofemoral pain, *Journal of Orthopedic Research* 29(3):312–317.

［11］Edison, C. 2010. Postoperative rehabilitation of the posterior cruciate ligament. *Sports Medicine and Arthroscopy Review* 18(4):275–279.

［12］Frank, B., Bell, D., Norcross, M., Blackburn, T., & Padua, D. 2013. Trunk and hip biomechanics influence anterior cruciate loading mechanisms in physically active patients. *American Journal of Sports Medicine.* doi:10.1177/0363546513496625

［13］Giuliani, M. 2011. Treatment of meniscal injuries in young athletes. *Journal of Knee Surgery* 24(2):93–100.

［14］Grant, J. 2013. Updating recommendations of rehabilitation after ACL reconstruction: A review. *Clinical Journal of Sports Medicine* 23(6):501–502.

［15］Grassmayr, M., & Parker, D. 2008. Posterior cruciate ligament deficiency: Biomechanical and biological consequences and the outcomes of conservative treatment: A systematic review. *Journal of Science & Medicine in Sport* 11(5):433.

［16］Hagglund, M. 2011. Epidemiology of patellar tendinopathy in elite male soccer players. *American Journal of Sports Medicine* 39(9):1906–1911.

［17］Johnson, D. 2009. Posterior cruciate ligament injuries: My approach. *Operative Techniques in Sports Medicine* 17(3):167–174.

［18］Joseph, M. 2012. Deep friction massage to treat tendinopathy: A systematic review of a classic treatment in the face of a new paradigm of understanding. *Journal of Sport Rehabilitation* 21(4):343–353.

［19］Kahn, K. 2009. Another major win for physiotherapy—curing patellofemoral pain. *British Journal of Sports Medicine* 43(6):157–158.

［20］Louw, M. 2014. The biomechanical variables involved in the aetiology of iliotibial band syndrome in distance runners: A systematic review of the literature. *Physical Therapy in Sport* 15(1):64–75.

［21］Marchant, M. 2010. Management of medial-sided knee injuries, part 1: Medial collateral ligament. *American Journal of Sports Medicine* 39(5):1102–1113.

［22］Mesiha, M., & Zurakowski, D. 2007. Pathologic characteristics of the torn human meniscus. *American Journal of Sports Medicine* 35(1):103–112.

［23］Michaelidis, M. 2014. Effects of knee injury primary prevention programs on anterior cruciate ligament injury rates in female athletes in different sports: A systematic review. *Physical Therapy in Sport* 15(3):200–210.1.

［24］Myer, G. 2010. The incidence and potential pathomechanics of patellofemoral pain in female athletes. *Clinical Biomechanics* 25(7):700–707.

［25］Myer, G. 2012. Real-time assessment and neuromuscular training feedback techniques to prevent ACL injury in female athletes. *Strength and Conditioning Journal* 33(3):21–35.

［26］Padua, D., Boling, M., & Prentice, W. 2015. Rehabilitation of the knee. In W. Prentice (ed.), *Rehabilitation techniques in sports medicine and athletic training.* Thorofare, NJ: Slack.

［27］Rees, J. 2013. The location of pathology in patellar tendinopathy. *British Journal of Sports Medicine* 47(9):2.

［28］Rhee, S. 2012. Modern management of patellar instability. *International Orthopedics* 36(12):2447–2456.

［29］Rishiraj, N. 2009. The potential role of prophylactic/functional knee bracing in preventing knee ligament injury. *Sports Medicine* 399(11):937–960.

［30］Rosenthal, M. 2012. Evaluation and management of posterior cruciate ligament injuries. *Physical Therapy in Sport* 13(4):196–208.

［31］Rutland, M. 2010. Evidence-supported

rehabilitation of patellar tendinopathy. *North American Journal of Sports Physical Therapy* 5(3):166–178.

[32] Schultz, S., et al. 2012. ACL Research Retreat VI: An update on ACL injury risk an

d prevention. *Journal of Athletic Training* 43(4):396–408.

[33] Shimokochi, Y., & Shultz, S. 2008. Mechanisms of non-contact anterior cruciate ligament injury. *Journal of Athletic*

Training 43(4):396.

[34] Wannop, J. 2013. Footwear traction and lower extremity non-contact injury. *Medicine and Science in Sports and Exercise* 45(11):2137–2143.

注释书目

Darrow, M., & Brazina, G. 2001. The knee source book. New York, NY: McGraw-Hill.

This straightforward guide discusses causes, symptoms, and treatments for common injuries and chronic conditions of the knee and explains what to do immediately after an injury to avoid more harm. Also discusses the benefits of rehab versus surgery.

DeCarlo, M. 2004. Knee rehabilitation. Philadelphia, PA: Taylor & Francis.

A complete guide to the most commonly encountered problems in sports medicine.

Mascarenhas, R. 2012. The knee: Current concepts in kinematics, injury types, and treatment options. Hauppauge, NY: Nova Science Publishers.

This book provides an overview of current research examining knee injury mechanisms, prevention, and treatment options.

Rodriguez-Merchan, C. 2013. Traumatic injuries of the knee. New York, NY: Springer Milan.

This book reviews the most important traumatic injuries that occur around the knee joint, providing detailed information on mechanisms of injury, diagnosis, and treatment.

第17章

大腿、臀部、腹股沟及骨盆

■ 目标

学习本章后应能够：

- 认识大腿、臀部、腹股沟及骨盆的主要解剖特征，以及相关的运动损伤。
- 识别大腿、臀部、腹股沟及骨盆的运动损伤。

- 针对大腿、臀部、腹股沟及骨盆损伤进行有序的紧急处理。

尽管大腿、臀部、腹股沟及骨盆相较膝关节和下肢受到损伤的概率较小，但它们也会在许多运动中受到相当大的冲击而受伤[30]。其中最主要的问题是大腿拉伤和挫伤，以及慢性损伤和过度使用造成的大腿和臀部的问题。

大腿、臀部、腹股沟及骨盆的解剖

骨

大腿

通常，大腿指的是臀部和膝部之间的部分。股骨是人体中最长、最强壮的骨骼（图17-1）。在负重活动中，它起最大限度地支持和保持活动度的作用。股骨近端与骨盆髋臼相连组成髋关节，远端的股骨髁与胫骨相连组成膝关节。

骨盆

骨盆是由髋骨（2块）、骶骨和尾骨组成的环形结构（图17-2）。2块髋骨都是由髂骨、坐骨和耻骨组成（图17-3）。骨盆的功能是支撑脊柱和躯干，同时将它们的重量转移到下肢。除起到支撑作用外，还为躯干和大腿肌肉提供附着点，并保护骨盆区域的脏器。

髋骨：

- 髂骨
- 坐骨
- 耻骨

臀部和骨盆是全身运动的核心。身体的重心刚好就在骶骨上部的前侧。臀部或骨盆损伤可导致运动员下肢或躯干，或两者同时出现功能障碍[4]。

韧带

髋关节由股骨和髋骨相连组成。股骨头嵌入深窝——髋臼中，并通过强壮的髂股韧带和关节囊保持稳定（图17-4）。骶骨通过粗壮的骶结节和骶棘韧带与骨盆相连，形成骶髂关节。在骶髂关节可进行小范围的前后移动。骶髂关节将在第20章进行详细讨论。

肌肉

大腿肌肉

位于大腿前侧的肌肉是股四头肌（4块），具有伸膝功能（图17-5A）。股直肌是股四头肌中的一块，同时具有屈髋功能。缝匠肌也位于大腿前侧，具有屈髋和外旋髋关节的功能（图17-5A）。腘绳肌（3块）位于大腿后侧，具有屈膝和伸髋的功能（图17-5B）。大腿内侧的肌肉（5块）统称为

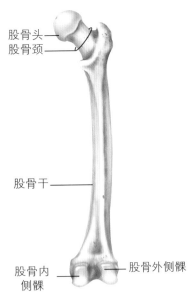

図17-1 股骨（前面观）（来自Saladin, KS: Anatomy and physiology, ed. 5, Dubuque, IA: McGraw-Hill Higher Education, 2010.）

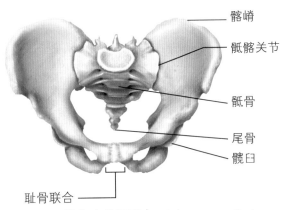

图17-2 骨盆（前面观）（来自Saladin, KS: Anatomy and physiology, ed. 5, Dubuque, IA: McGraw-Hill Higher Education, 2010.）

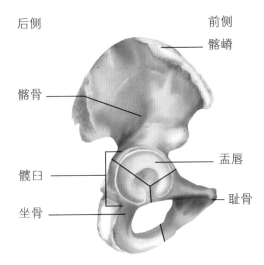

图17-3 髋骨（外侧观）（来自Saladin, KS: Anatomy and physiology, ed. 5, Dubuque, IA: McGraw-Hill Higher Education, 2010.）

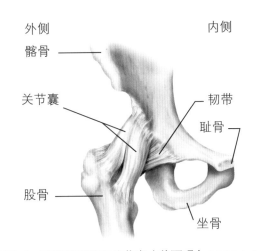

图17-4 髋关节韧带和关节囊（前面观）（来自Saladin, KS: Anatomy and physiology, ed. 5, Dubuque, IA: McGraw-Hill Higher Education, 2010.）

股内收肌，具有内收髋关节的功能，由股薄肌、耻骨肌、大收肌、长收肌和短收肌组成（图17-5A）。

臀部肌肉

臀部肌肉可分为前群和后群（图17-5A）。前群包括髂肌和腰大肌，具有屈髋和屈躯功能。后群包括：①阔筋膜张肌和臀中肌，作用是使腿外展；②臀大肌，作用是伸腿；③臀小肌，可使大腿内旋；④6条深层外旋肌肉——梨状肌、上孖肌、下孖肌、闭孔内肌、闭孔外肌、股方肌（表17-1）。可视化动作范例见附表C。

大腿、臀部、腹股沟及骨盆损伤的评估

一般来说，健身专业人士、教练及其他在运动和运动科学领域工作的人员没有受到充分的（专业）损伤评估训练。强烈建议将受伤运动员转诊给有资质的医务人员（如医师、运动防护师、物理治疗师）做损伤评估。本书呈现给读者特殊测试的信息，只是为了让非医务人员通过不同基本测试对运动员受伤的性质和严重程度有所了解。非医务人员的首要责任是能够识别与伤害相关的潜在危险信号，为受伤者提供恰当的急救，并就最初应如何处

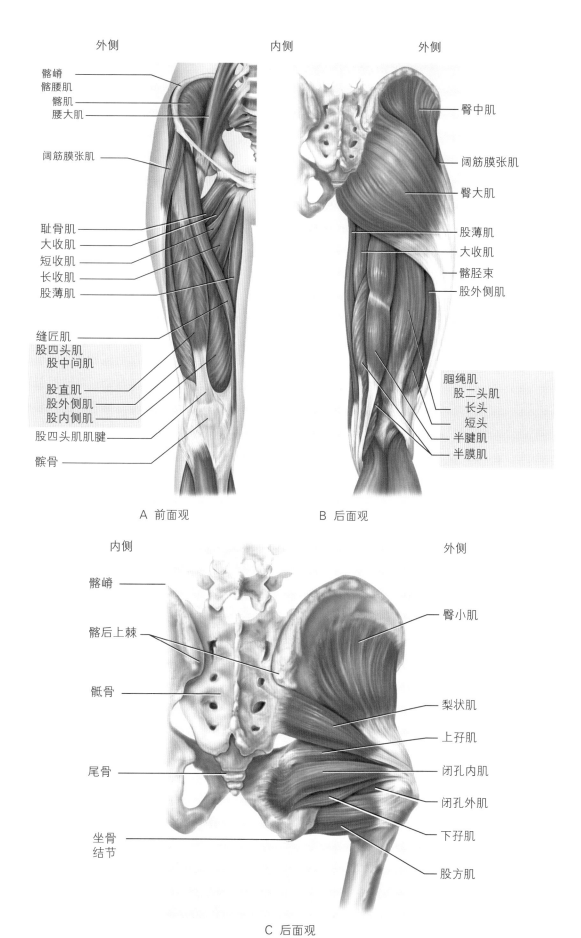

图17-5 大腿、臀部及腹股沟的肌肉 A.前面观；B.后面观；C.深层肌肉，后面观（来自Saladin, KS: Anatomy and physiology, ed. 5, Dubuque, IA: McGraw-Hill Higher Education, 2010.）

表17-1	大腿、臀部和腹股沟肌肉
屈髋	股直肌
	缝匠肌
	髂肌
	腰大肌
伸髋	腘绳肌
	股二头肌
	半膜肌
	半腱肌
	臀大肌
髋外展	臀中肌
	阔筋膜张肌
髋内收	股薄肌
	耻骨肌
	大收肌
	长收肌
	短收肌
髋内旋	臀小肌
髋外旋	梨状肌
	上孖肌
	下孖肌
	闭孔内肌
	闭孔外肌
	股方肌

理受伤做出正确的决定，包括是否立即重返赛场或活动的决定（参阅第8章）。

病史

- 你认为是什么原因导致你受伤的？
- 你是什么时候开始感觉到疼痛的？
- 疼痛是立刻产生的，还是随着时间推移慢慢产生的？
- 之前同一区域受过伤吗？
- 最近训练的强度有改变或增加吗？
- 疼痛区域在哪里？
- 描述一下疼痛（如刺痛、钝痛、灼烧痛、隐隐作痛）。
- 疼痛有无放射到腿部或臀部的前侧或后侧？
- 什么时间是最痛的（如活动中、休息时、晚上）[22]？

视诊

- 应观察运动员单腿站立及行走时姿势不对称的情况。
- 从前面观察，两侧臀部是否对称？
- 从侧面观察，骨盆有无不正常的前倾或后倾？
- 还需要观察髌骨相关的位置。
- 单腿站立能否减轻臀部疼痛？
- 应当在步行、屈体及坐位下观察运动员。臀部和骨盆区

域的疼痛通常会在移动功能失常中体现出来[22]。

触诊

应当触诊髂嵴、髋关节、股骨、骶骨和尾骨，寻找压痛点和不舒服的部位。软组织包括大腿前侧肌肉、后侧肌肉、腹股沟、臀部、臀部外侧及臀部前侧（外侧髋和髋前的软组织），都应当在体表对应区域进行触诊，寻找疼（压）痛点或者活动中的疼痛区域[15]。

特殊测试

托马斯试验

托马斯试验可以用来检查髋部是否有挛缩（图17-6）。受试者仰面躺在桌上，双臂交叉放于胸前，双腿同时完全伸直。测试者将一只手放在运动员腰椎弯曲下，并将运动员的一条腿抱至胸口，此时脊柱放平。正常情况下，伸直的腿应当平放在桌面上。如果不是，说明髋屈肌紧张。当受试者再次完全伸直受测腿时，腰部弧度应当重现[27]。

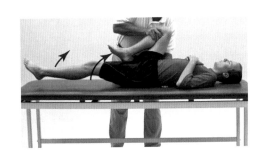

图17-6　托马斯试验显示屈髋肌紧张

直腿抬高试验

直腿抬高试验可以用来检查髋伸肌是否紧张。运动员平躺，抬起一条腿，并屈髋（图17-7）。如果腿不能抬到90°，说明髋伸肌紧张。直腿抬高试验阳性也提示腰部或骶髂关节有问题。如果有神经问题，疼痛会放射至臀部或腿部后侧[7]。

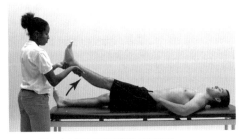

图17-7　直腿抬高试验显示髋伸肌紧张

大腿、臀部、腹股沟及骨盆区域损伤的预防

髋关节是身体中最强壮和最稳定的关节之一，因为它有强壮的韧带和关节囊，也有强壮的肌肉组织，但许多潜在的损伤也可能发生在这个区域。虽然这个区域有许多肌肉，可以产生各种各样的运动，但它们非常容易因动态的收缩而受伤。成功的动态跑和跳跃活动在很大程度上取决于这个区域的肌肉功能。我们也依靠这些与骨盆、髋关节韧带和关节囊协同工作的肌肉，为四肢的功能提供稳定的基础。因此，在满足身体核心动力产生和稳定的需求时，该区域的肌肉、关节和韧带都很容易受伤。

> 该区域肌肉的灵活性和力量是预防损伤的关键。

为了预防或将受伤风险降至最低，保持臀部、大腿和骨盆肌肉的力量和柔韧性是非常必要的。运动员应该专注于强化股四头肌、腘绳肌和腹股沟肌肉的动态拉伸。这些肌肉中的任一肌肉拉伤都可能对愈合产生长期的影响，并可能导致运动员残疾。强壮的肌肉对损伤的抵抗更好，因此，一个设计良好的力量训练计划也可以使受伤风险最小化。力量训练应该有规律地设计下蹲、箭步蹲和腿举训练，并同时配合大量核心力量训练（参阅第4章）[7]。

大腿损伤的识别和处置

大腿肌肉损伤是最常见的运动损伤之一。肌肉挫伤和拉伤通常发生在大腿，且挫伤发生率较高。

股四头肌挫伤

损伤原因

股四头肌在运动中经常受到外力的撞击。股四头肌挫伤有所有肌肉瘀伤的典型症状。

损伤症状

股四头肌挫伤通常是大腿放松状态下受到严重的撞击，肌肉受压撞击股骨坚硬的表面造成的[5]。撞击发生后，通常会迅速出现疼痛，功能暂时丧失，以及受伤肌肉即刻出血。撞击力度及受撞击时大腿肌肉的放松程度会影响损伤深度，以及组织损伤范围和功能障碍程度[18]。

早期发现和避免大量的内出血是至关重要的，这对运动员的快速恢复和防止大面积的肌肉组织瘢痕是有帮助的。运动员通常主诉自己的大腿受到强力的撞击，造成剧烈的疼痛和无力。运动员通常会抱着大腿一瘸一拐地行走。触诊可能会发现肿胀的区域，而且会引起疼痛。损伤的严重程度可根据无力程度和活动减少的范围判断。

（1）1级挫伤（轻度）：股四头肌1级挫伤可以是非常浅表或者略深一点的肌肉瘀伤。非常浅表的挫伤会造成轻微渗血、轻度疼痛、无肿胀及轻微触痛，但无活动度的限制。相比之下，深一些的1级挫伤会产生疼痛、轻度肿胀、触痛，屈膝超过90°。

（2）2级挫伤（中度）：股四头肌的2级挫伤属于中等程度的挫伤，会造成疼痛、肿胀，屈膝小于90°，并伴随明显的跛行。

（3）3级挫伤（重度）：严重的或3级股四头肌挫伤可以造成严重功能障碍。撞击可能过于强烈，以至于筋膜分离，使肌肉突出（肌肉疝）。特征性表现为深部肌内血肿伴肌间扩散。疼痛剧烈，可能会出现血肿。屈膝严重受限，活动度被限制在45°～90°，运动员只能跛行。

治疗

包括最初12 h内屈膝120°下使用弹性绷带加压包扎来最大限度地减少活动度的损失[32]。这样可以让股四头肌处于拉长状态并帮助加压受伤部位。使用冷敷可以帮助控制渗血（图17-8）。大腿挫伤应当做保守处理，以PRICE原则配合轻微静态拉伸，出现跛行时使用拐杖。

思考题17-1

一名篮球运动员上篮时，右大腿肌肉受到尖锐的撞击。

? 如何判断挫伤的等级？

如果运动员受到2级或3级大腿挫伤，必须非常小心，以避免损伤再次发生。在运动中，运动员应常规使用防护垫，并用弹性绷带固定。股四头肌等长收缩（股四头肌训练）应当在疼痛可承受时尽快开始。在恢复初期应

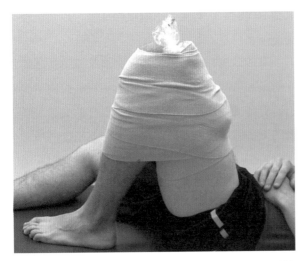

图17-8 大腿挫伤的紧急处理：在拉伸位用冰袋和弹性绷带加压会减缓症状

避免使用热敷或按摩。

骨化性肌炎

损伤原因

大腿受到一次严重撞击或者多次重复撞击，一般会在股四头肌，导致肌内异位骨化，通常称为创伤性骨化性肌炎[14]。

> **骨化性肌炎的发生机制：**
> - 单一的严重挫伤
> - 肌肉反复受到挫伤
> - 挫伤后的不良处置

损伤症状

骨化性肌炎通常由股四头肌内渗血后形成。挫伤造成肌纤维、血管、结缔组织及股骨骨膜破裂。

急性炎症随着血肿消退而出现。受伤组织可能会产生类似软骨或骨骼的组织结构。2~4周内，X线检查可发现骨形成。如果损伤位于肌腹（肌肉厚实的部位），可能出现完全吸收或者形成的骨化较小。如果骨化发生在肌肉的起止点，被吸收的可能性比较小。有些骨化完全不与股骨相连，有些可能像根茎一样，还有一些会有广泛的粘连（图17-9）[14]。

以下情况会加重症状：
- 尝试通过跑动来缓解股四头肌挫伤。
- 过度治疗挫伤。例如，直接在挫伤部位按摩或者在大腿浅表热敷。

治疗

大腿挫伤的不正确处理会引起肌肉骨化。一旦

创伤性骨化性肌炎产生，治疗方法会极为保守。如果有疼痛且活动受限，可能会在1年后通过手术去除骨化部分，复发可能性较小。骨化部分手术去除过早可能会导致复发。反复发生的骨化性肌炎可能表明存在凝血问题。

股四头肌拉伤

损伤原因

股四头肌中的股直肌偶尔会由突然的拉扯（如屈膝摔倒）或突然收缩（如排球中起跳或踢足球）而拉伤。通常，这块肌肉的拉伤伴随肌肉的弱化或过度收缩[18]。

股直肌的撕裂可能会引起部分肌纤维撕裂或肌纤维完全断裂（图17-10）。不完全的撕裂可位于肌肉中央或肌肉的外围。

损伤症状

浅表股直肌撕裂相较深层撕裂症状少，通常为轻微触痛和较少出血。偏中央的部分肌肉撕裂相比外围的撕裂可以造成较强疼痛和不适。深层撕裂可以引发强烈疼痛、触痛、痉挛和功能丧失，但是内出血导致的表面皮肤变色程度较小。相对来说，股直肌完全撕裂可能会造成运动员轻微功能障碍和不适，但伴随大腿前侧的肌肉变形[18]。

治疗

股四头肌拉伤现场处理包括休息、冷敷及加压控制内出血。在肿胀掩盖受伤的程度之前，应尽快

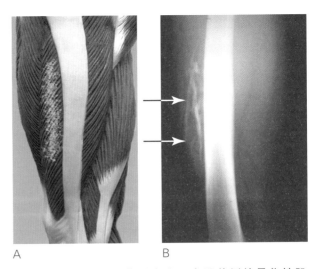

图17-9 A.反复挫伤后发生于大腿前侧的骨化性肌炎；B.X线显示

确定撕裂的程度（图17-10）。为了保护肌肉，可以考虑让运动员在恢复期穿戴氯丁橡胶保护套[7]（图17-11）。

腘绳肌拉伤

损伤原因

在所有大腿肌肉拉伤中，腘绳肌拉伤最常见。在跑动中，腘绳肌功能需要发生快速的改变——从稳定膝关节到伸展髋关节，可能是主要的拉伤原因（图17-12）[8]。

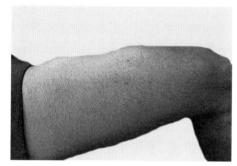

图17-10　股直肌断裂

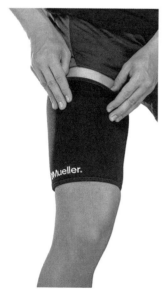

图17-11　穿戴氯丁橡胶护套可以支撑软组织（Mueller Sports Medicine.提供）

按大腿运动损伤的发生率排序，股四头肌挫伤排第一，腘绳肌拉伤排第二。

导致腘绳肌在动作转换中衰竭和失效的原因尚不明确。可能的原因包括肌肉疲劳、坐骨神经不适、错误的姿势、双腿长度不一致、腘绳肌过紧、

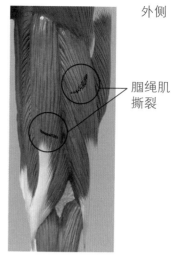

内侧　　　　　外侧

腘绳肌撕裂

后面观

图17-12　在许多运动中，在髋过度屈曲位置拉伸髋部会造成腘绳肌拉伤

不当的运动模式和构成腘绳肌的3块肌肉的肌力不平衡。

大多数运动员的腘绳肌应该至少有股四头肌60%~75%的力量。运动后的拉伸对防止肌肉紧张是必不可少的[12]。

腘绳肌拉伤可发生在肌腹部或起止点处。损伤的程度从肌纤维撕裂到完全断裂或撕脱骨折不等。

损伤症状

内出血、疼痛和即时性功能丧失，这些症状根据创伤的程度而有所不同。损伤后1~2天会出现皮肤表面变色。

（1）1度腘绳肌拉伤：1度腘绳肌拉伤通常在活动中有肌肉酸痛并伴有触痛点。拉伤在发生时不容易被发现。不适和僵硬感在运动员身体冷却下来前不会很明显。腘绳肌轻微拉伤后造成的酸痛大多属于肌肉僵硬而非组织撕裂[25]。

（2）2度腘绳肌拉伤：2度拉伤会伴有肌纤维部分撕裂，可以通过突然的响声或肌肉撕裂伴有剧烈疼痛和屈膝功能的丧失发现。2度拉伤通常可以触摸到肌肉中的凹陷部位。

（3）3度腘绳肌拉伤：3度腘绳肌拉伤则是肌腱或肌肉组

一名短跑运动员在进行100 m冲刺比赛时，突然听到弹响声，并感到剧痛，左侧腘绳肌无力。

❓ 教练应该考虑运动员发生了什么运动损伤？

思考题17-2

织的撕裂，伴随大量血肿和功能障碍，以及可触及的，有时是可以看到的凹陷。

治疗

最初需要使用冰袋和用弹性绷带加压包扎。应当限制活动，直到酸痛感减轻到最小，避免动态拉伸和冲刺跑[31]。

运动员总是伴有拉伤的问题。有时因为愈合部位有非弹性的瘢痕纤维组织，往往容易复发[25]。某一肌肉拉伤的发生率越高，瘢痕组织的数量就越多，进一步受伤的可能性就越大[28]。

急性股骨骨折

损伤原因

股骨骨折最常见于车祸或者从高处坠落。由于造成股骨骨折需要的力很大，所以其较少见于运动中[7]。在运动中，股骨骨折多发生在骨干部位而不是两端。由于解剖结构上的弯曲，以及大部分的力作用在股骨中间1/3处，所以骨干部的骨折通常发生在此处[21]。

损伤症状

由于损伤的极端病理变化和疼痛，休克通常伴随股骨骨折。因为股四头肌强大的肌力，损伤后通常可见骨错位，骨碎片重叠。外力直接打击还会造成软组织损伤，包括肌肉撕裂、内部大出血及肌肉痉挛。

急性股骨骨折可从以下症状判断：
- 骨变形，大腿外旋。
- 由于骨移位造成大腿变短。
- 大腿功能丧失。
- 疼痛及压痛。
- 软组织肿胀。

治疗

为了防止休克和生命危急的情况，紧急医疗救援和转诊是必要的[21]。

髋和腹股沟损伤的识别和处置

髋关节是人体最强壮、保护最好的关节，在运动中很少受到严重损伤[29]。髋关节主要由周围的韧带组织和肌肉支撑，任何超出正常运动范围的异常运动都可能导致组织撕裂[9]。

髋关节扭伤

损伤原因

髋关节扭伤可能是剧烈扭转的结果，这种扭转可由另一人施加的冲击力造成或由另一物体的大力撞击产生，抑或在脚被牢牢固定时躯干被迫向反向运动的情况下发生[6]。这种机制也可导致膝关节受伤。

损伤症状

髋关节扭伤会表现出严重急性损伤的所有症状，但最易辨别的迹象是运动员无法旋转大腿。症状类似应力性骨折。臀部有明显的疼痛。髋关节旋转会增加疼痛。

治疗

X线检查以排除骨折；遵循PRICE原则，根据需要使用止痛药。根据扭伤的等级，限制负重。2度和3度扭伤需要使用拐杖行走。关节活动度训练和进行性抗阻运动推迟到髋关节无痛之后。

髋关节脱位

损伤原因

运动中很少发生髋关节脱位。髋关节脱位由沿股骨长轴的外力引起或运动员从侧面跌落引起。有些脱位会在膝关节屈曲时发生[24]。

损伤症状

不完全脱位或半脱位呈现大腿屈曲、内收和内旋（图17-13）[35]。触诊显示股骨头已移位到髋臼后方。髋关节脱位会撕裂关节囊和韧带组织，引起严重的病理变化[24]。骨折常伴随这种损伤，并可能损伤坐骨神经和营养动脉，从而导致股骨头缺血性坏死。

> **缺血性坏死** 由于缺乏血液循环导致组织坏死。

治疗

髋关节脱位后必须立即就医，否则肌肉挛缩可能会使初始治疗复杂化。制动通常包括2周的卧床休息和使用拐杖走路1个月或更长时间[35]。

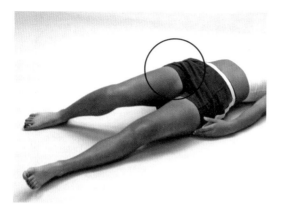

图17-13　髋关节脱位的通常体位：略屈髋，内收并内旋

并发症

髋关节后脱位很可能发生并发症。并发症包括由于该区域神经损伤而导致的肌肉麻痹及随之而来的股骨头退行性病变。

髋关节盂唇撕裂

损伤原因

髋关节窝（髋臼）有一层关节软骨，叫作盂唇（图17-14）。该软骨为髋关节提供稳定性，有缓冲作用，使股骨头能够在髋臼内平稳、无痛地运动。髋关节盂唇撕裂最常见的原因是重复性运动，如跑步或髋关节转动，导致盂唇退化和磨损。也可由脱位之类的急性损伤引起[12]。

损伤症状

最常见的髋关节盂唇撕裂是无症状的。但是有时候盂唇撕裂可能会引起髋关节卡顿、绞锁或有"咔嗒"声，臀部或腹股沟疼痛，以及僵硬感或活动受限[12]。

治疗

　　髋关节盂唇撕裂的治疗方法包括：①最大限度地提高髋关节活动范围的练习；②增强髋关节的力量和稳定性练习；③避免运动对髋关节造成压力；④应用止痛药可能也有帮助，医师可能会选择注射皮质类固醇。如果疼痛持续超过4周，则可能需要手术去除一部分撕裂的盂唇或使用缝线修补撕裂的盂唇。

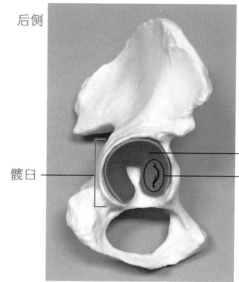

后侧　　　　　　　　前侧

髋臼　　　盂唇　　髋关节盂唇撕裂

外侧观

图17-14　髋关节盂唇撕裂（外侧观）

梨状肌综合征

损伤原因

坐骨神经位于梨状肌下方或实际上穿过梨状肌本身，梨状肌综合征的病因是梨状肌的紧绷或痉挛而压迫或刺激坐骨神经（图17-15）。这种特殊的综合征和另一种称为坐骨神经痛的症状很相似，常被误诊为坐骨神经痛。坐骨神经痛和梨状肌综合征之间的主要区别在于，坐骨神经痛是由突出的腰椎间盘压迫从脊柱发出的坐骨神经引起的[7]。

损伤症状

坐骨神经受到梨状肌的压迫，会引起疼痛、麻木和臀部的麻刺感，并可延伸至膝关节以下和足部[19]。久坐、爬楼梯、散步或跑步会加重疼痛。

治疗

通常梨状肌综合征的治疗可以从拉伸和按摩开始（图17-16）。可以使用抗炎药。建议停止跑步、骑自行车或类似的活动。在梨状肌和坐骨神经交接处附近注射皮质类固醇激素可能会暂时缓解症状。在某些情况下，建议手术治疗。

腹股沟拉伤

腹股沟是大腿和腹部之间的凹陷处。腹股沟区域的肌肉负责大腿的内收和内旋。

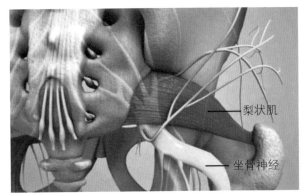

图17-15　在梨状肌综合征中，坐骨神经受到紧张的梨状肌压迫

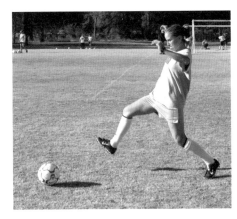

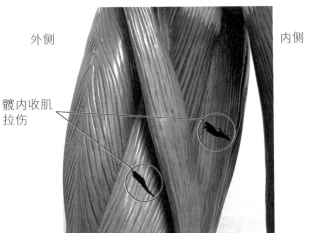

图17-17　许多要求牵拉臀部的运动都会造成腹股沟拉伤

损伤原因

腹股沟区域的任何一块肌肉都可能在体育运动中受伤并引起腹股沟拉伤（图17-17）。腹股沟肌肉组织过度伸展可能会导致拉伤[8]，奔跑、跳跃和外旋扭转可能也会造成此类伤害[16]。在赛季初期极有可能发生腹股沟损伤，特别是肌肉力量和柔韧性较差的运动员[1]。

损伤症状

腹股沟拉伤可能表现为运动中突然的绞锁感或撕裂感，这些症状也可能直到活动结束才被注意到。正如大多数撕裂一样，腹股沟拉伤也会产生疼痛、无力和内部出血[1]。

治疗

如果在拉伤发生后立即察觉，应通过间歇性冰敷和加压进行处理，并休息48～72 h[17]。

休息是治疗腹股沟拉伤的最佳方法[33]。在恢复正常的柔韧性和力量之前，应使用保护性包扎带

保护。使用弹性绷带包扎腹股沟有助于支撑该区域（图10-4），也可使用各种品牌的限制护具来保护受伤的腹股沟（图17-18）。要注意骨盆应力性骨折也可能导致腹股沟疼痛。若运动员主诉有严重的腹股沟疼痛应转诊就医。

青少年运动员的髋关节问题

青少年运动员的髋关节可能会出现2个问题：扁平髋（Legg-Perthes病）和股骨头骨骺滑脱症[20]。

扁平髋

损伤原因

扁平髋是由股骨头关节的血液循环减少引起的（图17-19）。它常在3～12岁的儿童中发生，男孩的发生率高于女孩。造成这种情况的原因尚不清楚。由于股骨头的血液循环受阻，关节软骨坏死并变扁平，这种情况称为缺血性坏死。

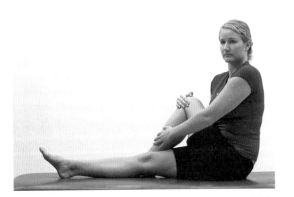

图17-16　在治疗计划中，拉伸梨状肌是很重要的练习

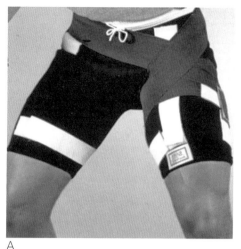

A

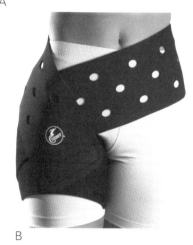

B

图17-18 氯丁橡胶护具和支具可以在多种髋关节和大腿损伤时使用（A由Brace International, Inc.提供；B由Cramer提供）

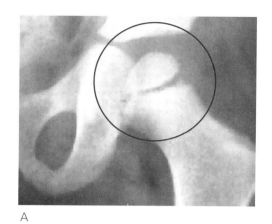

A

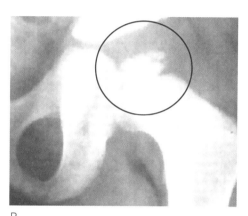

B

图17-19 扁平髋 A.正常股骨头X线图像；B.缺血性坏死的股骨头X线图像

损伤症状

年轻运动员通常主诉腹股沟疼痛，有时可放射到腹部或膝关节，跛行也是典型的症状。这种疾病可以迅速发作，但更常见的是在数月内缓慢发作。检查可能显示髋关节活动受限和疼痛[9]。

治疗

 该情况发生后，应该尽量完全卧床休息以减少发生慢性髋部疾病的机会。可以佩戴特殊的支撑护具，以避免直接在髋部负重造成磨损。如果病情得到及时治疗，股骨头会重新血管化并恢复其原始形状。

> 年轻运动员主诉腹股沟、腹部或膝部疼痛并伴有跛行，其可能有扁平髋或股骨头骨骺滑脱症。

并发症

如果病情没有得到早期控制，股骨头会发生病理性改变，以至于在往后生活中产生骨关节炎。

股骨头骨骺滑脱症

损伤原因

股骨头骨骺滑脱症是青春期髋部的一种罕见疾病，该病表现为股骨的骨骺（生长端）从股骨头向后滑动[29]，是由生长板的无力所致。多数情况下，它会发生在青春期开始后不久的阶段，即在加速生长时期发生[23]。股骨头骨骺滑脱症（图17-20）主要见于10~17岁的男孩，这些男孩身材非常高大、瘦弱或肥胖。该病发病原因尚不清楚，可能与生长激素的作用有关。有1/4的病例双髋同时受累[26]。股骨头或股骨近端骨骺相对于股骨颈或股骨干骺端向后方、向下滑脱。

损伤症状

该病表现和扁平髋相似。运动员会在突然受到外力冲击或经数周/数月长期的压力后，腹股沟处突然剧烈疼痛。初期症状可能非常小，但是在发作的时候，会伴有髋关节及膝关节疼痛和很大程度的关节活动受限，从而造成跛行[9]。

思考题17-3

一名15岁的男性美式橄榄球运动员主诉赛季中髋关节疼痛，时好时坏。在移动中，膝关节和髋关节疼痛增加。该运动员髋关节内收、屈髋及内旋受限，且开始跛行。

❓ 应该考虑这名15岁运动员有什么问题，当下该如何处理？

治疗

滑脱很轻微的时候，休息和禁止负重可以预防进一步滑脱。滑脱比较严重时，通常需要手术治疗。

并发症

如果滑脱未被发现或者手术没有成功恢复正常髋关节功能，在往后的生活中可能会发生严重的髋关节问题。

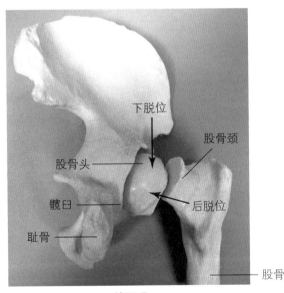

图17-20　股骨头骨骺滑脱。股骨头（近端股骨骨骺）相对股骨颈（股骨干骺端）向后、向下滑脱（股骨干骺端）

骨盆损伤的识别和处置

运动员进行剧烈的跳跃、奔跑和冲撞活动可能会对骨盆区域造成严重的急性损伤或过度劳损[10]。

髂嵴挫伤（髋挫伤）

髂嵴挫伤通常称为髋挫伤，在冲撞运动中最常见。

损伤原因

由直接外力撞击髋部会导致髋挫伤伴剧痛，从而引起附着在髂嵴上的腹横肌及腹斜肌出血。在某些情况下，股骨大转子和阔筋膜张肌也会受到影响（图17-21）。髋挫伤是运动中最具杀伤力的伤害之一。

思考题17-4

一名橄榄球运动员未穿髋保护垫，左髂嵴遭到严重的冲撞。

❓ 他可能发生什么损伤？可能会出现什么症状和表现？

损伤症状

髋挫伤会立即产生疼痛、肌肉僵硬（肌卫），并使软组织暂时麻痹。运动员不能在无痛的情况下转动躯干或屈曲大腿[11]。

治疗

运动员受伤后应立即进行冰敷和加压，并应间歇冰敷加压至少48 h。情况严重时，卧床休息1～2天会加快恢复。必须转诊给医师并进行X线检查。当运动员恢复比赛时，应使用保护垫以最大限度地减少额外受伤的风险。保护是恢复的关键。

耻骨炎

损伤原因

由于长跑越来越流行，一种被称为耻骨炎的疾病变得越来越常见。它同时也见于足球、橄榄球和摔跤运动[2]。它是由耻骨联合和邻近骨结构上的肌肉反复拉扯而产生的重复压力导致的慢性炎症[12]。

损伤症状

运动员腹股沟区域和阴毛下的骨突（耻骨联合）有疼痛。在跑步、仰卧起坐和下蹲等运动中，耻骨结节有压痛和疼痛[34]。正常耻骨应左右两边对称。

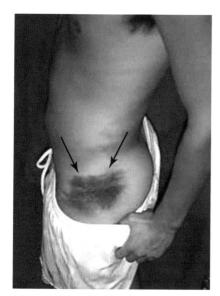

图17-21　骨盆的周边受到暴力冲击可以造成肿胀和皮下出血，亦称为髋挫伤（Scott Barker.提供）

治疗

治疗通常包括休息和口服抗炎药。循序渐进地恢复活动[13]。

急性骨盆骨折

骨盆是一个极其坚固的结构，体育运动造成的骨盆骨折很少见。

损伤原因

急性骨盆骨折通常由直接外力打击造成。

损伤症状

受伤后，运动员会有剧烈的疼痛、功能丧失及休克[11]。

治疗

如果怀疑发生骨盆骨折，运动员应该立即接受防休克处理并转诊给医师。损伤的严重程度通常与撞击的程度和可能存在的内部损伤有关。

骨盆应力性骨折

损伤原因

与其他应力性骨折一样，骨盆应力性骨折可能是由反复的异常过度使用造成的。骨盆应力性骨折容易发生在高强度训练或比赛中[3]。

损伤症状

通常，运动员会主诉腹股沟疼痛及大腿疼痛，这种感觉随着运动增加而增加，随着休息而减少。

治疗

运动员会主诉剧烈运动后有骨盆疼痛。必须请医师进行详细的X线检查。一旦证实运动员有这种损伤，作为治疗的选择，可以休息2～5个月。

撕脱骨折

损伤原因

撕脱是指一部分本体从它的附着点撕下。撕脱骨折是指连接骨和肌肉的肌腱在突然猛烈收缩后，将其附着的骨骼部分扯下。有几块大腿肌肉附着在骨盆的不同部位。骨盆撕脱骨折的常见部位包括缝匠肌在髂前上棘的附着点，股直肌在髂前下棘的附着点，以及腘绳肌在坐骨结节的附着点[7]。

损伤症状

运动员会主诉突然的局部疼痛伴随活动受限。检查中可发现肿胀及压痛。

治疗

早期需要休息，限制活动，并且逐渐增加练习。

摘要

- 大腿由股骨干、肌肉组织、神经和血管，以及包裹软组织的筋膜组成。它位于臀和膝之间。
- 股四头肌挫伤和腘绳肌拉伤是最常见的大腿运动损伤，其中股四头肌挫伤发生率最高。
- 在急性大腿挫伤中最重要的是及早发现并避免肌内出血。
- 反复挫伤的主要并发症之一是骨化性肌炎。
- 腘绳肌拉伤最常发生于股二头肌短头。
- 腹股沟是大腿和腹部之间的凹陷处。这个区域的任何一块肌肉都可能发生拉伤。奔跑、跳跃或扭转都有可能造成腹股沟拉伤。
- 髋关节是人体中最坚固和保护得最好的关节，发生急性运动损伤的概率很低。
- 一些年轻运动员的病症是由髋关节发育不成熟造成的。这些疾病有扁平髋或（Legg-Perthes病）及股骨头骨骺滑脱症。骨盆区域的常见问题是髋挫伤，这是由髂嵴保护不当时受到外力冲击造成的。挫伤会引起该区域的肌肉疼痛、痉挛和功能障碍。

思考题答案

17-1 判断股四头肌挫伤程度的最佳方法之一是检查膝关节屈曲受限的程度。1级挫伤：膝关节屈曲超过90°；2级挫伤：膝关节屈曲小于90°；3级挫伤：膝关节屈曲限制在45°～90°。

17-2 有可能是中度到重度的腘绳肌拉伤。

17-3 由于运动员的年龄，要考虑生长问题的可能性。如果是生长发育的问题，则倾向于股骨头骨骺滑脱症。该运动员应当立即就医，做X线检查。

17-4 该运动员可能会发生髋挫伤或髂嵴部位皮肤和肌肉的挫伤。其很可能会感到剧烈疼痛、肌肉痉挛，无法在无痛的状态下转身或屈髋。

复习题和课堂活动

1. 股四头肌挫伤的3个等级分别有什么症状和表现？它们该如何处置？
2. 大腿挫伤处置不当，可能会有什么并发症？
3. 为什么腘绳肌拉伤会复发？
4. 股骨最常发生骨折的部位是哪里？如何识别？需要采取何种紧急措施？
5. 腹股沟拉伤最常发生在哪些肌肉？如何处理这类损伤？
6. 年轻运动员会产生哪一类髋关节问题？
7. 描述髋挫伤的预防和处理。

参考文献

[1] Atkins, J. 2010. Acute and overuse injuries of the abdomen and groin in athletes. *Current Sports Medicine Reports* 9(2):115–120.

[2] Beatty, T. 2012. Osteitis pubis in athletes. *Current Sports Medicine Reports* 11(2):96–98.

[3] Behrens, S. 2013. Stress fractures of the pelvis and legs in athletes: A review. *Sports Health: A Multidisciplinary Approach* 5(2):165–174.

[4] Blankenbaker, D. 2010. Hip injuries in athletes. *Radiologic Clinics of North America* 48(6):1155–1178.

[5] Brukner, P. 2010. Anterior thigh pain. In P. Brukner (ed.), *Clinical sports medicine* (pp. 395–406). Sydney, Australia: McGraw-Hill.

[6] Brukner, P. 2010. Hip and groin pain. In P. Brukner (ed.), *Clinical sports medicine* (pp. 375–394). Sydney, Australia: McGraw-Hill.

[7] DePalma, B., & Halverson, D. 2015. Rehabilitation of groin, hip, and thigh injuries. In W. Prentice (ed.), *Rehabilitation techniques in sports medicine and athletic training*, 6th ed. Thorofare, NJ: Slack.

[8] Emery, C. 2012. Identifying risk factors for hamstring and groin injuries in sport: A daunting task. *Clinical Journal of Sports Medicine* 22(1):75–77.

[9] Frank, J. 2013. Hip pathology in the adolescent athlete. *Journal of the American Academy of Orthopaedic Surgeons* 21(11):665–674.

[10] Frank, R. 2014. Evaluation of hip pain in young adults. *Physician and Sports Medicine* 42(2); doi:10.3810/psm.2014.05.2056.

[11] Hall, M. 2013. Hip pointers. *Clinics in Sports Medicine* 32(2):325–330.

[12] Heiderscheit, B. 2010. Hamstring strain injuries: Recommendations for diagnosis, rehabilitation and injury prevention. *Journal of Orthopedic and Sports Rehabilitation* 40(2):67–81.

[13] Hiti, C. 2011. Athletic osteitis pubis. *Sports Medicine* 45(5):361–376.

[14] Hoth, P. 2014. Contusions, myositis ossificans, and compartment syndrome of the thigh. In C. Kaeding *Hamstring and quadriceps injuries in athletes* (pp. 95–102). New York, NY: Springer.

[15] Huang, R. 2012. Acetabular labral tears: Focused review of anatomy, diagnosis, and current management. *Physician and Sports Medicine* 40(2):87–93.

[16] Hureibi, K. 2010. Groin pain in athletes. *Scottish Medical Journal* 55(2):8–11.

[17] Jansen, J. 2008. Treatment of long-standing groin pain in athletes: A systematic review. *Scandinavian Journal of Medicine and Science in Sports* 18(3):263–274.

[18] Kary, J. 2010. Diagnosis and management of quadriceps strains and contusions. *Current Reviews in Musculoskeletal Medicine* 3(1–4):26–31.

[19] Kirshner, J. 2009. Piriformis syndrome, diagnosis and treatment. *Muscle and Nerve* 40(1):10–18.

[20] Kovacevic, D. 2011. Injuries about the hip in the adolescent athlete. *Sports Medicine and Arthroscopy Review* 19(1):64–74.

[21] Martelli, S. 2014. Femoral shaft strains during daily activities: Implications for atypical femoral fractures. *Clinical Biomechanics* 29(8):869–876.

[22] Martin, H. 2013. History and physical examination of the hip: The basics. *Current Reviews in Musculoskeletal Medicine* 6(1):219–225.

[23] Muchow, R. 2013. Slipped capital femoral epiphysis: An update on the current management and outcomes. *Current Orthopedic Practice* 24(6):612–616.

[24] Obakponovwe, O. 2011. Traumatic hip dislocation. *Orthopedics and Trauma* 25(3):214–222.

[25] Pizzari, T. 2013. Recurrent hamstring injuries—Risks and prevention: A review. *Clinical Journal of Sports Medicine* 23(2):119–120.

[26] Punnoose, A. 2013. Slipped capital femoral epiphysis. Journal of the American Medical Association 309(6):620.

[27] Seidenberg, P. 2010. *The hip and pelvis in sports medicine and primary care.* New York, NY: Springer.

[28] Slider, A. 2013. Clinical and morphological changes following 2 rehabilitation programs for acute hamstring strain injuries: A randomized clinical trial. *Journal of Orthopaedic & Sports Physical Therapy* 43(5):284–299.

[29] Smith, D. 2010. Hip injuries in young athletes. *Current Sports Medicine Reports* 9(5):278–283.

[30] Tammareddi, K. 2013. The athlete's hip and groin. *Primary Care: Clinics in Office Practice* 40(2): 313–333.

[31] Thorborg, K. 2014. What are the most important

risk factors for hamstring muscle injuries? *Clinical Journal of Sports Medicine* 24(2): 160–161.

［32］Trojian, T. 2013. Muscle contusion (thigh). *Clinics in Sports Medicine* 32(2):317–324.

［33］Tyler, T. 2014. Rehabilitation of soft tissue injuries of the hip and pelvis. *International Journal of Sports Physical Therapy* 9(6): 785–797.

［34］Wilson, J. 2014. Evaluation of the patient with hip pain. *American Family Physician* 89(1):27–34.

［35］Yates, C. 2008. Traumatic dislocation of the hip in a high school football player. *Physical Therapy* 88(6):780.

注释书目

Gaunche, C. 2009. Hip and pelvis injuries in sports medicine. Baltimore, MD: Lippincott, Williams & Wilkins.

This comprehensive clinical reference covers the diagnosis and treatment of hip and pelvis injuries seen in sports medicine practices.

Kelly, B. 2015. Sports hip injuries: Diagnosis and management. Thorofare, NJ: Slack.

In a concise manner focusing on hip and pelvis, this book covers all of the typical disorders seen in athletes presenting with hip and pelvic pain.

Seidenberg, P. 2010. The hip and pelvis in sports medicine and primary care. New York, NY: Springer.

This book brings together many excellent clinician authors to provide the basis for an improved approach to the patient and athlete who have complaints involving the hip and pelvis.

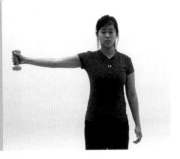

第18章

肩关节复合体

■ 目标

学习本章后应能够：

- 识别骨、关节，以及稳定肩关节复合体的韧带和肌肉组织。
- 理解如何防止肩部受伤。

- 评估肩部损伤的过程。
- 识别发生在肩关节的具体病变，并说明处理方法。

<big>肩</big>关节复合体的解剖特点允许肩部有很大范围的活动。为了实现这种灵活性，复合体的稳定性有时需做出妥协，而肩关节的稳定性下降常常会导致损伤，尤其是涉及过顶的运动[1]。诸如投掷、游泳、网球和排球的发球动作等对肩部支撑结构施加了很大的压力（图18-1），因此，与肩部过度使用有关的损伤在运动员中很常见[17]。

肩关节的动力性运动和稳定需要肩袖肌群、肩关节囊和肩胛稳定肌的综合作用[25]。

肩部的解剖

骨

构成肩关节复合体的骨有锁骨、肩胛骨和肱骨（图18-2）。这3块骨组成了与肩关节复合体相关的4个主要关节：胸锁关节、肩锁关节、盂肱关节和肩胛胸壁关节。

> **肩关节复合体的关节：**
> - 胸锁关节
> - 肩锁关节
> - 盂肱关节
> - 肩胛胸壁关节

稳定韧带

4个关节中每个关节的韧带共同配合稳定肩关节复合体（图18-3）[32]。

锁骨与胸骨相连形成胸锁关节，这是上肢和躯干唯一的直接连接。胸锁关节的骨骼排列决定了这一关节非常脆弱，它的稳定得益于胸锁韧带牢牢地固定住了关节。胸锁韧带将锁骨朝向胸骨下拉。锁骨可完成上下、前后和回旋运动[33]。

肩锁关节是锁骨外侧端与肩胛骨肩峰关节面组成的平面（滑动）关节，这个结合点相当脆弱。肩锁韧带和喙锁韧带有助于保持锁骨相对于肩峰的位置。喙肩韧带连接喙突和肩峰，这条韧带和肩峰组成了喙肩穹[14]。

在盂肱关节（真正的肩关节）处，肱骨头与很浅的肩胛骨关节窝相连。盂肱关节的位置由周围组成关节囊的盂肱韧带和肩袖肌群维持[7]。

肩胛胸壁关节不是真正意义上的关节。但是，肩胛骨在胸廓壁上的运动对肩关节的运动至关重要。连结中轴骨和肩胛骨的肌群对稳定肩胛骨至关重要，从而为高度灵活的盂肱关节发挥功能提供了基础[7]。

肌肉

穿过盂肱关节的肌肉产生肩部动力性运动的

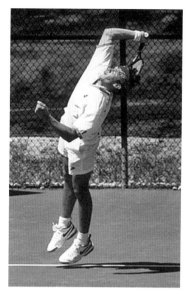

图18-1 过顶运动可能导致很多肩部问题

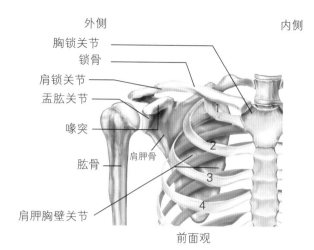

图18-2 肩关节复合体骨骼解剖（前面观）（来自Saladin, KS: Anatomy and physiology, ed. 5, Dubuque, IA: McGraw–Hill Higher Education, 2010.）

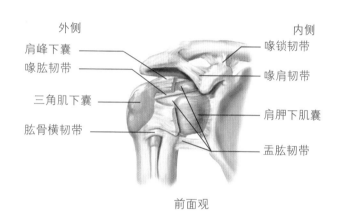

图18-3 肩关节复合体的关节、韧带和滑囊（来自Saladin, KS: Anatomy and physiology, ed. 5, Dubuque, IA: McGraw–Hill Higher Education, 2010.）

同时也提供了稳定性，从而补偿了骨骼和韧带由于其解剖特点允许肩部大范围活动造成的稳定性不足（图18-4）[33]。盂肱关节的运动包括屈曲、伸展、内收、外展和旋转。

对盂肱关节起作用的肌肉可以分为3组。第一组肌肉起于中轴骨，止于肱骨，包括背阔肌和胸大肌。第二组肌肉起于肩胛骨，止于肱骨，包括三角肌、大圆肌、喙肱肌和肩袖肌群（肩胛下肌、冈上肌、冈下肌和小圆肌）。第三组肌肉连结中轴骨和肩胛骨，包括肩胛提肌、斜方肌、菱形肌、前锯肌和后锯肌。肩胛肌群在稳定肩关节复合体中起着重要作用[7]（表18-1）。肩部运动的图片示例见附录C。

肩部损伤的预防

适当的身体训练可以帮助预防肩部损伤。与所有的预防性训练一样，肩部训练应针对整体的发展和特定身体区域的发展。如果一项运动会在手臂和肩部周围施加极端、持续的压力或者运动员需要承受遭遇突然创伤性损伤的风险，那就需要进行大量

盂肱关节运动：

- 屈曲
- 伸展
- 外展
- 内收
- 外旋
- 内旋

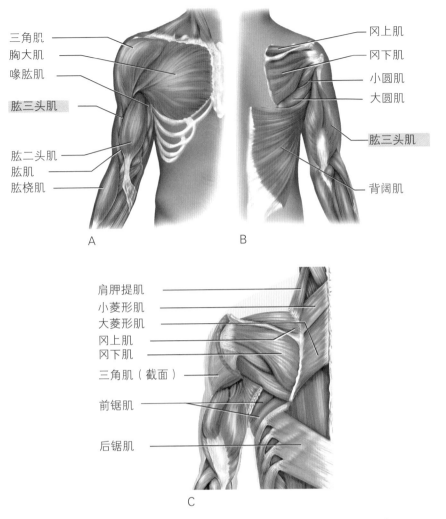

图18-4　肩关节复合体的肌肉　A.前面观；B.后面观；C.肩胛肌肉（后面观）〔来自Saladin,
KS: Anatomy and physiology, ed. 5, Dubuque, IA: McGraw–Hill Higher Education, 2010.〕

的锻炼。参与肩关节复合体运动的所有肌肉，包括肩袖肌群和在动态功能运动中共同作用以维持肩关节稳定性的肩胛稳定肌，应通过全幅运动予以强化。

特别是，重点应放在加强肩袖肌群力量以改善动态功能和控制过顶的运动，如投掷、游泳。同样地，应注意通过结合练习来加强肩胛稳定肌力量，以抵抗肩胛骨的前伸、后缩、上抬、下降、上回旋、下回旋。加强肩胛稳定肌的力量有助于为高度灵活的盂肱关节提供稳定性[33]。无痛的远端活动需要近端保持稳定。

在尝试手臂动力性运动之前，必须逐步进行适当的热身。这种热身运动通常会升高体温，热身后进行专项运动的特定肌肉牵拉。

有必要指导所有从事碰撞和对抗运动的运动员正确的摔倒方法。必须教育他们不要试图用伸出的手臂来撑住自己。肩部滚动可以吸收摔倒着地时的冲击，是一种较安全的摔倒方法。必须正确使用肩垫等特殊防护装置，以避免在拦截橄榄球中造成运动员肩部受伤。

使用正确的投掷技巧

为了预防过度使用导致肩部损伤，教授运动员正确的抛接棒球和橄榄球、投掷标枪、排球的发球和扣球、网球的发球和过顶扣

投掷的5个阶段：
• 准备阶段
• 击发阶段
• 加速阶段
• 减速阶段
• 结束阶段

表18-1	肩关节复合体的肌肉
前屈肌	胸大肌
	三角肌前部肌束
	肱二头肌
后伸肌	背阔肌
	大圆肌
	三角肌后部肌束
外展肌	冈上肌
	三角肌中部肌束
内收肌	胸大肌
	背阔肌
旋前（内旋）肌	胸大肌
	肩胛下肌
	背阔肌
	大圆肌
旋后（外旋）肌	冈下肌
	小圆肌
肩水平前屈肌	三角肌前部肌束
	胸大肌
	喙肱肌
肩水平后伸肌	三角肌后部肌束
	背阔肌
	小圆肌
肩胛骨前伸和上回旋肌	前锯肌
肩胛骨上提肌	斜方肌
	肩胛提肌
肩胛骨后缩肌	斜方肌中部肌束
	大菱形肌
肩胛骨下降肌	斜方肌下部肌束
肩胛骨后缩和下回旋肌	大菱形肌
	小菱形肌

球等技术非常重要[17]。如果投掷者使用错误的技巧，会产生影响肩关节的异常压力，引起关节和周围组织的损伤[3, 17]。

投掷分为5个不同的阶段：准备阶段、击发阶段、加速阶段、减速阶段、结束阶段，每一阶段都需要肩关节复合体参与（图18-5）。

准备阶段

准备阶段从第一个动作开始直到球离开戴手套的手为止。在这一阶段，前腿向前迈，两肩外展外旋，手臂水平外展。

击发阶段

击发阶段开始于双手分开时，结束于肱骨最大外旋时。在这一阶段，脚与地面始终接触。

加速阶段

加速阶段从最大外旋开始持续到球掷出，肱骨外展，水平外展，同时以接近每秒8 000°的速度内旋。肩胛骨上提，肩部外展、外旋。

减速阶段

减速阶段从掷出球到最大肩内旋。在这一阶段肩袖肌群离心收缩使肱骨减速，菱形肌离心收缩使肩胛骨减速。大多数的投掷损伤发生在加速或减速阶段。

结束阶段

结束阶段从肩部最大内旋持续到运动结束，这时身体处于平衡位置。

肩关节复合体损伤的评估

肩关节复合体是人体最难评估的部位之一[13]，原因之一是在过肩投掷的加速和减速阶段中没有清楚地理解这些结构的生物力学[10]。因此，有必要了解运动员的主诉和损伤的机制。

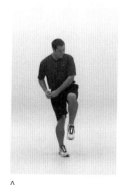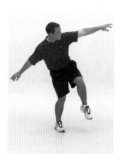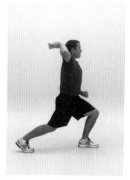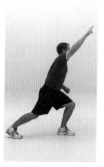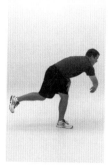

A　　　　　B　　　　　C　　　　　D　　　　　E

图18-5　投掷的5个阶段　A.准备阶段；B.击发阶段；C.加速阶段；D.减速阶段；E.结束阶段

通常，健身专业人员、教练及其他从事运动和体育科学工作的人员没有受到专业的培训，无法评估损伤。强烈建议将受伤运动员转诊给有资质的医务人员（医师、运动防护师、物理治疗师）进行评估。下列给出了一些特殊测试方法，非医务人员可以使用这些测试来得到一些简单的信息，包括确定运动员损伤的性质和严重程度。非医务人员的基本责任是能够识别任何潜在的和损伤有关的"红旗征"，为损伤提供恰当的急救，并正确决定损伤早期处理方法，包括决定是否立刻重返赛场或活动（参阅第8章）。

病史

以下关于运动员主诉的问题可以帮助确定受伤的性质：

- 是什么引起了这种疼痛？
- 以前有过这样的问题吗？
- 疼痛的持续时间和强度。
- 疼痛部位在哪里？
- 运动时是否有捻发音、麻木或温感变化（如感到冷或热）？
- 有虚弱或疲劳感吗？
- 什么样的肩部运动或姿势会加重或减轻疼痛？
- 如果以前接受过治疗，什么能减轻疼痛（如冷、热、按摩或止痛药物）？
- 最近的训练计划有变化吗？

视诊

应仔细观察运动员的行走和站立姿势。观察可发现运动员走路时摆臂不对称或身体向疼痛一侧肩部倾斜。接下来观察运动员的前、侧、后站姿。观察姿势是否不对称，骨骼和关节有无畸形，或者肌肉是否痉挛和呈保护模式。

前面观察

- 两侧肩峰等高吗，或者哪一侧的更低吗？
- 一侧肩部较高是肌肉痉挛还是保护模式？
- 相对于一侧较圆的肩部，另一侧肩部看起来是方形的吗（提示肩关节脱位）？
- 锁骨的外侧是否容易观察到（提示肩锁关节扭伤或脱位）？
- 一侧肩峰是否比另一侧更容易观察到（提示可能发生肱骨脱位）？
- 锁骨干是否出现了变形（可能出现了骨折）？
- 正常的外侧三角肌轮廓是否消失（盂肱关节脱位）？

- 肱二头肌上部是否有凹陷（提示肱二头肌断裂）？

侧面观察

- 是否存在驼背（图20-11A）或肩部前倾（提示脊柱后伸肌无力或胸肌过紧）？
- 是否存在手臂向前或向后悬垂（提示可能有脊柱侧凸，图20-11C）？

后面观察

- 是否有不对称，如一侧低肩或一侧肩胛骨不匀称（提示姿势性脊柱侧凸）？
- 肩胛骨因胸肌紧张而前伸吗？
- 一侧或两侧的肩胛骨是否位置不正或呈翼状？两侧翼状肩胛骨表明前锯肌总体虚弱；如果一侧呈翼状，可能损伤了胸长神经（图18-6）。

触诊

触诊骨性结构时检查者应先站在运动员前面，然后站在运动员后面。同时触诊双肩疼痛部位和畸形。触诊肩部周围肌肉可以发现疼痛、异常肿胀或肿块，肌肉痉挛或保护模式及触发点。肩部的前面和后面都要触诊[13]。

特殊测试

一些特殊测试可以帮助确定肩部损伤的性质[12]。应记录肩关节主动和被动的活动范围并对比双侧，通过徒手肌力测试来评估肩部肌肉力量，作用于盂肱关节的肌肉和作用于肩胛骨的肌肉都需要测试。

以下测试可以用来评估肩关节不稳定、肩关节撞击综合征和肌肉无力。

恐惧试验

将手臂外展90°，在运动员可接受的范围内缓慢、轻柔地外旋肩部。有盂肱关节前部不稳定的运动员在肩外旋到终点前会表现出极大的恐惧，面部表情痛苦。不管何时，这种活动都不应该在强迫下进行（图18-7）[12]。

肩关节撞击试验

在过顶的位置被动屈曲和内收肱骨可能导致肱骨头和喙肩韧带之间的软组织被撞击。另一个测试包括同样会产生撞击的肱骨水平内收和被动内旋。（图18-8）。如果运动员感到疼痛并且反应痛苦，提示阳性[15]。

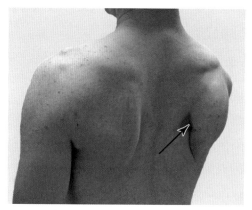

图18-6　翼状肩胛骨

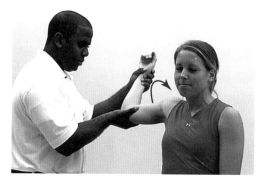

图18-7　肩恐惧试验

冈上肌无力试验

空罐试验可以检查冈上肌无力，运动员的两侧手臂向前屈曲90°，水平内收30°（图18-9）。在这个位置上，手臂尽可能地内旋，大拇指向下。检查者施加向下的阻力，运动员抗阻运动。检查可发现肌无力或疼痛，还可进行双侧肌力对比[12]。

> 空罐试验是检查冈上肌无力的试验。

胸锁关节不稳定试验

患者坐位，检查者先向前侧加压，然后向上、向下加压锁骨近侧端，以确定是否有因扭伤引起的关节不稳定和疼痛增强（图18-10A）。向内侧施加于肩部尖端的压力也许会增加疼痛[2]。

肩锁关节不稳定试验

首先触诊确定是否有肩峰和锁骨远端的移位。

然后从4个方向对锁骨远端施加压力，以确定关节的稳定性和疼痛是否增加（图18-10B）。压力施加在肩部的尖端，它会压迫肩锁关节并可能引起疼痛增加[2]。

肩关节复合体损伤的识别和处置

锁骨骨折

损伤原因

锁骨骨折（图18-11）是运动损伤中最常见的骨折之一。锁骨骨折是以手臂伸直的姿势摔倒时，以肩峰突起处着地间接造成，或者直接撞击锁骨造成[31]。大多数发生在锁骨的中1/3段。

损伤症状

锁骨骨折的运动员通常以患侧手臂支撑，头部朝患侧倾斜，下巴转向对侧。在检查中发现患侧锁骨比健侧位置略低。触诊可见肿胀、疼痛及轻微畸形[6]。

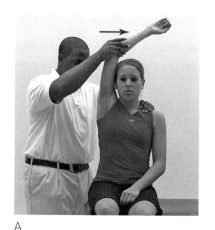

A

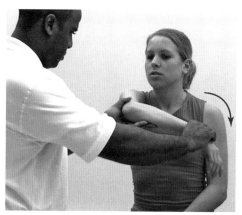

B

图18-8　肩关节撞击试验

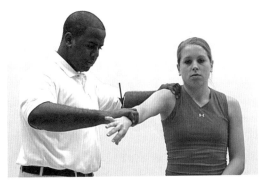

图18-9 空罐试验测试冈上肌无力。在水平内收30°、大拇指朝下的位置操作，检查者给手臂施加向下的阻力

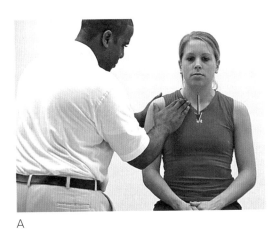

A

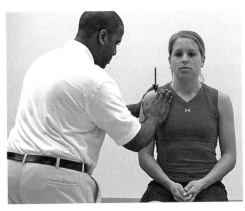

B

图18-10 A.评估胸锁关节不稳定；B.评估肩锁关节不稳定

治疗

应立即应用肩部固定器来处理锁骨骨折（图18-12）。如果有必要，对运动员的休克进行治疗。如果X线检查发现骨折，应由医师进行闭合复位，然后用锁骨悬带固定6~8周（图18-13）。在固定期之后，运动员应该开始低强度的等长运动和活动度训练，同时再使用

3~4周悬带对骨折进行保护。有时，锁骨骨折可能需要手术治疗[25]。

肱骨干骨折

损伤原因

肱骨干骨折（图18-14）在运动中偶尔发生，发生原因通常是直接撞击、脱位或者以手臂伸直的姿势摔倒。

损伤症状

肱骨干骨折很难仅仅通过外观检查识别。X线检查是唯一可靠的证据。较常见的症状可能是疼痛、手臂无法移动、肿胀、有压痛点和表面组织变色[22]。

治疗

诊断为肱骨干骨折后需要立即使用夹板或用悬带支撑，出现休克应立即治疗并转诊给医师。根据骨折的部位和严重程度，肱骨干骨折的运动员需退出比赛2~6个月[22]。

胸锁关节扭伤

损伤原因

胸锁关节扭伤（图18-15）在运动中相对少

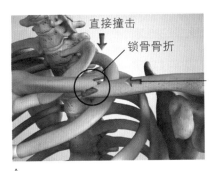

A

图18-11 锁骨骨折 A.通常由直接撞击或跌倒时肩部着地造成；B.锁骨骨折X线片

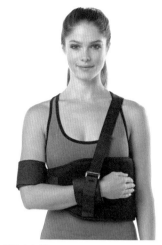

图18-12　肩部固定器（©2014 Breg, Inc.）

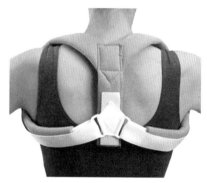

图18-13　锁骨骨折保护悬带（DJO Global.提供）

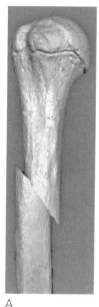
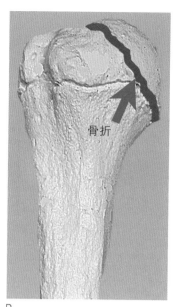

图18-14　肱骨干骨折　A.肱骨中段骨折；B.肱骨上部骨折

见。损伤机制是外力通过肱骨、肩关节和锁骨间接传递，或者是外力直接冲击锁骨，锁骨通常向上向前移位。

损伤症状

胸锁关节扭伤分为3级。1级扭伤的特点是疼痛和功能不全，有压痛点，但无关节畸形。2级扭伤表现为胸锁关节半脱位，肉眼可见畸形、疼痛、肿胀、压痛点，以及不能通过全幅活动外展肩部或使手臂在胸前交叉，提示稳定关节的韧带断裂。3级扭伤是最严重的，表现为锁骨在其胸骨连接处发生完全移位，锁骨移位、肿胀、功能障碍提示胸锁韧带完全断裂[29]。后位或者称"胸骨后位"的锁骨脱位虽然罕见，但可导致出血和近端气管的损伤，进而危及生命[11]。

治疗

要立刻遵循"PRICE"原则进行处置，接着进行固定（图18-13）。通常需要固定3~5周，然后进行渐进式恢复训练[16]。胸锁关节扭伤有很高的复发率。

肩锁关节扭伤

损伤原因

肩锁关节极易受到扭伤，尤其是在身体碰撞运动中[14]。主要的损伤机制是以伸直手臂的姿势摔倒或者直接撞击肩部尖端导致肩峰向下、向后、向内移位，同时将锁骨向下推至肋缘[14]（图18-16A）。

损伤症状

1级肩锁关节扭伤，在肩峰和锁骨外侧端交界处有压痛点和运动不适感。无畸形提示肩锁韧带和喙锁韧带轻度拉伤（图18-16B）[2]。

2级扭伤表现为肩锁韧带撕裂或断裂及喙锁韧带拉伤。触诊时有压痛点，并且运动员不能够全范围外展肩部及在胸前完全交叉双臂（图18-16C）[2]。

3级扭伤包括肩锁韧带和喙锁韧带断裂及锁骨脱位。这种损伤存在明显的锁骨远端畸形和突起，伴有剧烈疼痛、运动障碍和肩关节不稳

一名足球运动员被重重的铲球绊倒在地，左肩部的尖端着地。她主诉肩部尖端和胸部疼痛。由于疼痛，她过肩上举手臂困难。

? 这种损伤机制可能发生哪种损伤？

思考题18-1

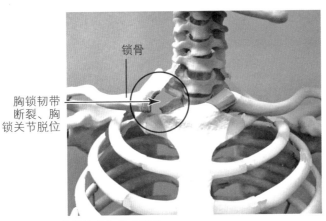

图18-15 胸锁关节扭伤和脱位

定（图18-16D）[2]。

治疗

肩锁韧带扭伤的急救处理包括3个基本步骤。

（1）应用冰敷和加压疗法控制局部出血。

（2）通过肩部固定器稳定关节（图18-12）。

（3）转诊给医师明确诊断和治疗[25]。1级扭伤固定3~4天，3级扭伤固定大约2周。对于3级扭伤，有效的康复计划包括关节活动训练、灵活性练习，并且在推荐的保护期后要立刻开始肌力练习[25]。在运动员可以忍受的强度、不导致疼痛和肿胀的情况下，应尽快推进训练计划。

盂肱关节脱位

损伤原因

最常见的盂肱关节脱位是肱骨头从关节囊里跨过关节盂唇向前和向下脱

> 用来测试盂肱关节稳定性的试验是恐惧试验（图18-7）。

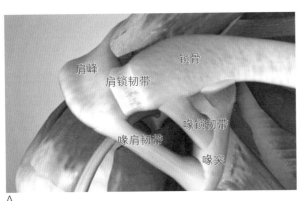

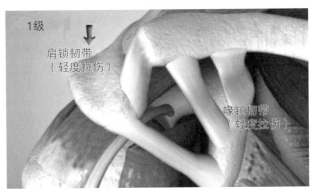

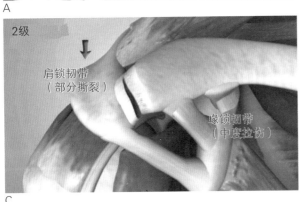

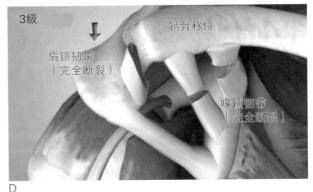

图18-16　A.关节和韧带解剖；B.1级肩锁关节扭伤；C.2级肩锁关节扭伤；D.3级肩锁关节扭伤

位，最终停留在喙突下（图18-17）。前脱位的损伤机制是肩外展、外旋和后伸导致肱骨头脱离关节盂[8]。在橄榄球运动中，擒抱摔倒或者在投掷过程中产生的异常力量都会导致脱位。很少发生肱骨头向下脱位。

盂肱关节囊、盂肱关节韧带拉伤或撕裂、盂肱关节盂唇缺损或起动态稳定肩关节作用的肩袖肌群无力都会导致肩关节慢性不稳定，因此运动员一旦发生盂肱关节脱位，以后将面临很高的盂肱关节脱位复发率[2,4,20]。

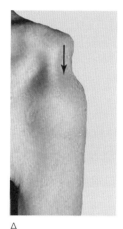 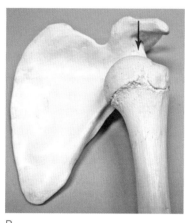

图18-17　A.盂肱关节前脱位；B.盂肱关节前下脱位的模型

损伤症状

运动员盂肱关节前脱位导致三角肌变平。触诊腋窝可见肱骨头隆起。让运动员用患侧手臂做轻微外展外旋动作，患侧手不能接触对侧肩部，常有中度至重度的疼痛和功能障碍[8]。

治疗

 盂肱关节脱位后早期处理需要使用悬臂带将盂肱关节和手臂固定在一个舒适的

位置，固定后由医师立刻复诊，使用冰袋冰敷控制出血[30]。在对脱位复位和固定后，应尽快进行肌肉修复[25]。复位后应继续用保护性悬臂带固定约1周（图18-12）。在疼痛允许的情况下，运动员应在指导下尽快进行力量强化训练。保护性肩带可以帮助限制肩关节的运动（图18-18）[9]。

肩关节撞击综合征

损伤原因

肩关节撞击的原因包括位于喙肩穹下的冈上肌腱、肩峰下囊和肱二头肌长头腱遭受机械性压迫（图18-19）[24]。反复的压迫最终导致这3个结构发炎、肿胀。撞击最常见于反复的过顶活动，如投掷、游泳、网球中的发球和排球中的扣球[5]。

> 肩关节撞击的原因包括位于喙肩穹下的冈上肌腱、肩峰下囊和肱二头肌长头腱受到机械性压迫。

损伤症状

运动员主诉无论何时，只要手臂处于过顶位置，肩峰周围就会呈现弥漫性疼痛；在外展70°～120°范

一名体操运动员的盂肱关节发生过反复性前脱位。他十分担心再次脱位。

？ 在康复期间，他应该专注于哪些训练以减少日后盂肱关节脱位的可能性？

思考题18-2

一名排球运动员在过顶发球时总是感到疼痛。她还表示当她在网边扣球时也总是感到疼痛。在评估中，观察到当肱骨头屈曲和内旋时，疼痛加重。

？ 当这名运动员的肩部处于过顶位置时，什么最有可能导致疼痛？

思考题18-3

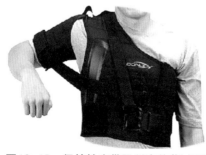 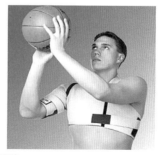

图18-18　保护性肩带限制肩关节过顶运动 （DJO Global.提供）

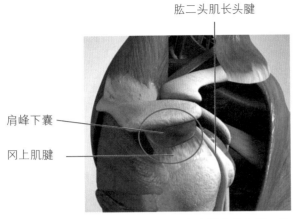

肱二头肌长头腱

肩峰下囊

冈上肌腱

图18-19 肩关节侧面观，展示了当肩关节发生撞击时受压的结构

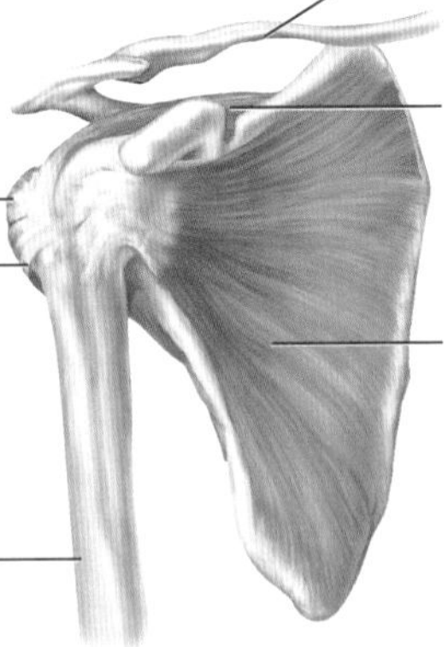

锁骨

冈上肌

冈下肌

小圆肌

肩胛下肌

肱骨

图18-20 具有内旋功能的肩袖肌群（前面观）（来自 Saladin, KS: Anatomy and physiology, ed. 5, Dubuque, IA. McGraw-Hill Higher Education, 2010.）

肩袖肌群

- 冈上肌
- 冈下肌
- 肩胛下肌
- 小圆肌

围内有疼痛弧出现[24]。外旋肌通常比内旋肌弱，下部和后部关节囊可能会有点紧绷。通常会呈现撞击试验阳性，空罐试验会加重疼痛[26]。

治疗

撞击的处理包括恢复正常的肩部生物力学，以便在过顶活动中保持喙肩穹下的空间[18]。PRICE原则可用来缓解早期疼痛。运动应集中于强化肩袖肌群和产生肩胛骨运动肌肉的力量，以及拉伸后部和下部的关节囊[21]。导致问题的动作首先应该被纠正，这样运动员可以从最初控制好运动的频率和难度，循序渐进地提高强度[25]。

肩袖拉伤

损伤原因

尽管任何肩袖肌腱都有可能受伤，但最常见的肌腱拉伤发生于冈上肌[34]（图18-20）。肩袖肌腱损伤的机制是手臂高速动态旋转，常常发生在过顶投掷运动中，或者其他需要肱骨旋转的运动中[23, 34]。大多数肩袖撕裂发生在冈上肌，通常运动员有长期的肩关节撞击或不稳定史，在40岁以下的运动员中相对少见[25]。肩袖肌腱的撕裂几乎总是发生在肱骨的肌肉止点附近。

损伤症状

和其他肌肉拉伤一样，肌肉收缩时肩袖肌腱会表现出疼痛，触诊时有压痛及由疼痛导致的肌力丧失。肌腱撕裂或完全断裂会导致严重的功能障碍，包括疼痛、功能丧失、肿胀和压痛[23]。冈上肌腱撕裂时，撞击试验和空罐试验均为阳性。

治疗

PRICE原则用来缓解早期疼痛。训练应集中于增强肩袖肌群力量。初期，训练的频率和难度应降低，之后强度逐渐加大[25]。

肩峰下滑囊炎

损伤原因

肩关节受到创伤或过度使用会造成肩部慢性炎症。滑囊炎可由直接撞击、跌倒时肩部尖端着地或肩关节撞击综合征产生。最常发炎的滑囊是肩峰下囊（图18-3）。

损伤症状

当运动员尝试移动肩部，特别是外展或屈曲、内收或内旋时会有疼痛，在肩峰下方有触痛，撞击试验阳性。

治疗

有必要使用冰袋或消炎药来减少疼痛。如果撞击是诱发滑囊炎的主要机制，那么，如前所述，应采取措施纠正不正确的动作[25]。运动员必须保持连贯的运动，强调保持全方位的运动，这样肌肉挛缩和粘连就不会使关节卡顿。

肱二头肌腱鞘炎

损伤原因

肱二头肌长头腱鞘炎在从事过顶运动的运动员中很常见。肱二头肌腱鞘炎在投手、网球运动员、排球运动员和投掷标枪运动员中普遍存在[19]。在这些高强度的击球运动中，肱二头肌被反复拉伸最终导致腱鞘和肌腱的炎症[17]。腱鞘炎也可能与肩袖肌群无力有关。

损伤症状

在上臂前面有压痛。可能还会有一些肿胀、局部温度增加和由炎症引起的捻发音（图18-21）。当进行过顶投掷运动时，运动员主诉疼痛。

治疗

肱二头肌腱鞘炎最好的处理方式是充分休息数天，同时每天应用冷敷来减轻炎症。消炎药可以缓解疼痛。在炎症控制后，开始渐进的肱二头肌力量和拉伸练习[25]。

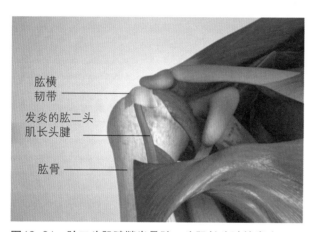

图18-21 肱二头肌腱鞘炎是肱二头肌长头腱的炎症

（图中标注：肱横韧带；发炎的肱二头肌长头腱；肱骨）

一名橄榄球锋卫在阻挡时撞到了上臂。

? 教练应该关注什么，如何避免？

思考题18-4

上臂挫伤

损伤原因

在接触性运动中上臂挫伤很常见。尽管上臂的任何肌肉都可能会有瘀青，但最易受累的肌肉在侧方，主要是肱肌、部分肱三头肌和肱二头肌。上臂外侧的反复挫伤可导致骨化性肌炎，通常称为"线卫臂"和"阻挡疣"。在骨化性肌炎中，异常的钙化或骨生长发生在肌肉或骨旁的软组织上。

损伤症状

上臂挫伤可能尤为妨碍肩关节活动，引起疼痛和压痛，局部温度升高，组织变色，肘部难以完全伸展和弯曲。

治疗

PRICE原则适用于受伤后24 h内。在大多数情况下上臂挫伤可迅速好转，通常在几天之内痊愈。治疗的关键是保护挫伤部位，防止上臂挫伤反复发作，降低骨化性肌炎的发生率[25]。对运动员来说，通过拉伸挫伤的肌肉来保持全幅运动也是很重要的。

摘要

- 肩关节具有很大的灵活性，但稳定性较差。因此，肩部非常容易受伤。许多涉及重复性过顶动作的体育活动给肩关节施加了很大的压力。
- 肩关节复合体由4个关节组成：胸锁关节、肩锁关节、盂肱关节及肩胛胸壁关节。
- 作用于肩关节复合体的肌肉包括起于中轴骨止于肱骨的肌肉、起于肩胛骨止于肱骨的肌肉，以及起于中轴骨止于肩胛骨的肌肉。
- 在评估肩关节复合体损伤时，教练必须考虑所有的关节。许多特殊测试可以帮助了解特定损伤的性质。
- 骨折多发生于锁骨或肱骨，而扭伤多发生于胸锁关节和肩锁关节。
- 盂肱关节脱位较为常见且多发生前脱位。当关节复位固定后，肌肉恢复训练要尽早开始。
- 肩峰撞击最常发生在从事过顶运动的运动员身上。肩关节撞击综合征包括冈上肌腱、肩峰下囊和喙肩韧带下肱二头肌肌腱受到机械性压迫。
- 肩袖拉伤、滑囊炎、挫伤、肱二头肌腱鞘炎都是运动员常见的肩关节损伤。

思考题答案

18-1 肩部尖端着地是肩锁关节扭伤或胸锁关节扭伤的典型损伤机制。锁骨骨折也有可能发生。

18-2 特别要进行增强肩袖肌群和肩胛稳定肌力量的训练。强化神经肌肉控制的运动应立即纳入康复计划。

18-3 运动员的疼痛可能是因手臂移动到完全外展或屈曲的位置时，机械性撞击或者压迫喙肩穹下的冈上肌腱、肩峰下囊、肱二头肌长头腱引起的。在肱骨内旋的整个过程中，喙肩穹下的空间被压缩。

18-4 最令人担忧的是反复挫伤后可发生肱二头肌或肱肌的骨化性肌炎。可以让运动员戴上保护垫以防止后续的挫伤，从而预防骨化性肌炎。

复习题和课堂活动

1. 与肩关节复合体相关的骨性和软组织结构有哪些？
2. 哪4个关节组成了肩关节复合体？
3. 如何防止肩部损伤？
4. 探讨投掷动作的每个阶段可能发生的损伤。
5. 什么原因会导致锁骨骨折？如何处理？
6. 探讨肩锁韧带和胸锁韧带扭伤的损伤机制。
7. 盂肱关节前脱位的常见机制是什么？如何处理？
8. 治疗肩关节撞击综合征需要解决哪些解剖结构性问题？
9. 简要描述肩袖撕裂的病史。
10. 运动员是如何患上肩部滑囊炎的？
11. 什么是骨化性肌炎？如何预防其发展？
12. 运动员是如何患上肱二头肌腱鞘炎的？

参考文献

［1］Andrews, J., & Wilk, K. 2009. *The athlete's shoulder.* New York, NY: Churchill Livingstone.

［2］Balcik, B. 2013. Evaluation and treatment of sternoclavicular, clavicular, and acromioclavicular injuries. *Primary Care: Clinics in Office Practice* 40(4):911–923.

［3］Braun, S. 2009. Shoulder injuries in the throwing athlete. *Journal of Bone and Joint Surgery* 91(4):966–978.

［4］Burns, T. 2010. Management of shoulder instability in in-season athletes. *Physician and Sports Medicine* 38(3):55–60.

［5］Cools, A. 2008. Internal impingement in the tennis player: Rehabilitation guidelines. *British Journal of Sports Medicine* 42(10):165–171.

［6］Craig, E. 2009. Fractures of the clavicle. In C. Rockwood, F. Masten, & M. Wirth (eds.), *The shoulder.* Philadelphia, PA: Elsevier Health Sciences.

［7］DiGiacomo, G. 2008. *Atlas of functional shoulder anatomy.* New York, NY: Springer.

［8］Dodson, C. 2008. Anterior glenohumeral joint dislocations. *Orthopedic Clinics of North America* 39(4):507–518.

［9］Finestone, A. 2009. Bracing in external rotation for traumatic anterior dislocation of the shoulder. *Journal of Bone and Joint Surgery* 91(7):918–921.

［10］Greenberg, 2014. Evaluation and treatment of shoulder pain. *Medical Clinics of North America* 98(3):487–504.

［11］Groh, G. 2011. Management of traumatic sternoclavicular joint injuries. *Journal of the American Academy of Orthopaedic Surgeons* 19(1):1–7.

［12］Hegedus, E. 2008. Physical examination tests of the shoulder: A systematic review with meta-analysis of individual tests. *British Journal of Sports Medicine* 42:82–90.

［13］House, J. 2010. Evaluation and management of shoulder pain in primary care clinics. *Southern Medical Journal* 103(11):1129–1135.

［14］Johansen, J. 2011. Acromioclavicular joint injuries: Indications for treatment and treatment options. *Journal of Shoulder and Elbow Surgery* 20(2):70–82.

［15］Kelly, S. 2010. The value of physical tests for subacromial impingement syndrome: A study of diagnostic accuracy. *Clinical Rehabilitation* 24(2):149–158.

［16］Kibler, B. 2008. Rehabilitation of the athlete's shoulder. *Clinics in Sports Medicine* 27(4):821–831.

［17］Kibler, B. 2012. Shoulder injury in the overhead athlete. *Sports Medicine and Arthroscopy Review* 20(1):1.

［18］Kromer, T. 2013. Physiotherapy in patients with clinical signs of shoulder impingement syndrome: A randomized controlled trial. *Journal of Rehabilitation Medicine* 113(1):58–64.

［19］Krupp, R. 2009. Long head of the biceps tendon pain: Differential diagnosis and treatment. *Journal of Orthopedic and Sports Physical Therapy* 39(2):55–70.

［20］Kuhn, J. 2010. A new classification system for shoulder instability. *British Journal of Sports Medicine* 44:341–346.

［21］Kuhn, J. 2009. Exercise in the treatment of rotator cuff impingement: A systematic review and a synthesized evidence-based rehabilitation protocol. *Journal of Shoulder and Elbow Surgery* 18(1):138–160.

［22］Kumar, V. 2013. Fractures of the shaft of the humerus. *Orthopedics and Trauma* 27(6):393–402.

［23］Lewis, J. 2010. Rotator cuff tendinopathy: A model for the continuum of pathology and related management. *British Journal of Sports Medicine* 44:918–923.

［24］Masten, F., & Arntz, C. 2009. Subacromial impingement. In C. Rockwood, F. Masten, & M. Wirth (eds.), *The shoulder.* Philadelphia, PA: W. B. Saunders.

［25］Myers, J., Rucinski, T., Prentice, W., & Schneider, R. 2015. Rehabilitation of shoulder injuries. In W. Prentice (ed.), *Rehabilitation techniques in sports medicine and athletic training.* Thorofare, NJ: Slack.

［26］Nan Tassel, D. 2014. Incidence of clavicle fracture in sports: Analysis of the NEISS database. *International Journal of Sports Medicine* 65(1):83–86.

［27］Norris, C. 2014. Shoulder impingement. *SportEx Dynamics* 42(10):21–28.

［28］Owens, B. 2009. Incidence of glenohumeral instability in collegiate athletics. *American*

Journal of Sports Medicine 37(9):1750–1754.

[29] Pallis, M. 2012. Epidemiology of acromiocl avicular joint injury in young athletes. *American Journal of Sports Medicine* 40(9): 2072–2077.

[30] Phillipson, M. 2012. Traumatic dislocation of the sternoclavicular joint. *Orthopedics and Trauma* 26(6):380–384.

[31] Smith, D. 2013. Sideline management of acute dislocation of the glenohumeral joint: A unique approach to athlete self-reduction. *International Journal of Sports Physical Therapy* 8(1):80–83.

[32] Wilk, K. 2006. Non-operative rehabilitation for traumatic and atraumatic glenohumeral instability. *North American Journal of Sports Physical Therapy* 1(1):16–31.

[33] Wrath, R. 2014. Anatomy and biomechanics of the sternoclavicular joint. *Operative Techniques in Sports Medicine* 42(10):2517–2524.

[34] Yadav, H. 2009. Rotator cuff tears: Pathology and repair. *Knee Surgery, Sports Traumatology, Arthroscopy* 17(4):409–421.

注释书目

Andrews, J., & Wilk, K. 2009. *The athlete's shoulder.* New York, NY: Churchill Livingstone.

Concentrates on both conservative and surgical treatment of shoulder injuries occurring specifically in the athletic population.

Donatelli, R. 2011. *Physical therapy of the shoulder.* Philadelphia, PA: Churchill Livingstone.

Clinical reference on shoulder rehabilitation, for physical therapists and rehabilitation professionals.

Iannotti, J., & Williams, G. 2013. *Disorders of the shoulder,* vols. 1 & 2: *Diagnosis and management.* Baltimore, MD: Lippincott, Williams, & Wilkins.

A complete two-volume set that covers essentially every subject relative to the shoulder complex.

Krishnan, S., & Hawkins, R. 2004. *The shoulder and the overhead athlete.* Baltimore, MD: Lippincott, Williams & Wilkins.

This text delivers comprehensive and up-to-date information on the evaluation, treatment, rehabilitation, and prevention of shoulder injuries in throwing and other overhead activities.

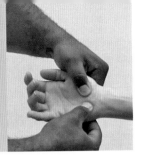

第19章

肘、前臂、腕与手

■ 目标

学习本章后应能够:

- 描述肘、前臂、腕和手的骨,以及韧带和肌肉解剖。
- 列出肘、前臂、腕和手预防损伤的注意事项。
- 描述常见肘、前臂、腕和手损伤的评估。

- 讨论肘、前臂、腕和手可能发生的各种损伤的可能原因和症状。
- 说明可用于处置肘、前臂、腕和手损伤的流程。

肘关节的解剖

骨

肘关节复合体由3块骨组成:肱骨、桡骨和尺骨(图19-1)。肱骨远端形成内、外上髁。尺骨鹰嘴(图19-11)与肱骨后部的滑车和鹰嘴窝相连接。桡骨头与尺骨小头相连接。3处独立的关节共同构成肘关节复合体:肱尺关节、肱桡关节和桡尺关节。肱尺关节和肱桡关节可发生屈曲和伸展动作,桡尺关节可发生旋前(前臂向内旋转)和旋后(前臂向外旋转)动作[6]。

韧带

尺侧(内侧)副韧带从肱骨内上髁走行至尺骨近端,是稳定肘关节外翻应力最重要的韧带。环状韧带附着于尺骨,环绕桡骨头,允许桡骨自由旋转,同时稳定桡骨头,防止桡骨头脱位。桡侧(外侧)副韧带能稳定内翻应力,它起于肱骨外上髁,大部分附着于环状韧带[18](图19-1)。

肌肉

肘关节肌肉由肱二头肌、肱肌和肱桡肌组成,均为肘关节屈肌。肱肌是主要的肘关节屈肌。肘关节伸展由肱三头肌控制。肱二头肌和旋后肌可使前臂旋后;前臂近段的旋前圆肌和前臂远端的旋前方肌则控制旋前[21](图19-2)(表19-1)。有关肘关节运动的更多信息,请参见附录C。

肘关节损伤的评估

通常,健身专业人员、教练和其他与运动和体育科学相关的人员都未接受过规范的损伤评估培训。因此强烈建议将受伤运动员转诊至有资质的医务人员(如医师、运动防护师、物理治疗师),以进行损伤评估。以下特殊测试方法仅为非医务人员提供一些基本思路,用以辨别运动员损伤的性质和严重程度。非医务人员的主要职责是识别与损伤相关的潜在"红旗征",对损伤提供适当的急救,并就如何初步处置损伤做出正确决定(包括是否立即

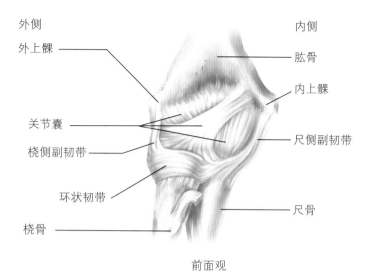

图19-1 肘关节的骨及韧带（前面观）（来自 Saladin, KS: Anatomy and physiology, ed. 5, Dubuque, IA: McGraw-Hill Higher Education, 2010.）

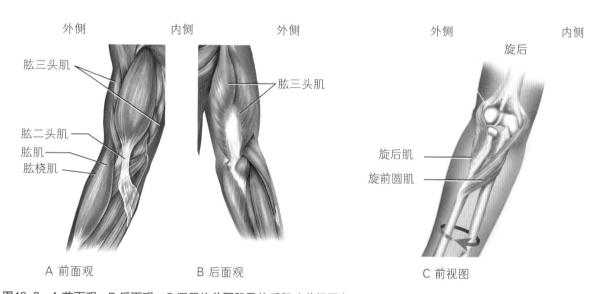

图19-2 A.前面观；B.后面观；C.深层旋前圆肌及旋后肌（前视图）（来自Saladin, KS: Anatomy and physiology, ed. 5, Dubuque, IA: McGraw-Hill Higher Education, 2010.）

表19-1	肘关节肌肉
肘关节屈肌	肱二头肌
	肱肌
	肱桡肌
肘关节伸肌	肱三头肌
	肘肌

返回比赛或训练）（参阅第8章）。

病史

与所有的运动损伤一样，了解损伤的发生过程十分重要。以下问题有助于评估肘关节损伤[19]：

- 这是新伤，还是长期存在的慢性损伤？
- 疼痛或不适是由创伤直接导致的吗（如跌倒时手臂外展去支撑身体或摔倒时肘关节屈曲且尖端着地）？
- 导致问题的原因是肘关节的突然过度伸展或反复过度使用的投掷式动作吗？
- 是否有增加或减轻肘关节疼痛的运动或姿势？
- 既往是否有肘关节损伤的诊断或治疗过肘关节损伤？
- 运动过程中是否有绞锁或摩擦的感觉？
- 前臂、手和手指是否有放射样刺痛或麻木感？

须确定疼痛的部位和持续时间。与肩痛一样，肘关节疼痛或不舒服可能是内脏器官功能障碍或神经根激惹或撞击引起的牵涉痛[19]。

注意：肘关节疼痛可能与肘关节损伤没有直接关系，但可能与颈部或肩部的牵涉痛有关。

视诊

应观察运动员的肘关节有无明显的畸形和肿胀。应观察肘关节的屈曲、伸展和臂外偏角：

- 臂外偏角异常增大或异常减小可能意味着损伤（图19-3）。正常的臂外偏角是5°～15°。
- 臂外偏角过大或过小可能提示骨或生长板骨折。
- 正常屈曲角度下降，不能完全伸展，或超过对侧的非正常的肘伸展（图19-4）可能表明存在关节问题。肘关节过伸（图19-5）女性比男性更常见[19]。

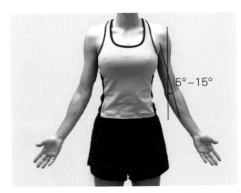

图19-3 肘关节臂外偏角、肘内翻、肘外翻程度的测定（正常角度为5°～15°）

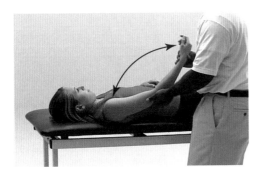

图19-4 肘关节屈曲及伸展测试

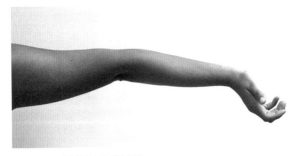

图19-5 视诊肘关节过伸

触诊

疼痛部位和畸形通过仔细触诊肱骨上髁、鹰嘴突、肱骨远端、尺骨近端及桡骨头近端完成[5]。触诊的软组织包括肌肉和肌腱、关节囊和关节周围的韧带。

特殊测试

外上髁炎和内上髁炎试验

测试时肘关节屈曲45°，腕关节抗阻伸展，这可以增加外上髁炎的疼痛（图19-6A）。当腕关节抗阻屈曲时，内上髁炎疼痛增加[5]。

功能评估

被动、主动和抗阻下完成肘关节屈曲和伸展，以及前臂的旋前和旋后运动，以评估关节、肌肉的疼痛部位和肌力下降的位置（图19-6B）。在被动和主动进行旋前和旋后运动时应尤其注意关节活动度。

肘、前臂和腕损伤的预防

各种急性创伤和慢性劳损很容易造成肘、前臂和腕的损伤。急性损伤通常见于直接撞击或跌倒时手外展撑地。在对抗性运动如橄榄球或棒球等高冲击性碰撞运动中，佩戴合适的保护垫可以减少撞击力，从而将受伤的可能性和严重程度降至最低。学习通过落地和翻滚来正确摔倒可避免伸手制动摔倒，这有助于预防多种常见的腕、前臂或肘损伤[38]。

一些策略可使肘或腕发生典型的慢性过度劳损的概率下降。运动员在投掷棒球或打网球时应限制重复动作的次数。确保所使用的投掷或击球技术是正确的，不会产生不必要的应力和负荷。选择并使用符合特定技术水平的训练设备（如选择握柄大小合适的网球拍）。运动员应通过参加力量训练，使这些关节周围的肌肉保持适当的肌力和耐力。应经常牵拉肘、前臂和腕的肌肉，以确保它们具有必要的柔韧性，允许关节完成整个活动范围内的运动。如果有慢性劳损的发展迹象，运动员应该休息一段时间，为损伤提供痊愈的机会，避免损伤进一步加重[38]。

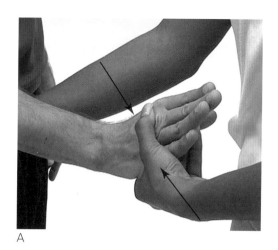

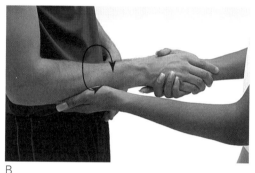

图19-6 A.内、外上髁炎试验；B.肘关节评估包括被动、主动和抗阻前臂旋前和旋后

肘关节损伤的识别和处置

鹰嘴滑囊炎

损伤原因

鹰嘴滑囊（图19-7）位于鹰嘴末端和皮肤之间，是肘关节最常受损的滑囊。鹰嘴滑囊位置表浅，因此容易遭受急性或慢性损伤，尤见于直接击打肘尖或摔倒时肘关节屈曲尖端着地[30]。

损伤症状

滑囊炎会表现为疼痛、明显肿胀和触痛。有时，肿胀会自发出现，而没有常规的疼痛和发热。

治疗

急性鹰嘴滑囊炎可冰敷和加压20 min。慢性鹰嘴滑囊炎需要保护性治疗方案。在极少数情况下，医师的抽吸治疗会促进愈合。尽管鹰嘴滑囊炎的病情一般不重，但却可能对活动仍有一定的限制，运动员参加比赛时应使用垫片妥当地保护滑囊[11]。

肘关节扭伤

损伤原因

造成肘关节扭伤的原因通常是过伸或前臂遭受向外弯曲或扭曲的力（外翻力），引起内侧副韧带损伤，如投掷动作中的伸展阶段[38]（图18-5B）。

损伤症状

运动员主诉疼痛和不能投掷或抓住物体，内侧副韧带有压痛点。

治疗

肘关节扭伤的急性期治疗包括至少 24 h的冷敷和绷带加压包扎，肘关节屈曲 90°，并使用吊兜悬吊制动。主要治疗目标是逐步帮助肘关节恢复全范围关节活动度，然后进行主动训练。在康复过程中，应限制并逐步增加投掷次数来控制投掷活动，直到肘关节灵活性和肌力完全恢复。如果肘关节不稳定，通常采用"Tommy John"术式来修复内侧副韧带和关节囊[38]。

外上髁炎

损伤原因

外上髁炎是运动中最常见的肘关节问题之一[3]。外上髁炎又称为网球肘，源于反手击球时过度伸展手腕[35]。外上髁炎的病因是手腕的重复伸展，最终导致外上髁止点处腕伸肌的刺激和炎症[3]。

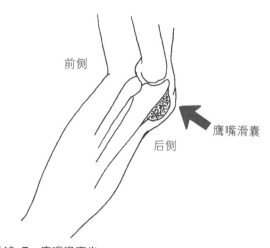

图19-7 鹰嘴滑囊炎

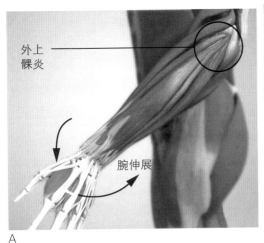
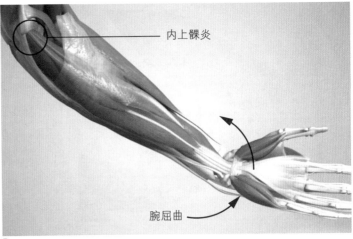

图19-8　A.外上髁炎；B.内上髁炎

损伤症状

运动员主诉在活动时和活动后，外上髁区域疼痛（图19-8A），疼痛逐渐加重且手和腕关节无力。检查显示外上髁处有压痛，腕关节抗阻伸展及肘关节完全伸展时有疼痛[37]。

治疗

 治疗包括立即使用 PRICE 原则，非甾体抗炎药（NSAIDs）和所需的止痛药[38]。

康复治疗包括活动度练习、渐进性抗阻练习、深层摩擦按摩、旋后位（掌心向上）的握力练习和避免旋前（掌心向下）的运动。可以在无痛范围内进行关节松动和牵拉[38]。运动员可佩戴反力支具或氯丁橡胶肘套1～3个月（图19-9）。必须教授运动员正确的技术技巧和正确使用设备的方法以避免再次受伤[3]。

内上髁炎

损伤原因

内上髁的刺激和炎症可由某些需要重复用力屈曲腕关节的体育活动引起（图19-8B）。它也称为"小联盟肘""投手肘""壁球肘""高尔夫球肘"和"标枪肘"。

损伤症状

用力屈曲腕关节时肱骨内上髁附近出现疼痛并可能沿手臂向下蔓延。通常有压痛点，某些情况下有轻微肿胀。腕关节被动活动很少引起疼痛，但主动活动会引起疼痛[37]。

治疗

中重度内上髁炎的保守治疗措施一般包括休息、冷疗或通过超声波加热[38]。可由医师开出止痛药和非甾体抗炎药。在肘关节屈曲处的正下方使用反力支具非常有利于降低肘关节压力（图19-9）。对于更严重的病例，可以用肘关节夹板固定并完全休息7～10天[33]。

肘剥脱性骨软骨炎

虽然剥脱性骨软骨炎多发生于膝关节，但也可发生于肘关节。

损伤原因

剥脱性骨软骨炎的病因尚不明确。但是，血供受阻可导致部分关节软骨及骨质的分裂和分离，在关节内形成游离体[2,9]。

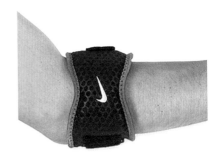

图19-9　治疗肘关节内、外上髁炎的反力支具（Nike,Inc. 提供）

损伤症状

青少年运动员通常主诉突然出现疼痛和肘关节绞锁，活动度在几天内缓慢恢复，也可能出现肿胀、疼痛和捻发音[2,9]。

治疗

反复发作的绞锁是手术摘除游离体的指征。如果不取出，最终可导致创伤性关节炎[38]。

尺神经损伤

损伤原因

> **有明显肘外翻的运动员尺神经易受损。**

由于尺神经位于肱骨内上髁暴露的位置，其易受到多种问题的影响。肘关节有明显外倾（肘外翻）的运动员可能会出现神经摩擦问题[36]。尺神经也可能由于结构畸形而反复脱位，或者在屈曲型活动中受韧带挤压撞击[38]。

损伤症状

| **感觉异常** 感觉缺失。

与疼痛不同，尺神经损伤的症状通常是第四指和第五指的感觉异常（麻木）。运动员诉第四指和第五指有灼烧感和麻刺感[36]。

治疗

尺神经损伤采取保守治疗。应避免在尺神经处直接施加压力等导致神经损伤恶化。当无法避免神经受压时，可以手术将尺神经前移到肘部[38]。

肘关节脱位

损伤原因

在体育活动中，肘关节脱位很常见，最常见的原因是摔倒时手部外展支撑且肘关节过伸，或者肘关节屈曲时严重扭转（图19-10）[4]。

损伤症状

前臂（尺骨和桡骨）的骨可能向后、向前或向外侧脱位。最常见的脱位是尺骨鹰嘴畸形，在这个过程中尺骨向后延伸，远远超出了它与上臂的正常对接。

肘关节脱位涉及大部分起稳定作用的韧带组织的破裂和撕裂，并伴有大量内出血和继发肿胀[24]，有严重的疼痛和失能。这种创伤的并发症可能包括对主要神经和血管的损伤[4]。肘关节脱位后应检查手腕是否有脉搏搏动，脉搏的缺失可造成更紧急的情况。

治疗

治疗首先要为运动员提供夹板固定，并立即送其就医以尽快复位关节。在大多数情况下，医师在复位前会使用麻醉剂来放松肌肉。复位后，医师经常将肘关节用夹板固定在屈曲位约3周。肘关节脱位和骨折一样，也可能发生神经、血管问题[38]。

> **思考题19-1**
>
> 一名女子标枪运动员主诉肘关节内侧疼痛并放射至前臂远端。运动员的手指有间歇性的麻木感、灼烧感及麻刺感。
>
> **?** 这名运动员有什么病症，它是怎么发生的？

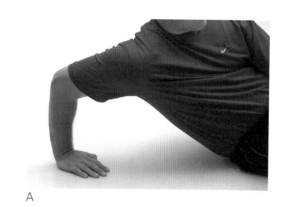

A

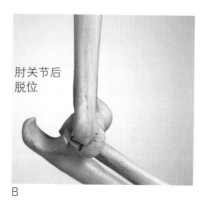

肘关节后脱位

B

图19-10　A.摔倒时手臂外展、肘关节屈曲支撑可导致肘关节脱位和（或）骨折；B. 向后脱位

肘关节骨折

损伤原因

几乎任何运动项目都可能发生肘关节骨折，通常由摔倒时手外展支撑、肘关节屈曲支撑或肘关节受到直接打击造成[38]。儿童和青少年运动员发生这类损伤的概率比成年人高得多。骨折可以发生于构成肘关节的任何一个或多个骨。摔倒时手臂伸展支撑常常会使肱骨髁上骨折或前臂骨折或腕骨骨折。

损伤症状

肘关节骨折可能会，也可能不会导致可见的畸形。受伤部位通常有出血、肿胀和肌肉痉挛。

治疗

因为肘关节骨折的严重性，必须立即谨慎处理。在冰敷和使用吊兜支撑后，运动员必须立即转诊医治。肘部骨折伴有迅速肿胀，

> 肘关节脱位或骨折可能出现神经、血管的问题。

可导致福尔克曼挛缩（Volkmann's contracture，缺血性肌挛缩），这种情况非常严重，通常不可逆[38]。

前臂的解剖

骨

构成前臂的骨有尺骨和桡骨（图19-11）。尺骨可认为是肱骨的直接延伸，长而直，且上端大于下端。桡骨被认为是手的延伸，其下端比上端厚。

关节

前臂骨间连接有三个：桡尺近侧关节、桡尺远侧关节和骨间膜。

肌肉

前臂肌肉由屈曲肌和旋前肌（位于前侧，与内上髁相连），以及伸展肌和旋后肌（位于后侧，与外上髁相连）组成（图19-12）。腕和手指的屈曲肌肉分为浅层肌肉和深层肌肉（表19-2）。有关前臂活动的更多信息，请参见附录C。

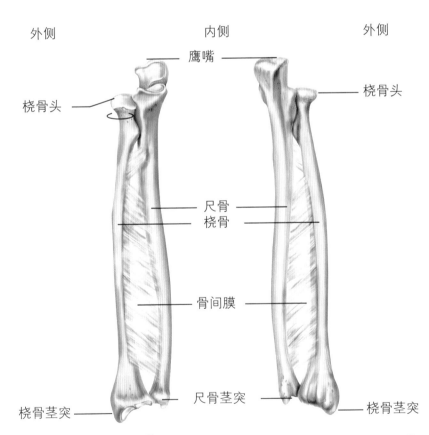

图19-11　前臂骨与骨间膜（来自Saladin, KS: Anatomy and physiology, ed. 5, Dubuque, IA: McGraw-Hill Higher Education, 2010.）

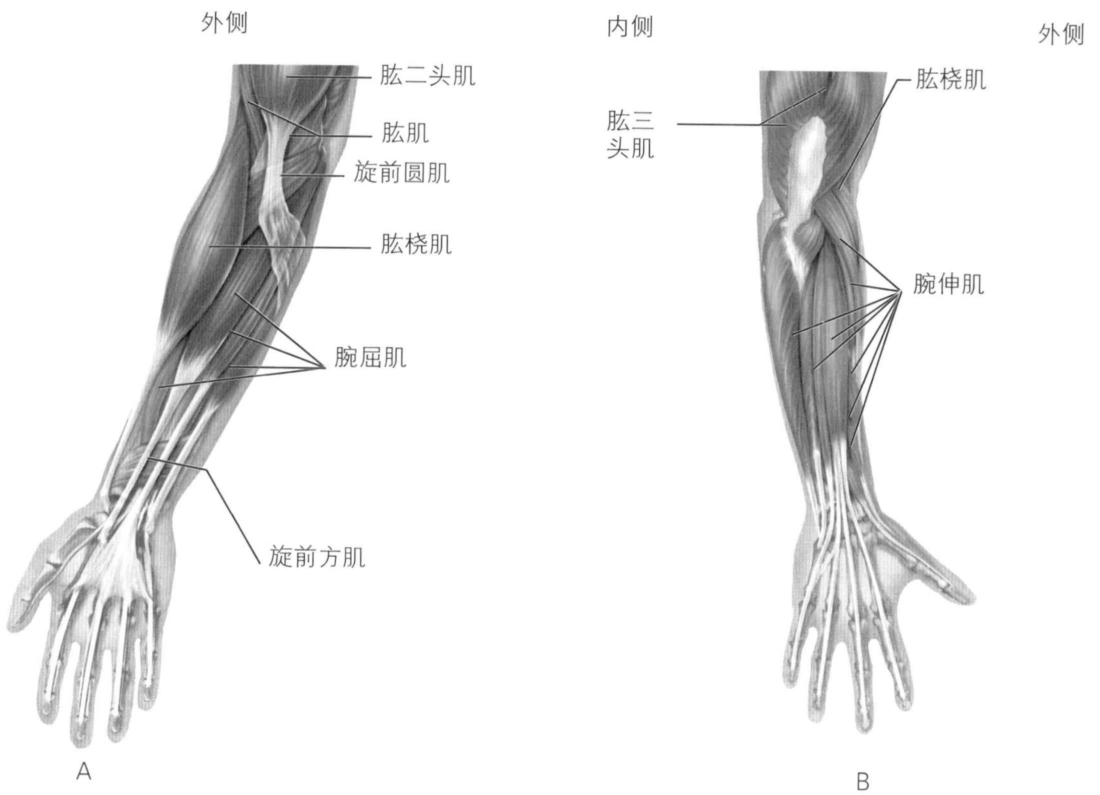

图19-12　前臂肌肉　A.前面观；B.后面观（来自 Saladin, KS: Human anatomy, ed. 10, 2010, Dubuque, IA: McGraw–Hill Higher Education, 2010.）

表19-2	前臂肌肉
前臂旋前	旋前圆肌
	旋前方肌
前臂旋后	旋后肌
	肱二头肌

前臂损伤的评估

通常，健身人员、教练和其他与运动和体育科学相关的人员未接受过损伤评估的适当培训。因此强烈建议将受伤运动员转诊至有资质的医务人员（如医师、运动防护师、物理治疗师）以进行损伤评估。

病史

在评估前臂损伤时提出以下问题：
- 造成损伤的原因是什么（如钝挫伤、投掷或长期过度使用）？
- 受伤当时有什么症状？症状是受伤之后出现的吗？
- 症状是局部的还是弥漫的？
- 是否有肿胀或变色？
- 是否立即有功能丧失？
- 接受了什么治疗？
- 这种损伤是即刻发生的还是逐渐发生的？

视诊

首先对整个前臂进行视诊，包括腕和肘，检查是否有明显的畸形、肿胀和皮肤缺损。如果不存在畸形，则观察运动员的前臂旋前和旋后。

触诊

对前臂的受损部位及受损部位远端的区域进行触诊。触诊可发现压痛、水肿、骨折畸形、皮温变化、骨碎片或骨不连。

前臂损伤的识别和处置

挫伤

损伤原因

在美式橄榄球等对抗性运动中，前臂持续暴露在挫伤的风险中。尺侧在手臂格挡中受到大部分的打击，因此遭受更多的挫伤。这个区域的挫伤可以分为急性或慢性。急性挫伤在极少数情况下会导致骨折[13]。慢性挫伤是由反复击打，伴随多次前臂刺激发展而来的。

损伤症状

最常见的症状是肌肉或骨骼出现不同程度的疼痛、肿胀和血液堆积（血肿）。大范围的瘢痕组织可能会取代血肿，在某些情况下，骨痂会取代瘢痕组织。

治疗

应在急性期给予受伤前臂适当的治疗，在非睡眠时间每1.5 h应使用PRICE原则治疗20 min，伤后第2天进行冷疗和训练。对于易患这种损伤的运动员保护前臂很重要。最好的保护措施包括在赛季早期使用前臂全长度海绵橡胶垫。

前臂疼痛综合征与其他劳损

损伤原因

前臂劳损发生在各种运动中，最常见的诱因是重复的静态收缩。前臂疼痛综合征经常出现在体操运动中，原因可能是前臂肌肉的静态收缩，如运动员在鞍马表演时发生的肌肉收缩。持续的静态肌肉收缩可导致前臂深层结缔组织的细微撕裂。

> 前臂疼痛综合征与胫骨疼痛综合征一样，通常发生在体育赛季前期和后期。

损伤症状

前臂疼痛综合征的主要症状是横跨前臂背部的伸肌隐痛，隐痛可伴随肌无力。触诊显示肌肉间的深层组织受到刺激。这种情况的出现没有明显的诱因，与胫骨疼痛综合征一样，前臂疼痛综合征通常发生在体育赛季前期和后期，提示身体状况不佳或长期疲劳。

治疗

前臂疼痛综合征的处置应以治疗症状为主。运动员应专注于通过抗阻训练来增强前臂力量。在活动过程中还应强调休息、冷疗、热疗和使用支持性缠裹。

前臂骨干骨折

损伤原因

前臂骨折（图19-13）在活跃的儿童和青少年中尤为常见。前臂骨折因打击或跌倒时手臂外展支撑

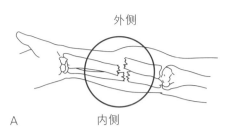

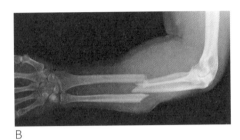

图19-13　A.桡骨和尺骨骨折；B.尺骨开放性骨折（B: Courtesy Jordan B. Renner, MD, Department of Radiology and Allied Health Sciences, University of North Carolina.）

引起。尺骨或桡骨单独骨折比同时骨折罕见[13]。

损伤症状

骨折通常表现为长骨骨折的所有特征：疼痛、肿胀、畸形和骨不连。运动员年龄越大，软组织大范围受损的危险越大，出现功能障碍的可能性也越大[13]。

治疗

为预防并发症，必须立即冷敷骨折处，用夹板及吊兜固定手臂，并转诊运动员就医。运动员通常8周左右不能活动。

科利斯骨折（Colles fracture）

损伤原因

科利斯骨折（图19-14）是最常见的前臂骨折之一，涉及桡骨远端[17]。发生科利斯骨折的原因通常是跌倒时手臂外展且手腕伸展支撑，使前臂向后和向上过伸。远端骨折块向后位移，可导致餐叉样畸形。史密斯骨折（Smith fracture）和科利斯骨折相似，都是由跌倒时手部支撑造成的。但在史密斯骨折中，腕关节弯曲导致桡骨远端骨折块向前位移位。史密斯骨折没有科利斯骨折常见[31]。

损伤症状

在大多数情况下，腕关节有明显的畸形。有时不存在畸形，损伤可能会被视为严重的扭伤。受损

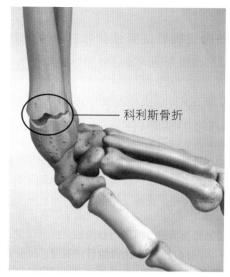

图19-14 科利斯骨折的常见体征

区域出血很严重，积聚的液体会导致腕关节大范围肿胀，如果不加控制，还会造成手指及前臂的大范围肿胀。韧带组织通常不受损伤，但肌腱可能从附着处被撕裂，并可能损伤正中神经[31]。

治疗

主要处置方法是冰敷、夹板固定腕关节、吊兜固定患肢，然后转诊运动员就医以进行X线检查和固定。并发症少见，发生科利斯骨折的运动员在1~2个月内不能参加运动。

腕、手和手指的解剖

骨

腕由桡骨和尺骨的远端形成，近侧列有4块腕骨，远侧列有4块腕骨与5个掌骨相连。掌骨连接近端的腕骨和远端的指骨，形成掌指（MCP）关节。第2~5个指分别由近、中、远节指骨构成，而拇指只有2个指骨构成（图19-15）[28]。

韧带

腕由一系列复杂的多韧带复合组成，这些韧带将腕骨、尺骨和桡骨及近端掌骨连接在一起。腕部损伤主要发生在尺侧副韧带和桡侧副韧带。横穿腕骨掌侧的是屈肌支持带。该韧带作为腕管的顶部，经常压迫到正中神经（图19-16A）。指骨间关节有内侧和外侧副韧带，以及在掌侧的增厚关节囊，称为掌板[28]。

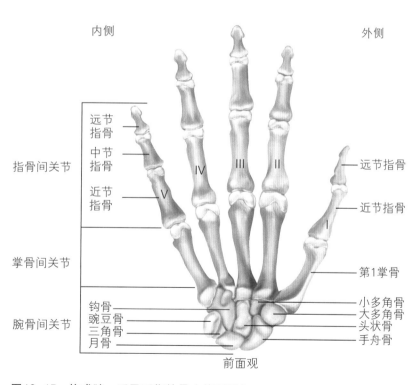

图19-15 构成腕、手及手指的骨（前面观）（来自 Saladin, KS: Anatomy and physiology, ed. 5, Dubuque, IA: McGraw-Hill Higher Education, 2010.）

肌肉

走行于腕和手的肌肉是由外在肌（也称非固有肌，起源于手外部）和内在肌（也称固有肌，起源于手内部）组成的复合体。一般来说，腕、手内侧、前侧肌肉的作用是屈曲腕和手指，而腕、手后侧和外侧肌肉的作用是伸展腕和手指（图19-16）。手的内在肌也可使手指外展、内收，并可使拇指对掌和对指（表19-3）[28]。有关腕和手指运动的更多信息，请参见附录C。

思考题19-2

一名年轻的运动员从双杠上摔下来，支撑时左手外展，迫使手腕过度伸展。出现了明显的腕部畸形。

？ 描述出现的畸形和应采取的措施。

表19-3	腕、手和手指的肌肉
腕屈肌	桡侧腕屈肌
	尺侧腕屈肌
腕伸肌	桡侧腕长伸肌
	桡侧腕短伸肌
	尺侧腕伸肌
指屈肌	指深屈肌
	指浅屈肌
指伸肌	指总伸肌
	小指伸肌
	示指伸肌
拇指屈肌	拇长屈肌
拇指伸肌	拇长伸肌
	拇短伸肌
拇指外展肌	拇长展肌
拇指内收肌	拇收肌

腕、手和手指损伤的评估

通常，健身专业人员、教练和其他与运动和体育科学相关的人员未接受过损伤评估的适当培训。因此强烈建议将受伤运动员转诊至有资质的医务人员（如医师、运动防护师、物理治疗师）处，以进行损伤评估。

病史

与其他情况一样，评估者询问疼痛的位置和类型：

- 增加或减轻疼痛的因素有哪些？
- 是否有外伤或过度使用病史？
- 进行了哪些治疗或药物治疗？

视诊

视诊运动员时，注意手臂及手的不对称处：

- 是否存在任何姿势差异？
- 运动员是否将受伤部位紧紧握住或对受伤部位采取保护姿势？
- 腕或手是否有肿胀？

注意使用手书写或解开衬衫纽扣等的方式。观察手的整体姿态。当要求运动员张开和握住手掌时，评估者应注意这些动作是否能够完整和有节奏地进行。另一个常规功能活动的检查是让运动员的拇指尖与其他手指尖对指数次。最后要观察指甲的颜色。指甲不是粉红色而是非常苍白色可能表明存在血液循环问题。

触诊

触诊腕部的骨骼有无疼痛和畸形。检查者触诊每个腕骨、掌骨、掌指关节和指骨，从近端指骨间关节（PIP）触诊到远端指骨间（DIP）关节。触诊每根穿过腕部的肌腱，并触诊第2~5指和拇指的屈肌。在背侧，检查者应触诊伸肌腱和指骨。

腕及手损伤的识别和处置

腕扭伤

损伤原因

在腕骨区域，很难区分腕扭伤和肌腱拉伤。扭伤是目前为止最常见的腕损伤[21]。任何异常、强迫的腕部活动都可导致腕扭伤。倒地时腕过度

> 扭伤是运动中最常见的腕损伤，且常常处置不当。

伸展支撑是最常见的腕扭伤原因，但剧烈的屈曲或扭转也会造成伤害（图19-10）[17]。

损伤症状

运动员主诉疼痛、肿胀、难以活动腕关节。检查时有压痛、肿胀和活动度受限。

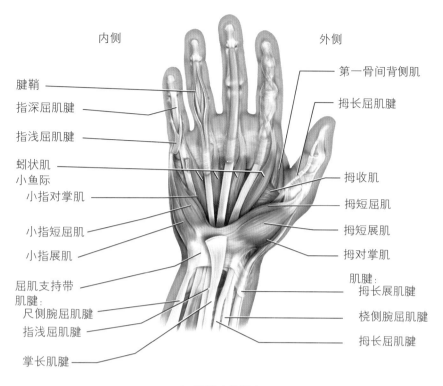

内侧   外侧

腱鞘 ————————   ———— 第一骨间背侧肌

指深屈肌腱 ——————   ———— 拇长屈肌腱

指浅屈肌腱 ——————

蚓状肌 ——————————
小鱼际

　小指对掌肌 ————————   ———— 拇收肌

　小指短屈肌 ————————   ———— 拇短屈肌

　小指展肌 ——————————   ———— 拇短展肌

屈肌支持带 ————————————   ———— 拇对掌肌
肌腱：   肌腱：
　尺侧腕屈肌腱 ————————   ———— 拇长展肌腱

　指浅屈肌腱 ——————————   ———— 桡侧腕屈肌腱

　掌长肌腱 ————————————   ———— 拇长屈肌腱

A 掌侧（前侧）

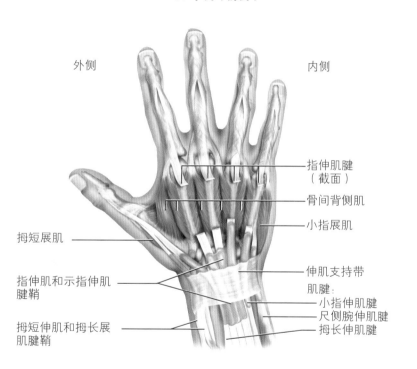

外侧   内侧

———— 指伸肌腱
　　　（截面）

———— 骨间背侧肌

———— 小指展肌

拇短展肌 ————————

指伸肌和示指伸肌 ——————   ———— 伸肌支持带
腱鞘   肌腱：
                                   ———— 小指伸肌腱
拇短伸肌和拇长展 ——————   ———— 尺侧腕伸肌腱
肌腱鞘   ———— 拇长伸肌腱

B 背侧（后侧）

图19-16　手部肌肉　A.掌侧（前侧）；B.背侧（后侧）

治疗

所有严重扭伤的运动员应交由医师进行X线检查，以确定是否存在骨折。轻度和中度扭伤最初应给予PRICE原则治疗、夹板固定和镇痛药。在运动员受伤后立即开始腕关节肌力强化训练是可取的。贴扎治疗的支持有助于愈合和防止进一步的损伤。

腕部肌腱炎

损伤原因

腕部肌腱炎发生在举重运动员、赛艇运动员和其他需要重复进行腕部加速和减速运动的参与者中[31]。

损伤症状

运动员主诉使用肌腱时有疼痛或被动伸展时有疼痛。肌腱有压痛和肿胀。

治疗

在最初的48～72 h，应用冰按摩（每天4次、每次10 min）治疗急性疼痛和炎症，同时使用非甾体抗炎药，并休息。夹板固定腕关节可以保护受伤的肌腱。肿胀消退后应强调改善活动度。疼痛和肿胀都消退后可以开始进行渐进性抗阻训练[31]。

腕管综合征

损伤原因

腕管位于腕关节前部。腕管的底部由腕骨构成，顶部由腕横韧带构成（图19-17）。有许多解剖结构经过这个有限的空间，包括8条指长屈肌腱和滑膜鞘，以及正中神经。腕管综合征由肌腱和滑膜鞘的炎症引起，最终导致正中神经受压[34]。腕管综合征最常见于从事需要反复屈腕活动的运动员，它也可能由腕关节前侧的直接冲击造成[34]。

损伤症状

正中神经受压通常导致感觉和运动能力缺失[22]。感觉变化可导致正中神经支配的拇指、示指、中指和手掌刺痛、麻木和感觉异常。正中神经支配示指和中指的蚓状肌和3个鱼际肌。因此，拇指活动无力与这种情况有关[22]。

治疗

最初应保守治疗，包括休息、在稍伸展位固定腕关节，并推荐使用非甾体抗炎药。如果该综合征持续存在，可能需要注射皮质类固醇并对腕横韧带进行手术减压[21]。

手舟骨骨折

损伤原因

手舟骨是骨折最频繁的腕骨[12]。损伤通常是由摔倒时手臂外展支撑造成的，手舟骨被压在桡骨和第二列腕骨之间[7]（图19-18A）。

损伤症状

新发的手舟骨骨折的症状包括腕骨区域肿胀和鼻烟壶处手舟骨附近的严重压痛点[12]（图19-18B）。

治疗

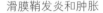

对有这些症状的运动员，应使用冷敷、夹板固定，并将运动员转诊就医进行X线检查和支具保护[30]。手舟骨骨折在最初的X线检查中被漏诊并不少见。在大多数情况下，大约需要支具固定6周，然后进行力量训练并辅

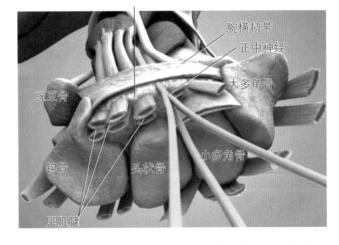

图19-17 腕关节横切面显示位于腕横韧带下方的腕管和屈肌腱，滑膜鞘发炎肿胀，正中神经受压

以保护性贴扎。康复治疗时停用制动固定[12]。腕关节需要增加3个月的保护，以防冲击负荷。在许多情况下，手舟骨不能正常愈合，常常需要手术治疗[7]。

钩骨骨折

损伤原因

钩骨骨折，特别是钩骨钩骨折，可因跌倒导致，但更常见的是握着网球球拍、棒球棒、长曲棍球棒、曲棍球棒或高尔夫球杆等运动器械时被冲撞所致[18]。

损伤症状

运动员会出现腕关节疼痛、无力和压痛点。尺神经可能由于靠近钩骨而受损[18]，小指和环指可能有针刺感、麻木感和无力。

治疗

通常选择支具固定腕关节。可以通过使用环形垫来减轻该区域的压力以保护钩骨钩[23]。

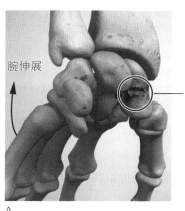

腕伸展

手舟骨骨折

A

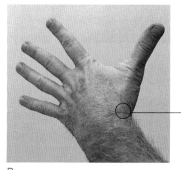

鼻烟壶

B

图19-18 A.摔倒时腕关节过度伸展导致腕舟骨骨折；B.手舟骨骨折导致鼻烟壶处的压痛点

腕部囊肿

损伤原因

很多人认为腕部囊肿是关节囊或肌腱滑膜鞘或囊性结构的疝出。它通常在腕关节反复用力过度伸展后缓慢出现，并含有透明的、黏蛋白状的液体。腕部囊肿最常出现在腕背部（图19-19）[16]。

思考题19-4

一名橄榄球运动员在球场拳打脚踢时伤了右手。

? 可能出现哪些损伤？

损伤症状

运动员主诉有偶发性疼痛，且痛处有肿块。伸展腕关节会增加疼痛。局部会有囊性组织，可能触之柔软、有弹性或非常坚硬[25]。

治疗

传统治疗方法是先用手指按压消肿，然后使用一段时间毡压垫以促进愈合。较新的方法是采用抽吸和化学烧灼相结合的方式，随后使用压力垫[31]。这两种方法都不能防止囊肿复发。手术切除是最好的治疗方法[16]。

第五掌骨骨折（拳击手骨折）

损伤原因

造成第五掌骨骨折的原因与拳击和武术有关，因此通常称为拳击手骨折（图19-20）。掌骨骨折通常是由击打墙壁或他人而产生的直接轴向力造成的[32]。

损伤症状

第五掌骨骨干有压痛点，可能有可触及的凹陷。当运动员握拳时，关节呈下沉或凹陷状。迅速出现肿胀。

治疗

疑似拳击手骨折的运动员应交由医师 进行复位和固定，为期3～4周[30]。

手指损伤的识别和处置

手指在对抗性运动中极易受伤（图19-21）。虽然大多数人并不认为手指损伤是严重的，但在许多情况下，手指损伤会造成严重的长期功能障碍。因此，正确处置这些损伤至关重要。

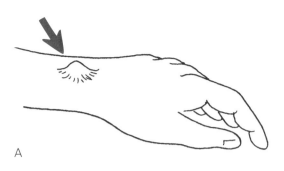

A

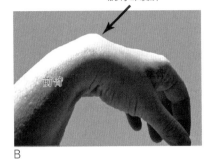

腕背部囊肿

B

图19-19 腕背部的囊肿

锤状指

损伤原因

锤状指有时称为"棒球指"或"篮球指"。它是由投出的球击中指尖造成的,这会挤压并从止点撕脱伸肌腱且带有骨片[1](图19-22A)。

损伤症状

运动员主诉远端指骨间关节疼痛。X线检查可显示远节指骨从背侧近端撕脱。运动员无法伸展手指,手指保持在大约30°关节屈曲位。损伤处也有压痛点,通常可以触及撕脱的骨片[27](图19-22B)。

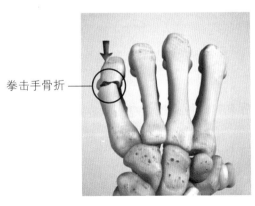

拳击手骨折

图19-20 第五掌骨的拳击手骨折

治疗

对于疼痛和肿胀使用PRICE原则处置。如果没有骨折,应立即用夹板把远节指骨固定在伸展位,全天要24 h持续固定,固定6~8周[30](图19-23)。

钮孔状畸形

损伤原因

钮孔状畸形也称钮扣状畸形,由中节指骨上的伸肌腱断裂引起。指尖处的损伤,迫使远端指骨间关节伸展,近端指骨间关节屈曲[8]。

损伤症状

运动员主诉有严重的疼痛且不能伸展远端指骨间关节。有肿胀、压痛点和明显的畸形[8]。

治疗

对钮孔状畸形的处置包括冷敷,然后用夹板将近端指骨间关节固定在伸展位(图19-24)[30]。注意:如果固定不当,将发展成典型的钮孔状畸形。夹板固定5~8周。夹板固定时,要鼓励运动员屈曲远节指骨[31]。

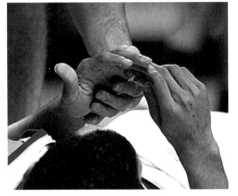

图19-21 在对抗性运动中,腕和手指损伤很常见

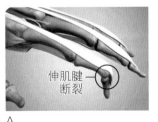

伸肌腱断裂

A

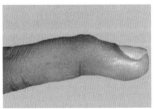

B

图19-22 锤状指

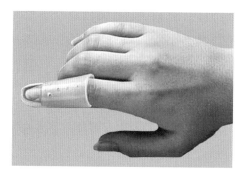

图19-23　夹板固定锤状指

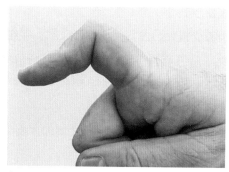

A

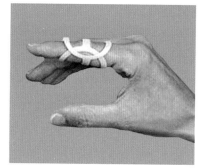

B

图19-24　A.钮孔状畸形；B.椭圆"8"字夹板

球衣指

损伤原因

球衣指是指深屈肌腱从远节指骨止点处断裂。最常发生在环指，当运动员试图抓住对手的球衣时，导致肌腱断裂或有小骨片撕脱[15]（图19-25）。

损伤症状

由于肌腱不再附着在远节指骨上，远端指骨间关节不能屈曲，手指处于伸展位。远节指骨端有疼痛和压痛点[15]。

治疗

 如果肌腱没有通过手术修复，运动员将永远无法屈曲远端指骨间关节，从而导致握力减弱；手术修复后手指关节功能相对正常。如果进行手术，康复需要12周左右，而且肌腱经常滑动不良，有再次断裂的可能。

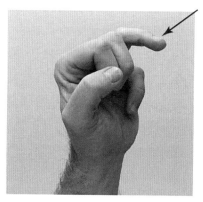

图19-25　球衣指涉及屈肌腱的断裂和手指屈曲能力的丧失

猎人拇指

损伤原因

拇指掌指关节尺侧副韧带扭伤在运动员中很常见，特别是滑雪运动员和橄榄球阻截队员。棒球和垒球运动员的拇指被球击中并在关节上施加扭矩时，也会发生这种情况[29]。受损机制通常是近节指骨的被迫外展，偶尔联合过度伸展[20]。

损伤症状

运动员主诉尺侧副韧带疼痛、无力和捏合痛。检查显示拇指内侧有压痛和肿胀。

治疗

 因为捏合稳定性严重降低，必须进行适当的即刻和后续治疗。如果有关节不稳，应立即将运动员转诊给骨科医师[20]。如果关节稳定，应进行X线检查以排除骨折。拇指应夹板固定保护3周，或直到疼痛消失[29]。

副韧带扭伤

损伤原因

手指副韧带扭伤在篮球、排球和橄榄球等运动中很常见。副韧带扭伤的常见原因是指尖受到轴向力，从而产生"挤压"效应[27]。

损伤症状

关节受损处，尤其是副韧带区域，存在严重的压痛点。当关节屈曲到150°时，可能存在外侧或内侧关节不稳。

治疗

副韧带损伤的处置包括急性期的冰袋冷敷、X线检查和夹板固定。

指骨脱位

损伤原因

指骨脱位（图19-26）经常发生在运动中，主要是由球击到指尖造成的。造成损伤的冲击力通常从掌侧向上传导，使得第一或第二关节向背侧移位[14]。由此造成的问题主要是支撑性关节囊组织的撕裂，并伴有出血。在脱位的关节内和周围可能有屈肌或伸肌腱断裂和骨折碎片[14]。

治疗

脱位拇指的复位应交由医师完成。为确保脱位手指的最佳愈合，应用夹板将拇指固定在30°屈曲位约3周[26]。不当的固定可能导致关节不稳定和（或）瘢痕组织过多，并可能导致永久性畸形。当运动员恢复活动时，脱位的手指可以通过贴扎技术固定在相邻的手指上以获得附加支持。

必须特别注意拇指和第二或第三指关节的脱位[14,29]。拇指功能正常对掌的灵巧性是必不可少的，因此，任何拇指损伤都应认真处理[29]。拇指脱位常常发生在第二关节，这是由于外伤时拇指尖受到剧烈的打击，迫使拇指过度伸展并使第二关节向下位移。手指第三关节的任何脱位都可能

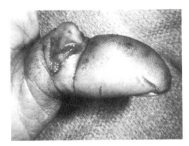

图19-26　拇指的开放性脱位

导致并发症，需要骨科医师的及时处置。所有的手部脱位必须进行X线检查以排除骨折[14]。

指骨骨折

损伤原因

造成指骨骨折的原因有多种：手指被踩到、被球击中或被扭曲[14]。

损伤症状

运动员主诉有手指疼痛和肿胀。骨折处有压痛感。

治疗

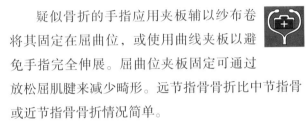

疑似骨折的手指应用夹板辅以纱布卷将其固定在屈曲位，或使用曲线夹板以避免手指完全伸展。屈曲位夹板固定可通过放松屈肌腱来减少畸形。远节指骨骨折比中节指骨或近节指骨骨折情况简单。

甲下血肿

损伤原因

手指远端的挫伤或挤压伤会导致血液在指甲下的甲床中堆积。在指甲下面的狭窄空间内聚集的血液可能会产生极度疼痛，并最终导致指甲脱落[10]。

损伤症状

甲床出血可能是即刻或缓慢的，并产生相当大的疼痛。指甲下面的区域呈蓝紫色，轻轻按压指甲会极大地加剧疼痛。

治疗

应立即使用冰袋，并抬高手以减少出血。在随后的12~24 h内，通过在指甲上钻小孔来释放指甲下的血液压力。钻孔必须在无菌条件下进行，最好由医师或运动防护师完成。因为可能会有更多的血液堆积，再次指甲钻孔很常见[10]。

生物危害

摘要

- 肘部的肱桡关节和肱尺关节可产生屈伸运动，桡尺关节可产生前臂旋前和旋后。
- 尺骨鹰嘴滑囊炎发生于摔倒时肘尖支撑。
- 肘部尺侧副韧带损伤是由反复过顶投掷的外翻力造成的。
- 内上髁炎也称为高尔夫球肘、壁球肘或投手肘，由腕关节反复用力屈曲造成。
- 外上髁炎或网球肘因反复伸展腕关节造成。
- 肘关节脱位是摔倒时手部外展支撑，肘关节过度伸展所致，桡骨和尺骨向后脱位。存留的稳定程度决定了康复的进程。如果肘关节稳定，短暂的固定后可进行康复治疗。

- 肘关节骨折可能是直接击打或摔倒时手外展支撑或肘关节屈曲支撑造成的。它们可以通过支具固定或手术进行复位固定。
- 前臂由尺骨、桡骨及腕的屈肌和伸肌组成。该区域的运动损伤通常包括挫伤、慢性前臂疼痛综合征、急性拉伤和骨折。
- 腕损伤通常由跌倒时手臂外展支撑或重复的屈曲、伸展和（或）旋转动作造成。常见的损伤有扭伤、肌腱炎、腕管综合征、手舟骨骨折、钩骨骨折和腕部囊肿。
- 在体育活动中，手和手指经常受伤。常见的损伤包括拳击手骨折、锤状指、钮孔状畸形、球衣指、猎人拇指、副韧带扭伤、指骨脱位、指骨骨折及甲下血肿。

思考题答案

19-1 这名标枪运动员遭受了尺神经损伤。因肘外翻明显，尺神经反复半脱位。由于韧带松弛，有神经受到撞击和压迫。

19-2 该损伤为科利斯骨折，由桡骨远端骨折移位引起。应使用冰敷、加压、夹板和吊兜固定。然后，建议运动员就医接受X线检查和最佳治疗。

19-3 这很可能是手舟骨骨折。应用夹板固定腕关节和拇指，她应该就医做X线检查。

19-4 疑似掌骨骨折。损伤可能是成角畸形或旋转畸形。按PRICE原则处置和给予镇痛药，并进行X线检查。用夹板固定约4周，并计划进行早期活动度训练。

复习题和课堂活动

1. 描述评估肘部损伤的步骤。
2. 描述肘关节扭伤的机制和处置方法。
3. 肘关节是如何发展为内、外上髁炎的？
4. 肘关节剥脱性骨软骨炎的症状和体征有哪些？
5. 描述肘关节脱位的原因、表现和处置方法。
6. 比较前臂疼痛综合征和胫骨疼痛综合征。它们都是如何发生的？
7. 腕拉伤和扭伤有什么区别？
8. 描述科利斯骨折的发生原因、表现和处置方法。
9. 腕管综合征是如何发展的，应如何治疗？
10. 讨论月骨、手舟骨和钩骨可能发生的损伤。
11. 锤状指、钮孔状畸形和球衣指有什么区别？
12. 什么是猎人拇指，应该如何治疗？
13. 手指脱位是否应由运动防护师复位？
14. 甲下血肿该如何处理？

参考文献

［1］ Anderson, D. 2012. Mallet finger—management and patient compliance. *Australian Family Physician* 40(1):47–48.

［2］ Baker, C.2010. Osteochondritis dissecans of the capitellum. *American Journal of Sports Medicine* 38(9):1917–1928.

［3］ Behrens, A. 2012. A review of modern manage ment of lateral epicondylitis. *Physician and SportsMedicine* 40(2):34–40.

［4］ Boyles, R. 2013. Posterior dislocation of the elbow. *Journal of Orthopedics and Sports Physical Therapy* 43(9):673.

［5］ Brabston, E. 2009. Anatomy and physical examination of the elbow. *Operative Techniques in Orthopedics* 19(4):190–198.

［6］ Bryce, C. 2008. Anatomy and biomechanics of the elbow. *Orthopedic Clinics of North America* 39(2):141–154.

［7］ Buijze, G. 2012. Management of scaphoid nonunion. *Journal of Hand Surgery* 37(5): 1095–1100.

［8］ Chauhan, A. 2014. Extensor tendon injuries in athletes. *Sports Medicine and Arthroscopy Reviews* 22(1):45–55.

［9］ Chen, N. 2010. Osteochondritis dissecans of the elbow. *Journal of Hand Surgery America* 35(7):188–189.

［10］ Dean, B. 2012. The management of the acute traumatic subungual hematoma: A systematic review. *Hand Surgery* 16(1):151.

［11］ Del Buono, A. 2012. Diagnosis and man agement of olecranon bursitis. *Surgeon* 10(5):297–300.

［12］ Duckworth, A. 2011. Assessment of the suspected fracture of the scaphoid. *Bone and Joint Journal* 93(6):713–719.

［13］ Edwards, S. 2013. Proximal forearm fract ures. *Orthopedic Clinics of North America* 44(1):67–80.

［14］ Elfar, J. 2013. Fracture-dislocations of the proximal interphylangeal joint. *Journal of the American Academy of Orthopaedic Surgeons* 21(2):88–98.

［15］ Freilich, A. 2015. Evaluation and treat ment of jersey finger and pully injuries in athletes. *Clinics in Sports Medicine* 34(1):151-166.

［16］ Gant, J. 2011. Wrist ganglions. *Journal of Hand Surgery* 36(3):510–512.

［17］ Gaston, R. 2015. Sports-specific injuries of the wrist and hand. *Clinics in Sports Medicine* 34(1):1–10.

［18］ Gill, N. 2010. Hook of the hamate fracture. *Journal of Orthopedic and Sports Physical Therapy* 40(5):325.

［19］ Hsu, S. 2012. Physical examination of the athlete's elbow. *American Journal of Sports Medicine* 40(3):699–708.

［20］ Ingari, J. 2010. Ulnar collateral ligament injuries of the thumb (gamekeeper's thumb, skier's thumb). In M. Miller (ed.), *Essential orthopedics*. Philadelphia, PA: Saunders/ Elsevier, pp. 345–348.

［21］ Jaworski, C. 2010. Rehabilitation of the wrist and hand following sports injury. *Clinics in Sports Medicine* 29(1):61–80.

［22］ Middleton, S. 2014. Carpal tunnel syndrome. British *Medical Journal* 349(7982):6437.

［23］ O'Shea, K. 2012. Fractures of the hamate and pisiform bones. *Hand Clinics* 28(3): 287–300.

［24］ Parsons, B. 2010. Acute elbow dislocations in athletes. *Clinics in Sports Medicine* 29(4):599–609.

［25］ Peters, F. 2013. Ganglions of the hand and wrist: Determinants of treatment choice. Journal of Hand Surgery 38(2):151–157.

［26］ Pizon, A. 2010. Carpometacarpal dislocation of the thumb. *Journal of Emergency Medicine* 38(3):376–377.

［27］ Prucz, R. 2015. Finger joint injuries. Clinics in Sports Medicine 34(1):99–116.

［28］ Rayan, G. 2012. The hand: *Anatomy, examination, and diagnosis*. Baltimore, MD: Lippincott, Williams & Wilkins.

［29］ Ritting, A. 2010. Ulnar collateral ligament injury of the thumb metacarpophylangeal joint. *Clinical Journal of Sports Medicine* 20(2):106–112.

［30］ Sayegh, E. 2014. Treatment of olecranon bursitis. *Journal of Orthopedic and Trauma Surgery* 134(11):1517–1536.

［31］ Schneider, A. M. 2015. Rehabilitation of wrist, hand, and finger injuries. In W. Prentice (ed.), *Rehabilitation techniques in sports medicine and athletic training*, 6th ed. Thorofare, NJ: Slack.

［32］ Soong, M. 2010. Ring and little finger meta carpal fractures: Mechanisms, locations, and radiographic parameters. *Journal of Hand Surgery* 35(8):1256–1259.

［33］ Taylor, S. 2012. Evaluation and management of elbow tendinopathy. *Sports Health: A Multidisciplinary Approach* 4(5): 384–393.

［34］ Thurston, A. 2013. Carpal tunnel syndrome. *Orthopedics and Trauma* 27(5):332–341.

［35］ Tosti, R. 2013 Lateral epicondylitis of the elbow. *American Journal of Medicine* 126(4):357.

［36］ Tyser, A. 2012. Nerve injuries about the elbow: Treatment options. *Current Orthopedic Practice* 23(1):29–33.

［37］ Van Hofwegen, C. 2010. Epicondylitis in the athlete's elbow. *Clinics in Sports Medicine* 29(4):577–597.

［38］ Zulia, P., & Prentice, W. 2015. Rehabilitation of elbow injuries. In W. Prentice (ed.), *Rehabilitation techniques in sports medicine and athletic training*, 6th ed. Thorofare, NJ: Slack.

注释书目

Culp, R., & Jacoby, S. *Musculoskeletal examination of the elbow, wrist, and hand: Making the complex simple.* Thorofare, NJ: Slack.
Provides a thorough review of the most common pathologic elbow, wrist, and hand conditions, techniques for diagnosis, as well as the appropriate treatment for each condition.

Saunders, R., & Burke, S. 2015 *Hand and upper extremity rehabilitation: A practical guide.* Philadelphia, PA: Churchill Livingston.

Skirven, T., & Osterman, L. 2011. *Rehabilitation of the hand and upper extremity.* New York, NY: Mosby.
Provides the best patient care and optimal outcomes with trusted guidance from this multidisciplinary, comprehensive resource covering the entire upper extremity, now with increased coverage of wrist and elbow problems.

Weiland, A., & Rohde, R. 2008. *Acute management of hand injuries.* Thorofare, NJ: Slack.
A concise and user-friendly book including the most common acute hand and wrist complaints.

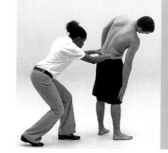

第20章

脊柱

目标

学习本章后应能够:

- 描述颈椎、胸椎与腰椎的解剖构造。
- 解释来自脊髓的神经根是如何整合并形成特定的周围神经的。

- 明确描述避免脊柱受伤的方法。
- 描述评估颈椎及腰椎损伤的流程。
- 辨别可能发生在各脊椎区域的特定损伤。

脊柱是身体最复杂的区域之一,它包含了大量的骨、关节、韧带和肌肉,所有构造都参与了脊柱运动。脊髓和周边神经的关系,以及它们和脊柱的毗邻程度都增加了该区域的复杂性。颈椎损伤有可能对生命造成威胁[21],腰背痛是人类最常见的疾病之一,因此,了解脊柱的解剖构造、评估技巧及特定的损伤是必要的。教练及健身专业人员应将经常主诉背部疼痛的运动员转诊给受过训练的医务人员治疗。

脊柱的解剖

骨

脊柱或称之为脊椎,由33块椎骨构成

脊柱的区域:

- 颈椎
- 胸椎
- 腰椎
- 骶椎
- 尾椎

(图20-1)[23],其中24块椎骨之间的连接被归类为可动关节或真关节;其他9块椎骨之间的连接被归类为不动关节或假关节。可动关节分别是颈椎、胸椎和腰椎的关节;不动关节融合固定,形成骶椎及尾椎。脊柱的构造允许其只有向前与向两侧屈曲的高度灵活性,亦限制了其向后的活动度,同时允许颈椎和腰背部沿中轴做旋转运动。

脊柱的运动:

- 前屈
- 后伸
- 侧屈
- 旋转

颈椎

因为颈椎在运动中脆弱且易损,教练和健身专业人员应该具备颈椎解剖结构和运动损伤易感性的知识[5,23]。颈椎由7块椎骨组成,第1及第2颈椎分别叫作寰椎和枢椎,与其他颈椎有所差异(图20-2),它们具有支撑头部并让颈部旋转的功能。

胸椎

胸椎由12块椎骨组成(图20-3),胸椎椎骨具有较长的横突和突出但较薄的棘突,第1~10胸椎与

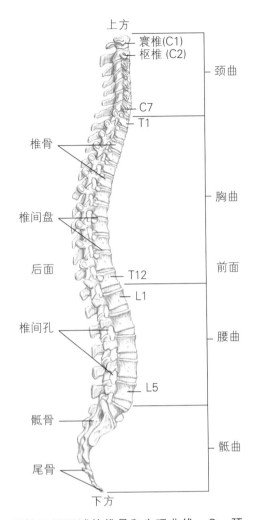

图20-1　脊柱不同区域的椎骨和生理曲线　C：颈椎；T：胸椎；L：腰椎（来自Van De Graaff, K: Human anatomy, ed. 6, Dubuque, IA: McGraw-Hill Higher Education, 2002.）

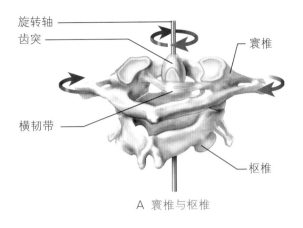

A　寰椎与枢椎

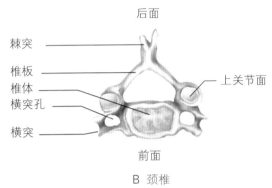

B　颈椎

图20-2　解剖构造　A.寰椎、枢椎；B.颈椎（来自Saladin, KS: Anatomy and physiology, ed. 5, Dubuque, IA: McGraw-Hill Higher Education, 2010.）

尾骨

尾骨或称尾椎，是整个脊柱最下方的部分，由4块或更多的椎骨融合组成[36]（图20-5），臀大肌附着在尾骨下方。

椎间盘与关节

椎体间关节位于椎体之间。在颈椎、胸椎和腰椎存在由纤维软骨组成的椎间盘（图20-6），每一

肋骨形成关节，胸椎能产生的动作非常少。

腰椎

腰椎由5块椎骨组成（图20-4），腰椎椎骨是所有椎骨中最大、最厚的，且具有很大的棘突和横突。腰椎是腰背部最主要的支持结构。几乎整段腰椎都能够产生动作，但是，因为棘突和小平面关节走向偏向后侧，所以屈曲动作比伸展少得多，旋转是腰部重要的动作[12]。

骶骨

骶骨由5块椎骨融合形成，与2块髂骨组成骨盆（图20-5），骶骨亦与髂骨相接形成骶髂关节（图20-8），当坐与站时，身体重量会转移到这些关节上，复杂的韧带结构使这些关节非常稳定[14]。

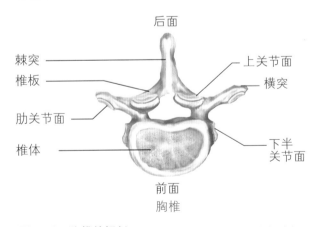

图20-3　胸椎的解剖（来自Saladin, KS: Anatomy and physiology, ed. 5, Dubuque, IA: McGraw-Hill Higher Education, 2010.）

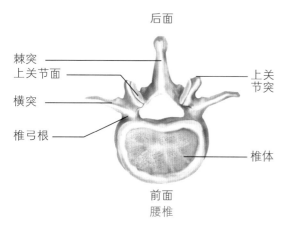

图20-4 腰椎的解剖（来自Saladin, KS: Anatomy and physiology, ed. 5, Dubuque, IA: McGraw–Hill Higher Education, 2010.）

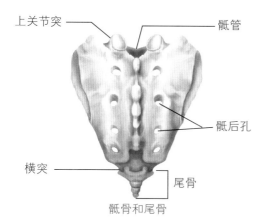

图20-5 骶骨和尾骨的解剖（来自Saladin, KS: Anatomy and physiology, ed. 5, Dubuque, IA: McGraw–Hill Higher Education, 2010.）

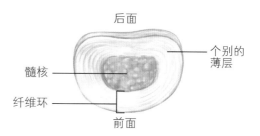

图 20-6 椎间盘（来自Saladin, KS: Anatomy and physiology, ed. 5, Dubuque, IA: McGraw–Hill Higher Education, 2010.）

个椎间盘皆由纤维环与髓核构成，纤维环形成椎间盘的外围，并由强韧的纤维组织构成；中间部分是半流质的髓核，受到压力会被挤压，椎间盘是脊柱重要的吸收震荡的装置[12]。

韧带

连接各椎骨的主要韧带为前纵韧带、后纵韧带和棘上韧带（图20-7）。黄韧带连接从颈椎到骶骨的相邻椎弓板，棘间韧带与棘上韧带稳定横突与棘突，走行于相邻的椎骨。骶髂关节由非常强韧的骶骨背侧韧带稳定，骶结节韧带与骶棘韧带维持骶骨相对于坐骨的位置（图20-8）[12]。

肌肉

伸直脊柱并旋转脊柱的肌肉可以分为浅层肌或深层肌（图20-9）。浅层肌为竖脊肌，从脊柱走行

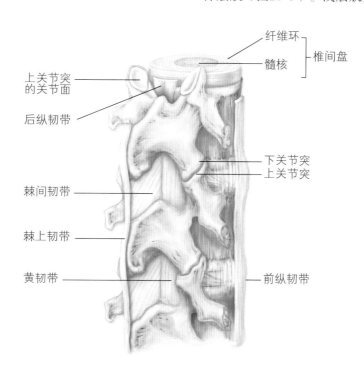

图20-7 脊柱的韧带（背外侧观）（来自McKinley, M & O'Loughlin, V: Human Anatomy, ed. 2, New York: McGraw–Hill Higher Education, 2010.）

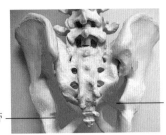

骶棘韧带 —————— 骶结节韧带

图20-8　骶结节韧带和骶棘韧带维持骶骨与骨盆的相对位置

至肋骨，竖脊肌由3群左、右成对的肌束组成，即最长肌、髂肋肌、棘肌。这3群束可进一步分成颈部的颈区、中部的胸区、下部的腰区。一般来说，竖脊肌的功能为伸直脊柱（表20-1）。

脊柱深层肌走行于椎骨之间，包括棘间肌、多裂肌、回旋肌、胸间肌、颈半棘肌，这些肌肉伸直并旋转脊柱（表20-1）。

屈曲脊柱的肌肉有位于颈部的胸锁乳突肌和位于腹部的肌肉，腹肌将在第21章讨论。

表20-1	脊柱的肌肉
伸直脊柱 （浅层肌）	竖脊肌
	最长肌
	头最长肌
	颈最长肌
	胸最长肌
	髂肋肌
	颈髂肋肌
	胸髂肋肌
	腰髂肋肌
	棘肌群
	头棘肌
	颈棘肌
	胸棘肌
伸直和旋转脊柱 （深层肌）	棘间肌
	多裂肌
	回旋肌
	胸间肌
	颈半棘肌
屈曲脊柱	胸锁乳突肌

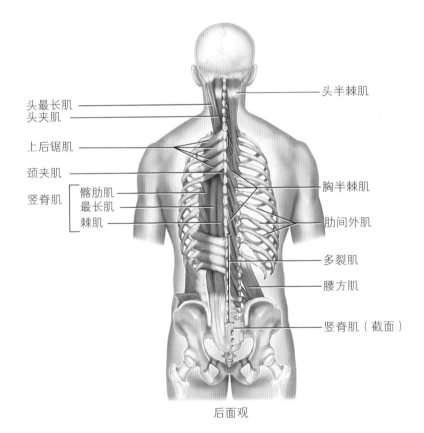

头最长肌
头夹肌
上后锯肌
颈夹肌
竖脊肌 { 髂肋肌　最长肌　棘肌

头半棘肌
胸半棘肌
肋间外肌
多裂肌
腰方肌
竖脊肌（截面）

后面观

图 20-9　脊柱的肌肉（来自Saladin, KS: Anatomy and physiology, ed. 5, Dubuque, IA: McGraw-Hill Higher Education, 2010.）

脊髓和脊神经

脊髓是中枢神经系统的一部分，位于脊柱的椎管内[10]，从颅骨向下延伸至第1或第2腰椎，腰骶神经根形成的马尾状的结构，称为马尾。

31对脊神经分别为8对颈神经、12对胸神经、5对腰神经、5对骶神经、1对尾椎神经，它们走行于脊髓的两侧（图20-10）。

脊柱损伤的预防

颈椎

脊柱的急性创伤可能会威胁生命，尤其是位于颈椎的脊髓受到损伤时[22]，因此运动员应尽其所能地降低颈部受伤的风险。增强颈部肌肉的力量十分重要，颈部肌肉

> 美式橄榄球运动员和摔跤运动员处于危险之中，需要通过加强锻炼来稳定颈部。

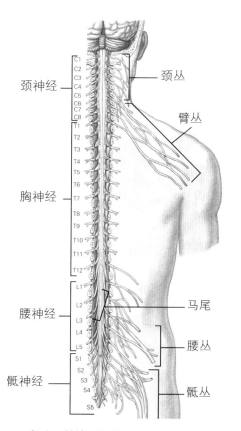

图20-10 脊髓及其神经根的分布 本图中C1代表第1颈神经，T1代表第1胸神经，L1代表第1腰神经，S1代表第1骶神经，以此类推（来自Saladin, KS: Anatomy and physiology, ed. 5, Dubuque, IA: McGraw-Hill Higher Education, 2010.）

颈神经
颈丛
臂丛
胸神经
腰神经
马尾
腰丛
骶神经
骶丛

具有保护颈椎不过度屈曲、伸直、旋转的功能[28]。在参与体育活动的过程中，运动员要随时做好与对手发生碰撞的准备，伴随着颈部周围的肌肉和肩部肌肉的等长收缩能增加对颈椎的保护，保护性的颈围领亦能协助限制颈部动作。若运动员的颈部长而无力，就会将颈椎置于危险之中。需要做擒抱的美式橄榄球运动员和摔跤运动员需要有高度稳定的颈部，针对颈部的强化运动，对发展运动员颈部的稳定性来说是必要的[19]。可以使用各种不同的运动，包括等张、等长或等速收缩来锻炼颈部肌肉。

灵活性

除了要有强壮的肌肉，运动员的颈部还要有完整的活动度，运动员最好能够让下巴在颈部前屈时碰到胸部，后仰时让面部与天花板平行[23]，左侧屈时至少要有40°~45°，旋转时足够让下巴与肩峰平行。通过伸展运动和全范围活动度的强化练习能够增加灵活性。当灵活性受限时，手动静态拉伸可以给予有益的帮助。

使用适当的技巧

参与撞击性运动的运动员，尤其是美式橄榄球和英式橄榄球运动员，都需要擒抱对手，因此，必须教育其使用降低颈椎损伤的技巧[21]。须强调的是，使用适当的技巧可以降低脊柱受伤的概率。头部，尤其是戴着头盔的头部不应该被用来当作武器。美式橄榄球头盔不能保护球员免受颈部损伤。在非法使用头盔撞人的情况下，运动员将头盔当作武器，用其顶部来冲击对手[3]。美式橄榄球中最严重的颈部损伤是由用头盔撞人产生的轴向负荷而导致的[22]。对运动员来说，安全使用适当擒抱技巧的重要性，怎么强调都不过分。其他运动，如跳水、摔跤和蹦床，运动员的颈部可能在受到冲击时呈现屈曲，身体重量向前移动的能量无法被完全吸收造成骨折或脱位，抑或两者同时发生[8]。在浅水区跳水可能造成颈部的灾难性损伤。很多相同的损伤在摔跤运动中发生，这类创伤皆有可能导致半身瘫痪、全身瘫痪或死亡。

腰椎

造成腰痛的原因很多，其中许多原因可以通过

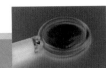

预防腰痛的推荐姿势与练习方法

坐姿

1. 不要坐太长时间
2. 避免在椅子上往前坐并让腰背部弯曲
3. 坐在坚实且有直立椅背的椅子上
4. 腰背部轻微地靠在椅背上
5. 脚应该在膝关节微高于髋关节的状态下平放在地板上（如果不能充分抬高膝关节，应将脚放在凳子上）
6. 坐时避免双腿伸直并抬高凳子

站姿

1. 如果要长时间站立：
   a. 通过双脚交替承重转换姿势
   b. 将一只脚放在凳子上
2. 挺起胸膛、挺直腰部、放松膝关节
3. 避免弯腰

抬起和转移物品

1. 抬起物品
   a.弯曲膝关节而不是弯腰
   b.不要旋转身体来拿起物品，要正面面对物品拿起
   c.收紧臀部与腹部

2. 转移物品
   a.使物品靠近身体
   b.将物品拿在腰部高度
   c.不要只将物品拿在身体的一侧，如果必须不平衡地携带，须两侧轮换

睡觉

1. 不要维持一种姿势太久
2. 床铺应该平坦、坚实、舒适
3. 不要趴睡
4. 不要让双腿完全伸直地仰睡
5. 如果要仰睡，应在双膝下方放置枕头
6. 理想情况下，侧躺时让双膝同时收起
7. 手臂不应该伸展过头
8. 背部应力最小的位置为完全平躺，髋关节和膝关节成90°。对于慢性或亚急性腰痛，坚实的床垫能够让腰部更好地休息与放松。在床垫下面放置一块厚约19 mm的胶合板可以为受伤的背部提供坚固、稳定的表面

在坐、躺、站立或弯腰时使用适当的身体力学来消除（焦点框20-1）[24]。

灵活性与核心力量

注意运动员任何的姿势异常是很重要的（图20-11），有了这个知识概念，就能够建立个体化的矫正计划[24]。基本的训练应该重视躯干的灵活性，尽可能地产生最大范围的旋转、侧屈与前屈的活动度。应该增加脊柱伸肌（竖脊肌）的力量与灵活性。腹部力量对确保姿势力线至关重要[19]。腹肌和竖脊肌的肌肉力量不平衡非常容易造成腰痛。结合运动来改善核心稳定性也很重要（参阅第4章），核心由腰部、骨盆和髋部的肌肉组成，核心肌力对于脊柱的正常功能来说非常重要[4]。

使用适当的技巧

举重者可以利用适当的举重技巧来降低受伤的风险，在举起重量时结合适当的呼吸技巧，包括深吸气和深呼气来稳定脊柱。健身腰带亦可协助稳定腰椎。通过观察员协助运动员增加和减轻举重的重量，可以显著地提高运动安全性。

脊柱损伤的评估

通常，健身专业人员、教练，以及其他运动和体育科学非医务人员未经过损伤评估的适当培训。因此，强烈建议将受伤运动员转诊至有资质的医务人员（如医师、运动防护师、物理治疗师），以进行损伤评估。

脊柱损伤的评估比肢体关节的评估复杂，因为脊柱运动涉及大量的关节[23]。对于脊柱损伤，尤其是脊髓损伤来说，可能会威胁生命或具有改变生活的影响[9]，因此教练或健身专业人员一定要通过适当的询问来排除脊柱损伤。

病史

评估最重要的部分是排除脊髓损伤的可能性[32]，排除这种可能性应首先明确损伤机制，可询问以下问题：

- 你认为发生了什么？
- 你有用头顶撞他人或是直接撞击地面吗？
- 你曾经被击倒过或失去意识吗？（任何一次足以导致丧失意识的撞击，都存在脊柱受伤的可能性）
- 有任何颈部或脊柱的疼痛感吗？
- 肩膀、手臂或手部有针刺感、麻木感或烧灼感吗？
- 双手的肌力是否平衡？
- 有办法用脚踝或脚趾做动作吗？（任何两侧感觉或动作的改变都可能提示脊髓损伤）
- 排便或排尿习惯有任何的改变吗？

如果有任何一个问题回答"是"，除救援队之外，其他

在我国，拨打"120"或"110"联系救援队。

不得任意移动此运动员[32]，运动员疑似颈椎损伤的紧急救护细节已在第8章进行了讨论。

一旦颈椎损伤被排除，其他一般性的问题可提供一些其他状况的指引：

- 哪里有疼痛？
- 现在的疼痛属于哪种？
- 疼痛开始时你正在做什么？
- 当时你是站着、坐着、弯腰还是转身？
- 你的疼痛是立刻就开始的吗？
- 你的疼痛有多长时间了？
- 有没有什么特定动作或姿势会加剧疼痛？
- 你能够找到一个摆脱疼痛的姿势吗？
- 手臂或下肢有任何刺痛感或麻木感吗？
- 臀部或下肢背侧有任何疼痛吗？
- 你以前有过任何的背部疼痛吗？
- 你睡觉时常使用何种姿势？你习惯怎么坐？

重要的是要记住，背部的疼痛有可能起因于很多不同的情况，疼痛的来源可能是肌肉骨骼系统或内脏，或是由其他地方转移而来[23]。

视诊

评估时观察运动员的姿势和运动能力，能够协助辨别损伤的类型与程度[19]，关于姿势的一般观察包括以下几点：

- 是否有后凸、前凸或侧凸的姿势？
- 运动员是否愿意自由移动头部和颈部？

- 两侧肩膀的高度是否一致？
- 头部是否向一侧倾斜？
- 一侧肩胛骨是否比另一侧低或更加突出？
- 躯干是否偏移到或侧弯到一侧？
- 一侧手臂和身体之间的空间是否比另一侧大？
- 一侧的髋部是否比另一侧更加突出？
- 髋部是否向一侧倾斜？
- 骨盆是处于正中位，还是处于前倾或后倾位？
- 一侧肋骨是否比另一侧明显？
- 一只手臂是否比另一只手臂长？
- 一只手臂是否比另一只手臂向前延伸得更远？
- 一侧髌骨是否比另一侧低？

触诊

触诊应该在运动员俯卧位且脊柱尽可能伸直的状态下进行，头颈部应稍微屈曲。腰痛时应在髋部下方放置一个枕头使之屈曲，会让运动员感觉较为舒适。应触诊每一块椎骨的棘突和横突，以及骶骨与尾骨，以确认压痛点或疼痛是否增加，也应触诊脊柱两侧的肌肉，以确认是否有压痛或是保护性收缩的现象。触诊应该由近至远循序渐进地进行。记住，牵涉痛会在远离受伤部位的地方产生[19]。

特殊测试

以下特殊测试信息仅为非医务人员提供一些基本思路，用于辨别运动员损伤的性质和严重程度。非医务人员的主要职责是识别与损伤相关的潜在"红旗征"，对损伤提供适当的急救，并就如何初步处置损伤做出正确决定，包括是否立即返回比赛或训练（参阅第8章）。

腰椎的特殊测试应在站位、坐位、仰卧位、侧卧位及俯卧位进行[19]，腰椎和颈椎都要检测前屈、后伸、侧屈和旋转，任何疼痛增加或动作受限，都提示存在某些状况或损伤，应该进行更进一步的评估[11]。

直腿抬高试验

直腿抬高试验给予骶髂关节压力，亦可能提示坐骨神经、骶髂关节或腰椎有问题[19]（图20-12）。

分离与挤压试验

骶髂关节分离与挤压试验对于辨别是否有骶髂关节问题很有应用价值[19]（图20-13）。

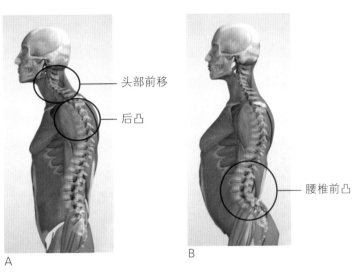

图20-11　异常姿势　A.后凸；B.前凸；C.侧凸

颈椎损伤的识别和处置

因为颈部非常灵活，所以也极易产生各种运动损伤[7]。虽然相对少见，但颈部严重的运动损伤会造成脊髓灾难性的伤害[21]，颈部也容易因压力、紧张和不良姿势而受到轻微损伤[27]。

颈椎骨折

损伤原因

幸运的是，颈椎骨折对运动员来说相对不常见，尽管如此，还是要针对这种情况做好准备。颈椎的轴向负荷来自垂直头顶的力量，加上颈部的屈曲，可导致颈椎前侧的压迫[32]（图20-14）。遭

轴向负荷　运动员颈部屈曲时对其头部顶端的一击。

遇轴向负荷时，颈椎正常向前的曲线会变平，如果在撞击时合并头部旋转，

脱位和骨折可能同时发生[22]。颈部骨折发生率最高的运动包括体操、冰球、跳水、美式足球和橄榄球[21]。

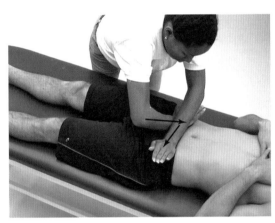

A

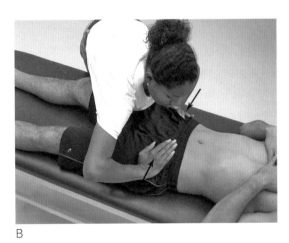

B

图20-13　A.骶骨挤压；B.骶骨分离。两种测试皆能协助识别骶髂关节是否有问题

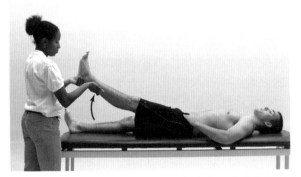

图20-12　直腿抬高试验：测试中产生疼痛可能提示坐骨神经、骶髂关节或腰椎有问题

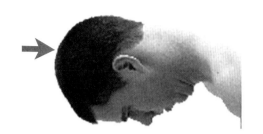

图20-14 当头部在屈曲的位置时，轴向负荷与头顶接触

损伤症状

运动员可能会有以下一种或多种颈部骨折表现：颈部有压痛点和活动受限、颈部肌肉痉挛、颈部疼痛、胸部和肢体疼痛、躯干和（或）肢体有麻木感、躯干和（或）肢体无力或瘫痪、尿失禁和（或）大便失禁[32]。

治疗

在医师排除严重颈部损伤的可能性之前，应该将一名无意识的运动员视为此类型的损伤来处理[32]。若怀疑颈椎骨折，运动员不应该被救护团队之外的人员任意移动[8]。始终要注意，运动员在不适当的处置或移动中有可能导致脊柱更严重的损伤[32]。（脊柱损伤紧急救护更详细的描述可参阅第8章）

颈椎脱位

损伤原因

颈椎脱位并不常见，但在运动中相较于骨折更常发生。脱位通常由头部猛烈的屈曲和旋转造成，如发生在泳池的跳水意外[20]。

损伤症状

颈椎脱位的临床表现大部分与骨折相同，两者都会产生显著的疼痛、麻木或瘫痪[20]。颈椎脱位的位置是最容易辨别的：单侧脱位造成颈部向脱位侧歪斜，拉长侧有肌肉过度紧绷的现象，歪斜侧的肌肉则呈放松状态。

> 单侧脱位造成颈部向脱位侧歪斜，拉长侧有肌肉过度紧绷的现象，歪斜侧的肌肉则呈放松状态。

治疗

因为颈椎脱位发生脊髓损伤的概率很高，所以在移动患者时必须非常小心[8]。关于颈椎脱位处理程序的描述参阅第8章。

急性颈部及上背部肌肉拉伤

损伤原因

运动员常因突然转动头部或用力地屈曲、后仰或旋转造成颈部及上背部的拉伤。通常受影响的肌肉包括斜方肌上部肌束、胸锁乳突肌、颈部前方的斜角肌、头夹肌及颈夹肌[7]。

损伤症状

存在局部疼痛、压痛点和活动受限。疼痛导致的肌肉保护性痉挛很常见，患者也常不愿意向任何方向活动颈部[13]。

治疗

拉伤后立即采取PRICE原则进行治疗，并使用软颈围领进行保护（图20-15）。接下来的恢复可能包括活动度改善训练，然后进行等长收缩训练，再进阶到全范围的等张强化训练。

此外，根据医师的处方来使用冷疗或热敷及镇痛药物[19]。

颈部扭伤（挥鞭伤）

损伤原因

颈部扭伤或挥鞭伤与拉伤的发生机制相同，但通常由更激烈的动作造成。颈部扭伤最常见的发生原因是头颈部突然扭转，如运动员在毫无预警的情况下被擒抱或阻挡（图20-16）。颈部肌肉拉伤经常和韧带扭伤一起发生，颈部扭伤会产生支持性组织撕裂，如前纵韧带或后纵韧带、棘间韧带或棘上韧带[33]。

损伤症状

扭伤的表现同颈部拉伤一样，但是症状持续的时间更长。作为韧带的附着处，横突和棘突可能会有压痛。受伤开始时可能不会感觉疼痛，疼痛可能在受伤后的第2天出现。

治疗

医师应该尽快对运动员进行评估，以排除骨

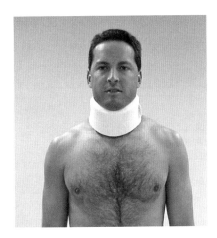

图20-15 配戴软颈围领有助于减少颈部损伤运动员的疼痛和痉挛

 折、脱位或椎间盘损伤的可能性[1]。软颈围领可以用来减轻肌肉痉挛，在受伤后48～72 h内的急性愈合阶段应遵循PRICE原则进行处置。若运动员的情况严重，医师可能会嘱咐其卧床休息2～3天，并服用镇痛及消炎药物。治疗可能包括冷疗、热敷、按摩，机械性牵引也可能被用来缓解疼痛及肌肉痉挛[19]。

急性斜颈

损伤原因

急性斜颈是一种非常常见的情况，通常在运动员起床时主诉有单侧颈部疼痛[2]。这种颈部僵硬由一小块关节滑液膜被夹挤在颈椎之间产生[19]。这种问题也常见于长时间暴露于冷空气之中，或是让头部长时间维持不正常的姿势。

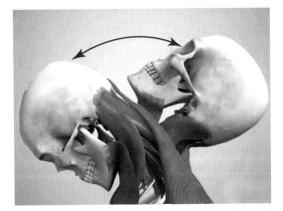

图20-16 挥鞭伤或颈部扭伤与头部和脊柱突然向前或向后的加速有关

损伤症状

检查时会发现压痛点及肌肉痉挛，头部活动受限，只能往受刺激的对侧做动作，并有明显的肌肉保护性痉挛，X线检查可排除更加严重的损伤。

治疗

冷疗或热敷和按摩也许能打破疼痛痉挛循环，达到缓解疼痛的目的。温和的牵拉、旋转和侧弯可从不痛的方向开始，然后慢慢向疼痛的方向治疗，如此便能协助降低痉挛[2]。应该鼓励运动员在颈部、肩部渐进式进行力量与拉伸运动，以协助避免复发[13]。运动员也许会发现戴着软颈围领会比较舒服（图20-15）。肌肉保护性痉挛通常会持续2～3天，在此期间运动员应逐渐恢复活动。在完全恢复活动范围之前，运动员不应该恢复训练[19]。

神经卡压（臂丛损伤）

损伤原因

神经卡压由臂丛受牵拉或压迫导致，是运动员最常见的颈神经损伤[9]。英语中有时会用"stinger"指代臂丛损伤[27]。主要损伤机制是当肩部下压时，颈部向对侧施加压力，臂丛受到牵拉，如发生在橄榄球中的肩部阻挡[28]。

损伤症状

运动员诉有从肩膀延伸至手部的烧灼感、麻木感、针刺感和疼痛，手臂、手部的某些功能会持续丧失几分钟[9]，症状很少持续好几天。颈部的活动度通常是正常的。重复性的臂丛牵拉伤害可能导致永久的损伤。

治疗

一旦症状完全消失，并且没有相关的神经性症状，运动员也许就能够回归正常训练[9]。之后，运动员应该针对颈部肌肉开始进行力量及拉伸运动[19]。橄榄球运动员应该佩戴合适的颈围领，该颈围领应该与肩垫连接，在冲击发生时能够适当限制颈部的活动，达到保护颈部的目的（图

6-16）。

腰椎损伤的识别和处置

腰痛

损伤原因

腰痛是人类已知最常见的致残疾病之一。在运动中，腰部疼痛很常见，大部分是由于先天结构异常、姿势不良或是背部创伤（包括扭伤、拉伤或挫伤）造成的机械性背部功能障碍[6]。

损伤症状

对于反复性损伤来说，运动员可能会出现复发性或慢性腰痛，渐渐地，这个问题会导致肌肉无力、感觉障碍及反射性疼痛[11]。年龄较大的运动员，更容易发展成慢性腰痛。在高中阶段这种疾病的发生率偏低，但是会随着年纪的增长而增加[19]。

治疗

运动员和其他人一样，可以通过避免站、坐、躺、工作或运动时不必要的压力和应力[25]预防腰痛。应注意避免会造成腰痛的姿势和位置（焦点框20-1）。

腰椎骨折与脱位

损伤原因

腰椎区域的骨折并不是严重的骨骼损伤，但如果和脊髓损伤相关就会非常危险。在运动领域，最受关注的腰椎骨折是腰椎压缩性骨折，以及横突和棘突骨折[31]。

压缩性骨折可能发生在躯干过度屈曲时，从高处坠落且足部或臀部着地也可能发生压缩性骨折。横突和棘突骨折大部分起因于对背部的踢击或其他直接撞击[31]。腰椎脱位在运动中很少见，通常伴随骨折发生。

损伤症状

没有X线检查很难辨别压缩性骨折。可以通过了解病史，以及在受影响的椎节处找到压痛点来进行基本的评估[31]。横突和棘突骨折可以直接触诊到，会有局部的压痛点和肿胀，周围肌肉也会形成痉挛来保护该区域。

治疗

如果存在和骨折相关的症状和体征，运动员应接受X线检查，在运送和移动过程中，运动员应被固定在脊柱板上，如第8章所描述的，使断裂处的活动降到最低。

腰部肌肉拉伤

损伤原因

在体育活动中，典型的腰部肌肉拉伤有两种机制，第一种见于躯干突然伸直，通常会合并躯干旋转；第二种通常是因为姿势不良产生的慢性拉伤[19]。

损伤症状

受伤后应立即进行评估以排除骨折的可能性，腰部的不适感有可能会扩散或局限在单一区域，在主动做躯干伸直和被动屈曲时会有疼痛感存在[6]。

治疗

早期，冰敷和（或）冰按摩可以用来缓解肌肉保护性痉挛，弹性绷带或紧身束腹型支架（腰围）能协助该区域的加压（图20-17）。急性期可缓慢渐进地开始拉伸和力量运动，中度至重度的损伤应完全卧床休息，以协助打破疼痛-肌肉保护性痉挛的循环。

腰部扭伤

损伤原因

扭伤可发生于腰椎的任何韧带，最常见的扭伤发生在当运动员提取或移动一些物品向前弯腰和旋转腰部时[24]。腰椎扭伤可能是一次性的发作或是因慢性重复性的压力而发作，并且会随着活动越趋严重。

损伤症状

疼痛是局限性的，且只位于棘突外侧，某些动作或姿势会加剧疼痛，亦会使运动员活动受限。脊椎屈曲、伸展和旋转的动作都可能增加疼痛感[13]。

治疗

早期治疗应包括使用PRICE原则来缓解疼痛。应在无痛范围内进行腹肌力量训练、背肌拉伸和力

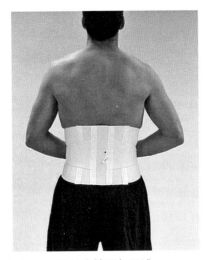

图20-17　腰围能协助支撑腰部区域

量训练。早期恢复活动时可穿戴腰围或支架来限制活动[19]，和人体其他关节一样，扭伤同样需要时间来复原及愈合。

背部挫伤

损伤原因

背部挫伤的发生率仅次于拉伤及扭伤，排名第三。因为表面积较大，背部在运动中相当容易受伤。橄榄球是发生此类损伤数量最多的运动。背部的撞击可能会造成肾脏的严重损伤，导致血尿现象（参阅第21章），背部挫伤必须和脊柱骨折相鉴别，在某些情况下，这种区别需要通过X线才能检查出来。

> **坐骨神经痛**　坐骨神经发炎的情况，通常会和周边神经根的压迫相关。

损伤症状

挫伤能造成局部疼痛、肌肉痉挛和压痛点，也能造成局部肿胀及变色。

治疗

在受伤后大约72 h或更长时间内应该间歇性地进行冰敷与加压，并配合休息。冰按摩合并渐进式的拉伸对被撞击的腰部软组织有益处，恢复期通常从2天到2周不等。

坐骨神经痛

损伤原因

坐骨神经痛往往被错误地用来描述所有腰痛，而不参考确切原因。坐骨神经痛是一种坐骨神经发炎的情况，可能伴随复发性或慢性腰痛[18]。坐骨神经特别容易受到牵拉和撞击，特别是从脊柱出来时常承受异常的拉伸与压力[17]（图20-18）。

损伤症状

坐骨神经痛可能是突然地或逐渐地发生，它会在大腿后侧和内侧沿神经走行产生一种剧烈又尖锐的痛感，也可能沿走行有一些刺痛和麻木感。神经可能会对触摸或触诊极度敏感[18]。直腿抬高试验通常会加剧疼痛。

治疗

在急性期，休息是必不可少的。必须辨别并治疗发炎的原因。如果确定有椎间盘突出，腰部牵引是适当的治疗方式。因为坐骨神经痛恢复通常需要2～3周，是否进行手术应视症状是否解除再决定。口服消炎药物也可以协助减轻发炎。

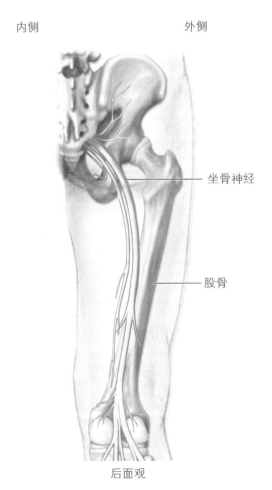

内侧　　　　　　　　　　外侧

坐骨神经

股骨

后面观

图20-18　坐骨神经（后面观）位于髋部及大腿后侧

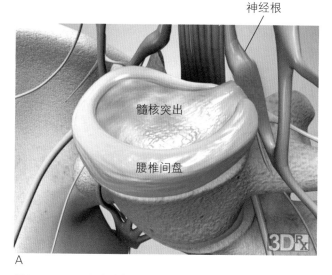
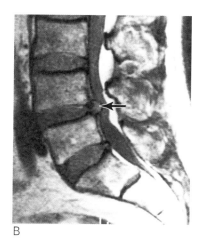

神经根

髓核突出

腰椎间盘

A

B

图20-19　A.突出的椎间盘对神经根造成压力；B.椎间盘突出的MRI影像

腰椎间盘突出症

损伤原因

椎间盘的损伤机制和腰部拉伤相同：身体向前屈曲与扭转，将腰部置于不正常的拉紧状态下。这个动作让椎间盘内的髓核突出，可能会挤压神经根（图20-19）[16]。与椎间盘突出相关的疼痛是很严重的，椎间盘突出症好发于第4与第5腰椎之间[15]。

损伤症状

腰椎间盘突出通常会产生位于脊柱中间的疼痛并放射至一侧臀部，也会在腿部后方向下延伸，或扩散到整个背部[17]。症状会在早晨起床时更加严重，可能是突然或逐渐地发作。当运动员坐下或试图恢复活动时可让疼痛感增加，一个向前轻轻屈曲的姿势或直腿抬高试验也会增加疼痛[19]。

治疗

早期应该休息和使用冰敷来协助缓解疼痛。有很多运动员，但不是所有运动员，身体向后仰或伸展时较为舒服。当疼痛和姿势恢复正常后，应该进行背肌和核心的稳定性训练[15]。有时候症状会随着时间而缓解，但是如果有神经损伤的体征可能需要手术治疗。

椎弓崩裂和椎体滑脱

损伤原因

椎裂指的是椎骨的退化，更常见的是椎骨关节突缺损（图20-20）[26]。通常是先天结构不良造成的，当发生应力性骨折时，这样的缺损便会产生，在男孩身上更常见[26]。过度伸展脊柱的动作，如体操的弓背、举重、橄榄球中的阻挡及踢球、网球的发球、排球的杀球和游泳的蝶式，都有可能造成这种情况[34]。

椎体滑脱是椎弓崩裂的并发症，通常会导致腰椎过度活动[35]，发生率最高的椎体滑脱是第5腰椎相对第1骶椎向前滑动（图20-20）。直接冲击、突然扭转或慢性腰部拉伤，都有可能造成有缺损的椎体在骶椎上自行向前位移[26]（图20-21）。

损伤症状

运动员诉有腰部持续性疼痛和僵硬感，在身体活动后疼痛增加（不常发生在身体活动时），运动员感觉需要常常变换姿势，或让腰部发出"啪"的声音来减缓疼痛，单节椎骨可能有局部压痛[26]。

治疗

早期，佩戴支具和偶尔卧床休息约1～3天能

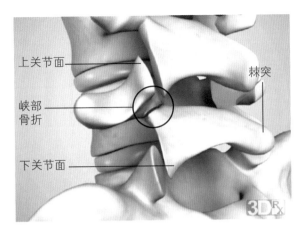

图20-20 椎弓崩裂：位于上、下关节面之间的峡部骨折

协助缓解疼痛。康复的重点应直接针对过度活动的椎骨进行控制或稳定性训练[30]，应纳入渐进式的躯干稳定性力量运动，尤其是躯干中部。佩

戴支具对于进行高阶活动是最有帮助的，它能够避免运动员过度激烈的动作[34]。

骶髂关节与尾骨损伤的识别和处置

骶髂关节是由髂骨与骶骨形成的连接处，并由强健的韧带加固，可产生微小的动作。骶髂关节是滑膜关节，其损伤包括扭伤、发炎、过度活动和活动度降低[29]。

骶髂关节扭伤

损伤原因

骶髂关节扭伤可能起因于双脚固定在地面时的身体扭转、向前失足、向后跌倒、向前踩空或是一只脚重重落地，在膝关节伸直的状态下向前弯腰举起物品[14]。

损伤症状

骶髂关节扭伤可能有触痛，以及在关节上有直接的压痛，并伴随肌肉保护性收缩。双侧髋关节的高度可能出现不对称的现象[29]。

治疗

冰敷可以用来减缓疼痛，支撑性支具对急性扭伤有帮助，针对腰-骨盆-髋复合体的核心力量训练应纳入康复计划，以改善过度活动的关节的稳定性[14]。

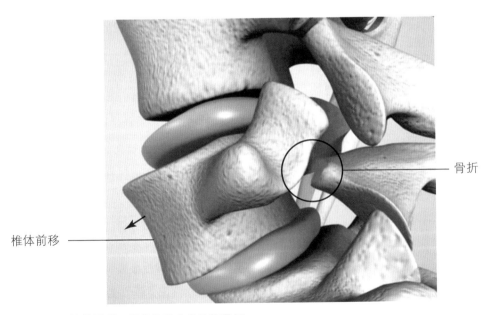

图20-21 椎体滑脱：椎体前移合并峡部骨折

尾骨损伤

损伤原因

尾骨损伤在运动中很常见，大多起因于直接撞击，如用力跌坐、跌倒或被对手踢击，尾骨损伤包括扭伤、撞击伤或骨折[36]。

损伤症状

尾骨区域的疼痛可能会发展成慢性的，并且在骨骼处有压痛，运动员很难坐着。

治疗

治疗包括应用镇痛药和使用圆环型坐垫，以减缓坐姿对尾骨造成的压力。应该注意的是，尾骨骨折的疼痛可能持续数月之久[36]，一旦尾骨损伤愈合，运动员应适当使用保护垫避免它再次受伤。

摘要

- 脊柱或称脊椎，由33块椎骨构成。脊柱的结构让其能够完成屈曲、伸展、侧弯和旋转的动作，每块可做出动作的椎骨皆被椎间盘分隔，且位置由一系列的肌肉和韧带支撑及维持。脊柱可分成3个不同的区域：颈椎、胸椎和腰椎。骶骨与尾骨为脊柱中融合的椎骨。
- 脊髓是中枢神经系统的一部分，被包裹在脊柱的椎管内，31对脊神经从脊髓的两侧延伸出去。

- 脊柱急性创伤，尤其是颈椎的脊髓损伤可能会威胁生命，因此，运动员应尽可能把损伤的概率降到最低。加强颈部肌肉力量很重要，除了强壮的肌肉，颈部还应该有完整的活动度。从事撞击运动的运动员必须有正确的防护观念，必须使用降低颈椎损伤的技巧。

思考题答案

20-1 该运动员极有可能发生了臂丛损伤，臂丛损伤的运动员有时有针刺感或灼烧感，正常来说症状会在几分钟后自行消失。要考虑让运动员戴颈围领。

20-2 该体操运动员可能由于椎间盘的过度活动导致脊柱滑脱。初期休息能协助降低疼痛。康复的重点应该直接放在控制或稳定过度活动的椎骨间的运动。应搭配渐进式躯干力量训练，尤其是中段腹肌训练。在练习时使用腰围能够有效地防止受伤。

20-3 该摔跤运动员最有可能被撞到了尾骨，但是发生骨折的可能性不大，可在受伤部位增加保护垫。

复习题和课堂活动

1. 辨别脊柱的各个部位。
2. 脊髓和神经根之间的关系是什么？
3. 讨论预防颈椎损伤的注意事项。
4. 描述用来评估腰椎和脊柱骶髂区域的特殊测试。

5. 可以采取什么措施来降低腰痛的发生率？
6. 描述椎间盘突出的损伤机制。
7. 椎弓崩裂是如何变成椎体滑脱的？
8. 骶髂关节损伤最常见的机制是什么？

参考文献

[1] Baccus, H. 2011. Soft tissue considerations and treatment in sports-induced whiplash. *SportEx Dynamics* 27(1):17–23.

[2] Bakers, R. 2013. Treatment of acute torticollis using positional release—Parts 1 and 2. *International Journal of Athletic Therapy and Training* 18(2):34–46.

[3] Benjamin, H. 2013. Sports-related cervical spine injuries, *Clinical Pediatric Emergency Medicine* 14(4):255–266.

[4] Bliven, K. 2013. Core stability training for injury prevention. *Sports Health: A Multidisciplinary Approach* 5(6):514–522.

[5] Bogduk, N. 2011. The anatomy and physiology of neck pain. *Physical Medicine and Rehabilitation Clinics of North America* 22(3):367–382.

[6] Brukner, P. 2010. Low back pain. In P. Brukner (ed.), *Clinical sports medicine,* 2nd ed. (pp. 330–361). Sydney, Australia: McGraw-Hill.

[7] Brukner, P. 2010. Neck pain. In P. Brukner (ed.), *Clinical sports medicine,* 2nd ed. (pp. 215–228). Sydney, Australia: McGraw-Hill.

[8] Camillo, F. 2010. Management of cervical facet fractures and fracture-dislocations. *Current Orthopedic Practice* 21(4):364–367.

[9] Chao, P. 2010. The pathomechanics, pathophysiology, and prevention of cervical spinal cord and brachial plexus injuries in athletics. *Sports Medicine* 40(1):59–75.

[10] Cramer, G., & Darby, S. 2014. *Clinical anatomy of the spine, spinal cord, and ANS.* St. Louis, MO: Elsevier.

[11] Daniels, J. 2011. Evaluation of low back pain in athletes. *Sports Health: A Multidisciplinary Approach* 3(4):336–345.

[12] Devereaux, M. 2007. Anatomy and examination of the spine. *Neurological Clinics* 25(2):331–351.

[13] Donatelli, R. 2012. Sport-specific biomechanics of spinal injuries in the athlete (throwing athletes, rotational sports, and contact-collision sports). *Clinics in Sports Medicine* 31(3):381–396.

[14] Foley, B., & Buschbacher, R. 2006. Sacroiliac joint pain anatomy, biomechanics, diagnosis, and treatment. *American Journal of Physical Medicine & Rehabilitation* 85(12):997–1006.

[15] Gregory, D. 2008. Acute lumbar disc pain: Navigating evaluation and treatment choices. *American Family Physician* 78(7):835–842.

[16] Hangi, M. 2009. Lumbar intervertebral disc degeneration in athletes. *American Journal of Sports Medicine* 37(1):149–155.

[17] Haswell, K. 2008. Clinical decision rules for identification of low back pain patients with neurologic involvement in primary care. *Spine* 133(1):68–73.

[18] Hildreth, C. 2009. Sciatica. *Journal of the American Medical Association* 302(2):216.

[19] Hooker, D., & Prentice, W. 2015. Rehabilitation of injuries to the spine. In W. E. Prentice (ed.), *Rehabilitation techniques in sports medicine and athletic training,* 6th ed. Thorofare, NJ: Slack.

[20] Lam, K. 2013. Fractures and dislocations of the cervical spine. *Orthopedics and Trauma* 27(1):56–62.

[21] Langer, P., & Fadale, P. 2008. Catastrophic neck injuries in the collision sport athlete. *Sports Medicine & Arthroscopy Review* 16(1):7.

[22] Mayer, J. 2012. Cervical spine injury in athletes. *Current Orthopedic Practice* 23(3):181–187.

[23] McGee, D. 2014. *Orthopedic Physical Assessment.* St. Louis, MO: Elsevier.

[24] McGill, S. 2007. *Low back disorders: Evidence-based prevention and rehabilitation.* Champaign, IL: Human Kinetics.

[25] Petering, C. 2011. Treatment options for low back pain in athletes. *Sports Health: A Multidisciplinary Approach* 3(6):550–555.

[26] Richard, A. 2008. Spondylolisis and spondylolisthesis in the athlete. *Sports Medicine and Arthroscopy Review* 16(1): 32–38.

[27] Schimelpfenig, S. 2008. Acute neck injury. *Clinical Journal of Sport Medicine* 18(2): 218.

[28] Schmidt, J. 2014. The influence of cervical muscle characteristics on head impact biomechanics in football. *American Journal of Sports Medicine* 42(9):2056–2066.

[29] Sembrano, J. 2011. Diagnosis and treatment of sacroiliac joint pain. *Current Orthopedic Practice* 22(4):344–350.

[30] Standaert, C. 2008. Evidence-informed management of chronic low back pain with lumbar stabilization exercises. *The Spine Journal* 8(1):114–120.

[31] Stauff, M. 2014. Vertebral compression fracture rules. The *Spine Journal* 14(6): 971–972.

[32] Swartz, E. 2009. Summary of the National Athletic Trainers' Association position statement on the acute management of the cervical spine-injured athlete. *The Physician and SportsMedicine* 37(4):20–30.

[33] Tsoumpos, P. 2013. Whiplash injuries in sport activities: Clinical outcomes and biomechanics. *British Journal of Sports Medicine* 47(10):3.

[34] Walker, K. 2011. Spondylolysis: An update on imaging and nonoperative treatment. *Athletic Training & Sports Health Care: The Journal for the Practicing Clinician* 3(5):208–210.

[35] Wicker, A. 2008. Spondylolysis and spondylolisthesis in sports. *International Sport Medicine Journal* 9(2):74.

[36] Woon, J. 2012. Clinical anatomy of the coccyx: A systematic review. *Clinical Anatomy* 25(2):158–167.

注释书目

d'Hemecourt, P. 2012. Spinal injuries in the athlete: An issue of Clinics in Sports Medicine. Clinics in Sports Medicine 31(3).

An entire issue of this respected journal dedicated to papers that discuss various aspects of injuries in the spine in an athletic population.

McGill, S. (ed.). 2007. Low back disorders: Evidence-based prevention and rehabilitation. Champaign, IL: Human Kinetics.

Prevention and rehabilitation approaches are presented to help professionals make clinical decisions for building prevention and rehabilitation programs.

McKenzie, R. 2006. The cervical and thoracic spine: Mechanical diagnosis and therapy. Philadelphia, PA: Orthopedic Physical Therapy Products.

Written by a world authority on back pain, this text explains how back pain occurs and how it is best treated.

Richardson, C. 2004. Therapeutic exercise for lumbopelvic stabilization: A motor control approach for the treatment and prevention of low back pain. New York, NY: Churchill-Livingstone.

Provides information and research on the prevention and management of musculoskeletal pain and dysfunction of the lumbar spine.

Stetts, D. 2013. Physical therapy management of patients with spinal pain: An evidence-based approach. Thorofare, NJ: Slack.

Provides a comprehensive research-based overview of the examination of the spine and physical therapy interventions.

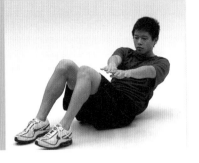

第21章

胸部与腹部

■ 目标

学习本章后应能够:

- 描述胸部与腹部的解剖结构。
- 认识心和肺的位置及功能。
- 指出腹部器官的位置及功能。

- 解释评估胸腹部损伤的技术。
- 鉴别胸部结构的各种损伤。
- 辨别腹部结构中的不同损伤及状况。

本章涵盖了胸部与腹部的损伤。在运动环境中，虽然胸腹部的损伤发生率比四肢和脊柱低，但是与四肢的肌肉、骨骼损伤不同的是，心、肺和腹部脏器的损伤如果没有经过正确的诊断和处理，可能会非常严重，甚至危及生命[2]。因此，熟悉腹部和胸部的解剖及常见损伤是非常必要的（图21-1）。

胸部的解剖

胸部位于颈部的下端和膈肌之间，它包含胸椎及12对肋骨（图21-2），它的主要功能是保护重要的呼吸和循环器官，并且在呼吸过程中协助肺吸气

和呼气[27]。

肋骨是扁平骨，在身体后方连接胸椎，在前方连接胸骨，第1~7对肋骨称作胸肋或真肋，每一根肋骨通过肋软骨连接至胸骨；第8~10对肋（假肋）的软骨相互连接并融合至胸骨前与第7对肋相连；第11、第12对肋（浮肋）未与胸骨相连，但有肌肉附着在上面。肋间肌位于肋骨与肋骨之间，膈肌则分隔胸腔与腹腔，功能是辅助吸气与呼气[27]（图21-3）（表21-1）。

> 胸廓保护心与肺。

腹部的解剖

腹部位于膈肌与骨盆之间，并且由下肋骨的边缘、腹部肌肉和脊柱所围成。腹部肌肉——腹直肌、腹外斜肌、腹内斜肌和腹横肌，共同产生躯干屈曲和旋转，但更重要的功能是保护腹部脏器（图21-4）（表21-1）[27]。

腹部器官包括部分消化系统、泌尿系统、生殖系统与淋巴系统器官，它们由中空性器官和实质

> 实质性器官比中空性器官更容易受伤。

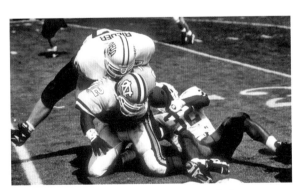

图21-1　碰撞运动能够产生严重的躯干伤害

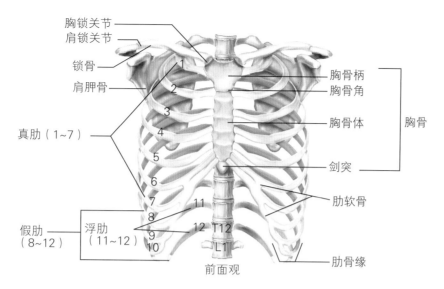

图 21-2 胸廓的骨骼解剖

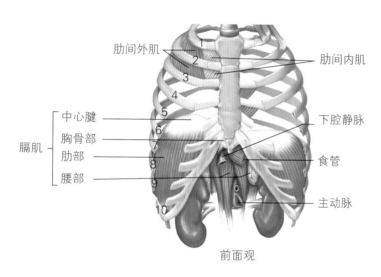

图 21-3 胸部肌肉的解剖

表21-1	腹部与胸部的肌肉*
躯干旋转	腹直肌
	腹外斜肌
	腹内斜肌
躯干屈曲	腹内斜肌
	腹外斜肌
	腹横肌
	腹直肌
呼吸肌	肋间肌
	膈肌
躯干侧弯	腹内斜肌
	腹外斜肌
	腰方肌

*伸展躯干的肌肉，请参考表20-1。

性器官组成。实质性器官包括肾、脾、肝、胰和肾上腺；中空性器官包括胃、肠、胆囊和膀胱（图21-5）。

胸部与腹部损伤的预防

针对胸部损伤可以通过穿戴合适的护具来预防，尤其是碰撞运动。例如，美式橄榄球中的肩垫通常设计成至少延伸到胸骨以下，如有需要，也可以穿戴护肋来包裹整个胸廓（图21-6）。

腹部肌肉应进行强化以保护位于其下的器官[8]。坚持有规律的各种形式的核心训练能够显著增加腹部肌肉的体积和力量。

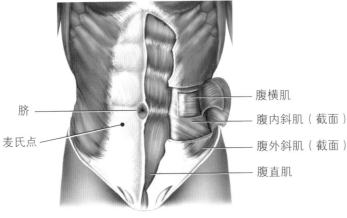

前面观

图 21-4　腹壁肌肉（前面观）

脐

麦氏点

腹横肌

腹内斜肌（截面）

腹外斜肌（截面）

腹直肌

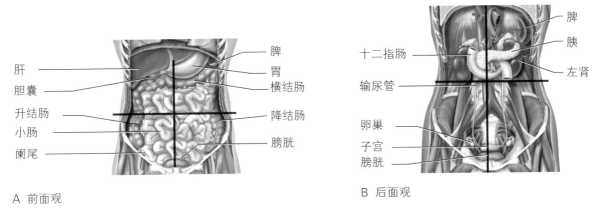

肝

胆囊

升结肠

小肠

阑尾

脾

胃

横结肠

降结肠

膀胱

A　前面观

十二指肠

输尿管

卵巢

子宫

膀胱

脾

胰

左肾

B　后面观

图 21-5　腹部器官　A. 腹部前侧可分为4个象限；B. 腹部后侧器官

确保中空性器官在比赛前是空的，能减少这些器官受伤的机会，尤其是胃和膀胱[13]。进餐应该放在比赛前的3～4 h，让食物在比赛时已从胃部排出。上场比赛前也应排尿，以避免膀胱损伤。

胸部与腹部损伤的评估

通常，健身专业人员、教练及其他运动和体育科学非医务人员未接受过损伤评估的适当培训。因此强烈建议将受伤运动员转诊至有资质的医务人员（如医师、运动防护师、物理治疗师）进行损伤评估。非医务人员的主要职责是识别与损伤相关的潜在"红旗征"，对损伤提供适当的急救，并就如何初步处置损伤做出正确决定（包括是否立即返回比赛或训练）（参阅第8章）。

胸腹部的损伤可能会造成危及生命的情况[9]。

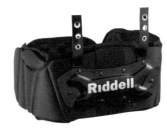

图 21-6　护肋（Riddell.提供）

起初看似轻微的损伤，可能快速发展成需要立即进行适当医疗照护的情况[28]。初步检查的重点应该放在有无生命危险的症状。应对受伤的运动员持续监控，以确认呼吸或循环是否正常，是否出现任何可能造成休克的内出血的迹象。大部分胸腹部损伤需要立即转诊给医师，并利用影像技术来清楚地识别内脏器官的损伤程度[20]。

病史

询问胸腹部损伤病史与四肢损伤有些不同[14]。首先应确定损伤的主要机制：

- 造成此损伤的原因是什么？
- 是否有直接的接触或撞击？
- 在什么位置？
- 疼痛是什么类型的（刺痛、钝痛、局部疼痛等）？
- 疼痛是立即发生的，还是逐渐发生的？
- 任何其他非受伤部位有疼痛吗？（图21-9）
- 有没有任何呼吸困难的感觉？
- 有没有会让你比较舒服的特定姿势？
- 有头晕、晕眩或恶心吗？
- 胸部有任何疼痛吗？
- 是否曾听到或感觉到胸部有"咔嚓"声或"啪"的一声？
- 有任何肌肉痉挛吗？
- 有注意到任何血尿的状况吗？
- 是否觉得排尿困难或有疼痛感？
- 膀胱是满的还是空的？
- 吃完东西多久了？

视诊

受伤后立即观察运动员，确认其呼吸是否正常，判断其呼吸模式[8]：

- 最重要的，运动员是否有呼吸？
- 运动员是否有深呼吸困难？或者运动员是否在努力呼吸？
- 呼吸会不会造成疼痛？
- 运动员是否抱住胸壁？
- 呼吸时的胸腔运动是否对称？
- 呼吸道畅通后，是否迅速恢复正常呼吸？还是仍然呼吸困难？如仍有呼吸困难则提示他可能有更严重的损伤。
- 运动员身体处于何种姿势？
- 腹部是否有肿胀或膨出？如有，提示可能有内出血。
- 胸廓看起来左右对称吗？肋骨骨折会造成一侧看起来不一样。
- 腹部的肌肉是否紧张、僵硬？
- 运动员是否抱住或按住腹部某处？

监测生命体征很重要，包括监测脉搏、呼吸和血压（表8-1）。脉搏快速和（或）血压明显下降提示可能有严重的内伤，通常会有内出血。腹部受伤的其他征象可能包括血尿、腹部僵硬、脉搏细弱和休克现象[2]。

触诊

胸部

首先，将双手放于患者两侧胸壁，判断深吸气和深呼气时两侧胸壁运动是否不对称，并找出压痛区域[1]（图21-7）。压痛区域一旦被确定，检查者沿肋骨与肋间移动触诊，找出明确的压痛点。

腹部

为了触诊到腹腔器官，运动员应该仰卧，双手放在身体两侧并放松腹部肌肉（图21-8）。首先用指尖从非受伤区域开始触诊，感觉有无任何的紧绷或僵硬。如果运动员腹部受伤，腹部肌肉会自主性收缩来保护敏感的区域。如果腹腔内有出血或刺激源，腹部将出现"木板样僵直"，且无法自主放松[2]。

> 在急性腹部损伤中，可能会出现"木板样僵直"。

转移痛

有时，身体上感受到疼痛的区域不能准确地反映真正的问题所在。触诊在腹部器官上的压力，可能会刺激远离病灶的身体其他部位产生预期性的疼痛模式[28]（图21-9）。例如，右肩疼痛可能实际上是因为肝或胆囊出现了损伤或病变。

胸部损伤的识别和处置

肋骨挫伤

损伤原因

胸廓遭受的冲击会挫伤肋间肌，如果太过严重，可能会造成骨折。由于肋间肌是主要的呼吸肌，当它们被碰伤时，呼气和吸气都会产生疼痛[29]。

损伤症状

如果呼吸时有明显的刺痛，有压痛点，压迫胸廓会诱发疼痛，需要进行X线检查。

治疗

通常会采取PRICE原则治疗和使用抗炎药物。与大多数肋骨损伤一样，肋骨挫伤是自限性的，最好的方法是休息和停止体育活动。

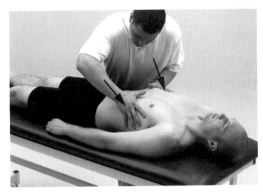

图21-7 确认胸壁在呼吸时是否不对称

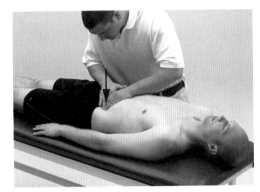

图21-8 触诊腹部以检查有无痉挛或僵直

肋骨骨折

损伤原因

肋骨骨折在运动中不常见，但在碰撞运动中发生率最高[1]。骨折可能因直接撞击造成，如被踢到或胸廓受压迫，可能发生在足球或摔跤项目中。

第5~9肋最容易骨折。肋骨骨折有很大可能损伤或刺穿下面的肺。

肋骨骨折能够在呼吸时引起严重的刺痛感。

损伤症状

肋骨骨折通常容易辨别。运动员主诉吸气时有严重的疼痛感，并在触诊时有刺痛感[29]。

治疗

运动员如果有骨折的迹象，应该被转诊给医师做X线检查。肋骨骨折通常需要支撑和休息。单纯骨折会在3~4周愈合，肋骨保护支架能为运动员提供一些胸部的稳定和舒适感（图21-10）。

肋软骨损伤

损伤原因

肋软骨损伤比骨折的发生率更高。这个损伤可由胸部受到直接撞击造成，也可由突然的扭转或跌倒在球上压迫胸廓间接造成。肋软骨损伤的症状和肋骨骨折相似，不同的是疼痛感位于肋软骨与肋骨的交界处[1]（图21-11）。

损伤症状

运动员主诉如果突然移动躯干会有刺痛感，并且难以深呼吸[1]。触诊可发现压痛点并伴有肿胀。个别患者会有肋骨变形，且在做动作时肋骨会发出"喀喀"声（弹响声）。

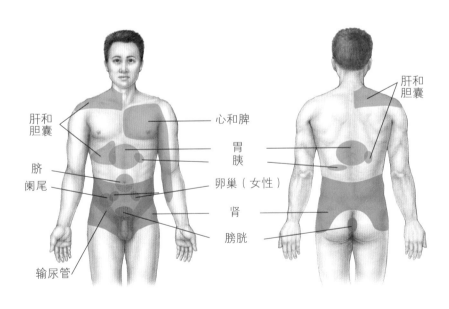

图21-9 来自腹部器官的转移疼痛模式

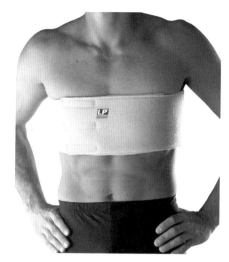

图21-10　肋骨保护支架可为胸腔提供中度支撑（La Pointique Int'l Ltd./Oppo Medical Inc.提供）

治疗

　　和肋骨骨折相同，肋软骨的损伤应用肋骨保护支架固定并休息，愈合时间为1~2个月，其间应暂停任何体育活动直到运动员的症状消除。

肋间肌损伤

损伤原因

　　胸部的肌肉在运动时都会受到挫伤或拉伤，肋间肌尤其容易受伤。损伤最常发生在运动员的躯干直接受到撞击或是突然扭转时。

损伤症状

　　肋间肌损伤和其他肌肉损伤一样，主动用力时疼痛。肌间肌损伤在吸气和呼气、大笑、咳嗽、打喷嚏时尤其疼痛。

治疗

　　需要立即冰敷并压迫受伤部位大约20 min。出

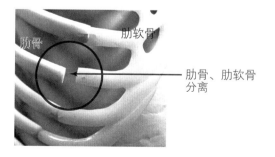

图21-11　肋软骨损伤包括肋骨与肋软骨分离

血现象被控制住后，应使用肋骨保护支架固定，这样会使运动员感觉比较舒服（图21-10）。

肺部损伤

损伤原因

　　幸运的是，肺部因为运动发生损伤的情况非常少见[11]。但是因为这类损伤

肺部损伤可导致：
• 气胸
• 张力性气胸
• 血胸
• 创伤性窒息

的严重性，教练必须能够识别基本的损伤症状。肺部损伤最严重的情况是出现气胸、张力性气胸、血胸和创伤性窒息。

　　气胸是指肺周围的胸膜腔因为胸腔有开口而灌入空气[21](图21-12A)。当胸膜腔充满了空气，该侧的肺会因此塌陷。

　　张力性气胸是指发生在一侧的胸膜腔灌入空气后将肺和心脏向对侧移位，因此压迫到对侧的肺（图21-12B）。

　　血胸是指胸膜腔内存在血液（图21-12C），这是由于肺或胸膜此类含血管的组织有撕裂伤或穿刺伤。

　　创伤性窒息是指胸廓被剧烈地冲击或压迫，造成的呼吸暂时停止[11]。此类情况需要立刻进行口对口人工呼吸及立即的医疗介入。

损伤症状

　　症状可能包括呼吸困难或呼吸急促、伤侧胸口疼痛、咯血、发绀（皮肤青紫色）及潜在性休克。若肺完全塌陷，则需要立即进行医疗救治[21]。

治疗

　　以上每种情况都需要急救人员与医师 立刻介入，运动员应该尽快被转送到急诊室。

运动员猝死综合征

损伤原因

　　35岁以下的运动员，运动导致猝死的大部分原因是先天性心血管异常[18]。最常见的3个原因是心肌肥厚、冠状动脉起源异常、马方综合征[6,26]。

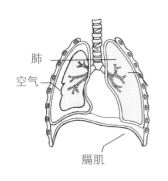
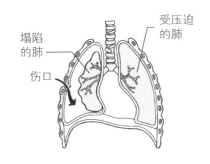
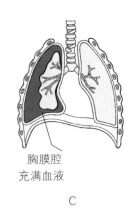

肺
空气
膈肌

塌陷的肺
受压迫的肺
伤口

胸膜腔充满血液

A   B   C

图21-12　A.气胸；B.张力性气胸；C.血胸

猝死综合征常见的原因：

- 心肌肥厚
- 冠状动脉起源异常
- 马方综合征

心肌肥厚是指心脏肌肉增厚，但并无腔室扩大和心肌瘢痕广泛增生的情况[17]。冠状动脉起源异常是指两条冠状动脉中的一条起源与正常位置不同，这种异常会导致该动脉损伤或阻塞。有马方综合征的人，会有不正常的结缔组织导致主动脉和心脏瓣膜弱化，导致主动脉本身或瓣膜的断裂。另一个可能造成运动员猝死的原因是冠心病。这是由于动脉斑块使冠状动脉变得狭窄，通常是因为年轻运动员有高胆固醇血症的现象[25]。胸部遭受外力剧烈撞击的年轻运动员会发生心脏震荡，即正常的心脏节律中的一个关键点被干扰中断，但这类猝死很少发生[6]。

运动员非心源性猝死可归因于哮喘、致命的脑损伤、颈椎损伤、糖尿病、运动性中暑、运动性低钠血症、运动诱发镰状细胞贫血、雷击等[6]。此外，使用特定的食物或药物，包括酒精、可卡因、安非他命和红细胞生成素（刺激红细胞产生）也是猝死的原因[18]。

损伤症状

心源性猝死的常见症状包括胸痛，或在呼气时不适、心悸或心脏扑动、晕眩、恶心、盗汗、心脏杂音、呼吸急促、全身不适和发热[32]。

治疗

这类危及生命的紧急情况，需要立即让急救团队介入[10,26]，在紧急救护队抵达之前做好进行CPR的准备（参阅第8章）。

预防

大部分猝死可通过咨询、筛查，并对身体进行全面健康检查以尽早识别可导致猝死的原因来避免[6,10]。一开始的筛检应包含以下问题：

- 有没有医师告诉过你有心脏杂音？
- 曾在运动时有过胸痛吗？
- 曾在运动时感到晕眩吗？
- 家族中是否有人在35岁前猝死？
- 家族中是否有人被诊断为心肌肥厚？
- 家族中是否有人被诊断为马方综合征？

若以上任一答案为"是"，应该做更深入的医学检查，静止与运动心电图和超声检查是判断现存病况的必要检查[10]。

乳房问题

损伤原因

乳房因跑步和跳跃产生剧烈的上下和横向运动，可造成乳房的挫伤和拉伤，尤其是乳房较丰满的女性。随着时间推移，持续性不规则的乳房运动会拉伸乳房的库珀韧带（乳房悬韧带，是将乳房支撑在胸壁上的韧带），会导致乳房提早下垂[19]。"慢跑者乳头"是指衣服与乳头之间摩擦产生擦伤，可在运动之前放置一层黏性绷带来预防。"自行车骑士乳头"可发生在寒冷且汗水蒸发时，造成乳头疼痛[4]。穿上防风衣便可避免此问题。

治疗

最好穿上设计良好的低弹性运动胸罩，可减少垂直或水平的乳房运动[4]（图6-17）。乳房损伤通常发生在与对手或装备接触、冲击的瞬间，如击剑或曲棍球运动。女性运动员应佩戴塑料杯状护具来保护乳房。

腹部损伤的识别和处置

虽然腹部损伤在运动损伤中只占10%，但它可能需要很长的时间恢复，甚至可能危及性命[2]。在所有的接触性运动中，腹部特别容易受伤。根据撞击的位置与强度，撞击可产生表层或深层的器官损伤。运动时发生的腹部器官损伤中，实质性器官最常受到影响[8]。强健的腹肌在绷紧的状态下能够给予腹部器官很好的保护，但在腹肌放松时，内部器官容易受到损伤。正确地保护躯干不受碰撞非常重要。运动员应具备良好的体能、佩戴适当的护具并遵守比赛规则[2]。

腹部肌肉拉伤与挫伤

损伤原因

腹部肌肉拉伤发生在躯干突然扭转或过伸的时候，其中腹直肌是最容易拉伤的腹肌。此类损伤可能让人无法运动[2]。

挫伤是因腹壁受压迫造成的。尽管这类损伤不常见，但它最常发生在碰撞运动如美式橄榄球或冰球中。只要是使用器械的项目或高速冲击性项目都可能发生此类损伤。曲棍球的守门员和棒球的捕手若没有保护躯干的护垫就很容易受伤，受伤的程度和类型取决于作用力是钝性还是穿刺性。

损伤症状

腹直肌拉伤或挫伤可能会造成运动能力丧失。一次严重的撞击可能会造成肌肉周围的筋膜组织出血。出血产生的压力会使受伤区域疼痛和紧张[2]。

治疗

早期使用冰敷和弹性绷带加压包扎，并观察是否可能有内脏损伤的征象。应该保守治疗，运动应该在不痛的范围内进行。

疝

损伤原因

疝是指腹腔器官的一部分穿过腹壁突出到另一区域。疝最常发生在腹股沟[16]。腹股沟疝最常见于男性（超过75%），股疝最常见于女性，这些都是常发生的类型。腹股沟疝是由男性生殖系统让血管和神经通过的腹股沟管开口异常扩大引起的[16]（图21-13）。相比之下，股疝则发生在向大腿和下肢输送血管和神经的管道中[5]。

> 腹股沟疝常发生在男性；股疝常发生在女性。

当腹内张力在这些区域产生时，这些管道开口周围的肌肉产生收缩。如果肌肉无法做出反应，腹腔内容物可能会被推出管道开口，可触及柔软的膨出物。

专业文献和媒体中使用的"运动性疝"一词，不应该与传统的股疝或腹股沟疝混淆，应该更准确地被称作运动性耻骨痛，泛指多种原因造成的耻骨周围疼痛[22]。

损伤症状

疝可以由以下特征辨别：先前有腹股沟撞击或拉伤史而造成疼痛，且长时间不适。腹股沟表面的突起在咳嗽时更加明显，腹股沟感到虚弱或反复有牵扯性的不适感[19]。

治疗

大部分医师认为，患有疝的运动员，手术修复完成之前应避免剧烈运动。也有些用来预防疝突出的力学装备，但其对大部分运动来说并不合适，因为它们容易产生摩擦和刺激。许多人认为运动可以为轻微疝带来益处，但事实并非如此。运动不会对已被拉伸的腹股沟管或股管产生正面的影响[5,16]。

> 一名摔跤运动员在参与一激烈的季后重训计划，最近他开始觉得腹股沟疼痛，每当他用力地举起重物，尤其是憋气时，疼痛就会出现，他认为自己出现了疝。
>
> ? 什么症状和征象提示该运动员有疝？
>
> 思考题21-1

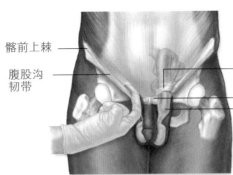

图21-13　出现腹股沟疝的腹股沟管（来自McKinley, M & O' Loughlin, V: Human Anatomy, ed. 2, New York: McGraw-Hill Higher Education, 2010.）

标注：髂前上棘、腹股沟韧带、腹股沟管浅环、耻骨结节、肠疝（腹股沟疝）

腹腔神经丛撞击

损伤原因

撞击到腹部的中间区域或腹腔神经丛，会产生膈肌的暂时麻痹（呼吸困难）[23]。要注意的是，如果撞击重到足以让呼吸暂停，就要考虑可能造成内脏器官损伤。

> 腹腔神经丛的撞击可导致膈肌暂时麻痹，并且失去意识。

损伤症状

膈肌麻痹会使呼吸停止进而导致缺氧。当运动员无法吸气时，可能导致短暂的恐慌。这些症状通常都是暂时的，必须消除恐惧感，并给予运动员信心[23]。

治疗

处理呼吸暂停的运动员要遵守以下程序：用自信的语言帮助运动员克服恐惧；松开运动员腹部的衣物或束带；屈曲运动员的膝关节，并鼓励运动员开始用短吸长呼的呼吸方式来放松。

因为无法呼吸的恐惧，运动员可能会出现过度换气。过度换气使呼吸频率增加导致氧气含量上升，这会让患者产生各种反应，如晕眩、呼吸不畅、心悸或昏厥。可让患者罩上纸袋来慢慢呼吸以增加其二氧化碳的水平[31,32]。

侧腹疼痛

损伤原因

侧腹疼痛是指某些运动员突发性的情况[23]。虽然有许多的假设已被提出，但原因目前仍不清楚。可能的原因包括便秘、肠道气体、过量饮食、膈肌痉挛、因腹部肌肉无力使内脏缺乏支撑、脾肿大、因呼吸动作错误而导致膈肌缺氧，以及膈肌或肋间肌缺血[23]。

损伤症状

侧腹疼痛的疼痛感类似痉挛，剧烈运动时常发生在左、右季肋部，跑步运动时明显好发。

治疗

侧腹疼痛急救时需要放松痉挛处。可进行以下两种操作：首先，指导运动员尽量抬高伸展疼痛侧的手臂；如仍不缓解，将躯干朝向大腿方向屈曲，可能会有所帮助[23]。

运动员若反复发生腹部痉挛，需要医师的评估，以确认是否有不良的饮食习惯、不良的排泄习惯或不够系统的运动训练计划。目前认为，侧腹疼痛虽不严重，但如果腹部疼痛持续存在，仍需要医师更进一步地评估。

脾损伤

损伤原因

脾损伤不常见，通常由

> 传染性单核细胞增多症可造成脾肿大。

一名越野跑者诉说侧腹疼痛反复出现。在剧烈奔跑期间，疼痛发生在左肋角处。她表示停止跑步后，疼痛会消失，但如果再次开始跑步，疼痛似乎又可出现。

? 可以给予该跑者什么建议来协助缓解这种状况？

思考题21-2

跌倒或直接撞击到左上腹部引起。当某些疾病原因造成脾肿大，受伤的机会就会增加[3]，如传染性单核细胞增多症就会造成脾肿大。

损伤症状

> 运动员在腹部或背部被严重撞击后，诉说肩膀、躯干或骨盆疼痛，可能是内脏器官的转移痛。

必须判断脾是否破裂，如有破裂应立即进行医疗转诊[8]。判断依据为：腹部受到严重撞击的病史、有休克的迹象、腹部僵直、恶心及呕吐。受伤后约30 min可能会发生反射性疼痛，称作Kehr征，即疼痛会放射至左肩，并向下放射至左臂上1/3处[32]。破裂的脾会慢慢地出血，并流入腹腔，造成运动员在受伤后几天或几周因内出血而死亡。

治疗

建议在住院治疗的第1周采取保守的非手术性治疗[15]。第3周时运动员可从事轻量的体能活动，第4周开始只要没有症状出现，可以完全恢复活动。如果必须手术修复，运动员需要3个月的时间进行恢复，而做脾摘除的运动员在恢复活动前则需要6个月的时间。如果是因为传染性单核细胞增多症造成的脾肿大，若脾没有肿胀、疼痛，并且无发热现象，运动员可在发病后3周恢复训练。

肾挫伤

损伤原因

思考题21-3

> 一名美式橄榄球的接球员跳起欲接住从中场高传过来的球，一名防守后卫撞到该接球员的下背部。该运动员看起来似乎没有什么特别的损伤。赛后，他注意到有血尿的状况，因此很担心。
>
> **?** 血尿的出现是否值得关注，应该采取什么措施进行处理？

虽然肾在腹腔中受到了较好的保护，但有时也会发生挫伤甚至破裂的情况[33]。肾容易受到损伤是因为血液使其正常的膨胀，外力施加在运动员背部时会造成已充血的肾有不正常的扩张，进而产生损伤[12]。

损伤症状

运动员若遭受肾挫伤，可能会表现出休克、

> 肾脏和膀胱挫伤会造成血尿。

恶心、呕吐、背部肌肉僵直和血尿（尿中带血）。和其他内脏器官相同，肾损伤也会产生转移痛，疼痛可能会在躯干周围放射至下腹部区域[33]。

治疗

如果运动员主诉背部或腹部受到了严重撞击，应该指导他在后续2～3次的排尿时，检查尿液中是否有血液出现[12,33]。如有血尿现象，要立即转诊给医师[12]。肾撞击通常需要留院观察24 h，配合液体摄入量的渐增。如果无法止住出血，可能需要考虑手术。治疗后通常都需要2周的卧床休息，恢复活动之后仍然需要严密地观察，并暂时停止训练和比赛。

肝挫伤

损伤原因

体育活动中，肝损伤是非常少见的。右侧肋部受

> 肝炎会造成肝肿大。

到强烈撞击时可将肝脏撕裂或造成严重的肝损伤，尤其是疾病原因造成的肝肿大者，如肝炎，更易发生[7]。

损伤症状

肝损伤可能会造成出血和休克，需要立即进行手术治疗。肝损伤者通常会在右侧肩胛骨下方、右肩、胸骨下区域产生转移痛，疼痛偶尔也会出现在胸部左前方[15]。

治疗

肝挫伤需要立即转诊，由医师来诊断及治疗。

胆结石

损伤原因

胆结石是在胆囊内被发现的如石头般坚硬的沉积物，这些沉积物通常是由胆固醇和胆汁结合而成，可以细小如沙粒或大如弹珠[32]。

损伤症状

有胆结石的人，早期没有任何症状，当结石大到堵塞胆管时，会造成中至右上腹部疼痛或转移至右背的肩胛骨下缘产生痉挛性疼痛，进食后偶尔还会出现恶心和呕吐及疼痛加剧的现象[31]。

治疗

患者应该被转诊给医师用超声检查进行诊断。最常用的手术方法是使用腹腔镜在胆囊上做微创手术来移除胆结石。

阑尾炎

损伤原因

阑尾炎可能是慢性或急性的，通常由多种原因造成，如粪便阻塞。15~25岁的男性发病率最高[25]。阑尾炎可被误认为普通的胃病。早期阶段，阑尾变得红肿；后期阶段，可能成为坏疽性阑尾炎，出现肠道破裂并造成腹膜炎。腹膜炎是腹膜内壁并包覆大部分腹腔器官的薄膜组织的发炎，细菌感染是阑尾炎破裂后的并发症[24]。

损伤症状

运动员可能会主诉下腹部有轻微至严重程度的

> 阑尾炎通常被误认为常见的胃病。

疼痛或痉挛，并有恶心、呕吐或发热（37~38℃）。而后右下腹出现痉挛及疼痛，触诊发现腹部僵硬，髂前上棘与肚脐之间存在压痛点（麦氏点）[24,32]（图21-4）。

治疗

思考题21-4

一名足球员被踢到肚脐以上的腹部，起初她有呼吸困难的现象，现在她主诉疼痛，触诊发现右上腹紧张僵硬。

? 最应关注什么症状，什么器官可能会受到影响？

手术切除发炎的阑尾通常是必要的。如果肠道没有阻塞，不需要急诊手术。但是，一旦阻塞的肠道合并急性破裂，就会危及生命。

膀胱损伤

损伤原因

当膀胱充满尿液，处于膨胀状态时，钝性暴力作用于下腹部会引起膀胱损伤，但这种情况极少出现[13]。尿液中出现红细胞（血尿），通常与跑步过程中的膀胱挫伤有关，称为"跑步者的膀胱"[13]。

损伤症状

腹部受到任何撞击，都必须考虑内脏损伤的可能，并指导运动员定期检查尿液中有无血液[13]。膀胱损伤通常会导致躯干下半部发生转移痛，包括大腿上半部前面疼痛。膀胱破裂时，运动员会无法排尿。

阴囊/睾丸挫伤

损伤原因

由于阴囊和睾丸非常敏感且脆弱，它们遭受挫伤会导致剧烈疼痛、恶心和无法行动[8]。

损伤症状

损伤症状有出血、积液和肌肉痉挛，严重程度取决于对组织的撞击强度[32]，与挫伤或瘀伤的特征相同。

治疗

睾丸挫伤后，立即让运动员侧卧于一侧，并将大腿屈曲至胸前（图21-14）。随着疼痛的减轻，可在阴囊上使用冰袋冷敷。15~20 min后疼痛加剧或仍未减轻者，需要立即转诊给医师进行评估。

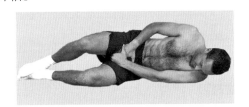

图21-14 睾丸受伤后典型的身体姿势

妇科损伤

损伤原因

通常，女性生殖器官在运动中受伤的发生率较低[30]。到目前为止，女性运动员中最常见的妇科损伤包括外生殖器或外阴部挫伤。外阴包括阴唇、阴蒂和阴道前庭[30]。挫伤可引起血肿，最常发

> 男性更容易在运动中发生生殖器官的损伤，因为男性生殖器暴露得更明显。

生在直接受撞击的区域。该区域的挫伤也可能伤害到耻骨联合，产生耻骨炎[31]（参阅第17章）。

损伤症状

患者可出现疼痛、出血、积液和肌肉痉挛，严重程度取决于对组织的撞击强度，与挫伤或瘀伤的特征相同[31]。

治疗

生殖器挫伤后立即使用冰袋冷敷。15～20 min后疼痛加剧或仍未减轻者，需要立即转诊给医师进行评估。

摘要

- 胸部位于颈部的下端和膈肌之间，主要功能是保护重要的呼吸和循环器官，并且在呼吸过程中协助肺吸气和呼气。胸腔内有肺和心。
- 腹部位于膈肌和骨盆之间，并由下肋骨边缘、腹部肌肉和脊柱围成。腹部器官由中空性器官和实质性器官组成。腹腔中的器官为泌尿系统、消化系统、生殖系统和淋巴系统的部分器官。
- 如果没有正确识别和适当的处理，心、肺和腹部器官的损伤可能会很严重，甚至可能危及生命。
- 评估腹部或胸部的损伤时，首先应着重检查可能危及生命的体征和症状。评估损伤性质时，提出相关问题、观察身体姿势并触诊受伤的组织都是很重要的。

- 肋骨骨折和挫伤、肋软骨损伤、肌肉拉伤和乳房损伤都是胸部常见的损伤。
- 肺损伤包括气胸、张力性气胸、血胸和创伤性窒息。
- 运动导致猝死的大部分原因是先天性心血管异常，最常见的3种先天性心血管异常是心肌肥厚、冠状动脉起源异常和马方综合征。
- 腹部损伤包括肌肉拉伤、呼吸困难，以及腹股沟疝或股疝。
- 任何腹部损伤，皆必须考虑腹腔器官的损伤，肝、脾和肾损伤是运动员最常见的腹腔器官损伤。
- 在运动中，男性发生生殖器官损伤的概率比女性高，因为男性的生殖器更容易暴露出来。

思考题答案

21-1 发生疝的运动员之前有腹股沟处撞击或拉伤的受伤史，通常会有疼痛且长时间感到不适。咳嗽会增加腹股沟区域表层的突出或反复感受到腹股沟区虚弱和拉扯的感觉。腹股沟疝是由腹部内容物被推挤后致使腹股沟管开口处产生异常扩大而引起的。

21-2 尝试改变运动员会造成便秘或胀气的饮食习惯。腹部绞痛起因于不当的呼吸方式，不当呼吸方式可能导致膈肌缺氧，膈肌或肋间肌缺血。体能差或腹部肌力不足导致内脏缺乏支撑，从而引起的膈肌痉挛也可能是造成绞痛的原

因。运动员的腹部痉挛若反复发作或腹部持续疼痛，更需要医师进行评估。

21-3 应注意尿液中出现血液的现象。这有可能是肾遭受撞击引起的。血尿的出现可能会在几天内消失，无论如何，该运动员应该被转诊给医师进行诊断。

21-4 要注意有器官损伤的可能性，可能会导致内出血且最终引发休克。脾、肝、胃、小肠、胰或胆囊都可能受伤。腹部肌肉的挫伤也可能引起肌肉保护性痉挛。

复习题和课堂活动

1. 描述胸部的解剖。

2. 鉴别肋骨挫伤、肋骨骨折和肋软骨损伤。

3. 比较气胸、张力性气胸、血胸和创伤性窒息的征象。

4. 确认可能造成运动员猝死综合征的原因。

5. 列出腹部器官和与泌尿系统、消化系统、淋巴系统和生殖系统相关的其他组织。

6. 能够保护腹部器官的肌肉有哪些？

7. 腹部器官发生什么状况时会引起腹部疼痛？

8. 比较脾破裂和肾严重挫伤的征象。

9. 假如一名运动员呼吸困难，要怎么处理？

10. 区分腹股沟拉伤与腹股沟疝或股疝。

11. 描述侧腹疼痛的征象。

参考文献

［1］ Ayloo, A. 2013. Evaluation and treatment of musculoskeletal chest pain. *Primary Care: Clinics in Office Practice* 49(4):863–887.

［2］ Barrett, C. 2012. Recognition and management of abdominal injuries at athletic events. *International Journal of Sports Physical Therapy* 7(4):448–451.

［3］ Becker, J. 2014. Return to play after infectious mononucleosis. *Sports Health: A Multidisciplinary Approach* 6(3):232–238.

［4］ Brown, N. 2014. An investigation into breast support and sports bra use in female runners of the 2012 London Marathon. *Journal of Sport Sciences* 32(9):801–809.

［5］ Cabry, R. 2014. Understanding non-inguinal abdominal hernias in the athlete. *Current Sports Medicine Reports* 13(2):86–93.

［6］ Casa, D., et al. 2012. NATA position statement: Preventing sudden death in sports. *Journal of Athletic Training* 47(1):96–118.

［7］ Casiero, D. 2013. Closed liver injury. *Clinics in Sports Medicine* 32(2):229–238.

［8］ De Berardino, T. 2013. Blunt trauma injuries in the athlete: An issue of *Clinics in Sports Medicine. Clinics in Sports Medicine* 32(2).

［9］ Eberman, L. 2014. Physical examination of the thorax and abdomen. *International Journal of Athletic Therapy and Training* 18(5):32–37.

［10］ Evans, C. 2008. Screening for heart disease in athletes by athletic trainers and sports physical therapists. *Journal of Sport Rehabilitation* 17(2):171.

［11］ Feden, J. 2013. Closed lung trauma. *Clinics in Sports Medicine* 32(2):255–265.

［12］ Grinsell, M. 2012. Sport-related kidney injury among high school athletes. *Pediatrics* 130(1):40–45.

［13］ Guttmann, I. 2013. Blunt bladder injury. *Clinics in Sports Medicine* 32(2):239–246.

［14］ Intravia, J. 2013. Evaluation of blunt abdominal trauma. *Clinics in Sports Medicine* 32(2):211–218.

［15］ Juyia, R. 2014. Return to play after liver and spleen trauma. *Sports Health: A Multidisciplinary Approach*. doi:10.1177/1941738114528468

［16］ LeBlanc, K. 2013. Inguinal hernias: Diagnosis and management. *American Family Physician* 87(12):844–848.

［17］ Maron, B. 2013. Hypertrophic cardiomyopathy. *The Lancet* 381(9862):242–255.

［18］ Maron, B. 2014. Incidence and causes of sudden death in U.S. college athletes. *Journal of the American College of Cardiology* 63(16):1636–1643.

［19］ McGhee, D. 2010. Breast elevation and compression decrease exercise-induced breast discomfort. *Medicine & Science in Sport & Exercise* 42(7):1333–1338.

［20］ Mehrzad, H. 2014. Imaging in abdominal trauma. *Trauma* 116(4):269–278.

［21］ Mesinger, J. 2013. Pneumothorax in a recreational athlete. *International Journal of Athletic Therapy and Training* 18(6):27–31.

［22］ Meyers, W. 2012. Understanding "sports hernia" (athletic pubalgia): The anatomic and pathophysiological basis for abdominal and groin pain in athletes. *Operative Techniques in Sports Medicine* 20(1):33–45.

［23］ Morton, D. 2014. Exercise-related transient abdominal pain. *Sports Medicine* 45(1):23–35.

［24］ Murphy, E. 2014. Clinical evaluation of acute appendicitis. *Clinical Pediatric Emergency Medicine* 15(3):223–230.

［25］ Myerberg, R. 2012. Sudden cardiac death caused by coronary artery disease. *Circulation* 125(1):1043–1052.

［26］ Pigozzi, F., & Rizzo, M. 2008. Sudden death in competitive athletes. *Clinics in Sports Medicine* 27(1):153.

［27］ Saladin, K. 2014. *Anatomy & physiology: The unity of form and function.* Boston, MA: McGraw-Hill.

［28］ Sengupta, J. 2009. Visceral pain: The neurophysiological mechanism. *Sensory Nerves* 194(1):31–74 .

［29］ Smith, D. 2011. Chest injuries, what the sports physical therapist should know. *International Journal of Sports Physical Therapy* 6(4):357–360.

［30］ Speed, C. 2011. Injuries in the female athlete. In M. Hutson, & C. Speed, *Sports injuries* (pp. 430–436). New York, NY: Oxford University Press.

［31］ *Stedman's Medical Dictionary*. 2014. Baltimore, MD: Lippincott, Williams & Wilkins.

［32］ *Tabor's cyclopedic medical dictionary*. 2013. Philadelphia, PA: F. A. Davis.

［33］ Viola, T. 2013. Closed kidney injury. *Clinics in Sports Medicine* 32(2):219–227.

注释书目

De Berardino, T. 2013. Blunt trauma injuries in the athlete: An issue of *Clinics in Sports Medicine. Clinics in Sports Medicine* 31(2).

This special issue includes papers on several of the most common blunt trauma injuries, including muscle contusions, genitourinary injuries, splenic and liver injuries.

Saladin, K. 2014. *Anatomy and physiology.* Boston. MA: McGraw-Hill.

This anatomy text helps to clarify anatomy of the various systems of the abdomen and thorax.

Tabor's cyclopedic medical dictionary. 2013. Philadelphia, PA: F. A. Davis.

Despite the dictionary format, this is an excellent guide for the athletic trainer searching for clear, concise descriptions of various injuries and illnesses, accompanied by brief recommendations for management and treatment.

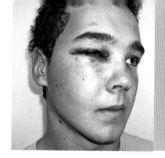

头、面、眼、耳、鼻和喉

■ 目标

学习本章后应能够：

- 描述头、面、眼、耳、鼻和喉的解剖结构。
- 阐明如何预防头、面、眼、耳、鼻和喉损伤。
- 讨论头部和面部损伤的评估程序。

- 讨论脑震荡和轻微脑损伤的鉴别和处理。
- 认识面、眼、耳、鼻和喉的常见损伤。

在运动中，头、面、眼、耳、鼻和喉的损伤很常见。这些部位的损伤程度可以从轻微的鼻出血到严重的脑震荡不等。

> 头部的运动损伤可危及生命。

头、面、眼、耳、鼻和喉损伤的预防

头部损伤可见于所有运动项目，但头部和面部损伤在碰撞和接触性运动中更为常见[7]。在足球、冰球、长曲棍球、摔跤和棒球等运动中，戴头盔或防护帽，有时可能还需要戴面罩，可以极大地减少头、面、眼、耳和鼻的受伤概率。有些人认为，如果在橄榄球等运动中取消面罩，颈椎和头部受伤的人数可能会减少，因为没有了这些保护，运动员反而在接触时不太可能使用头部。可以肯定的是，面部、眼、耳和鼻受伤的概率会显著增加。头盔也只是在防止脑损伤方面起作用。

毫无疑问，运动员学会使用正确的技术与对方接触是减少这些区域受伤的最重要的方法。所有的橄榄球头盔都有书面警告，不要使用头部作为武器。必须教会运动员使用正确安全的技术。

头部的解剖

骨

颅骨由22块骨（国内教材为23块，包括舌骨）组成。除了下颌骨，所有的骨都连接在一起，形成固定的骨连接，称为缝。脑所在的颅腔被颅骨包围，由额骨、筛骨、蝶骨、2块顶骨、2块颞骨和枕骨组成（图22-1）[39]。

脑

脑是中枢神经系统的一部分，它位于颅腔，分为4个部分（图22-2）。大脑皮质除了负责协调所有的骨骼肌（随意肌）活动和感觉冲动，还有包括记忆、推理、智力、学习、判断和情感在内的高级精神心理功能。小脑控制骨骼肌的活动，并在协调骨骼肌活动中起至关重要的作用。脑桥控制睡眠、姿势、呼吸、吞咽和排尿。延髓是脑干的最低部分，调节心率、呼吸（与脑桥协同）、血压、咳嗽、打喷嚏和呕吐[39]。

脑膜

脑膜是保护大脑和脊髓的3层膜。位于最外层的是硬脑膜。含有重要动脉和静脉的脂肪层将脑

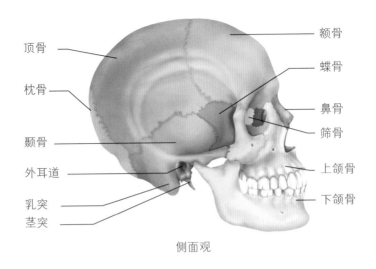

图22-1　脑颅骨及面颅骨（侧面观）（来自Saladin, KS: Anatomy and physiology, ed. 5, Dubuque, IA: McGraw-Hill Higher Education, 2010.）

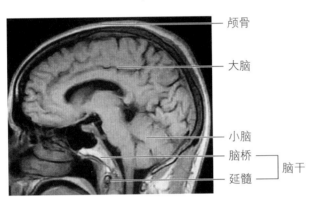

图22-2　MRI显示大脑的4个主要部分（©CGinspiration/Getty Images.）

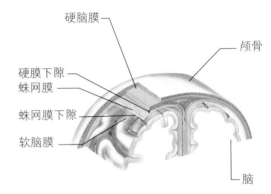

图22-3　脑膜的横截面（来自Saladin, KS: Human anatomy, ed. 2, 2008, Dubuque, IA: McGraw-Hill Higher Education, 2010.）

膜与骨壁分离，并形成硬膜外腔。蛛网膜紧邻硬脑膜，位于中间。蛛网膜和软脑膜之间的空间称为蛛网膜下隙。软脑膜在最里面，是帮助容纳脊髓液的膜（图22-3）[39]。

脑脊液位于蛛网膜和软脑膜之间，完全包绕脑组织，使其悬浮于其中。它主要起缓冲、帮助减少冲击力传递的作用。

头部损伤的评估

外伤性脑损伤在接触性运动中很常见，如橄榄球、足球、长曲棍球、拳击、冰球和摔跤[7]。在非接触性运动中也有头部外伤的报道，如田径、棒球、体操、垒球、排球和竞技啦啦操[7]。如果一个人的头部直接受到暴力打击或因身体接触导致头部向前、向后或向一侧旋转，必须仔细评估是否有脑损伤。这些损伤最好的定义为轻度外伤性脑损伤，

它们是最常见的头部损伤类型[13]。脑震荡是轻度外伤性脑损伤的一种类型。脑震荡可能导致意识丧失，定向障碍或遗忘，肌肉运动、协调或平衡缺陷，认知障碍[1]。

意识丧失运动员的处置

必须强调的是，大多数头部损伤不会导致意识丧失[19]。第8章详细讨论了无意识运动员的现场处置。能够识别意识丧失的运动员表现出的症状是很重要的。对任何头部损伤优先的急救是必须先处理危及生命的情况，尤其是呼吸的丧失[28]。在处理意识丧失的运动员时，常常要考虑颈部损伤，并如第8章所述那样对这种情况进行相应的处理[28]。意识丧失的运动员必须由救援队用脊柱板将其抬离赛场。

如果没有危及生命的情况，注意观察运动员昏

迷的时间，在意识恢复和救援队到达之前不要试图移动运动员。一旦运动员恢复意识，或者在运动员可能不会再次失去意识的情况下，试着从运动员那里获得一些受伤信息[34]。

病史

一名头部受伤的运动员可能无法回答导致意识丧失的真正原因。因此，应该提问下列问题：

- 知道你在哪里吗？
- 能告诉我发生了什么吗？
- 还记得你之前有没有被击倒过吗？
- 头痛吗？
- 脖子痛吗？
- 手和脚能动吗？

视诊

应该观察以下方面：

- 运动员是否失去判断力，分不清自己在哪里、现在是几点钟、今天是几号、对手是谁？
- 运动员是否有一种茫然或空洞的凝视？运动员是否有持续睁眼困难？
- 运动员是否说话含糊不清或语无伦次？
- 运动员是否存在语言和动作反应的延迟（回答问题或遵循指示较慢）？
- 运动员是否存在严重的协调障碍（如跛行、不能走直线、不能用手指碰鼻）？
- 运动员是否存在注意力无法集中的问题，是否容易分心？
- 运动员是否会出现记忆缺陷，出现重复问同样的问题或不知道发生了什么？
- 运动员是否有正常的认知功能（如连续减7试验，是否记得战术中的特殊安排）？
- 运动员是否有正常的情绪反应？
- 运动员情绪异常有多长时间？
- 外耳道和（或）鼻腔是否有清澈浅黄色液体（颅骨骨折时发生脑脊液外溢）？

触诊

触诊颅骨应以系统的方式进行，以识别可能显示颅骨骨折存在的压痛点或畸形。

特殊测试

神经系统检查

神经系统检查包括5个主要方面的测试：测试认知功能以评估脑的功能，颅神经测试，测试评估小脑的协调和运动功能，感觉功能测试和反射测试。神经系统检查必须由有执照的医务人员进行。

眼功能

眼功能的异常常与头部损伤有关，应注意观察以下几点[21]：

（1）瞳孔应该等大正圆，对光反应灵敏。

（2）眼球活动自如。眼球持续不自主地来回、上下或旋转运动称为眼球震颤[41]。

（3）视力模糊而很难或不能阅读

比赛手册或记分牌。

平衡性检查

如果运动员能够站立，可以使用改良Romberg试验（闭目难立征试验）来评估静态平衡。最好的现场平衡测试是在不稳定的地面上使用前后脚站姿（图22-4）[12]。如果运动员开始摇摆，不能保持闭眼或明显失去平衡，提示阳性体征。

协调性检查

用于确定头部损伤是否影响协调能力的检查有许多。这些检查包括指鼻试验、足跟-足尖行走试验和单脚跟-膝站立试验[38]。无法完成任何试验，都可能提示小脑损伤。

认知检查

认知检查的目的是评估颅脑损伤对各种认知功能的影响，从而获得客观评价运动员状态和状态改善的方法[38]。两种常用的现场认知检查是连续减7测试（即运动员从100开始减7计数），和反序说出月份。目前，还开发了一些被称为神经心理学评估的认知检查，用于现场和场外的评估[9]。运动脑震荡评估工具3（SCAT3）是应用最广的用于评估脑震荡相关体征和症状、认知、平衡和协调的现场检查[25]。它代表了一种评估受伤运动员脑震荡的标准方法。SCAT3可用于13岁及以上的运动员。它检查症状、定向、记忆、回忆、平衡和步态[14]。一旦运动员因疑似脑震荡而停赛，便可由有执照的专业医疗保健人员在场外或办公室对其进行SCAT3评估。

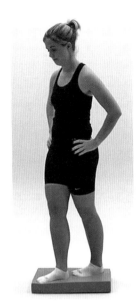

图22-4　在不稳定的地面上使用前后脚站姿的改良Romberg试验

思考题22-1

一名足球运动员试图用头顶球，结果与另一名球员相撞。他没有失去意识，但出现了眩晕和迷糊。

? 应该问什么问题来确认他的认知功能？

计算机化神经心理学评估，如ImPACT和ANAM，也被广泛用于评估轻度外伤性脑损伤的康复情况[16]。这些测试作为赛季前的基线测试。一旦发生脑震荡，可以用其对运动员重新进行检查，将当前的结果与基线测试的结果进行比较，以帮助决定是否让脑震荡运动员重返赛场[31]。

头部损伤的识别和处置

头部损伤根源于颅骨的直接钝性外力。据估计，每年至少有30～40例严重的头部损伤和偶尔的死亡发生在运动相关的活动中[1]。

颅骨骨折

损伤原因

颅骨骨折最常发生于钝性损伤，如头部被棒球打中、头部被物体击中或从高处坠落[18]。

损伤症状

运动员主诉有严重的头痛和恶心。触诊有时会发现颅骨凹陷等体征。可能会出现中耳有血、外耳道有血、鼻出血，或眼睛周围变色（浣熊眼），或耳后区域变色（Battle征）。外耳道和鼻腔可能会出现脑脊液（浅黄色）[18]。

治疗

最严重的问题并不是颅骨骨折本身造成的，而是颅内出血、骨碎片嵌入脑内及感染等并发症[18]。这种损伤需要立即住院治疗并就诊神经外科医师。

脑震荡（轻度外伤性脑损伤）

损伤原因

脑震荡是轻度外伤性脑损伤（MTBI）的一个类型，它已经成为公众广泛关注的健康问题[25]。脑震荡是指由外伤引起的精神状态的改变，可能有也可能没有意识丧失[2]。体育运动中脑震荡的治疗和处理是一个日益关注的公众健康问题。尽管在体育运动中脑震荡的发生率越来越高，但是对于它的评估并没有一个普遍接受的定义或标准。

运动员头部可以被某些物体（如球、棒球棒、长曲棍球棒或与其他运动员接触）击中，产生直接打击。运动员移动的头部，也可以撞击到某个固定的物体（如地板、球门柱），发生直接碰撞，引起脑的撞击减速。头部暴力可以引起接触侧脑损伤（撞击伤）或对侧脑损伤，称为对冲伤。对冲伤机制类似回旋枪弹创。加速、减速，尤其是旋转暴力，会使颅骨内的脑产生震动[2]。

> 大多数脑震荡并不会导致意识丧失。

损伤症状

目前认为诊断急性脑震荡的标准应从各种症状和体征进行评估，包括以下方面[23,25]：

- 临床症状
- 躯体症状（如头痛）
- 认知（如迷惘的感觉）
- 情绪（如不同寻常的情绪）
- 身体体征（如意识丧失、健忘症）
- 行为改变（如易怒）
- 认知障碍（如反应时间变慢）
- 睡眠障碍（如嗜睡）

如果出现任何一个或多个症状或体征，应该怀疑脑震荡的存在，并制订合理的处理方案。

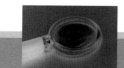

焦点框 22-1

当一名运动员出现任何脑震荡的迹象：

1. 应立即使用标准急救管理原则对运动员进行现场医学评估，并且应特别注意排除颈椎损伤。

2. 必须由医务人员决定并对运动员进行适当的处置。如果没有医务人员，运动员应该被安全地从训练或比赛中移走，并紧急转诊给医师。

3. 一旦紧急问题得到处理，应该使用SCAT3或类似的工具对脑震荡损伤进行评估。

4. 不应该让受伤的运动员独处，在受伤后的最初几小时内，对病情恶化的连续监测至关重要。

5. 被诊断为脑震荡的运动员在受伤当天，不应重返比赛。

修改自：Consensus statement on concussion in sport: The 3rd International Conference on Concussion in Sport, Zurich, November 2008, British Journal of Sports Medicine 43:176–84, 2008.

多年来，医学界尤其是运动医学界，试图通过观察身体症状，包括意识水平和外伤后失忆症，将脑震荡分为不同的等级[1,20]。现在看来，人们可能过于强调这些等级量表了[2]。事实证明，在所有脑震荡症状和体征消失后，依据症状存在和总体持续的时间，判断脑震荡的严重程度是最合理的方法[24]。这种方法不太重视把意识丧失作为后续损伤和整体症状持续时间增加的潜在预测因素[24]。还有人建议，判断脑震荡的严重程度应该根据脑震荡时，以及受伤后15 min内出现的症状和体征[38]。此外，还应通过症状、神经心理测试和姿势稳定性测试来关注患者的恢复，而不是使用分级量表[19,24]。在这种方法中，重点是患者是否有症状[2]。表22-1中的症状分级检查表列出了脑震荡最常见的症状和体征。

治疗

对遭受脑震荡或轻度外伤性脑损伤的运动员进行即时处理是明智的，没有任何质疑。遭受脑震荡的任何运动员都必须立即退出比赛，并且不得恢复体育活动，直到得到医师许可[2,23]。事实上，从2009年到2014年，美国50个州和哥伦比亚特区都通过了相关法律来解决外伤性脑损伤的管理问题。针对青少年，这些州中的大多数都颁布了运动相关脑震荡的法律。各州的法律略有不同，但总的来说，它们要求为教练、学校护士、体育指导员、

志愿者、学生运动员和他们的父母制订一个运动相关脑震荡的安全训练计划。法律规定，任何有脑震荡迹象的运动员都必须立即退出比赛，并且在经过有资质的医务人员的评估并获得书面许可之前，不得在当天或之后的任何一天进行运动训练。学校也被要求制订应急预案，并保存任何脑震荡事件的记录。

一名运动员不管任何原因，在任何时间失去意识，其都必须立即停止进一步的活动[28]。如果其发生伴有意识丧失的脑震荡，通常必须考虑颈部损伤的可能。在这种情况下，应该呼叫急救队并且必须用脊柱板将其搬离赛场[23]。

焦点框22-1详细说明了脑震荡运动员在场外应该遵循的程序。当然，运动员的情况也有可能恶化，可能是即刻（几分钟到几小时内），也可能是受伤后几天内[3,23,28]。

关于何时允许脑震荡运动员重返赛场的决定还不是很明确。即使是轻度头部外伤后的恢复期也可能比过去认为的要长，至少需要3~5天的时间才能消除症状。在自述或直接观察到所有脑震荡症状消除之前，不应该允许脑震荡运动员恢复任何类型的体育活动[2,13]。即使运动员脑震荡症状消除，也不应立即恢复训练或参加比赛。相反，运动员应该循序渐进地进行特定运动能力的体育活动。再次声明，除非医师允许运动员返回赛场，否则运动员不得重返赛场[2,24]。

即使脑震荡症状消失，运动员回到了赛场，也仍然存在脑震荡复发的危险，它会对脑造成累积性创伤性损伤[6]。反复脑震荡或轻度外伤性脑损

表22-1 症状分级检查表

严重程度评分	没有		中等			严重	
	0	1	2	3	4	5	6
症状	赛季前基线	损伤时	伤后24 h	伤后3天	伤后4天	伤后5天	
视力模糊							
头晕							
困倦							
睡的比平时多							
容易分心							
疲劳							
感觉迷惘							
感觉迟钝							
头痛							
情绪异常							
易怒							
意识丧失							
定向丧失							
记忆问题							
恶心							
神经过敏							
性格改变							
平衡性/协调性不良							
耳鸣							
悲伤							
眼花							
光过敏							
声音过敏							
睡眠障碍							
眼神茫然/目光呆滞							
呕吐							
症状总分:							

伤，运动员可能会发展成慢性外伤性脑病（CTE），这是一种进行性退行性疾病，最终可导致痴呆、抑郁、精神错乱、失忆或具有攻击性[11]。允许运动员特别是从事接触性运动的运动员在脑震荡症状缓解之前返回赛场或训练，可能会使运动员面临脑震荡后综合征或二次撞击综合征的风险[2,28]。

脑震荡后综合征

损伤原因

脑震荡后综合征是一种人们知之甚少的脑震荡后症状。它可能发生在无意识丧失或无意识缺失的脑震荡病例中，也可能发生在严重的脑震荡中。

损伤症状

运动员主诉一系列脑震荡后的问题，包括持续性头痛、记忆力受损、注意力不集中、焦虑和易怒、头晕、疲劳、抑郁和视觉障碍。这些症状可能

一名足球运动员遭受本赛季第二次脑震荡。

? 关于他的回归比赛应该遵循什么样的指导方针？

思考题22-2

在最初的创伤后立即或几天内开始，并可能持续数周甚至数月才会消失[20]。

治疗

不幸的是，脑震荡后综合征没有明确的治疗方法。在综合征的所有症状消除之前，不应允许运动员重返赛场。一旦症状消失，建议逐渐恢复活动，同时继续监测可能出现的症状和体征，并与运动员、其家人、医师和教练进行协商。

二次撞击综合征

损伤原因

二次撞击综合征是在先前脑震荡症状未缓解的情况下，发生第二次脑震荡而导致脑迅速肿胀的结果[41]。第二次撞击的力量可能比较小，在某些情况下甚至可能不涉及头部的打击，对胸部或背部的打击也可能产生足够晃动运动员头部的力量，并对已经受损的脑产生加速/减速的力量。二次撞击综合征最可能发生于18岁以下的运动员[26]。

> 二次撞击综合征是一种危及生命的紧急情况，必须立即处理。

损伤症状

通常，运动员甚至不会失去意识，可能看起来"目瞪口呆"。他们可以靠自己的力量站立起来并离开赛场。但是，在15 s到几分钟内，他们的情况会迅速恶化，失去意识，出现昏迷，瞳孔扩大，眼球不能转动，呼吸衰竭[26]。这是一种威胁生命的情况，死亡率大约为50%。

治疗

二次撞击综合征是一种危及生命的紧急情况，必须在大约5 min内通过应用紧急救护设施快速地完成救护处理[26]。处理二次撞击综合征的最好方法是防止它的发生。因此，让头部受伤运动员重返赛场的决定必

思考题22-3

一名排球运动员被撞倒在地，后脑勺撞在了球场上，短暂地失去了意识。恢复意识几分钟后，她看起来完全正常，没有脑震荡的任何迹象。

? 应该允许她重返赛场吗？

须在没有脑震荡症状的基础上谨慎做出[19]。

脑挫伤

损伤原因

脑挫伤是一种脑部损伤，包括少量出血或大脑皮质、脑干、小脑的颅内出血（图22-5）[28]。脑挫伤通常是头部撞击地板等固定不动物体造成的撞击伤。

损伤症状

根据受伤的程度和部位，损伤的征象可能有很大的不同。大多数情况下，失去意识的运动员在恢复意识后会变得非常警觉和能说。神经系统检查正常，但是头痛、头晕和恶心等症状仍然存在。

治疗

脑挫伤的标准治疗方案应依据住院时各种影像学检查，治疗方法也要参考运动员的不同临床情况[28]。只有当运动员没有任何症状，并且CT检查正常时，医师才能准许其重返赛场。

硬脑膜外血肿

损伤原因

对头部的打击，通常会导致颅骨骨折，也可导致走行于颅骨骨槽中的脑膜动脉撕裂。由于动脉血液压力，血液的积累，硬脑膜外血肿会很快形成（图22-6）[28]。

损伤症状

大多数情况下，运动员一开始会失去意识。在某些情况下，一旦意识恢复，运动员可能神志清醒，并且很少有或没有严重脑部损伤的症状。渐渐地，症状开始出现，严重的会出现头痛、头晕、恶心、瞳孔扩大（通常和伤侧一致）或嗜睡。晚期脑

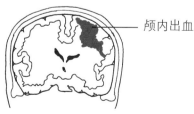

图22-5 颅内出血

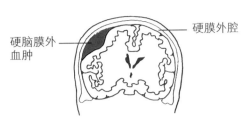

图22-6 硬脑膜外血肿

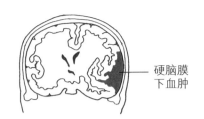

图22-7 硬脑膜下血肿

出血的特点是意识减退、颈部僵硬、脉搏和呼吸减弱、抽搐。这是一种危及生命的情况，需要紧急的神经外科治疗。

治疗

CT检查是诊断硬脑膜外血肿的必要手段。针对硬脑膜外血肿的压迫，必须尽快手术清除，以避免死亡或永久残疾的可能。

硬脑膜下血肿

损伤原因

硬脑膜下血肿的征象可在受伤数小时后出现。

急性硬脑膜下血肿的发生率明显高于硬脑膜外血肿。硬脑膜下血肿是由于加速和减速的力量撕裂了连接硬脑膜和大脑皮质的血管[28]。硬脑膜下血肿通常是静脉出血，因此损伤的迹象往往出现得较慢，甚至可能几小时后才出现（图22-7）。

损伤症状

发生硬脑膜下血肿时，运动员可能会失去意识，往往会出现受伤侧瞳孔扩大，还可能出现头痛、头晕、恶心或嗜睡的症状[28]。

治疗

急性硬脑膜下血肿是一种危及生命的情况，需要立即就医。诊断性的CT检查或MRI检查是必要的，以确定出血的范围和位置[28]。

周期性偏头痛

损伤原因

偏头痛是一种周期性发作的严重头痛，伴或不伴视觉或胃肠问题。有反复轻微头部撞击史的运动员，如发生在足球比赛中，或者遭受严重脑损伤的运动员，随着时间的推移可能会发展成偏头痛。偏头痛的确切病因尚不清楚，但许多人认为是一种血管紊乱[27]。

损伤症状

闪光、一半视野失明（偏盲）和感觉异常被认为是由脑内血管收缩引起的。运动员主诉严重的头痛会扩散到整个头部，并经常伴有恶心和呕吐。有证据表明，那些在头部受伤后出现偏头痛的运动员有家族倾向[30]。

治疗

最好的方法是预防。预防性药物可以帮助减少偏头痛的复发。对于疾病发作严重的偏头痛，可以服用一种叫"曲坦（triptan）"的处方药，有很好的治疗效果。

头皮损伤

损伤原因

头皮可以出现撕裂伤、擦伤、挫伤和血肿。头皮损伤通常是钝性或穿刺性损伤。头皮撕裂伤会与严重的颅骨或脑损伤同时发生[15]。

损伤症状

运动员主诉他的头被打了。通常会发生广泛出血，因此出血位置往往很难判定。蓬乱的头发和污染物也可能掩盖受伤的地方。

治疗

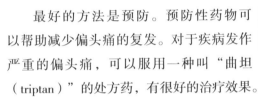

头皮撕裂伤的治疗是一个特殊的问题，因为它的伤口通常是难以拉近的。超过1.25 cm长和0.3 cm深的伤口应交由医师治疗。对于不太严重的伤口，首先应该控制出血并使用杀菌剂，然后使用棉球和无菌纱布垫等保护伤口的敷料。最后把胶带黏附剂涂在皮肤区域，以确保胶带贴在皮肤上[15]。

面部的解剖

面颅骨主要由面部皮肤覆盖，有少量肌肉、筋膜或脂肪的保护。眼眶上嵴为额窦所在。一般来说，面颅骨是由致密的骨组织和扁的骨片组成的。面部中1/3由上颌骨组成，它支撑着鼻子和鼻道。面部下1/3由下颌或下颌骨组成。除了支撑牙齿外，下颌骨还支撑喉、气管、上呼吸道和上消化道[39]（图22-1）。

面部损伤的识别和处置

下颌骨骨折

损伤原因

下颌骨骨折（图22-8）常常发生于碰撞运动。它在面部骨折中很常见，是位列第二的骨折。因为下颌骨的保护垫相对较少，轮廓明显，所以它很容易受到直接暴力打击而受伤。骨折最常见的部位是下颌角前方附近[33]。

损伤症状

下颌骨骨折的主要表现是畸形、失去正常的牙齿咬合、咀嚼时疼痛、牙齿周围出血和下唇麻木。

治疗

 下颌骨骨折需要用弹性绷带临时固定，然后由医师复位和固定下颌。在骨折恢复期可以进行小强度的重复性活动，如轻度举重、游泳或骑自行车。固定4~6周。在2~3个月后，可以在佩戴适当的特殊矫正器和定制的口腔防护器的情况下，正常训练。

颧骨复合体（颧骨）骨折

损伤原因

颧骨骨折在面部骨折中位列第三。它的损伤机制是对颧骨的直接打击[33]。

损伤症状

面颊区域出现明显的畸形，或在触诊时感到骨骼移位。运动员常发生鼻出血（鼻衄）和主诉视物重影（复视），以及面颊麻木。

治疗

处置通常包括冷敷，以控制水肿，并立即转诊

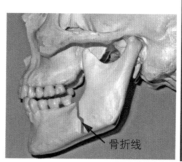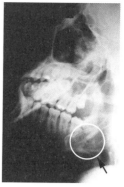

图22-8 下颌骨骨折

给医师。需要6~8周的治疗。当恢复运动训练时，必须穿戴适当的防护装备。

面部撕裂伤

损伤原因

面部撕裂伤在接触和碰撞运动中很常见。面部撕裂伤是面部被尖锐的物体直接撞击或受到间接的应力造成的[14]。

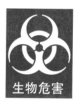

生物危害

损伤症状

运动员会感到疼痛，并且表皮、真皮及皮下都会有明显撕裂和大量出血（图9-5B）。

治疗

向医师求助标准的治疗方法，如缝合。如有眉毛损伤，不要刮眉，因为它可能不会再长，即使再长也可能会以不规则的方式生长。面部所有伤口，包括嘴唇、口腔、耳、脸颊和鼻的伤口，如果伤口是严重污染的，在缝合之前必须仔细清洗，避免感染。预防破伤风和抗生素治疗是必要的[15]。

牙齿的解剖

牙齿是一种矿物质盐的混合物，其中钙和磷是最丰富的。从牙龈中突出的部分称为牙冠，它上面覆盖着体内最坚硬的物质——牙釉质。延伸到口腔牙槽骨的部分叫作牙根，它被一种叫作牙骨质的薄层骨样组织覆盖。牙釉质和牙骨质的里面是牙齿的主体，是一种被称为牙本质的坚硬物质。牙本质内

有一个中央管腔，其中包含牙髓，牙髓由神经、淋巴管和供应整个牙齿的血管组成（图22-9）。正确使用面罩和合适的口腔防护装置，可以预防大多数牙齿损伤（参阅第6章）[39]。

牙齿损伤的预防

牙科界普遍认为，所有运动员，特别是从事接触和碰撞运动的运动员都应该戴口腔防护器，以防止牙齿受伤[17,36]（参阅第6章）。毫无疑问，高中和大学橄榄球运动员都必须使用口腔防护装置，这可显著降低这些运动中牙齿损伤的发生率。但是，那些不需要戴口腔防护器的运动，牙齿损伤的发生率仍然很高[42]。

运动员应养成良好的口腔卫生习惯，包括科学刷牙、漱口和使用牙线。与其他所有人一样，运动员每年至少应进行一次牙齿检查，以防止蛀牙的发展，即防止牙齿的软组织或骨组织逐渐腐烂和退化。如果蛀牙继续下去，牙齿周围的组织就会发炎，牙齿上的细菌感染就会形成脓肿。不良的口腔卫生也会导致牙龈炎，这是一种会导致牙龈肿胀、发红、压痛，并容易出血的牙龈炎症。慢性牙龈炎可导致牙周炎，它包括炎症和（或）牙骨膜、周围的骨和牙骨质的退化，牙齿松动，牙龈萎缩和感染[40]。

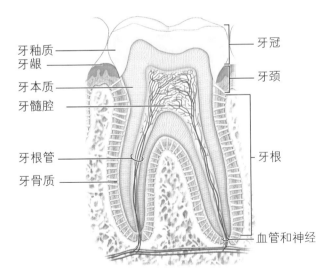

图22-9　正常牙齿解剖（来自McKinley, M & O' Loughlin, V: Human Anatomy, ed. 2, New York: McGraw-Hill Higher Education, 2010.）

牙釉质
牙龈
牙本质
牙髓腔
牙根管
牙骨质
牙冠
牙颈
牙根
血管和神经

牙齿损伤的识别和处置

牙齿断裂

损伤原因

直接外伤、上颌或下颌受到任何冲击均可导致牙齿断裂[43]。

> **牙齿断裂：**
> - 简单的牙冠断裂
> - 复杂的牙冠断裂
> - 牙根断裂

牙齿断裂有3种类型：简单的牙冠断裂、复杂的牙冠断裂和牙根断裂（图22-10）[40]。

损伤症状

在简单的牙冠断裂中，牙齿的一小部分断裂，没有出血，髓腔没有暴露。在复杂的牙冠断裂中，牙齿的一部分被破坏，并伴有出血，髓腔暴露，疼痛剧烈。因为牙根断裂发生在牙龈线以下，所以很难诊断，需要X线帮助确诊。牙根断裂只占所有牙齿断裂的10%～15%。牙齿可能看起来是在正常的位置，但是牙齿周围的牙龈有出血，牙冠可能被向后推移或出现松动。任何导致牙齿断裂的撞击，也可以导致下颌骨骨折，甚至脑震荡[40]。

治疗

无论是简单还是复杂的牙冠断裂都需要立即由牙医处理。断裂的牙齿可以放在塑料袋内，空气或低温对断裂的牙齿影响比较小，运动员可以继续比赛，并在赛后24～48 h看牙医。如果有出血，可以在断裂处盖上纱布。为了美观，断裂的牙齿可以黏附在适当的位置，也可以用合成材料封住[40,43]。

在牙根断裂的情况下，运动员可以继续比赛，但应在比赛后尽快看牙医。如果牙齿被向后推移，不要试图复位，因为这样做可能会使牙根断裂更严重。牙医会给牙齿复位，安装牙箍，牙箍需要佩戴3～4个月[40]。比赛时应戴口腔保护器。

生物危害

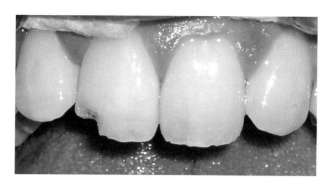

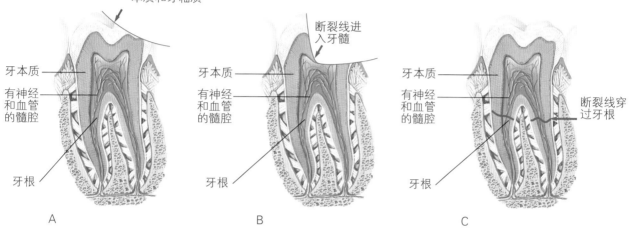

图22-10　牙齿断裂　A.简单的牙冠断裂；B.复杂的牙冠断裂；C.牙根断裂（照片由Edilia Marshall, DMD.提供）

牙齿半脱位、脱位和撕脱

损伤原因

引起牙齿断裂的原因，也可以导致牙齿松动或脱位[43]。牙齿松动可导致震荡或半脱位、脱位或撕脱。

损伤症状

思考题22-4

一名曲棍球运动员不小心被棍子击中了嘴，她的一颗门牙被打掉了，她把牙齿吐到了手上。

? 这种情况应该如何处理？

牙齿可能会轻微松动或完全脱落。在震荡或半脱位的情况下，牙齿仍在正常位置，只是轻微松动。虽然几乎没有疼痛，但是牙齿会有异样的感觉。在脱位的情况下，牙齿没有断裂，但是牙齿很松，要么向前移动到一个挤压的位置，要么向后移动到一个挤压的位置。在撕脱中，整个牙齿会从嘴里被打出来。

治疗

对于半脱位，不需要立即治疗。运动员应在48 h内去牙医处就诊并进行评估。脱位时，只有在容易移动的情况下，才能将牙齿移回正常位置。在无法将牙齿移回正常位置的情况下，运动员应尽快去看牙医。如果是撕脱，尝试重新植牙是必要的。撕脱的牙齿可以冲洗，但绝不能刮去或擦洗、清除污垢。无法马上种植的牙齿，应将其储存在含有平衡盐溶液（HBSS）的"保存牙"工具箱中，也可放置在牛奶中或放置在生理盐水中[40]。运动员应立即看牙医，越早植牙，预后越好。如果能在30 min内重新植牙，就有很大概率种植成功。

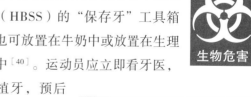

撕脱的牙齿应立即重新植入。

鼻的解剖

鼻的主要功能是清洁、温暖和湿润吸入的空气。鼻的外部由上部的鼻骨和向下延伸形成鼻翼的鼻软骨组成。鼻孔经鼻腔向后延伸到鼻后孔。鼻中隔将鼻腔分为左右两部分[39]。

鼻损伤的识别和处置

鼻骨折和软骨分离

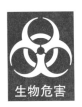

损伤原因

鼻骨折是最常见的面部骨折之一。对鼻的打击力可以来自侧面，也可以来自正面。对于鼻的变形伤害，侧面暴力比正面直接击打更加严重[4]。

损伤症状

鼻骨折常表现为上颌骨额突骨折、外侧软骨分离或两者合并（图22-11）。在鼻骨折中，由于黏膜撕裂会有大量出血，立刻出现肿胀。如果鼻子受到侧面击打，通常会出现畸形。轻微的触诊可感知异常的活动，并发出摩擦的声音（骨擦音）[32]。

治疗

首先止血，接着及时将运动员送诊至医师处并进行X线检查，最后骨折复位[4]。简单的鼻骨折不会妨碍运动员，对运动员来说也不危险，其可以在几天内重返赛场。骨折畸形复位必须由专业医务人员完成[7]，可以通过夹板固定和戴防护面罩加以保护。

鼻中隔移位

损伤原因

与骨折一样，鼻中隔移位的机制是压迫或侧面撞击。

损伤症状

受伤后必须对鼻子进行仔细地评估。损伤通常会引起出血，在某些情况下还会引起鼻中隔血肿。运动员主诉鼻子疼痛，还可能有呼吸困难。

治疗

在可能发生血肿的部位进行压迫。当血肿出现时，必须立即通过手术切口经鼻中隔黏膜引流。手

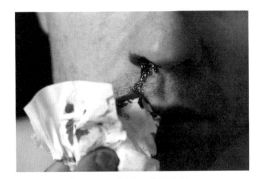

图22-11　严重的鼻骨折可能是医疗紧急情况（©powerofforever/Getty Images.）

术引流后，插入小棉芯继续引流，并将鼻道填塞牢固，防止血肿重新形成。如果忽略了血肿，就会形成脓肿，导致骨和软骨坏死，最终导致难以矫正的畸形[32]。

鼻出血（鼻衄）

损伤原因

运动中鼻出血通常是直接击打鼻中隔形成不同程度挫伤的结果。鼻出血可分为前鼻出血和后鼻出血。前鼻出血起源于鼻中隔，后鼻出血起源于外侧壁。目前，前鼻出血是最常见的，它可由直接打击、鼻窦感染、高湿度、过敏、异物卡在鼻子里或其他一些严重的面部或头部损伤引起[4]。

损伤症状

出血最常发生在鼻中隔前部血管比较密集的地方。在大多数情况下，鼻出血只是一个小问题，可以在短时间内自行停止。但是，也有一些持续性的鼻出血，需要医疗处置，进行烧灼术止血。与处理其他部位的出血一样，应当采取一定的预防措施。

治疗

急性鼻出血运动员应坐直，用冷敷布覆盖鼻和同侧颈动脉，同时用手指按压患侧鼻骨/鼻孔5 min。也有人建议在上唇和牙龈之间放置一块卷起来的纱布，从而直接压迫供应鼻黏膜的动脉[37]。如果这些处置不能在5 min内止血，应该采取更进一步的措施。应用纱布或鼻腔止血塞能起到填充的作用，并能帮助血液凝固。如果使用了止血塞，除非运动员立即返回比

赛，否则其末端应从鼻孔中露出至少1.27 cm，以方便取出，止血塞应该完全适合鼻孔。出血停止后，运动员可以恢复活动，但应提醒在最初受伤的2 h内，任何情况下都不要擤鼻涕。

耳的解剖

耳（图22-12）负责听觉和平衡。它由3部分组成：外耳；中耳（鼓膜）位于颅骨内；内耳（迷路）部分由头骨的颞骨形成。中耳和内耳是负责将听觉冲动传递到脑的主要结构。咽鼓管是助听、平衡中耳和内耳之间压力的器官，它是连接鼻腔和中耳的通道[39]。

耳的运动损伤，最常发生在外耳。外耳分为耳郭和外耳道（耳道）。耳郭的形状像贝壳，它收集并引导声波进入听觉通道。它由柔韧的黄色软骨、肌肉和脂肪组成，表面紧贴覆盖着薄层皮肤。耳郭的大部分血管和神经在其边缘迂回，只有少数血管穿透软骨。

耳部损伤的识别和处置

耳部血肿（菜花耳）

损伤原因

耳部血肿常见于拳击、橄榄球和摔跤运动。血肿最常见于不戴防护帽的运动员。它常发生于耳郭受压或钝性剪切暴力引起的损伤（单一或重复），从而导致皮下出血进入耳软骨[29]。

损伤症状

外伤可使软骨板上覆盖的组织脱离，导致出血和积液。耳郭的血液循环有限，所以吸收能力有限，易形成血肿。如果血肿是独立的，经过一系列的凝固、机化和纤维化会产生瘢痕疙瘩（过度的瘢痕），表现为突出、变圆、变白、结节状、变硬，类似菜花（图22-13）。它通常形成于耳郭窝或耳甲腔。一旦出现瘢痕疙瘩，只能通过手术切除[29]。

治疗

为了防止这种变形情况发生，易出现 这种情况的运动员的耳朵应该使用润滑剂如凡士林。他们还应该在练习和比赛中佩

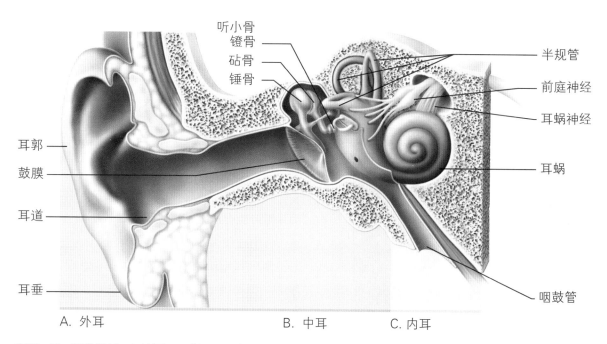

图22-12　耳的解剖　A.外耳；B.中耳；C.内耳（来自Saladin, KS: Anatomy and physiology, ed. 5, Dubuque, IA: McGraw-Hill Higher Education, 2010.）

戴护耳，佩戴头盔也可以显著降低血肿的发生率。

如果耳部因为过度摩擦或扭曲而发热，可立即用冷敷包敷在患处减轻出血。一旦耳内出现肿胀，应特别注意防止液体凝固，应将冷敷包立即放在耳朵上，用弹性绷带紧紧绑住至少20 min。如果肿胀在这段时间过后仍然存在，则需要医师抽吸[29]。引流后，用加压绷带包扎，防止血肿复发。

鼓膜破裂

损伤原因

鼓膜破裂常见于接触和碰撞运动，以及水球和跳水运动[18]。跌落或拍打未受保护的耳朵，或水下压力的突然变化都可能导致鼓膜破裂。

损伤症状

运动员主诉一声巨响后，随即出现耳痛、恶心、呕吐和眩晕。表现出听力丧失，医师通过耳镜可以看到鼓膜破裂。

治疗

轻到中度的鼓膜穿孔通常在1~2周内自行愈合[8]。但它也可以发生感染，所以必须持续监测。鼓膜破裂的人，在症状消失前不能飞行。

游泳者耳（外耳炎）

损伤原因

从事水上运动的运动员常发生游泳者耳或外耳炎。游泳者耳是耳道感染的总称[8]。与目前游泳教练的想法相反，游泳者耳通常与真菌感染无关。由囊肿、骨质增生、耳垢堵塞或过敏引起的肿胀等

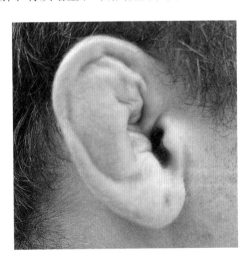

图22-13　菜花耳

造成的阻塞，会使水困在耳道中[8]。

损伤症状

运动员可能主诉发痒、有分泌物，甚至部分听力丧失。运动员还会主诉疼痛和头晕。

治疗

耳朵感染最好的预防方法是用软毛巾彻底地擦干耳朵，在每次游泳前后应用含有弱酸（3%硼酸）和酒精溶液的滴耳剂以减少外耳感染的机会，不要冷风刺激或把异物塞入外耳道等[8]。

当游泳者表现出外耳炎的症状时，必须立即就诊，应排除鼓膜破裂。抗生素可用于轻度耳部感染的运动员[8]。如果耳膜穿孔，必须使用特制的耳塞。

中耳感染（中耳炎）

损伤原因

中耳炎是由局部或全身性炎症和感染引起的中耳积液。

损伤症状

通常会有强烈的耳痛、耳道积液、短暂的听力丧失，可能还有眩晕。此外，全身感染还可引起发热、头痛、易怒、食欲不振和恶心[8]。

治疗

医师可以选择从中耳抽取少量液体来确定最合适的抗生素治疗。镇痛药可以用来帮助减轻疼痛。这些问题通常在24 h内开始缓解，疼痛可能持续72 h。

耳垢堵塞

损伤原因

耳垢是由耳道外侧的腺体分泌的。有时候过量的耳垢可能会积聚，堵塞耳道[8]。

损伤症状

发生耳垢堵塞时，通常会有一定程度的听力损失。因为没有感染发生，所以通常很少或没有疼痛[8]。

治疗

可以先尝试用温水冲洗耳道来去除过多的耳

垢。运动员不应该用棉球棒清除耳垢，因为那样会增加耳垢的嵌塞程度。如果冲洗失败，堵塞的耳垢必须由医师使用刮匙进行清除[8]。

眼的解剖

眼有许多解剖学上的被保护的特征。它被牢牢地镶嵌在一个由颅骨构成的椭圆形的窝内。它周围有一层柔软的脂肪组织，有本能反射作用，薄薄的皮肤瓣（眼睑）覆盖在眼球上，起保护作用。睫毛和眉毛有过滤作用，防止外来颗粒进入眼睛。眼泪由泪腺分泌，它经由覆盖在结膜内部的柔软黏膜运输和播散。眼球上方有一个较大的润滑器官，通过泪道分泌大量液体，帮助冲洗清除异物颗粒。眼球本身被巩膜保护得很好，巩膜是一层坚硬的白色外层，中心透明的部分称为角膜[39]。

角膜覆盖瞳孔，瞳孔是眼睛的中心开口。光线进入角膜，然后通过前房、虹膜到达晶状体，最后经过玻璃体，它们共同将图像聚焦在视网膜上，以供视神经鉴别（图22-14）。

眼损伤的识别和处置

强烈建议运动员佩戴适当的护目镜，尤其是带有抛射物的运动（如壁球、长曲棍球、棒球）[44]，以减少眼损伤的可能性（参阅第6章）。

眼眶血肿（黑眼圈）

损伤原因

眼虽然有很好的保护，但仍可能在运动中受伤。眼受伤的严重程度不同，如轻微的挫伤、影响视力的非常严重的情况、眼眶骨折。幸运的是，在运动中眼损伤大部分是轻微伤。对眼的打击，最初可能会损伤周围的组织，并使进入组织间的毛细血管出血。如果大出血没有得到很好的控制，可能出现典型的黑眼圈（图22-15）[5]。

损伤症状

更严重的挫伤可能表现为结膜下出血或视力障碍。

治疗

治疗眼挫伤，需要冷敷至少30 min。如果运动员有视物变形，还要再休息24 h。任何情况下运动员都不应该在眼睛受伤后擤鼻涕，否则，可能会增加出血。

眼眶骨折

损伤原因

当眼遭受到击打时，眼球会后退，眼眶脂肪会受到挤压，直到眼眶底部发生爆裂或断裂而造成眼眶周围的骨性结构破坏。脂肪和眼外肌均可通过骨折隆起[22]。

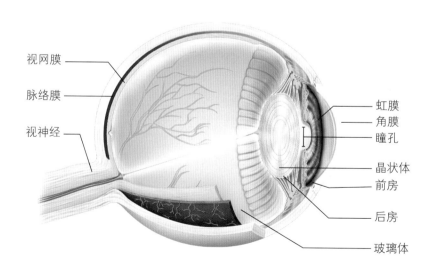

视网膜
脉络膜
视神经
虹膜
角膜
瞳孔
晶状体
前房
后房
玻璃体

图22-14　眼的解剖（来自Saladin, KS: Anatomy and physiology, ed. 5, Dubuque, IA:McGraw-Hill Higher Education, 2010.）

损伤症状

眼眶骨折的运动员，常出现复视；眼睛向上凝视，眼球不能向下转动；眼睛向下移位；疼痛伴软组织肿胀和出血。眼眶底部的眶下神经损伤可能会出现麻木。必须进行X线检查来确认骨折[10]。

治疗

医师应预防性使用抗生素，以减少感染的可能性。眶底骨折可与上颌窦连通，上颌窦可能含有潜在的感染性细菌。尽管有些医师更想先观察症状是否会自行消失，但大多数眼眶骨折都要通过手术治疗。

眼内异物

损伤原因

眼内异物是体育运动中常见的现象，且具有潜在的危险性[22]。

损伤症状

外来物体会使眼产生相当严重的疼痛和功能丧失。不要试图通过摩擦或使用手指来清除异物。

治疗

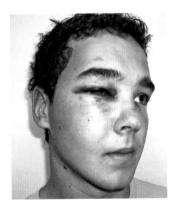

让运动员闭上眼睛，直到最初的疼痛消退，然后尝试确定物体是在上眼睑，还是在下眼睑。下眼睑的异物，相对容易清除，方法是先按住组织，然后用无菌棉签擦拭。上眼睑区域的异物，通常很难定位。当被试者向下看时，轻轻拉上眼睑盖住下眼睑，会产生眼泪，可能会将异物冲到下眼睑。如果这个方法不成功，轻轻地拉起眼睑，然后抓住睫毛，把眼睑反转过来。用一只手拉住眼睑，保持这个位置，用无菌棉签轻

图22-15　击打眼眶造成的黑眼圈

擦，将异物取出（图22-16）。异物去除后，用生理盐水冲洗患眼。通常，除去异物后会有残留的疼痛，可以通过使用凡士林或其他温和的软膏来缓解。如果清除异物困难较大或者异物已经嵌入眼球，应闭上眼睛，用纱布垫遮盖，并用胶带固定。运动员应该尽快求助于医师。

角膜擦伤

损伤原因

如果运动员眼睛有异物，通常会设法擦掉。这样做，角膜就会被擦伤[22]。

损伤症状

运动员主诉有严重的眼部疼痛和流泪、畏光（对光敏感），以及眼睑轮匝肌痉挛。

治疗

盖住患眼，并将运动员转诊给医师。敷上医师开的抗生素软膏，然后在闭合的眼睑上覆盖半压力眼罩[5]。

前房积血

损伤原因

眼睛前部的钝性暴力，可以产生前房积血[22]（图22-17）。这种损伤通常是由不戴合适的护目镜，被回力球或壁球击中眼睛造成的。

损伤症状

最初前房出现淡红色，在最初的2 h内血液向下沉降，或者可能充满整个前房。血液可能会变成淡绿色。视力部分或完全受阻。前房积血是一种严重的眼部损伤，会导致晶状体、脉络膜或视网膜的严重问题。

治疗

有前房积血的运动员，应该马上就诊医师。常见的治疗包括住院和卧床休息，将头部抬高30°～45°，双眼遮盖，镇静，药物治疗以减轻前房压力。虽然偶尔会有再出血，一般出血几天内可被吸收。如果前房积血处理不当，会造成不可逆的视力损害。

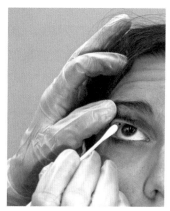

图22-16 从眼中清除异物

视网膜脱离

损伤原因

对运动员眼睛的击打，可以导致视网膜部分或完全与其下方的附着物分离。视网膜脱离在患有近视的运动员中更为常见[5]。

损伤症状

脱离是没有疼痛的，然而早期迹象可包括看到斑点在眼前漂浮、闪光或视物模糊。随着脱离的进展，运动员主诉有一"帘子"落在视野上。任何有脱离症状的运动员，都必须立即就诊眼科医师。

治疗

初期治疗是卧床休息，双眼佩戴眼罩。运动员应立即就诊眼科医师，以确定是否需要手术。

急性结膜炎

损伤原因

结膜覆盖在眼球的前面和上、下眼睑的内面，

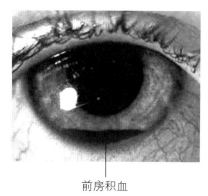

前房积血

图22-17 前房积血

它在角膜缘处与巩膜紧密结合[22]。急性结膜炎通常由多种细菌或过敏原引起。它可能始于风、灰尘、烟雾或空气污染对结膜的刺激。它也可能与普通感冒或其他上呼吸道疾病有关。

损伤症状

运动员主诉眼睑浮肿，有时伴有脓性分泌物。瘙痒与过敏有关。眼睛可能会有烧灼感或发痒（图22-18）。

治疗

急性结膜炎的传染性很强。运动员应就诊医师，进行治疗。

喉部损伤的识别和处置

挫伤

损伤原因

在体育运动中，对喉的击打并不经常发生。运动员的喉部，偶尔会受到踢伤或击打。其中一种创伤为"伸臂抱颈阻截"，此时运动员的咽喉部位会受到撞击。可以想象，这样的暴力会损伤颈动脉，导致血栓形成，堵塞流向脑的血液。同样，血块也可能脱落，并迁移到脑。无论哪种情况，都可能导致严重的脑损伤。

损伤症状

喉部损伤后，运动员可能立即出现剧烈疼痛和痉挛性咳嗽、声音嘶哑，并主诉吞咽困难。虽然喉部骨折罕见，但也有可能发生，它可能表现为不能呼吸和咳泡沫血[35]，还可能出现发绀。喉部挫伤是非常难受的，而且经常使运动员感到恐惧。

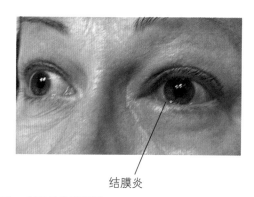

结膜炎

图22-18 左眼急性结膜炎

治疗

最应立即关心的问题是呼吸道的完整性。如果运动员出现呼吸困难，应立即送往急救中心[35]。

在大多数情况下，可以间歇性地使用冷敷来控制表面的出血和肿胀，休息24 h后可以使用湿热敷。对于大多严重的颈部挫伤，用良好的颈托固定是有益的。

摘要

- 运动员头部受到直接打击或身体接触导致头部向前、向后或向一侧旋转时，必须仔细评估脑损伤。脑损伤可能会也可能不会导致意识丧失，定向障碍或遗忘，运动、协调或平衡障碍，或认知缺陷。
- 重要的是要认识到，在运动人群中大多数脑震荡并不伴有意识丧失。
- 脑震荡通常是由直接撞击或通过旋转加速和减速力的结合而引起的。
- 确定脑震荡的严重程度应该根据相关症状的存在和持续时间。
- 脑震荡后运动员重返赛场，往往会给运动医疗队带来难题。必须持续关注二次撞击综合征和硬脑膜外及硬膜下血肿。

- 面部损伤包括下颌骨、上颌骨或颧骨骨折，下颌骨脱位和面部撕裂伤。
- 任何对上颌或下颌的冲击或直接的创伤都可能导致3种类型牙齿断裂：单纯的牙冠断裂、复杂的牙冠断裂和牙根断裂。牙齿也可能发生半脱位、脱位或撕脱。要注意何时向运动员推荐牙科治疗。
- 耳的大部分损伤是耳郭的损伤，菜花耳是最常见的损伤。鼓膜破裂、游泳者耳和中耳炎在运动员中也很常见。
- 眼眶骨折、眼内异物、前房积血和视网膜脱离都是严重的眼外伤。
- 喉挫伤最严重的后果是呼吸道阻塞。

思考题答案

22-1 让他从100开始减7计数，或以相反的顺序说出月份。这两种测试都评估认知功能。

22-2 在所有症状消失之前，运动员应停止比赛。在这段时间后，如果在为期1周的活动期间无症状，他可以恢复比赛。医师可以考虑终止运动员赛季剩下时间的运动。

22-3 绝对不可以。当运动员失去知觉时，应自动结束他们当天的训练，并在被允许重返赛场之前接受医师的检查。

22-4 取下这颗牙齿，不要试图清理它，尝试重新植入牙齿。运动员应该立即去看牙医。

复习题和课堂活动

1. 脑震荡和轻微头部损伤有什么区别？
2. 辨别与脑震荡相关的症状和体征。
3. 二次撞击综合征与脑震荡有什么关系？
4. 面部撕裂伤的运动员应采取什么紧急治疗措施？
5. 描述当牙齿断裂或脱位时，应采取的即时治疗措施。

6. 请描述鼻出血运动员的治疗措施。
7. 如何预防菜花耳？
8. 如何治疗眼内异物？

参考文献

[1] Bailes, J. 2009. Sports-related concussion: What do we know in 2009? A neurosurgeon's perspective. *Journal of the International Neuropsychological Society* 15:509–511.

[2] Broglio, S., et al. 2014. National Athletic Trainers' Association position statement: Management of sport concussion. *Journal of Athletic Training* 49(2):245–265.

[3] Broglio, S., & Guskiewicz, K. 2014. anagement of collegiate sport-related 2014. anagement concussions. In *Concussions in athletics* (pp. 313– 329). New York, NY: Springer.

[4] Cannon, C. 2011. Characteristics of nasal injuries incurred during sports activities: Analysis of 91 patients. *Ear, Nose, & Throat Journal* 90(8):8–12.

[5] Cass, S. 2012. Ocular injuries in sports. *Current Sports Medicine Reports* 11(1):11–15.

[6] Covassin, T. 2013. Concussion symptoms and neurocognitive performance of high school

and college athletes who incur multiple concussions. *American Journal of Sports Medicine* 41(12):2885–2889.

[7] Delaney, S. 2014. Mechanisms of injury for concussions in university football, ice hockey, and soccer. *Clinical Journal of Sport Medicine* 24(3):233–237.

[8] Eagles, K. 2013. Ear trauma. *Clinics in Sports Medicine* 32(2):303–316.

[9] Echemendia, R. 2013. Advances in neuropsychological assessment of sport-related concussion. *British Journal of Sports Medicine* 47(5):294–298.

[10] Fowell, C. 2013. Return-to-play guidelines following facial fractures. *British Journal of Sports Medicine.* doi:10.1136/bjsports-2012-091697

[11] Gavett, B. 2011. Chronic traumatic encephalopathy: A potential late effect of sport-related concussive and subconcussive head trauma. *Clinics in Sports Medicine* 30(1):179–188.

[12] Guskiewicz, K. 2011. Balance assessment in the management of sport-related concussion. *Clinics in Sports Medicine* 30(1):89–102.

[13] Guskiewicz, K. 2011. Sport-related concussion: On-field and sideline assessment. *Physical Medicine and Rehabilitation Clinics of North America* 22(4):603–617.

[14] Guskiewicz, K., & Register-Mihalik, J. 2013. Evidence-based approach to revising the SCAT: Introducing the SCAT3. *British Journal of Sports Medicine* 47:289–293.

[15] Hoogenboom, B. 2012. Management of bleeding and open wounds in athletes. *International Journal of Sports Physical Therapy* 7(3):350.

[16] Johnson, E. 2011. Neuropsychological assessment of sport-related concussion. *Clinics in Sports Medicine* 30(1):73–88.

[17] Knapik, J., Marshall, S., & Lee, R. 2007. Mouthguards in sport activities. *Sports Medicine* 37(2):117.

[18] Liu, R. 2009. Skull fracture and brain contusion in a baseball player: A case report. *Athletic Therapy Today* 14(1):35–38.

[19] Lynall, R. 2013. Concussion-assessment and-management techniques used by athletic trainers. *Journal of Athletic Training*

48(6):844.

[20] Majerske, C., & Mihalik, J. 2008. Concussion in sports: Postconcussive activity levels, symptoms, and neurocognitive performance. *Journal of Athletic Training* 43(3):265.

[21] Marinides, Z. 2014. Vision testing is additive to the sideline assessment of sports-related concussion. *Neurology: Clinical Practice* 10:1212.

[22] Martin, L. 2011. Sports injuries affecting the eye: An overview. *International Journal of Ophthalmic Practice* 2(3):132–136.

[23] McCrea, M. 2013. Day of injury assessment of sport-related concussion. *British Journal of Sports Medicine* 47(5): 272–284.

[24] McCrea, M., & Guskiewicz, K. 2013. Incidence, clinical course, and predictors of prolonged recovery time following sport-related concussion in high school and college athletes. *Journal of the International Neuropsychological Society* 19(1):22–33.

[25] McCrory P., et al. 2013. Consensus statement on concussion in sport: The 4th International Conference on Concussion in Sport held in Zurich, November 2012. *Journal of Athletic Training* 48(4):554–575.

[26] McCrory, P. 2012. Second impact syndrome or cerebral swelling after sporting head injury. *Current Sports Medicine Reports* 11(1):21–23.

[27] Mihalik, J. 2013. Recovery of post-traumatic migraine characteristics in patients after mild traumatic brain injury. *American Journal of Sports Medicine.* doi: 0363546513487982

[28] Morris, S. 2014. Emergent treatment of athletes with brain injury. *Neurosurgery* 75:S96–S105.

[29] Mudry, A. 2009. Auricular hematoma and cauliflower deformation of the ear: From art to medicine. *Otology & Neurotology* 30(1):116–120.

[30] Nadelson, C. 2006. Sport and exercise induced migraines. *Current Sports Medicine Reports* 5(1):29.

[31] Nakayama, Y., & Covassin, T. 2014. Examination of the test-retest reliability of a computerized neurocognitive test battery. *American Journal of Sports Medicine* 42(8):

2000–2005.

[32] Navarro, R. 2013. Nasal issues in athletes. *Current Sports Medicine Reports* 12(1):22–27.

[33] Nelson, B. 2007. Facial injuries in sport. *Sports Medicine Update*: pp. 2–5.

[34] Okonkwo, D. 2014. Sideline assessment tools for the evaluation of concussion in athletes: A review. *Neurosurgery* 75:S82–S95.

[35] Paluska, S. 2008. Laryngeal trauma in sport. *Current Sports Medicine Reports* 7(1):16–21.

[36] Patrick, D. 2014. Making better mouthguards to prevent sports injury. *Dental Nursing* 10(8):445–447.

[37] Reehal, P. 2010. Facial injury in sport. *Current Sports Medicine Reports* 9(1):27–34.

[38] Register-Mihalik, J., & Guskiewicz, K. 2013. Reliable change, sensitivity, and specificity of a multidimensional concussion assessment battery: Implications for caution in clinical practice. *Journal of Head Trauma Rehabilitation* 28(4):274–283.

[39] Saladin, K. 2014. *Anatomy & physiology: The unity of form and function. Boston,* MA: McGraw-Hill.

[40] Sigurdsson, A. 2013. Evidence-based review of prevention of dental injuries. *Journal of Endodontics* 39(3):S88–S93.

[41] *Taber's cyclopedic medical dictionary.* 2014. Philadelphia, PA: F. A. Davis.

[42] Tuna, E. 2014. Factors affecting sports-related orofacial injuries and the importance of mouthguards. *Sports Medicine* 44(6):777–783.

[43] Young, E. 2013. Common dental injury management in athletes. *Sports Health: A Multidisciplinary Approach.* doi: 1941738113486077

[44] Young, J. 2008. Ocular injury rates in college sports. *Medicine & Science in Sports & Exercise* 40(3):428.

注释书目

Andreasen, J., & Bakland, L. 2011. *Traumatic dental injuries.* Hoboken, NJ: Wiley-Blackwell.

Discusses step-by-step treatment protocols for commonly occurring traumatic dental injuries.

Cantu, R. 2013., *Concussions and our kids: America's leading expert on how to protect young athletes and keep sports safe.* New York, NY: Mariner Books.

This is an important, cutting-edge work by the premier specialist in his field.

McCrea, M. 2007. *Mild traumatic brain injury and postconcussion syndrome: The new evidence base for diagnosis and treatment.* New York, NY: Oxford University Press.

This is the first neuropsychology book to translate findings from the recent explosion of research on sport-related concussion to the broader context of mild traumatic brain injury (MTBI) and postconcussive syndrome (PCS) in the general population.

Slobounov, S., & Sebastianelli, W. *Concussions in athletics: From brain to behavior.* New York, NY: Springer.

Comprehensively addresses the neuromechanisms, predispositions, and latest developments in the evaluation and management of concussive injuries.

第23章

常见疾病和其他健康问题

■ 目标

学习本章后应能够：

- 阐述运动中最常见的皮肤感染的病因、预防和治疗。
- 描述运动员常见的呼吸道疾病。
- 识别胃肠道紊乱。
- 描述糖尿病运动员如何避免问题。
- 描述高血压运动员的风险。
- 描述不同类型贫血对运动员造成的不良影响。

- 阐述教练应该如何对待患有严重癫痫的运动员。
- 识别运动员可能出现的病毒性传染性疾病。
- 阐述女性运动员在月经、骨质疏松和生殖方面的隐忧。
- 识别特定的性传播疾病。

除前面几章讨论过的损伤之外，其他各种医疗和健康相关的情况都可能会对运动员比赛或训练产生影响。和其他人一样，运动员不可避免地会生病。当疾病发生时，认识到病情并推荐恰当的治疗变得很重要。对于本章讨论的疾病和情况，恰当的照护通常意味着将运动员推荐给医师，并由其来提供医疗照护。本章讨论的大多数疾病都需要转诊给医师进行治疗。本章提供的信息可作为对生病运动员做出适当治疗决定的参考。

皮肤感染

皮肤是人体最大的器官，由表皮、真皮、皮下组织3层结构构成[39]。体育运动中最常见的皮肤感染是由病毒、细菌和真菌引起的[25]。焦点框23-1列出了最常见的皮肤感染。在某种程度上，通过采取适当措施，如使用常规预防措施、避免与感染者直接接触、洗手等，可以预防病毒、细菌和真菌感染[32]。

病毒感染

病毒是一种仅能生活在细胞内的最小的微生物。当病毒进入细胞后，它可能立即引发疾病（流感），或者保持休眠状态很多年（疱疹）。病毒可以通过阻断宿主细胞的正常功能和利用宿主细胞的代谢来破坏宿主细胞的自身繁殖。最终，病毒摧毁宿主细胞并且逐渐侵入其他细胞[39]。

> 疱疹是一种攻击运动员皮肤的常见病毒。

最可能影响皮肤的病毒感染是单纯疱疹和带状疱疹。

疱疹

病因：单纯疱疹病毒通过皮肤黏膜破损处进入人体，常在同一个地方复发导致皮肤簇集性水疱。单纯疱疹可分为1型单纯疱疹和2型单纯疱疹。1型单纯疱疹常以唇疱疹或发热性疱疹的形式出现在嘴唇周围，它通过口腔分泌物或皮肤上的开放伤口感

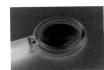

焦点框 23-1

常见于运动员的病毒、细菌和真菌感染*

病毒感染

　　1型单纯疱疹病毒（HSV-1）——唇疱疹
　　　（cold sore），发热性疱疹（fever blister）
　　2型单纯疱疹病毒（HSV-2）——生殖器疱疹
　　摔跤手疱疹（背和肩）
　　带状疱疹
　　人乳头瘤病毒（疣）

细菌感染

　　葡萄球菌属
　　　疖子
　　　耐甲氧西林金黄色葡萄球菌（MRSA）感染
　　链球菌属
　　　脓疱病
　　　毛囊感染（皮下脓肿）
　　　汗腺感染（毛囊炎）

真菌感染

　　癣
　　　股癣
　　　足癣
　　　头癣
　　　体癣
　　　甲癣

*所有这些情况都应该交给皮肤科医师处理。

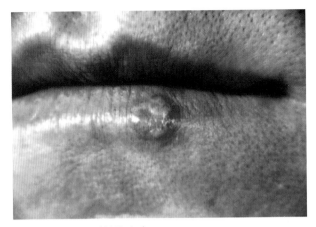

图23-1　下唇1型单纯疱疹（疾病控制中心）

染（图23-1）。2型单纯疱疹通常发生在生殖器周围，通常通过性接触传播，它被归类为性传播疾病[37]。出现在背部或肩部的单纯疱疹称为"摔跤手疱疹"，最常见于摔跤运动员[30]。

带状疱疹

　　以一种特定的方式出现在身体某个由特定神经根支配的区域。它可能出现在脸上或躯干的任何地方。带状疱疹是多年来一直处于休眠状态的水痘病毒的再现，免疫系统受损时最有可能出现这种情况[44]。

　　临床症状：经历过带状疱疹暴发的运动员，通常在出现小面积红斑之前能感觉到刺痛、瘙痒和疼痛。运动员还会感觉不舒服，特别是第一次暴发时。这些症状通常会伴随疼痛、体表有小水疱，小水疱呈现粟粒状。这些小水疱通常在10天内愈

合[37]。

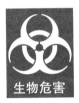

　　治疗：有活动性伤口的运动员应停止任何接触性活动，直到小水疱消失[8]。在处理疱疹病毒时，采取常规的预防措施是很重要的。疱疹可通过接触囊疱内的液体传播。疱疹具有自限性。热水浴有助于减轻生殖器疼痛。口服和局部应用药物，如阿昔洛韦和盐酸伐昔洛韦，在减少暴发频率和持续时间方面是有效的。它们还可以降低向伴侣传播2型单纯疱疹的风险。注意，运动员必须认识到病毒并没有被杀灭，疱疹仍可能会在同一地方再次出现[37]。

疣

　　病因：疣有多种形式，包括扁平疣、跖疣和尖锐湿疣（性病疣）。这些疣是由人乳头瘤病毒引起的。目前，已分离鉴定出不同类型的人乳头瘤病毒。人乳头瘤病毒利用皮肤的表皮层进行生长和繁殖。疣通过暴露在受污染的场地、地板或衣服上的伤口进入皮肤。接触其他疣也可能被传染[17]。

　　临床症状：疣是一个表面粗糙、干燥、小的、圆形、隆起的病变。如果施加压力，可能会很痛。疣易受到继发性细菌的感染，尤其是当它们位于手或脚上时，它们可能经常受到刺激（图23-2）。

　　治疗：脆弱的疣在医师治疗前应当被防护。处理疣最常见的方法是局部应用水杨酸制剂、液氮和电烧灼[17]。

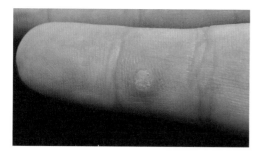

图23-2　手指寻常疣

细菌感染

病因：细菌是能够在支持它们繁殖的环境中繁殖的单细胞类植物状微生物。引起疾病的细菌称为病原体。通常，身体皮肤和黏膜上生活着数以百万计的非致病细菌。疾病的发展包括细菌病原体进入宿主，细菌生长和有毒物质产生，以及宿主抵抗这种感染的反应[39]。许多类型的细菌病原体可以在体内发生感染。最有可能感染皮肤的两种细菌是链球菌和葡萄球菌[25]。脓疱病是一种常见的传染性皮肤病，主要见于儿童，夏末秋初发病最多。它由链球菌引起，当运动员彼此密切接触时迅速传播。其特征是小水疱迅速转变成脓疱，随后形成黄色厚痂（图23-3A）[19]。疖子或称疖疮，是源自毛囊的葡萄球菌的局部化脓性感染（图23-3B）。疖子会变大，非常疼痛。它们通常出现在运动员穿着防护装备的部位，如美式橄榄球护肩与皮肤接触的地方[25]。毛囊炎是毛囊的一种炎症反应，通常发生在面部或颈部、臀部或腹股沟（图23-3C）[46]。

临床症状：局部感染的症状与炎症症状相似，包括压痛、发热、发红和肿胀。葡萄球菌或链球菌感染区域可能形成脓。

治疗：细菌感染应使用特定抑制细菌生长和增殖的特定抗生素药物进行治疗。感染局部应使用热敷处理。如果出现开放性脓肿，应对其进行引流。应采取一切预防措施，尽量减少感染和传播[25,46]。

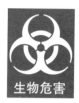

耐甲氧西林金黄色葡萄球菌感染

病因：耐甲氧西林金黄色葡萄球菌（MRSA）是一种能够抵抗抗生素甲氧西林的金黄色葡萄球菌。近些年，一些葡萄球菌菌株变得能抵抗抗生素[36]。MRSA菌株不仅能够抵抗一种叫作甲氧西林的抗生素，而且还对其他多种抗生素产生耐药[38]。MRSA经常出现在住院患者或有创伤或开放性伤口（如褥疮或烧伤）的患者身上。创口或伤口可能感染MRSA，并且感染后很难治疗。MRSA同样能导致那些不在医院但正常生活在社区里的健康人感染。MRSA通过直接接触已感染MRSA的人或物进行传播。其传播更倾向于出现在那些具有更高可能性身体接触的群体，如一个队的运动员、托儿所员工、公交车里的人等[23]。

> 脓疱病　一种细菌性链球菌感染。

> 疖子（疖疮）　起源于毛囊的葡萄球菌感染。

> 毛囊炎　毛囊的一种炎症反应。

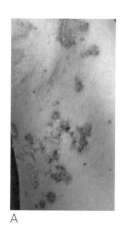 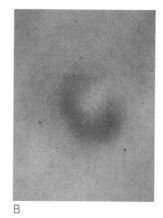 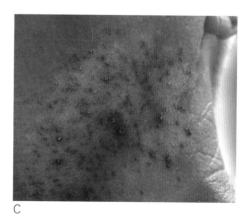

A　　　　　　B　　　　　　C

图23-3　细菌感染　A.前臂脓疱病；B.胸部疖子；C.颈部毛囊炎
（A和B：Courtesy Dean Morrell, MD, Department of Dermatology, University of North Carolina.）

临床症状：MRSA感染通常从一个看起来像个小脓包或者被虫叮咬后一样的小红肿块开始。感染通常导致感染部位红、肿和压痛（图23-4）。这些迅速转变成疼痛、疖子或脓肿。一旦感染变成血源性的，关节、肺和心可能会受累，产生可能危及生命的症状。有时，人们可能携带MRSA而没有任何症状[38]。

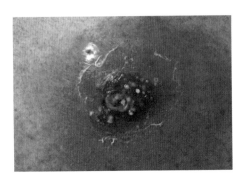

图23-4 前臂耐甲氧西林金黄色葡萄球菌（MRSA）感染（由CDC/Gregory Moran, M.D.提供）

治疗：一旦怀疑运动员可能感染了MRSA，应该覆盖伤口，并立即将伤者送往医院[38]。脓肿可能需要手术引流。抗生素对MRSA并不是完全无能为力，但感染这种细菌的个体可能需要应用更高的剂量、更长时间的抗生素，或者使用替代抗生素。许多MRSA感染只能静脉应用抗生素治疗，治疗过程通常持续数周[23]。焦点框23-2给出了预防MRSA感染的方法。

真菌感染

病因：癣是运动员最常见的真菌感染（图23-5）。引起大多数皮肤、指甲和毛发出现癣的原因是真菌感染[34]。癣遍布全身，英文中"癣"更恰当的表达是"tinea"加上受影响部位的拉丁文[34]。最常发生癣的两个部位是腹股沟（股癣）和足（足癣）[34]。

腹股沟癣（股癣）

症状：腹股沟癣（股癣），通常称为臀部皮疹，表现为双侧对称的褐色或红色病变，腹股沟区类似于蝴蝶的轮廓[32]。运动员主诉轻度到中度的瘙痒，这可能导致抓挠和继发性细菌感染。

治疗：这种情况必须处理，直到愈合。对正常治疗无反应的感染者必须转诊给医师。许多非处方

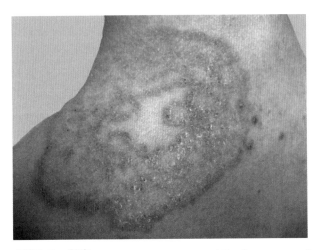

图23-5 股癣（Courtesy Dean Morrell, MD, Department of Dermatology, University of North Carolina.）

药对大多数癣有效，如喷雾、液体、粉末或软膏等。必须避免使用刺激性或可能掩盖腹股沟感染症状的药物[32]。

生物危害

运动员足（足癣）

症状：足部是身体最常被皮肤癣菌感染的部位，通常是足癣或运动员足（图23-6）。真菌通常存在于第三和第四趾之间，以及足底足弓的表面[16]。同样，它也会攻击趾甲。这种真菌会导致脚皮的剥落和增厚。运动员穿不透气的鞋，更易滋生真菌。但是，患运动员足的可能性主要取决于运动员的个体易感性。其他可能被认为是运动员足的皮肤感染性疾病包括由过敏或湿疹引起的皮

足癣在运动员中很常见。真菌往往生长在温暖、潮湿、黑暗的环境中。

? 足癣的症状和体征是什么？如何最好地预防足癣？

思考题23-1

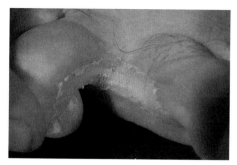

图23-6 运动员足（足癣）（由CDC/Lucille K. Georg.提供）

炎[46]。

运动员足可以从很多方面表现出来，但最常表现为足底和足趾之间，以及足趾顶部的极度瘙痒。它表现为皮疹、小丘疹或微小水疱，破裂后会渗出黄色血清。由于瘙痒而引起的抓挠可导致组织发炎和感染，表现为红色、白色或灰色鳞片[16]。

治疗：治疗通常包括局部应用抗真菌霜，如2%咪康唑、1%克霉唑或1%硝酸益康唑，每天使用一次或两次。最重要的是保持良好的足部卫生。局部用药对于体癣是有益的（焦点框23-3）[16]。

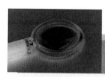

焦点框 23-3

运动员足的基本治疗

- 使用滑石粉，使脚尽可能保持干燥。
- 穿干净的白色袜子以避免再次感染，每天更换。
- 使用标准杀菌剂进行针对性药物治疗。非处方药在感染的早期阶段是有用的。对于顽固病例，皮肤科医师可能需要留取脚部剥落物进行培养，以确定使用最佳的药物。

预防是治疗运动员足的最好方法。为防止运动员足传染给其他运动员，个人在体育项目中应如实地遵循以下步骤：

- 每天给脚使用滑石粉。
- 每次淋浴后，彻底擦干脚，尤其是足趾之间和足趾下面。
- 每天清洗和消毒淋浴室和更衣室。
- 不赤脚在淋浴间或更衣室行走。

呼吸系统疾病

呼吸道可以传播各种传染病[31]，它通常是急性传染病的传播通道，通过直接接触传播[7]。常见的影响运动员的疾病是普通感冒、咽喉痛、哮喘、季节性过敏和流感。

普通感冒

病因：上呼吸道感染，尤其是普通感冒和相关疾病，在体育中很常见，并会对整个团队造成严重影响。常见的普通感冒由一种可滤过性病毒引起，这种病毒会造成易感个体的上呼吸道感染[21]。易感个体是具有以下特征或特征之一的人[15]：

- 由于过度工作或睡眠不足导致的身体虚弱。
- 局部感染引起的慢性炎症。
- 过敏引起的鼻黏膜炎症。
- 吸入灰尘等异物引起的鼻黏膜炎症。
- 对压力敏感。

临床症状：普通感冒通常发病很快，症状因人而异。典型的症状是全身不适，伴随头痛、打喷嚏和流鼻涕。有些人可能出现38~39℃的发热，并有寒战，也可能伴有各种疼痛症状。鼻腔分泌物开始时为水状分泌物，逐渐变黏稠，并因炎症而变色[20]。

治疗：普通感冒治疗通常是对症处理，重点是隔离、卧床休息和清淡饮食。药物包括用于缓解全身不适的对乙酰氨基酚，用于减少黏膜分泌的鼻炎药片，以及用于缓解鼻塞的滴鼻剂[20]。如果有咳嗽，可以用各种糖浆来缓解。运动员在经历严重呼吸道感染时应避免进行剧烈训练。高强度训练会抑制免疫系统[15]。

鼻窦炎

病因：鼻窦炎是由多种细菌导致上呼吸道感染引起的鼻窦炎症。造成的结果是，鼻黏膜肿胀、堵塞鼻窦。疼痛来自黏液的积聚[29]。

临床症状：鼻窦上方的皮肤区域可能肿胀、触痛。运动员可能会有头痛，通常感觉不舒服。

治疗：如果出现感染，可能需要使用抗生素。鼻血管收缩剂可能有助于鼻腔引流[29]。

咽喉痛（咽炎）

病因：咽喉痛或者咽炎，通常是由与感冒或鼻窦炎有关的鼻后滴漏引起的。它也可能是病毒或细菌感染等更严重疾病的迹象[18]。

临床症状：通常，开始时喉咙干燥，然后发展为疼痛和肿胀。有时伴有头痛、发热（38.5～39℃）、寒战、咳嗽和轻度倦怠感。检查时，喉咙可能出现暗红色和肿胀，黏膜可能覆有假膜[18]。

治疗：大多数情况下，卧床休息是最好的治疗方法，结合对症的药物，如阿司匹林和温水漱口液。如果治疗措施效果不好，医师可以开抗生素。

扁桃体炎

病因：扁桃体由位于咽入口的上皮覆盖的淋巴组成。每个扁桃体内都有淋巴结排列深的裂隙或凹陷。摄入或吸入的病原体聚集在凹陷处并穿透上皮，在那里它们与淋巴细胞接触并引起急性炎症和细菌感染[45]。并发症包括鼻窦炎、中耳感染（中耳炎）或扁桃体脓肿。

临床症状：扁桃体发炎、发红、肿胀，凹陷处有黄色渗出物。运动员吞咽困难，可能发高热，伴有寒战。头痛、颈部及背部疼痛也可能出现[45]。

治疗：医师应做咽培养以寻找链球菌，如果培养结果阳性，应使用抗生素10天。应推荐用温盐水漱口、进流质饮食和服用退热药物。频繁发作的扁桃体炎可能需要切除扁桃体。

流感

病因：流感是一种最持久、最使人疲倦的疾病（咳嗽、疲劳、体弱会持续超过几周，译者注）。它通常以各种形式作为一种年度流行病发生，在群众中引起严重疾病[43]。

流感是由病毒通过其遗传物质进入组织细胞引起的。在组织内，病毒繁殖，并通过萌芽过程从细胞中释放出来，在全身传播。建议普通人群每年都接种流感疫苗[43]。并非所有的运动员都需要接种流感疫苗，冬季从事篮球、摔跤和游泳项目的运动员可能需要接种流感疫苗[28]。

临床症状：运动员患流感时会有以下症状：发热、咳嗽、头痛、疲劳、呼吸道黏膜发炎、流鼻涕、鼻黏膜充血、嗅觉丧失。应该注意的是，某些病毒可以升高人体的核心温度。通常流感潜伏期为48 h，随后在24 h内迅速发展，伴有寒战和39～39.5℃的高热。运动员主诉头痛和全身疼痛（主要是背和腿）。头痛会加剧，伴有畏光和头后部隐痛。咽喉部也通常会出现疼痛，胸口灼热，开始时是干咳，后来可能发展成支气管炎。皮肤发红，眼睛发炎并流泪。疾病的急性期通常持续5天，但虚弱、出汗和疲劳可能持续数天[28]。

治疗：流感预防包括远离感染者，通过健康生活保持良好的抵抗力，以及每年注射流感疫苗。如果流感没有并发症，它的治疗包括卧床休息。在急性期，体温通常会恢复正常。可给予对症治疗，如对乙酰氨基酚、雾化、止嗽药和漱口剂[28]。

思考题23-2

一名游泳运动员主诉发热、咳嗽、头痛、身体不适、背部和颈部疼痛及咽喉痛。

? 这名运动员可能有什么问题，怎么处理？

季节性过敏

病因：花粉热是由空气中的花粉引起的一种急性季节性过敏性疾病。它可以发生在春天，对树花粉的反应，如橡树、榆树、枫树、赤杨、桦树和棉白杨（产于北美）的花粉。在夏天，罪魁祸首可能是牧草和杂草花粉。在秋天，豚草（北美植物，绿色小花含大量花粉，可引起枯草热，译者注）花粉是普遍的致病原因。空气中的真菌孢子也会引起花粉热[3]。

临床症状：过敏早期，运动员的眼睛、咽喉、嘴和鼻子开始发痒，接着是眼睛流泪、打喷嚏和流清鼻涕。后期，运动员可能会主诉鼻窦型头痛、情绪易怒、入睡困难、眼睛和鼻黏膜肿胀、喘息性咳嗽。应注意的是，其他常见的不良过敏症状包括哮喘、过敏反应、荨麻疹和血管性水肿[3]。

治疗：大多数运动员通过口服非处方抗组胺药可缓解花粉热。为了避免这些药物引起的镇静问

鼻炎　鼻黏膜炎症。

过敏反应　是一种速发型的变态反应，导致组织肿胀和毛细血管扩张。

荨麻疹 皮肤的速发型变态反应，导致水疱、丘疹和瘙痒。

血管神经性水肿 由过敏反应引起的局部肿胀。

急性支气管炎

病因：支气管炎是支气管黏膜的炎症。它有急性和慢性两种形式。运动员的支气管炎更可能是急性的。急性支气管炎通常表现为一种冬季传染病，伴随普通感冒或上呼吸道的其他病毒感染。由于过度暴露于污染的空气可能会继发细菌感染。疲劳、营养不良或着凉都可能是诱发因素[31]。

临床症状：运动员急性支气管炎的症状通常从上呼吸道感染、鼻炎和大量分泌物、轻微发热、咽喉痛、背和肌肉痛等症状开始[20]。咳嗽是支气管炎开始的迹象。开始时是干咳，但几小时或几天后，开始有明显的黏液分泌，痰液变黄表明有细菌感染。大多数情况下，发热持续3~5天，咳嗽持续2~3周或更长时间。胸部听诊时，运动员可能会出现哮鸣音和啰音。肺炎可使支气管炎复杂化[31]。

哮喘突然发作的运动员应该：

- 放松和安心
- 使用之前指定的药物
- 饮水
- 使用呼吸控制技术
- 离开可能诱发哮喘的环境

治疗：为了避免支气管炎，运动员不应在没戴面罩的情况下吸入暖气，也不应在极冷的地方睡觉或运动。急性支气管炎的治疗包括休息直到退热，每天至少喝4杯水，每天服用抗哮喘药物、止咳药和抗生素（严重肺部感染时）。

支气管哮喘

病因：支气管哮喘是最常见的呼吸道疾病之一，有多种病因，如病毒性呼吸道感染、情绪失常、气压或温度变化、运动、吸入有害气体或暴露于特定过敏原[13]。

临床症状：支气管哮喘的特点是支气管平滑肌痉挛、水肿和黏膜发炎。哮喘除了使呼吸道变窄，题，运动员可能会在白天服用毛细血管收缩剂，睡前服用长效抗组胺药[3]。

还会产生大量的黏液。呼吸困难可能会导致运动员换气过度，导致头晕。支气管哮喘的发作可能始于咳嗽、喘息、呼吸短促和疲劳[13]（焦点框23-4）。

治疗：预防应包括识别和控制致病因子。急性发作时可使用医师开具的处方药——喷雾剂。通常，喷雾剂可以在几分钟内缓解症状。如果呼吸困难持续存在，运动员应被送往急救机构[13]。

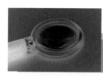

焦点框 23-4

急性哮喘发作的症状及处理

有哮喘病史的运动员通常在急性哮喘发作时知道如何照顾自己。但是，教练或健身专业人员必须意识到应该做什么。

早期症状和体征

- 表情焦虑
- 出汗和苍白
- 鼻孔张开
- 嘴唇紧闭呼吸
- 快速呼吸
- 呕吐
- 驼背姿势
- 与活动无关的疲劳
- 喉结下面有陷窝
- 运动员吸气时肋间隙凹陷
- 无明显原因的咳嗽
- 过度清喉
- 不规则地、费力地呼吸或喘息

处理措施

- 尝试安抚和让运动员放松。
- 如果队医已开药物，请运动员使用。
- 鼓励运动员喝水。
- 让运动员在半倾斜位置，便于呼吸。
- 让运动员在放松练习的同时使用呼吸控制技术。
- 如果已知诱发的环境因素，将运动员移出该区域。
- 如果以上措施不起作用，可能需要立即就医。

运动性哮喘

病因：运动性哮喘（EIA）也称为运动性支气管阻塞[41]。它是一种几乎只发生在哮喘患者身上的疾病。有些人会因运动或他人激怒诱发哮喘发作，偶尔，温和的锻炼也会诱发哮喘发作[41]。引起运动性哮喘的环境因素尚不清楚。热量和水分的丢失导致呼吸道反应性急剧降低。吃某些食物，如虾、芹菜和花生会引起运动性哮喘。鼻窦炎也可能引起慢性哮喘患者的发作[41]。

临床症状：患有运动性哮喘的运动员可能出现面部、手掌和足底肿胀、胸闷、呼吸短促、咳嗽、恶心、高血压、腹泻、疲劳、瘙痒、呼吸困难（呼吸时的高音噪声）、头痛和皮肤发红等症状[41]。

治疗：长时间、连续跑步会引起最严重的支气管痉挛。游泳引起的支气管痉挛最轻，这可能是因为游泳处于潮湿、温暖的空气环境中。有规律的运动计划可以使哮喘和非哮喘患者受益[41]。与持续运动相比，短时间、高强度的运动之后进行休息，症状会更少。应该有一个逐渐的热身和放松过程。运动时间应缓慢增加到30～40 min，每周4～5次。运动强度和负荷也应缓慢加大。例如，运动10～30 s，然后休息30～90 s。许多患有慢性哮喘和（或）EIA的运动员会使用吸入式支气管扩张剂（图23-7）。给药时首选定量吸入器。研究还发现，运动前15 min使用支气管扩张剂可使症状推迟2～4 h[45]。焦点框23-5讨论使用定量吸入器的方法。接受治疗的哮喘运动员应该

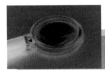
使用定量吸入器

定量吸入器包括一个加压罐和内有确定剂量的药物。运动员挤压罐顶，罐内压力将药物转化为气雾。运动员将嘴放在吸入器的附近，以吸入气雾。使用定量吸入器需要协调两个步骤：按压压力阀和吸入药物（图23-7）。许多人使用定量吸入器的方法不对，但是，经过仔细和反复地指导，超过90%的人可以正确使用定量吸入器。定量吸入器可以使用一个10.16～20.32 cm长的管子作为间隔物，连接到吸入器上，以便使用者慢慢地吸入药物。间隔就像一个保持室，防止药物泄漏到空气中。

因为吸入性支气管扩张剂可以迅速缓解症状，哮喘患者会过度依赖，尤其是运动员，他们使用频率很高，易导致过量服药[45]。

确保他们服用的药物对比赛而言不是违禁的。他们还应该确定，在紧急情况下，随身携带吸入器。提醒患有哮喘的运动员，他们需要随身携带吸入器，或者至少随时可以接触到吸入器[13]。

胃肠道疾病

与其他任何人一样，运动员可能会出现与消化系统相关的各种各样的问题[7]。运动员可能由于不良的饮食习惯或与比赛相关的压力而表现出各种胃肠道疾病。重要的是，要识别

在预防牙龈疾病方面，均衡饮食和刷牙一样重要。

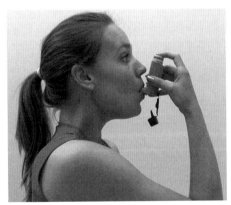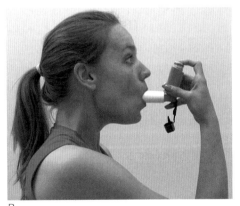

图23-7　A.哮喘患者通常使用定量吸入器；B.间隔物有助于防止药物散播到空气中

更严重的情况，以便尽早转诊到医院。另外重要的是，在所有这些胃肠道问题中，运动员都要补充液体和电解质以防止脱水[4]。

消化不良

> 消化不良、呕吐、腹泻、便秘在运动员中是很常见的问题。

病因：不消化（消化不良）可能由多种原因引起，如食物特点、赛前情绪压力、食管胃肠道痉挛或食管胃肠道黏膜炎症[14]。

临床症状：消化不良会引起胃酸、恶心和胃胀（气体）。在某些情况下，患者偶尔会经历剧烈的胸痛，类似轻微的心脏病发作，这通常称为烧心。

治疗：急性消化不良的治疗包括避免饮食中的刺激性食物，养成规律的饮食习惯，避免可能导致胃部不适的焦虑症。

呕吐

病因：呕吐通常是由某种刺激引起的，刺激通常来自胃部，刺激大脑的呕吐中枢，引起膈肌和腹部肌肉的一系列强收缩，压迫胃并强制内容物排出[14]。

治疗：应服用止吐药物。如果可能的话，应通过口服补液方式预防脱水。如果持续呕吐，应进行静脉输液以纠正电解质紊乱。

腹泻

病因：腹泻可能由饮食问题、肠壁发炎、胃肠道感染、摄入某些药物和精神因素引起[4]。

临床症状：腹泻的特点是腹部绞痛、恶心、呕吐，并频繁排便。通常出现由脱水引起的极度虚弱。腹泻的原因往往难以确定[10]。

治疗：不太严重的病例可以通过去除引起刺激的食物，在症状消失前吃清淡的食物及使用非处方药物来控制肠道活动进行治疗。推荐BRAT饮食，包括香蕉（bananas）、大米（rice）、苹果（apples）和烤面包片（toast）。

便秘

病因：引起便秘的原因有：①粪便中水分不足，导致粪便变硬、变干；②饮食缺乏足够的粗粮；③不良的排便习惯；④紧张和焦虑；⑤过量使用泻药和灌肠剂[14]。

临床症状：偶尔下腹出现剧烈痉挛和疼痛，排便困难。

治疗：运动员可以通过吃谷类、水果、蔬菜和脂肪来消除便秘，这些食物可以刺激肠道运动。除非医师开处方，否则应避免使用泻药或灌肠剂。

食物中毒

病因：食物中毒（胃肠炎）是由通过食物进入身体的传染性生物体（细菌）引起的，症状从轻微到严重不一。食物因冷藏不当或被受感染的食物处理者污染往往是病因[4]。

临床症状：感染导致恶心、呕吐、抽筋和腹泻，通常会在3~6 h内消退。

治疗：运动员应该去医院。治疗包 括快速补充丢失的液体和电解质，在严重的情况下可能需要静脉补充。如果可以忍受，可以提供清淡的液体或食物，如清汤、肉汤或清淡的谷类食品。

胃肠道出血

病因：胃肠道出血可由胃炎、缺铁性贫血、摄入阿司匹林或其他消炎药、结肠炎，甚至是精神压力和肠道刺激引起，表现为血便[10]。长跑运动员在比赛期间和之后的大便中经常有血。

治疗：有胃肠道出血的运动员必须立即送往医院检查。

其他影响运动员的疾病

传染性单核细胞增多症

病因：传染性单核细胞增多症是一种急性病毒性疾病，主要影响青年和儿童。它对运动员有重要影响，因为它会产生严重的疲劳，增加脾破裂的风险[2]。潜伏期为4~6周。病毒被带进咽喉，通过唾液传染给他人，俗称"接吻"病[35]。

临床症状：这种疾病症状通常开始于3~5天的头痛、疲劳、食欲不振和全身肌肉酸痛。从第5天到第15天，发热、淋巴结肿大和咽喉痛[35]。到第2周，50%~70%的受感染者脾肿大，10%~15%的人有黄疸，5%~15%的人有皮疹、面颊红润、眼睑浮肿[2]。

> 脾肿大时不应该练习和参加竞技运动。

治疗：单核细胞增多症的治疗是支持和对症治疗。在许多情况下，患有这种疾病的运动员可在发病后3周内恢复简单的训练：①脾没有明显肿大或疼痛；②运动员没有发热；③肝功能检查正常；④咽喉痛和其他并发症已被解决[35]。

> **血红蛋白** 血液中的携氧分子。

运动性贫血

缺铁性贫血

病因：铁元素缺乏是运动员最常见的真性贫血。它是由低水平的血红蛋白（血液中的携氧分子）和红细胞（血细胞比容）造成的。对男性来说，缺铁通常是由胃肠道失血引起的。对女性来说，最常见的原因是月经和饮食中没有摄入足够的铁。素食运动员更可能缺乏铁[12]。

临床症状：在缺铁的第一阶段，运动表现开始下降。运动员可能会主诉感到疲倦和嗜睡。在训练期间，也可能会出现肌肉疲劳和恶心的症状。患有轻度缺铁性贫血的运动员，最大可能会出现一些轻微的损害[12]。

治疗：有贫血症状的运动员应转诊给内科医师进行血液检查，以确定血红蛋白水平和血细胞比容。区分贫血和单核细胞增多症很重要，因为症状相似。运动员控制缺铁的一些方法是：①遵循适当的饮食，包括多吃红肉或乌鸡；②避免喝咖啡或茶，因为咖啡或茶会阻碍铁从食物中吸收；③摄入维生素C，这会增强铁吸收；④补充铁元素[12]。

镰状细胞贫血

病因：镰状细胞贫血是一种慢性遗传性贫血。异常镰刀形状的红细胞输送氧气的潜能较小，比正常细胞更脆弱。相比之下正常红细胞的寿命是120天，而镰状细胞的寿命却只有15~25天。镰状细胞的这种短暂寿命可在患有急性镰状细胞贫血的个体中产生严重贫血。在美国，大约35%的黑人患有这种疾病；8%~13%的黑人不贫血，但他们携有这种（镰状细胞贫血）基因。具有镰状细胞特征的人可能在参加体育运动时不会有任何问题，直到偶然环境下才会产生症状。

临床症状：运动员可能永远不会经历镰状细胞特征的任何并发症。镰状细胞危象可能是由暴露在高海拔地区或体温升高引起的。危象症状包括发热、严重疲劳、皮肤苍白、肌肉无力，以及四肢和腹部严重疼痛。右上腹疼痛较常见。运动员也可能会出现头痛和痉挛[11]。

治疗：在过去的几年里，美国大学体育协会（NCAA）已经开始要求对镰状细胞进行分型测试（以检测镰状细胞）特征，出示他们以前接受过测试的证明，或者通过签署书面文件选择退出测试。有症状的镰状细胞危象通常是在医师的监督下治疗。医师可能会选择给予抗凝剂和镇痛药。

糖尿病

病因：糖尿病是一种复杂的遗传或发育异常疾病，涉及血糖和胰腺分泌的胰岛素之间的不平衡。大多数糖尿病是由胰岛素抵抗或分泌量不足引起的。糖尿病患者通常不被鼓励或禁止参加竞技体育，这种情况直到最近才有所改变。如今，越来越多的糖尿病患者是活跃的运动参与者，几乎在所有的运动中都能发挥作用。因为控制糖尿病的关键是控制血糖，所以，如果要在最高水平上运动，依赖胰岛素的运动员必须不断地调整食物摄入量、胰岛素和运动，以保持血糖在适当的范围内。饮食、运动和胰岛素是糖尿病运动员日常生活方式中的主要因素，糖尿病运动员必须采取有秩序的、具体的方式生活，以满足日常生活和剧烈体育活动的需要[27]。

糖尿病运动员进行剧烈体育活动前应进食，

如果运动时间过长，应每小时补充一次葡萄糖。一般来说，胰岛素的剂量不会改变，但食物摄入量会增加。糖尿病患者的反应因个体而异，取决于许多因素。尽管存在一些危险，但通过代谢疾病顾问的适当医疗评估和计划，糖尿病患者可以自由地从事大多数体育活动[27]。

糖尿病运动员的问题是可能出现胰岛素休克（与胰岛素相比血糖太少）或糖尿病昏迷（血糖太多而胰岛素不足）。与患有糖尿病的运动员一起工作的人必须了解糖尿病昏迷和胰岛素休克的症状，以及出现任何一种情况时应采取的适当措施[27]。

胰岛素休克

血糖太低时会发生胰岛素休克，导致低血糖和休克。其特征是身体虚弱，皮肤湿润、苍白，眼睑下垂，正常或浅表呼吸。

治疗：糖尿病运动员如果忘记进食或进行剧烈运动并代谢大量糖原，易发生胰岛素休克[28]。为了避免这一问题，运动员必须坚持精心的饮食计划，包括运动前的点心。点心应该是含有复合碳水化合物和蛋白质的混合物，如奶酪和饼干。持续30~40 min以上的活动应该吃点零食和简单的碳水化合物。糖尿病患者可随身携带糖、糖果或橙汁，以在胰岛素休克似乎要发生时随时使用[27]。

问糖尿病运动员的关键问题是：
- 你今天吃过了吗？什么时候吃的？
- 你今天用过胰岛素了吗？什么时候用的？

糖尿病昏迷

糖尿病昏迷的症状在24 h内缓慢发展，包括呼吸困难或喘气、水果味的呼吸（由丙酮引起）、恶心和呕吐、极度口渴、口腔黏膜干燥、皮肤发红、精神错乱或意识丧失，然后昏迷[27]。

治疗：由于糖尿病昏迷危及生命，最重要的是早期发现。纠正糖尿病昏迷患者胰岛素-血糖失衡的唯一方法是注射胰岛素。给运动员注射胰岛素通常可以防止昏迷。如果运动员在注射后几分钟内没有反应，需要紧急救治。

癫痫

病因：癫痫不是一种疾病，而是一种表现为大量潜在紊乱的症状[5]。某些类型的癫痫涉及遗传易感性和癫痫发作的低阈值。在另一些病例中，脑代谢改变或有损伤史可能是病因。

> 那些每周或每日都有严重癫痫发作的人最好禁止参加碰撞运动。

每个癫痫患者都必须考虑其是否应该参加竞技运动[5]。一般建议每周甚至每天都有严重癫痫的患者不要参加对抗运动。这种禁止并不是因为头部受到撞击必然会引起癫痫发作，而是因为参与过程中的无意识行为可能导致严重损伤。如果癫痫发作通过药物控制良好或只在睡眠中发生，那么除了潜水、单独游泳或某些高强度的活动，几乎可以不限制任何体育活动[24]。

临床症状：癫痫被定义为"一种反复发作的脑功能紊乱，其特征是意识改变、运动活动、感觉现象或不当行为的突然短暂发作[5]"。癫痫发作从极短的发作（小发作）到大发作、无意识和强直性肌肉收缩不等[5]。

治疗：运动员通常根据发作的类型和程度服用抗惊厥药物。有时，运动员可能会经历药物治疗带来的一些不良反应，如嗜睡、不安、眼球震颤、恶心、呕吐、平衡问题、皮疹或其他不良反应[24]。

当患有癫痫的运动员意识到即将发作时，应立即坐下或躺下以避免受伤。如果在毫无征兆的情况下发生癫痫，应采取以下步骤[24]：
- 稳定情绪。
- 如有可能，为运动员的摔倒提供缓冲。
- 让运动员远离可能造成伤害的周围物体。
- 松开限制衣物。
- 不要试图将任何东西塞进运动员的牙齿之间。
- 让运动员在癫痫发作后正常醒来。

脑膜炎

病因：脑膜炎是脑脊膜的炎症，或者说是脊髓和脑周围的膜被细菌感染，病原菌

> 运动员不应该共用水瓶，因为有可能传播脑膜炎。

通常为脑膜炎球菌。耳、咽喉或呼吸道感染后，细菌可通过鼻子或咽喉进入中枢神经系统。细菌进入脑膜，炎症扩散到邻近的神经组织，导致脑肿胀、脑室增大和脑干出血。脑膜炎是儿童的一种严重疾病，通常发生在3个月到2岁之间。脑膜炎在住校大学生中也很常见[33]。

临床症状：症状包括高热、颈部僵直、剧烈头痛和对光及声音敏感，进展为呕吐、抽搐和昏迷[33]。

治疗：疫苗可以帮助预防脑膜炎。但是，如果出现脑膜炎症状，立即请运动员就医。必须对脑脊液（CSF）进行分析以确定细菌和白细胞的存在。脑脊液通过腰椎穿刺或脊髓穿刺获取。如果确认脑膜炎球菌存在，由于细菌具有高度传染性，必须隔 离至少24 h。必须立即开始静脉注射抗生素。由于这种情况的严重性，应在重症监护室对患者进行监测和治疗。[33]

高血压

病因：高血压分为原发性高血压和继发性高血压。原发性高血压占所有病例的90%，没有与之相关的疾病。继发性高血压与特定的潜在疾病有关，如肾脏疾病、肾上腺亢进（醛固酮导致血容量增加）、激素生成性肿瘤、主动脉缩窄、妊娠和药物（口服避孕药、感冒药等）。长期存在高血压增加了患冠心病、充血性心力衰竭和中风等的风险和早死的可能性[1]。

临床症状：原发性高血压通常在并发症发生前无症状[1]。高血压可引起头晕、面红耳赤、头痛、疲劳、鼻出血及情绪紧张等症状。

治疗：正常血压的上限是收缩压为120 mmHg（1 mmHg≈0.133 kPa）和舒张压为80 mmHg。（医学教材正常血压收缩压90~140 mmHg，舒张压60~90 mmHg，此处欠准确。译者注）导致死亡的心脏病和中风风险在血压为115/75 mmHg时开始上升，每升高20/10 mm/Hg，死亡风险就会翻倍。

> 高血压可能是一个阻止运动员参加体育运动的因素。

血压分为：

正常——收缩压小于120/舒张压小于80 mmHg；高血压前期——（120~139）/（80~89）mmHg；1级高血压——（140~159）/（90~99）mmHg；2级高血压——收缩压大于或等于160 mmHg或舒张压大于100 mmHg（表23-1）[1]。除非糖尿病或慢性肾病等其他疾病需要，否则不建议高血压前期患者使用药物。但是，高血压前期的人应该做出必要的生活方式改变，包括减肥、增加身体活动、限制饮酒、戒烟、遵循心脏健康饮食计划。建议1级或2级高血压患者服用药物[1]。

表23-1	高血压分类	
血压分类标准	收缩压（mmHg）	舒张压（mmHg）
正常	<120	<80
高血压前期	120~139	80~89
高血压		
1级高血压	140~159	90~99
2级高血压	大于等于160小于180 mm/Hg（国内医学教材）	大于等于100小于110 mm/Hg（国内医学教材）

常见病毒性传染病

详细描述运动员可能患上的各种传染病不在本文的范围之内。但是，有时运动员可能会出现这些疾病的一些表现，教练应该可以识别病毒性传染病的迹象（表23-2）。当有传染病迹象时，运动员应立即就医[21]。

癌

睾丸癌

病因：睾丸癌是美国15~34岁男性中最常见的恶性肿瘤。睾丸癌的确切病因尚不清楚，以下几个因素似乎会增加患这种疾病的风险：既往隐睾病史、睾丸发育异常、男性激素水平低、不育、睾丸癌前病变或睾丸癌家族史。睾丸癌症通常只影响一侧睾丸[40]。

临床症状：睾丸癌可导致睾丸或阴囊疼痛或不适、睾丸肿块或肿大、阴囊肿胀或突然积液、阴囊

表23-2　部分病毒性传染病[21]

疾病	受累器官或组织	临床症状	治疗	预防
麻疹（风疹）	皮肤、呼吸道，以及结膜	表面看起来像感冒，伴有发热、咳嗽、结膜炎、畏光和咽喉有斑点，其次是皮疹	卧床休息和对症处理	使用疫苗
风疹	皮肤、呼吸道，以及结膜	感冒症状、皮疹和耳后淋巴结肿大	对症处理	使用疫苗；暴露后给予丙种球蛋白
水痘	先是躯干，然后是脸、脖子和四肢	轻度感冒症状，随后出现小疱	对症处理	接种疫苗，应用带状疱疹免疫球蛋白（ZIG）或水痘带状疱疹免疫球蛋白（VZIG）
腮腺炎（流行性腮腺炎）	唾液腺	头痛、嗜睡、发热、腹痛、咀嚼和吞咽时疼痛，颌下的颈部肿胀	对症处理	病毒疫苗可提供暂时性免疫
流感	呼吸道	腰背部疼痛，全身性疼痛，寒战、头痛、发热和支气管炎	对症处理	多价流感疫苗可提供中度暂时性保护
感冒（鼻炎）	呼吸道	轻度发热、头痛、寒战和流鼻涕	对症处理	维生素和（或）感冒疫苗可能有用；避免接触感冒人群
传染性单核细胞增多症	躯干	咽喉痛、发热、皮疹、全身疼痛和淋巴结肿大	对症处理	尚无预防办法；避免过度疲劳

坠胀感、腹部或腹股沟隐痛、无法解释的疲劳和乳房肿大或压痛[40]。

治疗：睾丸癌如果可以早期诊断、早期治疗，治愈率很高。根据睾丸癌的分型和分期，患者可能会接受以下几种治疗方法，包括手术切除睾丸、化疗或放疗或联合治疗。定期的睾丸自我检查有助于在癌变早期发现危险，这时及时治疗，睾丸癌成功治愈的机会最高[40]。

乳腺癌

病因：乳腺癌是女性最常见的恶性肿瘤，也是女性死亡的第二大癌症原因。乳腺癌可发生于任何年龄，但一般而言，乳腺癌的风险随着年龄的增长而增加。家族史一直被认为是乳腺癌的风险因素，如果亲属或近亲在年轻时患有乳腺癌，且两侧乳房都出现了癌变，这样风险最高。激素在乳腺癌的发展中起一定作用。乳腺癌最常见的转移部位是腋下淋巴结或脑、骨和肝[26]。

临床症状：在早期阶段，乳腺癌通常没有症状，也没有疼痛。通常，早期发现乳腺癌要么通过自我检查乳房上的肿块或腋下的肿块，要么通过乳房钼靶检查筛查[26]。

治疗：应该经常进行自我乳房检查。并非所有肿块都是恶性的，但所有肿块都应该由医师进行评估，医师可以使用乳房钼靶、MRI、超声或活检来评估。如果是恶性肿瘤，手术是乳腺癌的主要治疗方法。其他治疗可能包括放疗、化疗或激素治疗[26]。

女性生殖系统与月经异常

青春期前，在需要速度、力量和耐力的活动中女性与同龄男性表现并无差

> 青春期前，在需要速度、力量和耐力的活动中女性与同龄男性表现并无差异，而且往往优于同龄男性。

闭经 月经停止或抑制。

异，而且往往优于同龄男性。男性和女性之间的差异直到青春期之后才很明显。在青春期，男性的力量、速度和耐力开始逐渐缓慢地增加。

月经初潮，即月经的开始，通常发生在10~17

岁，大多数女性在13~15岁开始月经初潮。

有迹象表明，激烈的训练和比赛可能会推迟初潮的年龄。最大的延迟与高水平比赛有关。晚熟的女性通常具有较长的腿、较窄的臀部，罕见肥胖，所有这些都更有利于运动[42]。

随着女性对体育活动的兴趣和参与程度的提高，围绕女性参与运动及其对初潮、月经和生育的影响等诸多荒诞说法，正逐渐被消除。但是，持续而激烈的训练和比赛对运动表现及月经周期的影响，仍然无法完全充分解释。

月经失调

在高体力活动的女性中，月经初潮可能会推迟。闭经（无月经）和月经稀少（月经量减少）在职业女性芭蕾舞演员、体操运动员和长跑运动员中很常见[42]。例如，因受伤而减少训练的跑步者经常报告其月经恢复。据报道，体重增加或者运动强度降低也可逆转闭经和月经稀少的现象。因为这些紊乱可能是也可能不是由于精瘦和繁重体育训练而产生的正常现象，所以一般建议咨询医师。到目前为止，还没有迹象表明这些情况对生殖有不利影响。几乎任何类型的月经失调都可能由过度紧张和高强度活动引起，如闭经、痛经、经量过多、月经稀少、月经过多（月经异常频繁）、经期不规律[42]。

痛经

痛经（经期疼痛）显然在有活力的女性中普遍存在。参与某些具体的运动能否减轻或产生痛经尚不确定。对于中度至重度痛经的女性，有必要到妇科咨询，并排除病理情况[42]。

痛经是由缺血（骨盆器官缺乏正常血

流）或可能的激素失衡引起的。这种综合征包括绞痛、恶心、下腹疼痛、头痛和有时情绪不稳定等症状，是最常见的月经失调。医师通常建议从轻微到剧烈的运动以帮助改善痛经。医师通常也建议在月经期间继续进行常规的体育活动，这种建议的前提是，个人的能力表现水平不低于其日常水平。在运动员中，游泳运动员痛经的发生率最高。痛经很可能是由月经期间参与剧烈运动所致。一般来说，月经过少、闭经、紊乱或稀少的症状，在需要长时间剧烈运动的运动中更常见。关于月经模式及其对身体功能的影响在女运动员中存在很大的差异。每名女运动员都必须学会对自己的生活方式进行调整，使其能够以最低限度的不适或限制有效地工作[42]。

女运动员三联征

一名年轻的女运动员，为了在其选择的运动项目上表现出色，以及为了适应特定的运动形象以达到其目标，她会面临女运动员三联征的风险[22]。女运动员三联征包括饮食失调、闭经和骨质疏松症（一种以骨骼软化和骨密度下降为特征的疾病）[22]。焦点框23-6给出了可能使女性面临女运动员三联征风险的生活习惯。

饮食失调可包括厌食、贪食症。它会导致营养不良，这显然会对女性的运动能力产生负面影响[22]。此外，慢性疲劳、免疫系统受损和抑郁常常与饮食失调有关。当然，饮食紊乱会导致严重的疾病甚至死亡[22]。

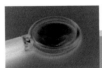

焦点框 23-6

识别女运动员三联征的风险

- 强迫每天进行超出练习和比赛正常需要时间1 h以上的练习。
- 不能少运动一天。
- 限制食物种类和数量。
- 大部分时间单独进食。
- 经常思考和谈论体重与食物。
- 看起来很沮丧。
- 与活动相关的过度训练损伤。
- 月经不规律或闭经。

闭经是指月经周期中断超过6个月。当体重过低时正常激素循环停止。正常的雌激素水平对骨骼吸收钙至关重要。雌激素水平的降低也会干扰成骨细胞的活动，最终导致骨骼变弱并增加应力性骨折的可能性[22]。

骨质疏松症不仅包括骨质流失，还包括新骨形成。在没有任何可见证据的情况下，骨折可能发生在臀部、脊柱、足部或其他部位[22]。

女运动员三联征的恢复可以通过正常的运动和饮食模式来实现，这些模式有助于恢复正常的月经周期，从而防止进一步的骨质流失[22]。

避孕措施

据了解，女运动员在比赛期间会在常规服用避孕药之外口服避孕药来推迟月经。不建议这样做，而应服用21天的药物，然后休息7天。现在有些避孕药可以让女性减少每年的经期数。口服避孕药的不良反应包括恶心、呕吐、液体滞留、闭经，最极端的还可能影响血压、身高和出现复视。一些口服避孕药让女性对阳光过敏。任何与身体功能有关的口服避孕药都应在医师的明确指导和控制下使用。对于一周至少两次性生活并且没有健康问题的女性，口服避孕药是可以接受的。新的低剂量制剂，含有少于50 mg的雌激素，对健康的女性来说这种风险是可忽略不计的[22]。

女运动员还可以选择其他一些避孕方法。例如，①子宫内放置宫内节育器（IUD）——一种由铜制成，作用可持续10~12年，另一种可释放孕酮，作用持续3年。②复方阴道避孕环（NuvaRing）——插入阴道3周，然后取出1周。③作用持续3个月的避孕针。④避孕植入物——一根大小与上臂相匹配的短棒，埋植在皮下，作用可持续3年。⑤经皮避孕贴片——必须每7天更换一次。

孕期运动

在怀孕期间，运动员表现出高水平的肌张力。分娩后患有慢性功能障碍的女性通常在怀孕前10年很少或没有体育锻炼的记录[4]。一般来说，除非出现出血或痉挛，比赛可以一直持续到怀孕的第3个月，如果没有功能障碍或生理上的并发症，比赛经常可以持续到怀孕的第7个月。这些活动可能会使怀孕、分娩和产后压力更小。许多运动员没有在第3个月后继续比赛，因为他们的表现下降，这可能是由多种原因造成的，有些与怀孕有关，有些可能是心理上的。在怀孕的前3个月，风险最大。在这段时间后，由于妊娠稳定，对母亲和胎儿的危险性较小。没有迹象表明，妊娠期轻度到中度的运动对胎儿生长发育有害，或导致胎儿体重减轻、围产期或新生儿死亡率增加，或身体或精神发育迟缓[4]。但是，人们发现，过度运动可能会降低胎儿的出生体重。许多运动员在怀孕期间参加比赛，没有不良反应。

大多数医师认为，尽管在这一时期提倡适度活动，但应避免特别剧烈的活动，特别是可能发生严重身体接触或剧烈震动或跌倒的活动。

性传播疾病

性传播疾病是体育运动中的主要问题，因为许多运动员在这个年龄段的性行为比他们生活中的任何其他时间段都要活跃。尽管在参与体育活动时不会发生性传播疾病，但由于教练、健身专业人员、医务人员和运动员之间存在一定的个人关系，因此有必要了解这些感染如何影响运动员。性传播疾病是一种通过性接触传播的传染病。任何性传播疾病都有可能通过性接触（包括阴道和肛交，以及口腔-生殖器接触）传染给伴侣，传染者可能没有任何迹象或症状。性传播疾病可能由细菌或病毒引起。细菌感染（如淋病）、梅毒和衣原体感染，大多数情况下可以用抗生素治疗。及早诊断和治疗这些感染，可以预防严重的健康问题。疱疹、生殖器疣和艾滋病等病毒感染较难治疗，而且在某些情况下没有治愈方法[6]。

性传播疾病不会自行消失，在许多情况下，相对快速、无痛的治疗是可用的。没有人对性病免疫。任何性活跃的人都可能得性传播疾病。目前

表23-3 性传播疾病

疾病种类	症状	治疗	潜在的影响
衣原体感染	大约75%的感染者没有症状，但可能有轻微的黏液样分泌物从生殖器排出或小便时刺痛。（男性）或腹部（女性）可能会有疼痛	必须对感染者及其性伴侣进行检测和使用抗生素治疗	生殖器官的感染性疼痛，可导致男女双方不孕
生殖器疱疹	生殖器或肛门周围疼痛，常伴有小而痛的水疱。有些人没有症状，但仍为感染者且具有传染性	感染者应避免在持续疼痛时发生亲密性接触。阿昔洛韦胶囊或软膏可能有帮助，但不能治愈疱疹	可能会导致宫颈癌，并在分娩时传染给婴儿
阴虱	阴毛中可见吸血虱子。引起瘙痒，卵（虱子）附在毛发根上	治疗以杀死虱子为主。最近的性伴侣、衣服和床上用品应该一同治疗	尚无
生殖器疣	通常在性接触后1~3个月，生殖器或肛门周围会出现无痛生长物。在极少数情况下，生长物可能会痒痛、灼痛或出血，也可能数年内不会出现	化学治疗、液氮治疗、激光治疗或手术。治疗后可能复发	分娩时可能阻塞尿道或使阴道分娩困难；可能与宫颈癌有关
滴虫病	在女性中，症状可能包括阴道分泌物增多，性交时不适、腹痛、排尿痛及生殖器瘙痒。大多数男性没有症状，但有些男性可能会出现分泌物、排尿疼痛或阴茎"刺痛"感	感染者及其性伴侣接受抗生素检测和治疗	如果不治疗，可能导致男性和女性的膀胱及尿道感染
淋病	男性可能没有症状，或阴茎可能有乳脂状的脓样分泌物和排尿疼痛。女性在排尿时可能有疼痛、阴道分泌物增多，但通常没有症状	感染者及其性伴侣必须接受抗生素检测和治疗	如果不治疗，会导致关节炎、皮炎、心脏问题和男女生殖问题。可在出生时传染给婴儿，导致失明
梅毒	在接触部位，通常是在阴茎干、阴道口或肛门周围有无痛性溃疡。第二阶段可能包括皮疹或淋巴结肿大	感染者及其性伴侣必须接受抗生素检测和治疗	如果不治疗，可能影响脑或心，甚至是致命的。孕妇可以传给未出生的胎儿
艾滋病（获得性免疫缺陷综合征）	对感染者和异常癌症的易感性增加。大多数感染病毒的人可能多年没有感染任何症状	目前尚无有效的治疗方法。避免性接触或实行安全性行为	艾滋病的全面暴发几乎总是致命的。病毒携带者的前景是不确定的

的趋势是强调"更安全的性行为"来预防性传播疾病，以及发现疾病及时治疗，而不是关注性行为的伦理问题。最重要的是，其中一些疾病有可能导致长期严重的健康问题，甚至死亡。

表23-3讨论了常见的性传播疾病，包括它们的症状、治疗和潜在的影响。

摘要

- 运动员最常见的皮肤感染是由病毒、细菌和真菌引起的。病毒感染包括单纯疱疹（如感冒疮）和带状疱疹。最常见的两种细菌感染是链球菌和葡萄球菌感染。癣是一种真菌感染，身体的所有部位均可受累；足癣（运动员足）最常见。
- 常见的呼吸道疾病有感冒、鼻窦炎、咽痛、花粉热和哮喘，可能对运动员产生不利影响。哮喘可以是慢性的（如支气管哮喘），也可以由体力活动引起。照顾急性哮喘发作的运动员，需要了解其早期症状和体征，并采取相应的措施。
- 消化系统的一些疾病，如腹泻、呕吐、便秘和胃肠炎，通常也发生于运动人群。
- 贫血对于一些运动员来说是个问题。缺铁性贫血是一种常见于女性的疾病。对于缺铁性贫血的运动员，红细胞要么太小，要么太大，血红蛋白降低。镰状细胞贫血的运动员在高海拔地区可能会有不良反应，因为镰状红细胞无法充分输送氧气。
- 糖尿病是一种复杂的遗传或发育性疾病。胰岛素有效性的降低或胰岛素数量不足是大多数糖尿病的病因。对于糖尿病运动员，必须仔细监测其能量输出，以确保食物摄入和通过胰岛素燃烧糖的平衡。如果不保持这种平衡，可能会导致胰岛素休克或糖尿病昏迷。
- 癫痫被定义为"一种反复发作的脑功能紊乱，其特征

是意识改变、运动活动、感觉现象或不当行为的突然短暂发作。"教练必须认识到运动员会癫痫发作，并能够提供即时处置措施。
- 高血压运动员可能必须由医师仔细监控。高血压可能需要避免高负荷的抗阻活动。
- 由于病毒性传染病（如风疹、腮腺炎和传染性单核细胞增多症）可以感染团队中的许多运动员，因此有必要及早识别。如果怀疑有这种疾病，患病运动员应与其他运动员隔离，并立即请医师诊断。
- 高强度体力活动的女性可能有月经异常，包括痛经、闭经或月经稀少等症状。女运动员三联征是指闭经、饮食紊乱和骨质疏松症。
- 许多女运动员可在怀孕期间参加比赛，运动不会带来不良影响。没有迹象表明妊娠期轻度到中度运动对胎儿发育有害。
- 性传播疾病在年轻的性活跃人群中发病率最高。由于大多数运动员都属于这个高风险年龄段，所以教练应该关注这些疾病的传播。避免性传播疾病的建议是安全的性行为，包括使用避孕套或避免多个伴侣，以及完全禁欲。青年运动员中性传播疾病的发生率最高。年轻运动人群中发病率最高的性传播疾病包括衣原体感染、生殖器疱疹、滴虫病、生殖器疣、阴虱、淋病和梅毒。

思考题答案

23-1 足癣会导致足趾下方、足趾之间及足底严重瘙痒，也可能出现红色、白色或灰色的外观。刮伤会引起感染。一般来说，这种情况可以通过穿干净、干燥的袜子和确保沐浴后足和足趾干燥来预防。

23-2 运动员表现出似乎与流感有关的症状和体征。一般来

说，流感是由病毒感染引起的，因此，在处理疾病症状时需要遵循疾病自身的特点。

23-3 女运动员三联征包括进食障碍、闭经和骨质疏松症。饮食失调可导致闭经、月经停止，从而减少雌激素的产生，最终导致骨骼钙的流失。

复习题和课堂活动

1. 描述运动员常见皮肤感染的潜在微生物。说出每种疾病的名称。
2. 邀请皮肤科医师或其他专业人士向全班讲解皮肤状况、皮

肤病及治疗。讨论皮肤病对运动员和他人健康构成严重威胁的具体情况。
3. 描述最常影响运动员的贫血应如何处理。

4. 最常见的消化系统疾病是什么？

5. 什么是糖尿病？糖尿病昏迷和胰岛素休克有什么区别？如何处理？

6. 什么是癫痫？在癫痫发作期，应该为运动员做些什么？之后呢？

7. 什么是高血压？高血压患者如何参与体育运动？

8. 在运动环境中，运动员传染性疾病的迹象有哪些？

9. 讨论在活跃运动员中发生的月经异常，它们为什么会发生？它们应该如何管理？它们与生殖有什么关系？什么是女运动员三联征，如何预防？

参考文献

［1］ Asplund, C. 2010. Treatment of hypertension in athletes: An evidence-based review. *The Physician and SportsMedicine* 38(1):37–44.

［2］ Becker, J. 2014. Return to play after infectious mononucleosis. *Sports Health: A Multidisciplinary Approach* 6(3):232–238.

［3］ Bender, M. 2007. 4 reasons your allergies are worse than ever. *Shape* 26(9):142.

［4］ Brukner, P. 2010. Gastrointestinal symptoms during exercise. In P. Brukner (ed.), *Clinical sports medicine*, 3rd rev. ed. Sydney, Australia: McGraw-Hill.

［5］ Brukner, P. 2010. The athlete with epilepsy. In P. Brukner (ed.), *Clinical sports medicine*, 3rd rev. ed. Sydney, Australia: McGraw-Hill.

［6］ Centers for Disease Control. 2010. Sexually transmitted diseases treatment guidelines. *Morbidity and Mortality Weekly Report* 59(RPI2):1–110.

［7］ Collins, C. 2012. Infectious disease outbreaks in competitive sports, 2005–2010. *Journal of AthleticTtraining* 47(5):516.

［8］ Cope, A. 2008. Recommended management of herpes skin infections. *Prescriber* 19(3):23–36.

［9］ Dawson, A. 2012. Infectious skin diseases: A review and needs assessment. *Dermatologic clinics* 30(1):141–151.

［10］ de Oliveira, E. 2014. Gastrointestinal complaints during exercise: Prevalence, etiology, and nutritional recommendations. *Sports Medicine* 44(1):79–85.

［11］ Eichner, E. 2011. Sickle cell considerations in athletes. *Clinics in Sports Medicine* 30(3):537–549.

［12］ Eichner, E. 2010. Iron deficiency anemia. Current Sports Medicine Reports 9(3):122–123.

［13］ Eichner, R. 2008. Asthma in athletes: Scope, risks, mimics, trends. *Current Sports Medicine Reports* 7(3):118.

［14］ Fallon, K. 2009. Athletes with gastrointestinal disorders. In L. Burke (ed.), *Clinical Sports Nutrition*, 4th ed. Sydney, Australia: McGraw-Hill.

［15］ Fashner, J. 2012. Treatment of the common cold in children and adults. *American Family Physician* 86(2):153.

［16］ Field, L. 2008. Tinea pedis in athletes. *International Journal of Dermatology* 47(5): 485–492.

［17］ Grce, M. 2014. Human papillomavirus–associated diseases. *Clinics in Dermatology* 32(2):253–258.

［18］ Harris, M. 2011). Infectious disease in athletes. *Current Sports Medicine Reports* 10(2):84–89.

［19］ Hartman-Adams, H. 2014. Impetigo: Diagnosis and treatment. *American Family Physician* 90(4):229–235.

［20］ Hull, J. 2012. Managing respiratory problems in athletes. *Clinical Medicine* 12(4):351–356.

［21］ Jaworski, C. 2011. Infectious disease. *Clinics in Sports Medicine* 30(3):575–590.

［22］ Kawaguchi, J. 2008. Redefining the female athlete triad. *Athletic Therapy Today* 13(1):11.

［23］ Kirkland, E. 2008). Methicillin-resistant Staphylococcus aureus and athletes. *Journal of the American Academy of Dermatology* 59(3):494–502.

［24］ Knowles, B. 2012. Athletes with seizure disorders. *Current Sports Medicine Reports* 11(1): 16–20.

［25］ Likness, L. 2011. Common dermatologic infections in athlete and return to play guide lines. Journal of the American *Osteopathic Association* 111(6):373–379.

［26］ Lynch, B. 2011. Physical activity and breast cancer prevention. In B. Lynch (ed.), *Physical Activity and Cancer* (pp. 13–42). Heidelberg, Germany: Springer Berlin.

［27］ MacKnight, J. 2009. The daily management of athletes with diabetes. *Clinics in Sports Medicine* 28(3):479–495.

［28］ Mata, H. 2011. Influenza in athletes. *International Journal of Athletic Therapy & Training* 16(2):24–6.

［29］ Navarro, R. 2013. Nasal issues in athletes. *Current Sports Medicine Reports* 12(1):22–27.

［30］ Nomikos, N. 2015. Is the naming of herpes simplex gladiatorum correct? *British Journal of Medicine and Medical Research* 5(11):1441–1446.

［31］ Page, C. 2007. Upper respiratory tract infections in athletes. *Clinics in Sports Medicine* 26(3):345.

［32］ Pecci, M. 2009. Skin conditions in the athlete. *American Journal of Sports Medicine*, 37(2):406–418.

［33］ Piper, T. 2013. Infectious meningitis: An evidence-based approach to diagnosis. *International Journal of Athletic Therapy & Training* 19(2):8–13.

［34］ Pleacher, M., & Dexter, W. 2007. Cutaneous fungal and viral infections in athletes. *Clinics in Sports Medicine* 26(3):397.

［35］ Putukian, M. 2008. Mononucleosis and athletic participation: An evidence-based subject review. *Clinical Journal of Sport Medicine* 18(4):309.

［36］ Rogers, S. 2008. Practical approach to preventing CA-MRSA infections in the athletic setting. *Athletic Therapy Today* 13(4):37.

［37］ Ruderfer, D. 2015. Herpes simplex viruses 1 and 2. *Pediatrics in Review* 36(2):86–90.

［38］ Saben, B. 2010. Physician perspective: MRSA in athletes: What athletic trainers and therapists need to know. *International Journal of Athletic Therapy and Training*, 14(6):133.

［39］ Saladin, K. 2014. *Anatomy and physiology: The unity of form and function*. New York, NY: McGraw-Hill.

［40］ Shaw, J. 2008. Diagnosis and treatment of testicular cancer. *American Family Physician* 77(4):469–474.

［41］ Sidiropoulou, M. 2012. Incidence of exercise-induced asthma in adolescent athletes under different training and environmental conditions. *Journal of Strength & Conditioning Research* 26(6):1644–1650.

［42］ Thein-Nissenbaum, J. 2011. Associations between disordered eating, menstrual dysfunction, and musculoskeletal injury among high school athletes. *Journal of*

Orthopaedic and Sports Physical Therapy 41(2):60–69.

[43] Torrence, P. 2007. Combating the threat of pandemic influenza: Drug discovery approaches. *Hoboken, NJ: John Wiley & Sons.*

[44] Wallis, K. 2014. Herpes zoster: When do patients present and who gets antiviral treatment? *Journal of Primary Health Care* 6(2):108–113.

[45] Weder, M. 2011. Pulmonary disorders in athletes. *Clinics in Sports Medicine*

30(3):525–536.

[46] Zinder, S., et al. 2010. National Athletic Trainers' Association position statement: Skin diseases. *Journal of Athletic Training* 45(4):411–428.

注释书目

Cuppett, M., & Walsh, K. 2014. *General medical conditions in the athlete.* St. Louis, MO: Elsevier Mosby.

Provides a comprehensive discussion of general medical conditions and associated pathologies in the athletic population.

McCance, K., & Huethe, S. 2013. *Pathophysiology: The biologic basis for disease in adults and children.* St. Louis, Mosby.

An excellent reference guide for the health professional on the most common human diseases.

Porter, R. 2011. *The Merck manual of medical information: Home Edition.* New York, NY: Merck & Co.

This textbook is one of the classical medicine references available to the health care professional. It covers most medical conditions.

Tabor's cyclopedic medical dictionary. 2014. Philadelphia, PA: F.A. Davis.

Despite the dictionary format, this volume contains a wealth of valuable information on various health conditions.

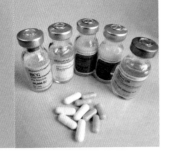

第24章

物质滥用

■ 目标

学习本章后应能够:

- 了解运动和体育锻炼人群的物质滥用问题。
- 识别物质滥用的征象。
- 知道常用提高运动成绩药物的作用。

- 知道酒精和烟草对运动员健康的不良影响。
- 知道主要的娱乐性药物及其作用。
- 知道滥用药物的检测程序。

第5章讨论了运动员使用营养补剂来提高成绩,但是一些提高运动成绩的药物及毒品会对运动员的健康造成危害,所以本章介绍物质滥用,如毒品和药物[27]。

运动员为了提高运动成绩或是娱乐消遣而服用促增强药物的现象越来越多,已经备受关注[7]。使用这些药物,身体会出现一些滥用征象(焦点框24-1)[31]。使用它们的人不仅有参加奥运会的运动员,还有一般运动人员和初中、高中、大学运动员,以及职业运动员[19]。运动员禁止使用和滥用促增强的药物[16]。

兴奋剂

在运动医学中,兴奋剂是一类专门为提高运动员成绩而设计的药物[22]。因此,兴奋剂被定义为"健康人为提高运动成绩,人为地、不公平地使用异常数量、异常方式的非身体物质或生理活性物质"[12]。运动员不仅滥用非法药物,还利用医师开的药物来提高运动成绩,两种行为均使运动员

兴奋剂 是一种专门为提高运动员成绩而设计使用的药物。

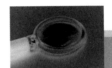

焦点框 24-1

使用促增强药物的可能表现

1. 性格突然改变
2. 情绪剧烈波动
3. 同辈的朋友群发生改变
4. 对休闲活动兴趣下降
5. 成绩变差
6. 忽略家务和宵禁
7. 大部分时间感觉沮丧
8. 个人卫生习惯变糟糕
9. 嗜睡,食欲减少
10. 体重突然减轻
11. 撒谎、欺骗、偷窃等
12. 一提到药物就防范
13. 独处增多(在房间里待着)
14. 家庭关系恶化
15. 消极行为明显
16. 经常错过约会
17. 上课或工作时打瞌睡
18. 经济出现问题
19. 错过任务或截止日期
20. 生产力下降

面临服用兴奋剂的危险[1]。

刺激剂

运动员使用刺激剂可提高警觉性，减少疲劳，提高某些竞争力，产生敌意[25]，甚至丧失判断力，造成自身或他人伤害。

安非他命

安非他命（苯丙胺）、咖啡因和可卡因是运动中最常用的刺激剂[3]。在感冒药、减轻鼻眼充血药和大多数抗哮喘制剂中普遍存在安非他命，因此体育运动中禁止使用是一个很困难的问题。

安非他命可以注射、吸入或口服，效果强大，但危险性也大，是最常用的提高运动成绩的滥用药物之一。普通剂量的安非他命可以增强愉悦感和神经兴奋性，直到疲劳出现（由于缺乏睡眠），并出现紧张、失眠和厌食症[25]。大剂量的安非他命可降低神经兴奋性，影响复杂运动技能的正常表现，且行为可变得不理智。长期使用者会出现行为拖延或机械化，这种重复性行为可持续几个小时，人变得越来越不理智。长期使用，有的甚至短期使用安非他命即可导致安非他命精神病，表现为幻听、幻视和妄想。生理上，大剂量安非他命可引起瞳孔异常扩大、血压和体温升高。

运动员认为，安非他命可通过提高速度和耐力、延缓疲劳和增强信心来提高运动成绩，但是安非他命也会导致更强的攻击性[28]。研究表明，使用安非他命并不能提高运动成绩，反而增加了受伤、疲劳和循环衰竭的风险。

咖啡因

咖啡因存在于咖啡、茶、可可和可乐中，很容易被人体吸收[36]（表24-1）。它是一种中枢神经系统兴奋剂和利尿剂，也刺激胃液分泌。一杯咖啡含有100～150 mg的咖啡因。适量的咖啡因可以使人觉醒和精神警觉[36]。大量及每天摄入咖啡因的人，可引起血压升高，心率先降低后升高，并影响协调性、睡眠、情绪、行为和思维过程。就锻炼和竞技表现而言，咖啡因是有争议的[30]。就像安非他命一样，咖啡因可通过延长运动时间来提高运动

表24-1	含咖啡因的产品
产品	剂量
咖啡（1杯）	100 mg
可口可乐（354.84 mL）	45.6 mg
百事可乐（354.84 mL）	36.0 mg
咖啡因药片（1）	100.0 mg
阿纳辛（Anacin）（1）	32.0 mg
伊克赛锭（Excedrin）（1）	65.0 mg
米多尔（Midol）（1）	32.4 mg

成绩，但这是影响运动员健康的。长期使用咖啡因的人如果突然停用，可能会出现戒断症状，如头痛、嗜睡、倦怠、流鼻涕、易怒、紧张、抑郁和对工作失去兴趣[30]。当水合作用很重要的时候，咖啡因也有利尿剂的作用[36]。

麻醉性镇痛药

麻醉性镇痛药直接或间接来源于鸦片。吗啡和可待因（甲基吗啡）是由鸦片制成的。麻醉性镇痛药用于治疗中度至重度疼痛。它能产生很高的生理和心理依赖性，以及其他许多问题。轻微至中度的疼痛可应用麻醉剂以外的其他药物治疗[11]。

β受体阻滞剂

一些需要稳定表现的运动项目（如射击、帆船、射箭、击剑、跳台滑雪和雪橇等），运动员必须控制紧张，可能会使用β受体阻滞剂。β受体阻滞剂可使血管舒张，减慢心率，降低心输出量。β受体阻滞剂常用于心脏病和高血压治疗[20]。

利尿剂

利尿剂可以排除组织中的液体[21]，用于多种心血管和呼吸系统疾病的治疗，如高血压。运动员滥用利尿剂的方式主要有两种，快速减轻体重或降低药物在尿液中的浓度（增加其排泄以应对药物滥用的检测）。从道德和健康的角度，应该禁止在比

赛中使用利尿剂。

合成代谢类固醇，人生长激素和雄烯二酮

合成代谢类固醇、人生长激素（HGH）和雄烯二酮都能增加肌肉、力量、能量，以及促进生长。

合成代谢类固醇

合成代谢类固醇与皮质类固醇不同，后者具有抗炎作用。

雄激素是男性睾丸分泌的激素，其主要成分是睾酮，它具有产生雄性特征的功能（刺激男性特征）和合成代谢的功能（通过促进蛋白质合成，增加肌肉质量和重量，促进生长、骨骼成熟和生殖力）[15]，常用于改善某些生理状况。1984年，美国运动医学会（ACSM）报道合成雄激素配合适当的饮食可以增加体重，同时配合高阻力训练可以显著增加力量。但是，合成代谢类固醇会严重威胁运动员的健康[13]（焦点框24-2）。合成代谢类固醇给体育界带来了伦理问题，据估计，有超过一百万的年轻男女运动员在使用这些药物，其中大部分药物是从黑市购买的。约4.1%的男高中生和2.9%的女高中生正在使用或曾经使用过合成代谢类固醇[8]。此外，约有1%的大学生使用合成代谢类固醇[26]（图24-1）。

多毛症 毛发过度生长和（或）在不寻常的地方出现毛发。

青春前期的男性使用合成雄激素，可引起长骨停止生长，最终身高降低，并出现痤疮、多毛、声音低沉、乳房增大（男性乳房发育症）等征象[13]。女性使用合成雄激素会导致多毛症（毛发过度生长或在不寻常的地方出现毛发）、声带改变、声音低沉。当停止使用，多毛可能停止，但声带的变化不可逆[14]。随着时间延长和剂量增加，雄激素效应也可能增加。使用类固醇的人经常私自加量，这将会引发肝癌、前列腺癌和心脏病[2]。

力量运动中滥用

思考题24-2

一名高中足球运动员正在服用合成代谢类固醇，以使自己变得更强壮、速度更快。

？ 使用合成代谢类固醇有哪些潜在的不良反应？

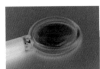

焦点框 24-2

合成代谢类固醇的有害表现

- 青少年——长骨过早闭合，痤疮，多毛，声音低沉，男性乳腺增大（男性乳房发育）
- 男性——男性型秃顶，痤疮，声音低沉，情绪波动，攻击行为，高密度脂蛋白减少，胆固醇增加，睾丸变小，睾酮分泌减少，性欲改变
- 女性——女性型秃顶，痤疮，声音变粗（不可逆），面部毛发增多，阴蒂增大（不可逆），性欲增强，月经不规律，攻击性增强，体脂减少，食欲增加，乳房变小
- 滥用——可能导致肝肿瘤和癌症、心脏病和高血压

合成代谢类固醇最常见[13]，如举重、田径的投掷、棒球和美式橄榄球等项目[13]。由于女运动员有着"不惜一切代价赢得比赛"的心态，滥用合成代谢类固醇也影响着她们的健康。

人生长激素

人生长激素（Human growth hormone，HGH）是脑垂体分泌的一种激素。它以脉冲的方式释放入循环系统，这种释放随着人的年龄和发育时期变化而变化。缺乏HGH会导致侏儒症。过去，由于HGH需要从尸体中提取，所以供应有限。但现在可以合

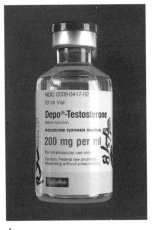
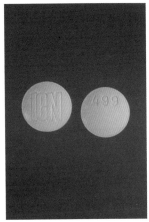

A   B

图24-1 无论是注射形式的合成代谢类固醇(A)，还是药片形式的合成代谢类固醇(B)，都被男女运动员用来提高速度、力量和肌肉大小。它们有许多有害的不良反应（美国缉毒局提供）

成，所以较以往容易获取[29]。

　　实验表明，HGH可以增加肌肉质量、皮肤厚度、肌肉中的结缔组织和器官的重量，并在快速生长阶段放松肌肉和韧带，增加身高和体重，减小体脂比例[24]。

　　由于HGH较合成代谢类固醇更难在尿中检测出，越来越多的运动员使用HGH[29]。目前缺乏相关HGH对运动员生长影响的数据，但是体内过多的生长激素会导致长骨生长部位过早闭合，或是导致肢端肥大症，四肢骨骼长且粗，以及面部骨骼和软组织增厚[29]。与肢端肥大症相关的还有糖尿病、心血管疾病、甲状腺肿、月经紊乱、性欲减退和阳痿。滥用HGH可能使寿命缩短20年。和合成代谢类固醇一样，体育中使用HGH也是严重的问题。目前还没有证据表明HGH与力量训练结合有助于提升力量和增大肌肉[24]。

思考题24-3

一名铅球运动员向你寻求建议。他想增加他的肌肉质量，并承认他曾考虑使用合成代谢类固醇。但是，他已经听说了使用合成代谢类固醇会导致的所有健康问题。所以他现在正在考虑使用人生长激素，因为他听说它更安全且不会在药物测试中检出。

？关于使用任何可以提高成绩的物质，你会给他什么建议？

雄烯二酮

　　雄烯二酮是一种作用相对较弱的雄激素，由睾丸产生[18]。使用雄烯二酮只能短暂增加男性睾酮，但对于女性能明显提高运动成绩[18]。迄今为止，没有科学证据或研究支持使用这种促增强药物的有效性或安全性[18]。2004年，美国食品药品监督管理局（FDA）禁止了这种药物的销售，所以在美国买卖雄烯二酮是违法的。

血液回输（血液兴奋剂、血液填充、促进血液循环）

　　为了提高耐久性、环境适应性和海拔高度，身体会增加血容量和红细胞，以满足对氧的需求[10]。

　　最近，研究人员通过抽取900 mL血液储存起来，6周后重新注入人体，复制了这些生理反应。至少要等待6周是因为运动员的身体需要这么长的时间来恢复正常的血红蛋白和红细胞浓度。使用这种方法，耐久性得到了明显的改善。从科学研究的角度来看，这种实验是可行的，并值得关注。但是，在比赛中使用这样的方法是不道德的，而且由非医务人员操作时，可能有危险，尤其是使用未进行配型的捐助者的血液时[6]。

生物危害

> 比赛中使用血液回输不仅不道德，而且如果由非医务人员进行操作是非常危险的。

　　输血及相关血液制品存在严重风险。这些风险包括过敏反应、肾脏损害（使用了错误的血液类型）、发热、黄疸、传播传染病（病毒性肝炎或艾滋病）或血液超载（导致循环系统和代谢休克）。

娱乐性药物滥用

　　娱乐性药物在全世界普遍存在，因此体育界中也有[34]。使用它的原因很多，如渴望尝试、暂时逃避问题，或者仅仅是获得群体成员（同龄压力）等[32]。对一些人来说，如果滥用会造成心理和生理上的药物依赖。心理依赖是为了产生快感或避免不适而不断摄入。身体依赖是药物适应的状态，表现为耐受性的增加，当药物去除后会引起戒断综合征，即药物突然停止摄入时引起身体不适的反应。滥用这些娱乐性药物也有提高成绩的作用，如酒精、非法药物和处方药。

酒精

　　酒精是滥用最多的物质[4]。酒精从消化系统迅速吸收进入血液，会抑制中枢神经系统。过量饮酒会导致血液中酒精含量增加，持续增加可出现中毒症状。酗酒的表现包括情绪变化、遗忘、孤僻、态度改变、打架或不适当的暴力行为、外貌变化、对权威人士的敌意、对家庭的抱怨和同龄群体的变化[9]。酗酒者是不能参加体育运动的[4,9]。

滥用非法药物

这些非法药物指的是毒品，主要用于娱乐，但是危害健康。使用或持有它们是非法的。常见的毒品有大麻、可卡因、冰毒和摇头丸[34]。

大麻

小剂量使用大麻，几小时后人体会产生持续数小时的快感，精神放松，视觉、听觉和触觉感知力会提高[5]。

可卡因

可卡因是一种短效兴奋剂。使用可卡因会立即产生欣快感、兴奋感、降低疲劳感和增强性欲。常用鼻吸、静脉注射或抽烟[吸入（精炼可卡因）的烟雾]等方式获得。强效可卡因是一种岩石状的晶体，在小管子里加热吸入后立即产生快感。最开始的作用是非常强烈的，这种欣快感让使用者迅速产生强烈的心理依赖，不管他们是否能负担得起这个昂贵的习惯。过量服用会导致心律失常，进而可以导致死亡[34]。

冰毒

使用冰毒的人较多，特别是在俱乐部中。它是一种合成刺激剂，具有强烈持久的欣快感，高度上瘾。通过吸烟和注射获得。冰毒的使用会导致许多严重的身体问题。停用这种药物后，精神症状仍能持续数月或数年[34]。

摇头丸

摇头丸是一种致幻剂，可以口服和注射。它可以产生欣快感和幸福感。过量使用会导致幻觉、抑郁、偏执思维、暴力及非理性行为[34]。据报道，一些反应可以持续14天。

滥用处方药

非法药物的滥用是现代社会的一个主要问题，政府报道滥用处方药的人多于滥用非法药物的人[17]。大部分滥用的处方药从家人和朋友的医药箱中获得，有些在街上出售。美国常见的滥用处方药有镇痛药、镇静剂和刺激剂等。

注意缺陷多动障碍药物

滥用治疗注意缺陷多动障碍（attention deficit and hyperactivity disorder，ADHD）药物的问题已为人们所关注。这些药物一般含有安非他命，如利他林、阿得拉和迪西卷。它们刺激大脑管理集中注意力的部分。没有ADHD的人服用这些药物会出现颤抖、说话或动作快、难以静坐、注意力不集中、食欲不振、睡眠障碍和易怒等症状[35]。

奥施康定（羟考酮）

奥施康定通过改变大脑和神经系统对疼痛的反应来治疗中度至重度疼痛。它可能是被滥用得最广泛的处方药。可以将药片压碎，通过鼻吸、咀嚼或注射的方式获得类似海洛因的快感。按推荐方式使用药物，很少会对奥施康定上瘾[17]。

药物检测程序

职业体育联盟、美国大学体育协会（NCAA）和美国反兴奋剂局（USADA）已经明确建立了禁药名单和药物检测项目，可以检查运动员使用药物的情况[23, 33]。焦点框24-3总结了NCAA和USADA禁止的药物种类。

在药物检测期间，运动员首先必须提供正确的身份证明。然后，运动员现场将尿液放入分别标有A和B的两个标本瓶中，密封，提交至NCAA或USADA的官方检测实验室进行分析。A标本用于筛选和确认检验。如果在筛选检验中出现阳性结果，确认检验会使用更加敏感和准确的分析技术。标本B仅在需要对标本A测试阳性者进行再确认检验时使用。最后，运动员若被告知检测结果为阳性，会受到NCAA或USADA的制裁[23, 33]。

一些运动员因身体状况或疾病需要服用的某种特定药物如果出现在禁止名单上，可以填写USADA提供的申请治疗性使用豁免（TUE）表格，可能会允许继续服用[23]。

美国州立高中协会联合会（NFHS）目前还没有出台禁用物质清单或关于药物检测的具体政策，它把是否对运动员进行药物检测的决定权留给了学校。但是，还是为那些希望进行药物检测的学校提

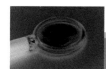

焦点框 24-3

常见禁药

NCAA和USADA禁止的药物[23, 33]

- 酒精*
- 抗雌激素（雌激素的作用是促进和维持女性性征）
- 合成代谢类固醇
- 利尿剂
- β受体阻滞剂*（用于降低血压、心率，减少心律失常）
- β₂受体激动剂（哮喘药物）**
- 激素（人生长激素、促肾上腺皮质激素、促红细胞生成素、人绒毛膜促性腺激素等）
- 刺激剂
- 血液回输
- 大麻

仅USADA禁止的药物

- 麻醉剂（禁止的特定药物）
- 皮质类固醇**（禁止肌内注射、静脉注射、直肠给药和口服；大多数外用和吸入的使用需要经书面许可）

仅NCAA禁止的药物

- 局部麻醉剂

膳食补充剂

（虽然没有禁止，但两个机构都劝告，如若使用，后果自负）

*只有某些运动禁止。

**可事先书面申请药物豁免许可证。

供了指导方针[23]。

20世纪70年代中期，美国政府开始努力逐渐减少药物滥用，并开始对高中运动员进行药物检测。但是，高中运动员药物检测率很低，且成功程度不一。1995年，法庭裁决为高中运动员的药物检测排除了一些障碍，可以对一些药物进行检测，如安非他命、大麻、可卡因、阿片类药物和苯环己哌啶（PCP）。这些标准的药物检测不包含酒精、烟草和类固醇等常用的物质。

膳食补充剂

许多营养或膳食补充剂含有违禁物质。因为美国食品药品监督管理局没有严管补充剂行业，因此营养或膳食补充剂的纯度和安全性无法得到保障。不纯的补品可能导致NCAA或USADA药检呈阳性。运动员在服用补充剂时要自己承担风险。学生运动员应联络他们所属机构的队医或运动防护师，以获取更多的信息。

摘要

- 滥用药物包括使用提高成绩的药物和娱乐性药物或街头药物，了解运动员滥用药物的情况并识别运动员滥用药物的迹象非常重要。滥用药物在运动中是禁止的。
- 使用提高成绩的药物会造成健康风险，必须劝阻运动员使用，以确保公平比赛。运动员常用的药物包括刺激剂、β受体阻滞剂、麻醉性镇痛药、利尿剂、合成代谢类固醇、人生长激素和血液回输。
- 运动员滥用娱乐性药物是主要问题。它会导致严重的

心理和生理健康问题。常见的滥用娱乐性药物包括酒精、非法药物和处方药。

- 为了识别可能存在药物滥用问题的运动员，NCAA和USADA经常对运动员进行药物检测。药物检测的主要目的是保护运动员的健康，帮助确保比赛公平、公正。大多职业队伍和大学都为他们的运动员开展了药物检测。不幸的是，由于成本限制，在高中进行药物检测比较少。

思考题答案

24-1 应该告知运动员药物检测是为了筛查娱乐性毒品而不是促增强药物，所以这应该没什么问题。此外，即使检测筛查促增强药物，因1杯咖啡含有的咖啡因使测试结果呈现阳性也是极不可能的。

24-2 滥用合成代谢类固醇的症状包括男性型秃顶、痤疮、声音变粗、情绪波动、攻击行为、男性乳房发育症、睾丸缩小和性欲改变。

24-3 对于人生长激素，没有证据表明使用人生长激素与重量训练结合有助于提升力量和增大肌肉。此外，使用任何促增强物质都有不良反应并影响健康。建议练习举重，通过自然的生理机制，逐渐增加肌肉量。

复习题和课堂活动

1. 兴奋剂如何提高运动员的成绩？
2. 运动中使用麻醉性镇痛药的目的是什么？它们如何影响成绩？
3. 什么样的运动员会使用β受体阻滞剂？他们为什么使用？
4. 为什么运动员使用合成代谢类固醇、利尿剂和人生长激素？它们对运动员的生理影响有什么？
5. 描述体育运动中的血液兴奋剂。为什么要用它？它有什么危险？
6. 比较心理和生理上的依赖和戒断症状。
7. 如何识别滥用药物的运动员？描述行为识别和药物检测。
8. 列举运动中的药物检测问题。
9. 运动员服用膳食补充剂以提高成绩时，他们最担心的是什么？

参考文献

[1] Alaranta, A. 2008. Use of prescription drugs in athletes. *Sports Medicine* 38(6):449–463.

[2] Angell, M. 2012. Anabolic steroids and cardiovascular risk. *Sports Medicine* 42(2):119–134.

[3] Avois, L. 2006. Central nervous system stimulants and sport practice. *British Journal of Sports Medicine* 40(1):16–20.

[4] Barnes, M. 2014. Alcohol: Impact on sports performance and recovery in male athletes. *Sports Medicine* 44(7):909–919.

[5] Buckman, J. 2011. Risk of marijuana use in male and female college student athletes and non-athletes. *Journal of Studies on Alcohol and Drugs* 72(4):586.

[6] de Oliveira, C. 2014. Blood doping: Risks to athletes' health and strategies for detection. *Substance Use & Misuse* 49(9):1168–1181.

[7] De Rose, E. 2008. Doping in athletes—an update. *Clinics in Sports Medicine* 27(1):107.

[8] DiClemente, R. 2014. Steroid use, health risk behaviors and adverse health indicators among US high school students. *Family Medicine and Medical Science Research* 3(127):2.

[9] Dziedzicki, D. 2013. Alcohol consumption behaviors among collegiate athletes. *International Journal of Athletic Therapy and Training* 18(1): 35–38.

[10] Eichner, R. 2007. Blood doping. *Sports Medicine* 37(4):389.

[11] Elliott, P. 2012. Narcotic analgesic drugs. In D. Mottram (ed.), *Drugs in sport.* New York, NY: Taylor & Francis.

[12] Green, G. 2001. NCAA study of substance use and abuse habits of college student athletes. *Clinical Journal of Sport Medicine* 11(1):51–56.

[13] Harmer, P. 2010. Anabolic-androgenic steroid use among young male and female athletes: Is the game to blame? *British Journal of Sports Medicine* 44(1):26–31.

[14] Ip, E. 2012. Psychological and physical impact of anabolic-androgenic steroid dependence. *Pharmacotherapy: The Journal of Human Pharmacology and Drug Therapy* 32(10):910–919.

[15] Kersey, R., et al. 2012. National Athletic Trainers' Association position statement: Anabolic-androgenic steroids. *Journal of Athletic Training* 47(5):567.

[16] Loland, S. 2012. Justifying anti-doping: The fair opportunity principle and the biology of performance enhancement. *European Journal of Sport Science* 12(4):347–353.

[17] Manubay, J. 2011. Prescription drug abuse: Epidemiology, regulatory issues, chronic pain management with narcotic analgesics. *Primary Care: Clinics in Office Practice* 38(1):71–90.

[18] Momaya, A. 2015. Performance-enhancing substances in sports: A review of the literature. *Sports Medicine* 45(4):517–531. doi:10.1007/s40279-015-0308-9

[19] Morente-Sánchez, J., 2013. Doping in sport: A review of elite athletes' attitudes, beliefs, and knowledge. *Sports Medicine* 43(6):395–411.

[20] Mottram, D. 2015. Beta blockers. In D. Mottram (ed.), *Drugs in sport.* New York, NY: Routledge.

[21] Mottram, D. 2015. Diuretics and other masking agents. In D. Mottram (ed.), *Drugs in sport.* New York, NY: Routledge.

[22] Mottram, D. 2015. A historical perspective of doping and anti-doping in sport. In D. Mottram (ed.), *Drugs in sport.* New York, NY: Routledge.

[23] National Collegiate Athletic Association. 2014. *NCAA drug testing programs.* Indianapolis, IN: NCAA.

[24] O'Mathuna, D. 2006. Human growth hormone for improved strength and increased muscle mass in athletes. *Alternative Medicine Alert* 9(9):97–101.

[25] Outram, S. 2013. Enhancement drug use in society and in sport: The science and sociology of stimulant use and the importance of perception. *Sport in Society* 16(6):789–804.

［26］Pope, H. 2014. The lifetime prevalence of anabolic androgenic steroid use and dependence in Americans: Current best estimates. *American Journal on Addictions* 23(4):371–377.

［27］Reardon, C. 2014. Drug abuse in athletes. *Substance Abuse and Rehabilitation* 5(1):95.

［28］Robinson, T. 2008. *Performance-enhancing drugs.* Edina, MN: ABDO Publishing.

［29］Rogol, A. 2014. Can anabolic steroids or human growth hormone affect the growth and maturation of adolescent athletes? *Pediatric Exercise Science* 26(4):423–427.

［30］Spriet, L. 2014. Exercise and sport performance with low doses of caffeine. *Sports Medicine* 44(2):175–184.

［31］Stewart, B. 2008. Drug use in sport: Implications for public policy. *Journal of Sport & Social Issues* 32(3):278.

［32］Thomas, J. 2009. Illicit drug knowledge and information-seeking behaviors among elite athletes. *Journal of Science and Medicine in Sport* 14(4):278–282.

［33］United States Anti-Doping Agency. 2014. *USADA athlete handbook.* Colorado Springs, CO: USADA.

［34］Waddington, I. 2013. Recreational drug use and sport: Time for a WADA rethink? *Performance Enhancement & Health* 2(2):41–47.

［35］White, R. 2014. Attention deficit hyperactivity disorder and athletes. *Sports Health: A Multidisciplinary Approach* 6(2): 149–156.

［36］Woolf, K. 2008. The effect of caffeine as an ergogenic aid in anaerobic exercise. *International Journal of Sport Nutrition & Exercise Metabolism* 18(4):412.

注释书目

Mottram, D. 2015. *Drugs in sport.* New York, NY: Routledge.

Taking into account the latest regulations, methods, and landmark cases, the book explores the hard science behind drug use in sport, as well as the ethical, social, political, and administrative context.

Newton, D. 2013. *Steroids and doping in sports.* Santa Barbara, CA: ABC-CLIO.

Provides not only information about all aspects of performance-enhancing drugs in sport, but also a thorough, scientific background about the drugs themselves.

Ruiz, P., & Strain, E. 2014. *The substance abuse handbook.* Baltimore, MD: Lippincott, Williams & Wilkins.

Provides authoritative, clinically oriented information on the subject of substance use, abuse, and dependence, with an emphasis on diagnosis, treatment, and prevention.

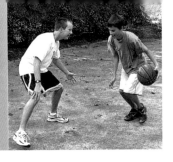

第25章

青少年运动员损伤预防和处置

■ 目标

学习本章后应能够：

- 解释青少年运动员比成年运动员更容易发生运动损伤的原因。
- 阐明美国的青少年运动员发生运动损伤的方式、人群和部位。
- 讨论与青少年运动员相匹配的竞技水平标准。
- 了解青少年运动员应如何安全地进行力量训练。

- 讨论青少年运动员参与体育竞技活动时相关的心理因素。
- 了解关于青少年体能教练认证培训项目的各个组织。
- 了解青少年运动损伤和预防。
- 解释教练和家长应如何预防和减少青少年运动员运动损伤的发生。

体育运动不仅可以提升青少年的体能信心，提高其社会交往能力和学业成绩，还能增强青少年的社会责任感，更能促进积极的社会道德行为形成[36,46]。

背景与趋势

近年来，青少年，尤其是女性，参与正式、非正式及休闲类体育运动的人数与日俱增[3,1]（图25-1）。在美国，大约有75%的学龄青少年至少参加一项有组织的体育运动[33]。随着体育运动参与度的提高，运动损伤概率也大大增加。有研究报道，参加团体项目的青少年至少有1/3因为受伤而无法进行训练和比赛[33]。这是因为，参与体育运动本身就存在一定的风险，而青少年运动员仍处于

运动可以促进：

- 社会责任感
- 学业成就
- 体能自信
- 健康和体能
- 积极的道德行为

动作和认知发展的过程之中，因此更容易受到损伤[42]。

家长及一些教育、心理和医学专家一直在质疑：运动训练和比赛的强度是否适合青少年身体成长的规律[42]。青少年，尤其是女性，越来越多地长期参加一些每日持续多个小时的运动训练项目[24]。例如，青少年游泳运动员至少进行每日2次，每次不低于2 h的运动训练；青少年体操运动员至少进行每日3～5 h的运动训练；青少年跑步运动员的运动量甚至可以达到每周不低于113 km。

在美国，参与体育运动的5～17岁的青少年达到4 600万[33]。据美国青少年体育安全基金委估计，美国有200万～300万的青少年参与非学校组织的体育项目，另外还有大约250万青少年参

> 许多家长和健康专业人士质疑体育运动对青少年的价值。

> 在美国，从事体育运动的5～17岁的青少年有4 600万人。

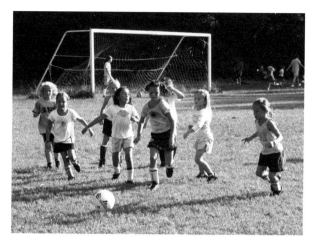

图25-1　无监督的比赛通常比有组织的体育活动更危险

表25-1	5~17岁的青少年参加特定类型的体育活动人数情况[24]
活动类型	估计参与者人数
机构赞助的运动 ［少年棒球联盟、美式足球（橄榄球）］	2 200万
俱乐部体育 （收费服务，如体操、滑冰和游泳）	240万
娱乐体育项目 （每个人都玩，由娱乐部门赞助）	1 450万
校内体育 （初中、高中）	50万
校际体育 （初中、高中）	750万

与学校竞技体育（表25-1）[26]。

青少年运动损伤的现状事实[50]*

- 美国每年大约有4 650万青少年参加体育比赛[35]。
- 2012—2013年超过770万的高中生参加学校体育活动[32]。
- 2008—2009年有120例与参与体育运动相关的青少年运动员死亡；此后，2010年49例，2011年39例，2012年33例，2013年32例[31]。
- 2012年超过13.5万名青少年经历过运动损伤的紧急救治[14]。
- 6~19岁的青少年参加体育活动的受伤率可达20%[14]。
- 15~17岁的青少年因为体育活动受伤而进行急诊的比率非常高[48]。
- 偏远地区因体育活动受伤而进行急诊的比率非常高[48]。
- 每年因体育活动损伤导致的医疗费用超过9亿3500万美元[6, 14]。
- 有过受伤史的运动员，再受伤的风险将增加2~3倍[23]，因此，预防运动损伤至关重要。
- 2012—2013年，高中运动员向运动防护师报告的受伤事件中，在比赛中受伤的占51.8%，其余是在训练中受伤[7]。
- 超过25%的美国公立学校没有校园医护，47%的学校学生与医护人员的比率低于联邦政府规定[29]。
- 超过96%的美国人认为在正式开始运动前由专业人士评估身体状态至关重要[22]。
- 2012年，共有163 670名青少年运动员因为脑震荡进入急诊室，占青少年人数的8%以上。一份与体育活动损伤相关的报告显示，平均每3 min就有1名青少年因为体育活动受伤而前往急诊室就诊[14]。
- 青少年由于体育活动而患脑震荡的比例如下：12~15

*修改自Youth Sports Safety Alliance的统计数据。

岁占47%，16~19岁占29%，8~11岁占19%，7岁及更低年龄占5%[14]。
- 心搏骤停是青少年运动员运动训练猝死的主要原因[10]。
- 在美国，每年新增脊柱损伤病例大约有12 000例，其中将近80%是男性[34]。
- 高中阶段，参加橄榄球运动发生脊柱损伤的概率最大，而啦啦队是女生发生头部和颈部损伤最多的项目[26]。
- 高中阶段，由于参与体操和冰球运动的人数多于橄榄球运动，因此头部和颈部直接损伤发生率也更大[26]。

有效的损伤预防措施
- 青少年在运动中要全程佩戴合适的装备来保护自己。
- 学校、社区体育、运动俱乐部、康复中心等组织机构，应当具备救助能力以防止青少年受伤。
- 教练应经过急救和心肺复苏术的培训并具备应对紧急情况的能力。教练应该精通设备的使用。
- 开展体育活动时，要配备具有资格认证的运动防护师，及时提供运动损伤预防和康复。

与青少年运动员身体发育相适应的评估

相比成年人，青少年由于协调性较差，反应慢，发挥动作准确率较低，且不能够精准地判断运动风险，因此，他们发生运动损伤的风险更高（图25-2）。

5~14岁的青少年中，有将近40%的急诊事件与运动损伤相关[33]。随着年龄的增加，运动损伤的发生率和严重程度也将增加。5～9岁的孩子中，运动损伤发生率女性大于男性，而在青春期（10～14岁），男性受伤的频率和严重程度大于女性。5～14岁，男性运动损伤占了将近75%，且男性发生运动损伤的类型比女性多[33]。

运动损伤的风险与青少年所处的身体发育阶段密切相关。同一年龄段甚至是相同体重的青少年，动作发育程度高的青少年发生运动损伤的风险相对较低。因此，青少年体育运动的参与应该与其自身的身体发育水平、体重、身高和技能水平相匹配。

动作发育的评估应该成为体检的一部分，因为这是保护身体的一种有效手段。目前应用最广泛的评估身体发育程度的方法是Tanner发育评估法，用来评估第二性征。Tanner发育评估法包括对男性阴毛和生殖器发育程度的评估，以及对女性阴毛和乳房发育程度的评估，其他评估指标为面部和腋毛（表25-2）。第一阶段指非显而易见的青春期前期，第五阶段则表明身体完全发育成熟，最关键的是第三阶段，该阶段骨骼发育最快，且关节囊和肌腱的附着力骨骺生长板强2～5倍。Tanner发育评估法反映的是体育运动参与者的发育水平而不是根据年龄来判别成熟情况[39]。

> 在竞技体育中，青春期前没有必要区分女孩和男孩的性别差异。

美国儿科学会指出，在青春期前，竞技体育运动没有必要区分男性和女性的性别差异。一旦男性达到与其体重成比例的肌肉质量，在冲击型运动中，就应区分性别地参与竞技体育[2]。

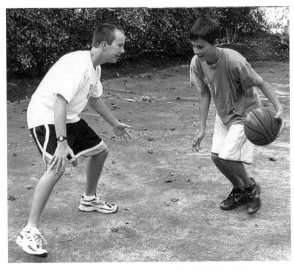

图25-2　体育活动的趣味性与受伤的风险相伴

身体素质与训练计划

给成年人制定的指导方针和训练方案不应该强加给那些骨骼正在发育、生理及心理还未成熟的青少年[9,23]。青少年运动员应该专注提升速度、耐力、柔韧性、灵敏度、力量等5个方面[17]（参阅第4章）。青少年运动员在运动训练时应该有专业的教练或运动防护师在身边陪伴，以确保他们进行安全且合理地运动。另外，在正式训练前青少年运动员应该参与至少6周的适应性训练[13]。建议正式训练前进行至少15 min的热身训练及训练之后进行适当的放松训练。青少年运动员在开始前和结束后应该进行适当的拉伸运动。总运动时间不应该超过2 h，防止过度疲劳时运动损伤的发生[11]。

力量训练是指负重训练、抗阻训练，它对提升力量、柔韧性、平衡力，改善情绪，应对压力，保护心脏健康，集中注意力等方面均有积极的作用。但是力量训练对于青少年却有一定的危险性[4]。美国运动医学会（ACSM）[4]、美国骨科学会[1]及美国儿科学会[2]认为，只要力量设计合理，遵循适当的强度，有完整科学的训练计划，且在专业人士的监督下进行，力量训练可以安全地开

表25-2		Tanner 发育评估法
男性	阶段一	没有阴毛
	阶段二	阴茎根部有颜色较淡、形状直的阴毛生长
	阶段三	阴毛颜色变得更深，形状由直变曲
	阶段四	阴毛生长但并没有延伸到大腿
	阶段五	阴毛延伸到大腿
女性	阶段一	没有阴毛
	阶段二	阴毛略有色素，柔软且沿阴唇边缘生长
	阶段三	阴毛较深、较粗、略卷曲稀疏地散布在耻骨周边
	阶段四	阴毛类似成人样，但并没有延伸到大腿
	阶段五	阴毛与成年人分布类似，沿大腿内侧成长

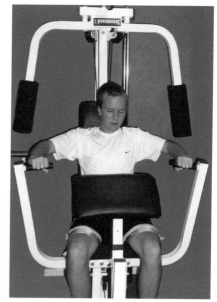
展[1,2,4]（表25-3，图25-3）。

经过科学的指导，一些7~8岁的青少年，甚至更小的年龄，可在力量训练（如俯卧撑、仰卧起坐等）中受益[27]。事实上，孩子想参加的体育活动，如棒球、足球、体操，都需要进行一定强度的力量训练。对于青少年来说，力量训练是指一种行而有效的身体运动训练，而不是像竞技体育中的举重等纯力量的运动训练[4]。在青少年的力量训练时，要注意对肌腱、韧带和骨骼等运动损伤的防治[12]。

图25-3　专业建议：在科学的训练方案且在监督下对青少年运动员实施力量训练

表25-3	青少年运动员力量训练的建议

- 寻求专业的指导：需要在专业教练指导下进行力量训练。教练或培训师可根据运动员的年龄、体型、技能及运动兴趣来制订安全有效的力量训练计划。或让运动员参加专门设计的力量训练课程
- 热身运动和拉伸训练：鼓励运动员在进行力量训练前进行5~10 min的轻度有氧运动，如慢跑、散步，甚至跳绳。这会使肌肉活动得更加充分，减少运动损伤，同时在力量训练之后进行拉伸运动也具有积极意义
- 保持轻巧：只要重量足够轻，青少年可以安全地举起成人型号的举重器械。在正常情况下，一组训练重复12~15次。抗阻训练不一定需要器械，对孩子来说，自身负重（如俯卧撑）也是行之有效的方法
- 适当强调技巧：不要过多关注举起的重量有多大，在训练过程中应多关注锻炼的方法；随着年龄的增加，负重训练的重量和重复次数可以逐渐增加
- 监管：不要让孩子独自进行力量训练
- 休息：确保在两次力量训练之间能够间隔一天以保证充分的休息，理疗训练1周进行2~3次即可
- 保持轻松愉悦：进行多样化的训练，防止重复又单调的训练

*来自 "Tween and Teen Health: What's the best way to start a strength training program for kids?," January 30, 2015, *Mayo Clinic*, www.mayoclinic.org/healthy-lifestyle/tween-and-teen-health/in-depth/strength-training/art-20047758?pg=2.

青少年心理与技能掌握

比身体发育更值得关注的是，父母、教练的过分期待会给青少年运动员带来心理压力[18]。千万不可以把青少年视为"小成年人"，尽管青少年可以模仿成年人的运动技术，但是他们往往还不能理解体育比赛的真正含义。

青少年往往想要取悦成年人，这让他们更易受到胁迫和操纵。有效的方法是，经常给予青少年适当的鼓励，然后再纠正性地反馈[37]，这样也会培养他们的自尊和自我价值感[18]。不是所有的青少年都具备相同的能力，有些青少年有很强的竞争感，但有些青少年的竞争感可能较差。应该让青少年领会到，在比赛中，经历失败并不可怕，努力展现自己的能力才是最重要的。青少年不善于自我修正，因此在出现问题时需要家长和教练及时指出，且越早指出越好[18]。

青少年训练的关注点是

体育运动应该促进男性和女性在运动中发展积极的自尊。

享受运动而不是赢得奖励（图25-4）[47]。作为优秀运动员或想培养优秀青少年运动员的父母，不应该强迫自己的孩子，以防运动让孩子感到焦虑，甚至是厌恶、抵触[5]。

自发性的体育运动与有组织的体育运动之间存在很大的差异，有组织的体育运动带有一定的功利色彩，而且还涉及背后的教练甚至是活动的组织者，这对于青少年来说是一个相对消极的心理因素[16]。

密集参与，即对有组织运动的极端参与，可以用频率和（或）强度来描述[47]。密集参与的例子包括滑冰运动员或体操运动员每天训练数小时并连续多年比赛。没有证据表明，青春期前进行高强度和专业化的训练是达到精英水平的必要条件，反而会发生早期体育专业化训练的风险，包括运动损伤率和心理压力增加，以及过早退赛[21]。全年每天训练和比赛的多项目运动员也是密集参与的例子。这种高强度的训练对身体有着极高的要求，这种要求可能会导致严重的过度使用或损伤[9]。就像年轻的身体成长起来需要更大的身体承受能力，年轻的心理成长也是如此。密集地参赛对青少年提出了许多要求，其中一些可能是不切实际的，这与激烈的竞争有关。研究表明，儿童对竞争过程形成成熟理解的认知能力要到12岁才会出现。直到10~12岁，儿童才会发展出理解不止一种观点的能力，最终才能理解竞争的真正含义[8]。

在对参与激烈比赛和训练的青少年进行康复时，心理问题也需要关注。受伤孩子心理问题的危险因素包括家庭压力、有成就的兄弟姐妹、父母参与过多或参与不足、缺乏闲暇时间、依赖运动能力及运动以外的兴趣范围狭窄等。

教练资格

美国任何联邦法律都没有对教练的任教资格提出明确要求[44]。当前，在美国成为教练的要求是完成大学本科学位，获得国家体育运动资格证书及完成教练教育训练项目[44]。直到1996年，还没有制定任何教练标准[30]。美国国家运动和体育教育协会（NASPE）已经制定了"运动教练国家标准"[30]。这些标准并不是一个认证计划，也不是对所有教练进行单一国家评估的基础。相反，提出这些标准是为了帮助目前对教练进行认证、提供教练教育/培训、评估选定教练或设计项目以满足潜在教练和实习教练需求的组织和机构。美国奥林匹克委员会（USOC）教练教育部支持由40个运动项目组成的国家管理机构（NGB）。它通过开发和提供资源及研究性教育规划，鼓励各级体育教练实际应用，不断提高他们的核心知识和对运动的具体理解[43]。

志愿教练对美国青少年体育的发展至关重要[28]。每一位青年体育教练都应获得认证，并致力于教练的最高理想[38]。美国青年体育联盟（NAYS）是一个促进这种理想实现的组织，它最初的名称为美国青年体育教练协会（NYSCA）[28]。

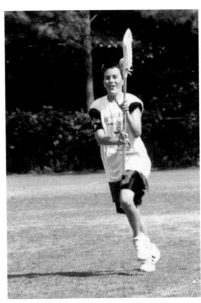

图25-4 非常重要的是，青少年运动员要把享受运动作为重点，而不是把注意力集中在训练、比赛和获胜上

青年体育教练必须在以下方面获得认证和教育：
• 指导技巧
• 状态监督
• 运动安全
• 急救
• 青少年发展
• 心肺复苏（CPR）/自动体外除颤仪（AED）的使用

NYSCA有一个志愿者教练培训项目，已经为全世界300多万志愿者教练服务[28]。这个协会提供

3个级别的认证，包括教练的基本知识、急救和安全，以及常见的运动损伤；它还提供关于失利和纪律方面的指导。所有青年体育教练必须对青少年身体、情感和心理方面的正常发展有良好的理解与掌握[15]。

国家认可的其他教练认证项目或机构包括美国体育教育计划（ASEP）、运动计划教练教育（PACE）、美国国家教练教育认证委员会（NCACE）和美国体育学院认证体育教练专业。

青少年常见的运动损伤

青少年关节、肌肉、肌腱及骨等易发生与成年人相同的运动损伤，这些损伤约占青少年运动相关损伤的50%[27,33]。

> 10%的青少年在有组织的运动项目中受伤。

许多儿科医师担心，随着时间的推移，在青少年运动员中会发生反复微创伤[31]。这种微创伤会在尚未成熟的骨骼肌中积累和加重，并产生慢性甚至退行性病变[39]。

骺板（生长板）骨折

青少年和成年运动员之间具有相同的损伤风险。不同的是，青少年运动员会发生骺板损伤。骺板位于骨干和骨骺之间，是一种薄的、波浪状的软骨组织（图13-1）。人体的长骨并不是由中心向外生长，而是在骨的两端围绕着骺板生长[20]，骺板调节并决定成熟骨的长度、形状，是骨最后硬化（骨化）的部分，因此容易骨折。骨折可能由单一的创伤事件造成，如跌倒，也可由长期的施压和过度使用造成。大多数骺板骨折发生在前臂桡骨、小腿胫骨和腓骨，以及手指关节[20]。

约有1/3的骺板损伤发生在竞技体育运动中，如橄榄球、篮球或体操；而约有20%发生在休闲体育活动中，如骑自行车、滑雪橇、滑雪或滑板。尽管所有处于生长期的青少年都存在骺板骨折的危险，但1~12岁的女性和11~14岁的男性更容易受到损伤。男性骺板骨折的可能性是女性的2倍[20]。

如果怀疑发生骨折，应把青少年运动员转诊给医师做X线检查，以确定骨折的类型。如果骺板发生骨折，损伤的严重程度取决于骺板本身的损伤程度。治疗包括外科的石膏固定修复和内固定。

骺板骨折必须实时监测，以确保长期的治疗效果。在某些情况下，损伤会抑制骨生长，而大多数情况下骨折实际上会刺激骨骺生长，因此受伤的骨比未受伤的骨长。在青少年运动员骨发育成熟之前，病情复杂的骨折需要医师进行随访。

骨骺炎

骨突是软骨生长板内的特殊区域。在整个身体的某些位置，大的肌腱在骨突处附着于骨。骨突是发育中的软骨，而不是成熟的骨，因此很容易受到损伤。重复的跑步、跳跃和其他压力性的动作都会刺激肌腱附着处隆起或产生炎症。

关节骨骺炎最常受累的部位是膝关节胫骨结节上的髌腱（髌韧带）和跟骨上的跟腱。Osgood-Schlatter病（胫骨结节骨软骨炎）[39]是发生在膝关节胫骨结节处的骨骺炎（图16-25），而跟骨骨骺炎发生在跟骨[45]。它们通常是因为重复性的动作而非特定的行为造成的。这些症状通常发生在8~15岁。疼痛主要与参与的活动有关，压痛是局部的，并且膝、踝或其他周围部分没有其他明显的异常。

医师通常根据病史和体格检查进行诊断。可用X线来确诊或排除问题。重要的是要了解Osgood-Schlatter病和跟骨骨骺炎并非严重的病症。尽管可能需要长达数年才能消除，但它们不会影响关节本身，因此不会导致任何严重的关节炎。大多数治疗都是为了减轻症状。

撕脱性骨折

众所周知，处于生长期的青少年其肌肉也在生长，且与骨长度的不断增加相适应。肌肉长度的变化似乎是由肌腹本身的变化和肌腱长度的增加引起的，当肌肉长度的变化与长骨生长的变化不匹配时，肌肉中发生的应力会使青少年运动员受伤。损伤范围从不同程度的肌肉拉伤到在肌肉受损之前肌肉的骨性附着丧失不等。第15章所定义的撕脱性骨折是指在肌腱或韧带附着处，一块骨头断裂并脱离原有骨骼的骨折[39]（图15-15）。在青少年运动员中，这些撕脱性骨折最常见部位包括髂前上棘、髂前下棘、坐骨棘和足部第五跖骨。由于跑步、跳跃和踢腿，下肢关节处的受力超过上肢，下肢撕脱性骨折的数量多于上肢。但是，对于青少年投掷运动员来说，肩部和肘部的应力足以导致内侧肱骨上髁和肱骨近端的撕脱性骨折。

脊柱峡部裂

峡部裂（图20-20）是一种椎骨结构的缺陷或骨折，常见于青少年运动员[41]。进行体育活动的青少年产生的力在椎弓峡部裂的发展中起重要作用。涉及重复负荷的活动，特别是腰椎处于伸展/超伸展状态的活动，如芭蕾舞、体操、跳水、足球、举重和摔跤，都与腰椎峡部裂有关。腰椎峡部裂起源于5~10岁的儿童，最常发生在第5腰椎，其次是第4腰椎。许多患有脊柱峡部裂的青少年长期处于无症状的状态，通常直到骨骼发育的后期才被诊断出来。骨折需要X线来确诊[41]。

脊椎滑脱是一种相邻椎体骨性连接异常而发生的上位椎体与下位椎体部分或全部滑移的情况[41]。尽管这种情况可发生在多个脊柱节段（图20-21），但最常发生在第5腰椎和第1骶椎之间。

腰椎峡部裂和滑脱的治疗主要集中在骨缺损的愈合和患者症状的减轻。治疗取决于医师的个人习惯，范围从不戴支具的相对休息到每天使用23 h的支具。使用的支具通常是一种严格定制的腰椎矫形器，用于防止脊柱过度伸展。除了限制脊柱活动，下肢拉伸也是治疗方案的一个组成部分[41]。

运动损伤的预防

参与青少年体育活动的家长、教练和管理员的主要目标之一是尽一切可能减少青少年运动员受伤的概率[25]。虽然参加体育活动难免发生损伤，但通过一定的措施来避免损伤是可行的，如保持身心愉悦、使用适当的安全设备、创造安全的运动环境，成年人应给予充分的监督，且在任何体育运动中贯彻安全守则。表25-4总结了预防运动损伤的方法。

家长和教练应确保每个运动员在赛前接受家庭医师或队医的体格检查[40]。体格检查应包括：①一般检查，即检查身高、体重、脉搏、呼吸、血压、眼睛、耳朵、鼻子、胸部和腹部；②骨科检查，重点是关节灵活性、关节活动范围、肌肉力量，以及骨和关节的损伤史[39]（参阅第2章）。

正如本章前面所强调的，应该鼓励青少年运动员集中精力发展肌肉力量和耐力、心血管健康和灵活性。坚持训练的青少年不仅能提高他们的技能水平，还能降低受伤的可能性[39]（参阅第4章）。

青少年运动员应该接受良好的健康营养教育，包括从基本食物中摄取均衡的饮食营养，他们的饮食应该富含高碳水化合物及必要的蛋白质和脂肪（参阅第5章）[39]。

青少年运动员必须适应在炎热、潮湿、阳光充足的环境中训练或比赛。如果可能的话，应该在早上或下午晚些时候进行训练和比赛。教练和家长通过对青少年运动员补充水分来降低热病的发生率。教练应为青少年运动员提供补充液体的休息时间，并积极鼓励青少年运动员适当补液，以防止机体脱水（参阅第7章）。

运动员应使用合适且有效的防护装备。应经常检查装备，以确保其处于良好状态。应立即更换或修理有缺陷的装备。在所有训练和比赛期间都应穿戴适当的防护设备（参阅第6章）。

教练和家长应执行初中或高中学校制定和实施的具体计

一名14岁的女子足球运动员正在参加一场初中足球比赛。她不小心被踢到脚踝以上的小腿。其胫骨远端立即疼痛、肿胀、有压痛点。

? 这种情况应该如何处理？该运动员最可能发生了什么损伤？

思考题25-2

青少年运动员必须养成良好的卫生习惯和其他健康习惯。

一名12岁的体操运动员从4岁开始体操训练，每当她过度伸展或弓起背部时，她都会抱怨腰疼。由于疼痛严重，她不得不停止运动。

? 她的疼痛可能是什么引起的？应该如何处理？

思考题25-3

表25-4 运动安全提示*

家长和教练可以采取简单的措施来预防运动损伤。

为青少年的运动需求做好准备

- 在进行有组织的体育活动之前，请确保你的孩子在医师的监督下接受由医师、注册护士或有资格的临床医师对其进行运动前体检或赛前检查。无论谁进行检查，都应遵循相同的流程，包括对病史的询问
- 如果发生紧急情况，请告知教练相关信息（电话号码、医师信息和过敏信息）
- 如果运动员有哮喘史或其他需要特别注意的疾病，需在第一次训练前与教练会面并告知

在比赛和训练前进行热身和拉伸

- 保证每次训练和比赛前都留出时间让运动员适当地热身
- 在训练和比赛前做拉伸运动可以缓解肌肉紧张，有助于防止肌肉撕裂或扭伤等与运动相关的损伤
- 应先慢跑10 min或进行其他低强度准备活动，然后拉伸所有主要肌肉，每次拉伸保持20～30 s

记得补液

- 了解脱水和其他形式的热病的症状和体征
- 让运动员带一个水瓶来参加训练和比赛。鼓励运动员在游戏前、游戏中、游戏后多喝水，保持身体水分充足
- 鼓励运动员在活动开始前30 min补液（水是最佳选择），活动期间每15～20 min补液一次
- 如果你是一名教练，在训练和比赛中强制喝水是一个好主意，不要等到运动员告诉你他们渴了

穿戴合适的运动装备

- 让运动员在训练和比赛时穿戴适当的运动装备，可以避免轻微和严重的伤害
- 确保运动员有合适的装备，并且在训练和比赛中都要佩戴。合适的装备可能包括头盔、护膝、护齿器、踝套、橡胶夹板鞋和防晒霜

不要拿大脑冒险：了解脑震荡的体征和症状

- 了解脑震荡的症状和体征。这些信息对教练、家长和运动员都很重要
- 疑似脑震荡的运动员必须立即退出比赛，直到医务人员对其进行评估。重要的是保护那些脑震荡的运动员不再受到再次脑震荡的伤害
- 一个很好的经验法则：当你怀疑队员有脑震荡时令其坐好

休息优先

- 为了避免过度疲劳导致损伤，所有运动员在训练和比赛期间都要休息
- 鼓励运动员在训练或比赛后告知家长或教练其产生的任何疼痛、损伤或疾病，并让运动员认识到这种行为是明智的
- 运动员每周至少应该有1～2天不参加特定的运动
- 避免长期从事一项运动以防止过度运动以致损伤。这样可以促进自身功能的提高并在其他项目中掌握相关技能

作为教练应有所准备

- 作为教练，制定运动员和父母在每次训练和比赛中都可以遵循的安全指南，如制订补水和休息时间，鼓励运动员在受伤时坐下，如果感觉不舒服则休息，以及促进适当的热身
- 对于教练来说，应该取得急救和心肺复苏术证书，并在所有训练和比赛中携带便携急救包
- 教练应考虑对青少年进行运动安全培训，增加他们的运动技能和增长知识

作为父母应给予支持

- 学习如何帮助孩子在运动时免受伤害，保持健康
- 加入你所在地区的运动安全诊所。这些诊所，如由美国各地的"Safe kids"开设的诊所，为教练和家长提供了让青少年运动员在整个体育生涯中保持健康和免受伤害的方法

---

*来自"Sports Safety Tips," © 2015, Safe Kids Worldwide, www.safekids.org/tip/sports-safety-tips.

划、指导方针和政策，以减少在校期间运动损伤的发生率。在美国，由100多个致力于保障青少年运动员安全的组织组成了青年体育安全联盟（Youth Sports Safety Alliance），推出了首个"国家体育安全行动计划"，以确保全面保护美国学生运动员[49]（表25-5）。

此外，在第2章（焦点框2-2）中讨论的《中学生运动员权利法案》强调了青少年运动员在参加

一所新高中已经开学，学校董事会指示体育主任制定处理受伤运动员的书面政策和程序计划。

? 该文件应处理和包括哪些问题？

体育项目时的重要权利。该法案涉及对运动员本身及他们的父母、学校和各级体育官员、各级决策者至关重要的要求。

家长和教练应尽一切可能创造安全的环境[40]，确保青少年运动有成人的监督，确保比赛环境（如场地表面修整、维护）的安全，制定并执行有助于减少运动和娱乐损伤的安全规则。

表25-5　　国家体育安全行动计划* [49]

国家体育安全行动计划要求所有学校：

- 拥有全面的运动健康护理计划和医疗保健团队
- 确保训练和比赛设施的安全，并定期检查和清洁
- 为受伤运动员提供评估和治疗的场所，并确保患者信息的隐私
- 制定运动器材的选择、安装和维护计划
- 采取伤病预防策略
- 告知运动员和家长运动中的潜在风险及个人责任
- 确保每个学生运动员在参加比赛前都要进行身体检查，包括适当的心脏和脑震荡检查
- 提供在岗、接受过培训的且发生紧急情况可立即赶到的医务人员
- 告知家长学校的紧急政策和程序
- 在方便使用的位置提供自动体外除颤仪；确保设备得到妥善维护并定期检查
- 对教练和裁判进行心肺复苏术和AED使用的培训
- 采用针对特定场所的应急预案，并定期与当地应急人员进行演练
- 让教练、家长和学生运动员意识到滥用营养补充剂、提高成绩的物质和能量饮料存在的潜在问题
- 让学校工作人员了解学生运动员的心理问题，并确保在适当的情况下移交给合格的医务人员

---

*修改自 Youth Sports Safety Alliance. 2014. National Action Plan for Sports Safety. www.youthsportssafetyalliance.org/sites/default/files/docs/National-Action-Plan.pdf

---

运动父母安全清单* [33]

❏ 你的孩子进行有组织的运动前，请确保他接受医师的运动前体检或赛前检查。这可以帮助排除一些可能使运动员受伤的潜在风险。

❏ 在紧急情况下做好准备，与教练分享联系信息（电话号码、过敏信息、医师信息），并将此信息保存在孩子的手机中。

❏ 确保在每次训练和比赛之前留出时间让运动员进行正常的热身和拉伸。

❏ 青少年运动员应先慢跑10 min或进行其他低强度准备活动，然后拉伸所有主要肌肉，每次拉伸保持20～30 s。

❏ 鼓励运动员在活动开始前30 min补液，活动期间每15～20 min补液1次。

❏ 如果你是一名教练，在训练和比赛中强制补液是一个好主意，不要等到运动员告诉你他们渴了。

❏ 确保运动员有合适的装备，并且在训练和比赛中都要佩戴。合适的装备包括头盔、护膝、护齿器、踝套、橡胶夹板鞋和防晒霜。

❏ 鼓励运动员说明自己的伤情。疑似脑震荡的运动员必须立即退出比赛，直到医务人员对其进行评估。重要的是要保护脑震荡患者，防止他们再次发生脑震荡。一个很好的经验法则：当你怀疑队员有脑震荡时令其坐好。

❏ 运动员每周至少应该有1～2天不参加任何专项运动。避免长期从事一项运动以防止过度运动导致的损伤。这样可以促进自身机能的提高并在其他项目中掌握相关技能。对于教练来说，取得急救和心肺复苏术证书并在所有训练和比赛中携带便携急救包是一个不错的选择。

*来自Safe Kids Worldwide. 2014. Changing the culture of youth sports, www.safekids.org/research-report/research-report-changing-culture-youth-sports-august-2014.

运动损伤处置清单

以下是一份可能增加青少年运动损伤风险的清单。

- ❏ 未进行充分的赛前检查。
- ❏ 防护设备缺乏或不合身。
- ❏ 训练有误。
- ❏ 过度疲劳或过度训练。
- ❏ 缺乏教练的教育指导。
- ❏ 不足或不正确运动指导。
- ❏ 没有进行适当的热身、拉伸和放松活动。

- ❏ 允许运动员带伤参加比赛。
- ❏ 医疗服务不及时或不充分。
- ❏ 营养不良。
- ❏ 不良的卫生习惯。
- ❏ 按年龄而不是体能组队。
- ❏ 关于胜负的应激和不恰当的压力。
- ❏ 危险的比赛环境。

摘要

- 必须仔细监测青少年运动员的训练和比赛，以避免身体和精神上的伤害。
- 据估计，美国从事某些固定运动的青少年至少有4 600万人。
- 一些家长和医务人员最关心的是激烈的比赛和训练给未成熟的身体带来的压力。
- 所有青少年参加的体育运动都应该与身体发育程度、体重、体型、技能水平和经验相匹配。
- 如果训练得到适当的监督和实施，青少年运动员可以对某些类型的体能训练做出积极的反应。
- 诸如跌倒、跳跃、直腿着地、反复用力投掷、长距离跑步和举重等活动都可能对不成熟的肌肉骨骼系统造成伤害。
- 青少年不是微型的成年人，教练必须了解他们的情绪和认知水平。
- 在体育活动中，只有当男孩的肌肉量与体重成比例时，才应进行性别分组。

- 参与体育活动最重要的是让青少年享受某项运动，而不是不惜一切代价获胜。
- 教练的过度关注会给青少年运动员带来巨大的心理上的压力。
- 参加青少年体育的教练必须接受技术和技能、安全与损伤预防、急救、成长和发展方面的培训。
- 教练应取得资格认证。
- 每年，超过135万15岁以下的青少年运动员因运动损伤接受治疗。
- 青少年运动员会发生与成年运动员类似的损伤，但他们也必须应对骨骼生长为主的损伤。
- 通过适当的训练和监督、适当的运动水平匹配、使用适当的器材和遵循比赛规则，可以避免对青少年运动员造成运动损伤。
- 必须鼓励青少年运动员养成良好的健康习惯。

思考题答案

25-1 对于10岁的孩子来说，力量训练是安全有效的，只要训练计划设计得当，并得到充分的监督，且这个男孩有成熟的情感去接受和遵循指示。如果这个男孩已经做好参加组织运动的准备，就可以开始某一类型的力量训练。

25-2 根据症状，这名足球运动员很可能发生了骨折。应打电话给救援队，在她的受伤肢体固定之前不要移动她。对于一名14岁的女运动员来说，最令人担忧的是她的生长板骨折。

25-3 这名青少年体操运动员可能患有峡部裂（骨折）。这种情况通常是因为腰部的反复强制过度伸展。只有她的家庭医师同意，她才能恢复比赛。

25-4 政策和程序计划中应该解决的一些重要的问题，包括：制订应急预案；为所有运动员提供运动前的身体评估；编制紧急医疗授权卡，给予父母紧急医疗许可；制定应对恶劣天气指南；制定现场/设施维修计划；聘用经认证的运动防护师及指定队医；要求教练须持有心肺复苏/AED及急救证书；制定防护设备的购置和维修政策；并提供有监督的全年运动计划。

复习题和课堂活动

1. 为什么青少年运动员比成年人更容易受伤？

2. 讨论美国青少年运动损伤发生的地点、类型和对象。

3. 应该使用什么标准来匹配青少年运动员的竞技水平？

4. 描述Tanner发育评估法，并解释这个评估法如何应用于运动员发育评估。

5. 青少年运动员在什么情况下可以参加力量训练项目？

6. 青少年运动员参加有组织的体育运动时，应考虑哪些心理因素？

7. 简述青少年运动教练认证的标准。

8. 讨论青少年运动员不同类型运动损伤的识别和管理。

9. 家长和教练能做些什么来帮助预防或减少青少年运动员的损伤？

参考文献

[1] Academy of Orthopaedic Surgeons. 2015. A guide to safety for young athletes. http://orthoinfo.aaos.org/topic.cfm?topic=A00307

[2] American Academy of Pediatrics Committee on Sports Medicine and Fitness. 2008. Strength training by children and adolescents. *Pediatrics* 107(6):1470–1472.

[3] American Academy of Pediatrics. 2014. Sports injury prevention tip sheet. www.aap.org/en-us/about-the-aap/aap-press-room/news-features-and-safety-tips/Pages/Sports-Injury-Prevention-Tip-Sheet.aspx

[4] American College of Sports Medicine. 1998.Youth strength training. www.acsm.org/docs/current-comments/youthstrengthtraining.pdf

[5] Appleton, P. 2010. Family patterns of perfectionism: An examination of elite junior athletes and their parents. *Psychology of Sport and Exercise* 11(5):363–371.

[6] Centers for Disease Control and Prevention. 2010. Web-based Injury Statistics Query and Reporting System (WISQARS)cost of injury reports. http://wisqars.cdc.gov:8080/costT

[7] Comstock, R. D. HS RIO national sample results, 2012–2013. http://www.ucdenver.edu/academics/colleges/PublicHealth/research/ResearchProjects/piper/projects/RIO/Documents/2012–13.pdf

[8] Côté, J., & Fraser-Thomas, J. 2008. Play, practice, and athlete development. In *Developing Sport Expertise: Researchers and coaches put theory into practice*. New York, NY: Routledge.

[9] DiFiori, J. 2014. Overuse injuries and burnout in youth sports: A position statement from the American Medical Society for Sports Medicine. *British Journal of Sports Medicine* 48(4):287–288.

[10] Drezner, J. 2009. Preparing for sudden cardiac arrest—the essential role of automated external defibrillators in athletic medicine: A critical review. *British Journal of Sports Medicine* 43(9):702–707.

[11] Duehring, M. 2009. Strength and conditioning practices of United States high school strength and conditioning coaches. *Journal of Strength and Conditioning Research* 23(8):2188–2203.

[12] Faigenbaum, D. 2010. Resistance training among young athletes: Safety, efficacy and injury prevention effects. *British Journal of Sports Medicine* 44(1):56–63.

[13] Faigenbaum, D. 2009. Youth resistance training: Updated position statement paper from the National Strength and Conditioning Association. *Journal of Strength and Conditioning Research* 23(Supp):S60–S79.

[14] Ferguson, R. 2013. Safe Kids Worldwide Analysis of Consumer Product Safety Commission (CPSC) National Electronic Injury Surveillance System (NEISS) data.

[15] Gilbert, W. 2009. A learning community approach to coach development in youth sport. *Journal of Coaching Education* 2(2):1–21.

[16] Gould, D. 2009. The professionalization of youth sports: It's time to act! *Clinical Journal of Sport Medicine* 19(2):81–82.

[17] Guy, J., & Micheli, L. 2001. Strength training for children and adolescents. *Journal of the American Academy of Orthopaedic Surgeons* 9(1):29–36.

[18] Harwood, C. 2015. Parenting in youth sport: A position paper on parenting expertise. *Psychology of Sport and Exercise* 16(1):24–35.

[19] Holt, N. 2008. Parental involvement in competitive youth sport settings. *Psychology of Sport & Exercise* 9(5):663.

[20] Hunt, T. N. 2003. Epiphyseal-plate fracture in an adolescent athlete. *Athletic Therapy Today* 8(1):34–36.

[21] Jayanthi, N. 2013. Sports specialization in young athletes: Evidence-based recommendations. *Sports Health: A Multidisciplinary Approach* 5(3):251–257.

[22] Kelton Research online survey representative of the U.S. population, + 3.1 percent margin of error. American College of Sports Medicine. www.acsm.org/about-acsm/media-room/acsm-in-the-news/2011/08/01/athletes-physicians-urge-adoption-of-new-medical-screening-tool

[23] Kucera, K. L., Marshall, S. W., Kirkendall, D. T., Marchak, P. M., & Garrett, W. E., Jr. 2005. Injury history as a risk factor for incident injury in youth soccer. *British Journal of Sports Medicine* 39(7):462.

[24] Lloyd, R. 2012. Long-term athletic development and its application to youth weightlifting. *Strength and Conditioning Journal* 34(4):55–66.

[25] Merkel, D. 2012. Medical sports injuries in the youth athlete: Emergency management. *International Journal of Sports Physical Therapy* 7(2):242–251.

[26] Mueller, F. O., & Cantu, R. C. 2011. *National Center for Catastrophic Sport Injury Research: Twenty-ninth annual report, fall 1982–spring 2011.* Chapel Hill: University of North Carolina.

[27] Myer, G. 2011. When to initiate integrative neuromuscular training to reduce sports-related injuries in youth. *Current Sports Medicine Reports* 10(3):155.

[28] National Alliance for Youth Sport, 2050 Vista Parkway, West Palm Beach, FL 33411. www.nays.org/coaches/

[29] National Association of School Nurses. 2008 Survey. www.nasn.org

[30] National Association for Sports and Physical Education (NASPE), 1900 Association Dr., Reston, VA 22091. www.shapeamerica.org/admin/loader.cfm?csModule=security/getfile&pageid=4574

[31] National Athletic Trainers' Association. 2011. Position statement: Prevention of pediatric overuse injuries. *Journal of Athletic Training* 46(2):206–220.

[32] National Federation of State High School

Associations. 2012–2013 High School Athletics Participation Survey. www.nfhs.org/

[33] National SAFE KIDS Campaign. 2014. Changing the culture of youth sports. www.safekids.org/research-report/research-report-changing-culture-youth-sports-august-2014

[34] National Spinal Cord Injury Statistical Center. 2011. *Spinal cord injury: Facts and figures at a glance, 2011.* Birmingham: University of Alabama.

[35] National Sporting Goods Association. 2011 vs 2001 Youth sports participation, NSGA. www.nsga.org/files/public/2011vs2001_Youth_Participation_website.pdf

[36] National Youth Sports Safety Foundation, 333 Longwood Ave., Suite 202, Boston, MA 02115.

[37] O'Rourke, D. 2014. Relations of parent- and coach-initiated motivational climates to young athletes' self-esteem, performance anxiety, and autonomous motivation: Who is more influential? *Journal of Applied Sport Psychology* 26(4):395–408.

[38] Perkins, D. 2007. Coaches: Making youth sports a positive experience. *Coaching Update* 22(2):4–5, 24–25.

[39] Prentice, W. 2014. *Principles of athletic training.* New York, NY: McGraw-Hill.

[40] Smoll, F. 2011. Enhancing coach-parent relationships in youth sports: Increasing harmony and minimizing hassle. *International Journal of Sports Science and Coaching* 6(1):13–26.

[41] Tallarico, R. 2008. Spondylolysis and spondylolisthesis in the athlete. *Sports Medicine and Arthroscopy Review* 16(1):32–38.

[42] Till, K. 2013. An individualized longitudinal approach to monitoring the dynamics of growth and fitness development in adolescent athletes. *Journal of Strength and Conditioning Research* 27(5):1313–1321.

[43] United States Olympic Committee (USOC), National Governing Bodies of Sports, One Olympic Plaza, Colorado Springs, CO 80909. http://www.teamusa.org/About-the-USOC/Athlete-Development/Coaching-Education

[44] Vickers, B. 2011. Coaching development: Methods for youth sport introduction. *Strategies* 24(4):14–19.

[45] Weber, M. 2014. Heel pain in youth: A guide to potential management strategies. *International Journal of Athletic Therapy and Training* 19(5):44–55.

[46] Wells, M. 2008. Good (youth) sports: Using benefits-based programming to increase sportsmanship. *Journal of Park & Recreation Administration* 26(1):1.

[47] Whisenant, W. 2008. Fairness and enjoyment in school-sponsored youth sports. *International Review for the Sociology of Sport* 43(1):91.

[48] Wier, L., Miller, A., & Steiner, C. 2009. Sports injuries in children requiring hospital emergency care, 2006. Rockville, MD: Agency for Healthcare Research and Quality. HCUP Statistical Brief #75. www.hcup-us.ahrq.gov/reports/statbriefs/sb75.pdf

[49] Youth Sports Safety Alliance. 2014. National Action Plan for Sports Safety. www.youthsportssafetyalliance.org/sites/default/files/docs/National-Action-Plan.pdf

[50] Youth Sports Safety Alliance. 2014. Youth sport safety statistics. www.youthsportssafetyalliance.org/sites/default/files/Statistics.pdf

注释书目

American Academy of Pediatrics. 2009. *Sports medicine: Health care for young athletes.* Elk Grove Village, IL: American Academy of Pediatrics.

A comprehensive guide to training, conditioning, and injury care of the young athlete.

Hardman, A. 2010. *The ethics of sport coaching.* New York, NY: Taylor & Francis.

Critically examines this moral aspect, develops a powerful idea of what sports coaching ought to be, and argues strongly that coaches must be aware of the ethical implications of their acts.

Hebestreit, H., & Bar-Or, O. 2008. *The young athlete.* New York, NY: John Wiley & Sons.

Provides a thorough overview of the unique physiologic characteristics of responsiveness to training and possible health hazards involved in the training, coaching, and medical care of young athletes.

Lair, C., & Murdoch, S. 2012. *Feeding the young athlete: Sports nutrition made easy for players and parents.* Seattle, WA: Moon Smile Press.

Provides detailed discussion of nutritional practices for serious and committed student athletes.

Lloyd, R. S., & Oliver, J. L. (Eds.). (2013). *Strength and conditioning for young athletes: Science and application.* New York, NY: Routledge.

An evidence-based introduction to the theory and practice of strength and conditioning for children and young athletes.

Rouzier, P. 2010. *The sports medicine parent advisor.* Amherst, MA: SportsMed Press.

This book uses lay term descriptions of the different sports medicine–related diagnoses along with nice illustrations of the joints and surrounding muscles.

Simon, R. 2013. *The ethics of coaching sports.* Boulder, CO: Westview Press.

Examines a broad range of normative or evaluative issues that arise from the role of the coach in competitive sports.

附录

附录A　运动防护师的就业环境

近年来，运动防护师的就业机会发生了巨大变化。运动防护师不再只在学院、大学或中学级别的运动防护诊所工作。运动防护师的就业机会比以往任何时候都更加多样化。下面将讨论各种就业环境。

学院或大学

在学院或大学，运动防护师的临床职位因机构而异。在规模较小的学校里，认证运动防护师可能同时承担临床和教学职责。在某些情况下，如果运动防护师是物理治疗师而不是教师，他可能会花一部分时间在校园健康中心，一部分时间在运动防护。在大学阶段，运动防护服务越来越多地提供给参加校内和俱乐部体育运动的普通学生团体的成员。在大多数高校，运动防护师是全职的，不教书，在体育系工作，由院校支付工资。

一些在高校工作的运动防护师被聘为教员，这些人可能被分配或不被分配临床任务。除了教师的职责外，这些教员很可能还担任项目主管和（或）进行科学研究。

中学

美国的每一所中学都有合格的运动防护师。据估计，大约42%的公立和私立中学都有机会聘用认证运动防护师。如果运动防护师能给予适当的处理，许多后来因运动损伤处理不当而引起的身体问题一开始就可以避免。如果一所中学聘用一名运动防护师，他往往会兼任一些教学任务。最有可能的是，一名运动防护师会在上午的中后期来学校，教授一个或多个与运动医学或其他领域（如解剖学）相关的课程，然后在下午履行他的运动防护师职责，直到傍晚运动结束。对于打算在中学就业的运动防护专业学生，除了获得运动防护师证书外，还应获得教师资格证，这将增加他们就业的机会。

学区　一些学区已经发现，聘用一名集中认证的运动防护师是有益的。在这种情况下，运动防护师可能是全职的或兼职的，可担任多所学校的非教学职位。优点是节省开支；缺点是一个人无法提供一所典型学校通常要求的服务。

职业体育

虽然在专业级别地方工作的运动防护师的职位有限，但在这方面工作的机会正在不断扩大。事实上，每一支职业队伍，无论是哪种运动，都至少聘用一名，有时甚至多达4名经过认证的运动防护师。运动防护师与男女职业球队合作，包括足球、篮球、棒球、曲棍球、橄榄球、长曲棍球、垒球、高尔夫球和网球球队。他们也受雇于职业竞技、赛车（NASCAR）和摔跤队。专业运动队的运动防护师通常1年中有6~8个月执行特定的团队运动防护职责，其他4~6个月则用于休赛期体能准备和个人康复。与专业团队一起工作的运动防护师就像运动员一样只参与一项运动，并按合同支付报酬。季后赛和冠军奖金可能会增加年收入。

业余/娱乐/青少年运动

运动防护师可在所有级别的业余运动中工作。美国奥林匹克委员会有3个训练中心聘用了运动防护师和实习生。每个奥林匹克运动会的国家管理机构（NGB）都会聘用1名或1组运动防护师与国家队和年轻运动员发展项目合作。一些市政或社区娱乐项目聘用全职或独立承包商的运动防护师来为他们的项目服务。美国业余体育联盟（AAU）也聘用运动防护师为他们的比赛服务。

表演艺术

表演和娱乐业是一个相对新的、不断扩大的就业机会。运动防护师可与舞蹈公司和戏剧表演团体合作。在美国，他们也可能受聘于迪斯尼和大型赌场。一些巡演乐队甚至聘请运动防护师和管理组一起工作，为他们在旅行中受伤的表演者服务。

军队/执法部门/政府

美国军方，特别是海军、海军陆战队和陆军，已经表现出对部队损伤预防和医疗保健的日益重视。正在开发的治疗中心与运动防护诊所非常相似，而且在很大程度上起着运动防护诊所的作用。这些中心配备有运动医学医师、骨科医师、运动防护师、物理治疗师和辅助人员。运动防护师会尽快接诊受伤人员，并会评估受伤情况，做出适当的转诊决定，并立即开始康复计划。目前，美国军队中有100多名运动防护师，既有现役人员，也有后备人员，偶尔也有一些合同职位。在未来几年里，运动防护师在军队中的作用很可能会显著增加。

在美国，运动防护师参与地方、州和联邦执法团体或机构的机会也在增加。运动防护师正在与警察、消防员、联邦调查局和烟酒枪炮及爆裂物管理局等机构合作。另有一些运动防护师受雇于政府机构，如美国参议院、美国宇航局和五角大楼。

诊所和医院

如今，美国有超过40%的认证运动防护师受雇于诊所和医院，这一比例高于他们在其他场所就业的比例。运动防护师的角色因诊所而异。运动防护师可受雇于门诊康复诊所，从事一般患者的处理工作，如保健、健康或表现提升专家，或作为诊所管理员。他们的工作也可能涉及人体工程学评估、工作强化、心肺复苏培训，或偶尔监督药物测试项目。他们也可能受雇于医院，但在诊所工作。有些临床运动防护师早晨在诊所看病。下午，运动防护师的服务外包给当地的高中或小型大学，服务于练习、比赛或单项活动。大多数私人诊所都有设备精良的工作设施。在许多运动医学诊所，运动防护师可能负责制订计划或在当地社区推广该诊所提供的运动防护服务。

医师助理 一些运动防护师在医师的诊所工作。尽管几乎所有的运动防护师都在医师的指导下工作，但那些被聘用为医师助理的人实际上在医师办公室工作，那里有各种年龄和背景的患者接受治疗。运动防护师的教育准备使他们能够在多个领域发挥作用，包括损伤预防、评估、管理和康复、健康教育、营养、培训和训练、组织赛季前体检和保存必要的文件。虽然只接触体育活动人群这一点可能不如在其他就业环境中那么好，但医师助理有规律的工作时间；虽然周末很少或晚上还要工作，但同时有更多的成长机会，而且总体上来说也有更高的薪酬。所有这些因素共同使医师助理的职位吸引了运动防护师。当医师越来越意识到一个运动防护师作为医师助理可以为他们的医疗执业提供价值时，许多新的就业机会可能会被创造出来。

工业/职业环境

工厂聘用运动防护师来监测员工的健康和伤病康复计划已经变得越来越普遍。在行业或职业环境中工作的运动防护师必须充分理解工作场所工效学的原理和概念，包括检查、测量和观察工作空间的尺寸，以及在工作站上执行特定任务。一旦发现问题，运动防护师必须能够对工作场所的工效学进行适当的调整，以减少可能的受伤风险或使受伤风险最小化。除了这些职责外，运动防护师还可以被指派实施健康计划，提供教育和个人咨询。在接下来的几年里，运动防护师在公司和行业环境中可能会有很多的工作机会。

公司环境

运动防护师利用自己的教育背景从事商业、销售或营销其他运动防护师可能使用的产品的机会正在不断扩大。运动防护师也可能受雇于一家公司来管理保健、健康和健身项目，或者为员工提供一些疾病护理。

健身俱乐部

在健康和健身俱乐部中，运动防护师的工作机会可能会非常多。一些俱乐部可能会提供对患者的护理，但更可能的是，运动防护师将作为运动表现提升专家或教练。这些俱乐部可以是连锁的、特许经营的或独立的。

附录B 运动防护师认证要求

在美国，由认证理事会（BOC）认证的运动防护师在因参与体育运动而造成的损伤处理方面受过教育并且经验丰富，是高质量的辅助医学专业人员。根据运动防护教育认证委员会（CAATE）制定的指导方针，申请认证的人员必须具备正式学术基础和临床实践经验的广泛背景。焦点框B-1中列出了由认证理事会制定的指南。

认证考试

一旦符合要求，申请人就有资格参加认证考试。认证考试以计算机考试为基础。在认证考试中表现成功可获得运动防护师（ATC）的认证。

继续教育要求

为确保持续的专业发展和注册运动防护师的参与，认证理事会制定了继续教育的要求[1]。为了保持认证，所有认证的运动防护师必须每2年注册1次，2年获得至少50 CEUs*（继续教育学分）方可注册。参加专题讨论会、研讨会、培训或学术会议；担任演讲人、组委成员或认证考试模拟考官；在专业期刊上发表研究文章；完成美国运动防护师协会（NATA）期刊测验；或完成研究生课程均可获得CEUs*。所有经认证的运动防护师还必须在2年期限内至少进行1次CPR/AED认证。

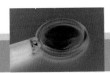

焦点框 B-1

运动防护师认证理事会要求

认证目的
美国认证理事会成立于1989年，旨在为初级运动防护师提供认证计划，并为认证的运动防护师提供再认证标准。这个入门级认证计划的目的是建立进入运动防护职业的标准。此外，认证理事会还制定了继续教育的要求，一个合格的运动防护师必须满足并保持当前认证理事会认证的运动防护师的状态水平。

认证过程
认证理事会每年审查认证资格要求和继续教育标准。此外，理事会根据每5年审查和修订1次《认证理事会角色划分研究》的测试规范，审查和修订认证考试。

认证程序
认证理事会认证考试资格要求：
1. 申请者必须顺利完成由运动防护教育认证委员会（CAATE）认可的学士或硕士学位的入门级运动防护课程。
已开始大学最后一个学期或一个季度课程的学生可以在毕业前申请参加认证考试，前提是他们满足了所有的学术和临床要求。考生将被允许在离毕业日期最近的日期参加考试。
2. 由CAATE认证的项目总监批准考试申请。
3. CPR/AED证书必须在有效期内。（注：CPR认证必须在首次申请时和任何后续重新注册考试时有效。）

参考文献
[1] Board of Certification. www.bocatc.org

*1 CEU = 1 课时（contact hour）.

附录C　身体关节的运动

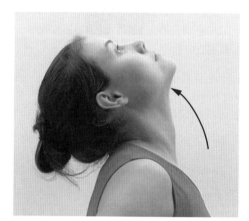

C-1　颈部后伸

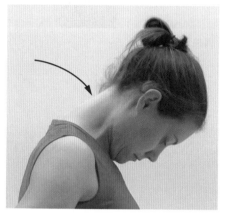

C-2　颈部前屈

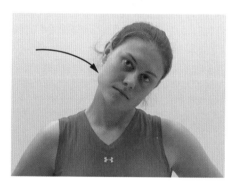

C-3　颈部侧屈

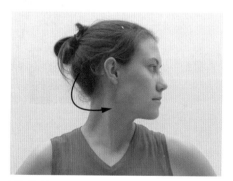

C-4　颈部旋转

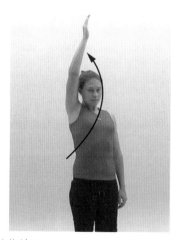

C-5　肩关节前屈

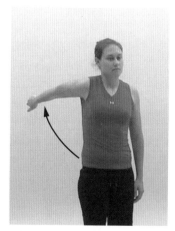

C-6　肩关节部后伸

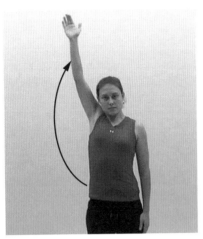

C-7　肩关节外展

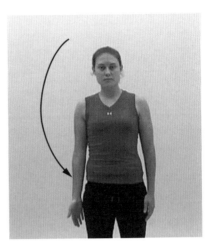

C-8　肩关节内收

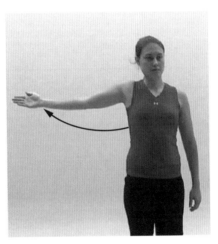

C-9　肩关节水平外展

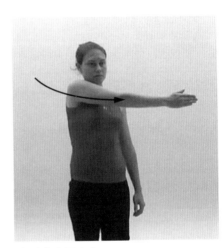

C-10　肩关节水平内收

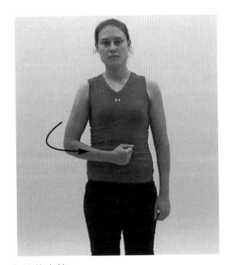

C-11　肩关节内旋

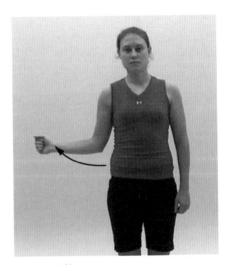

C-12　肩关节外旋

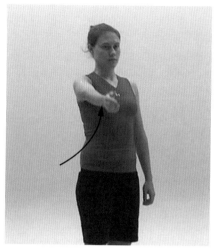

C-13　肩关节上举

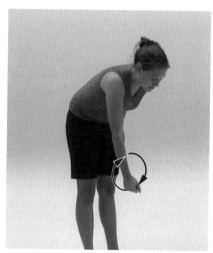

C-14　肩关节环转

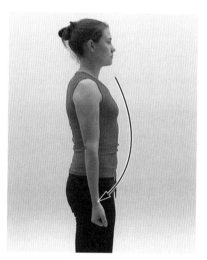

C-15　肘关节伸展

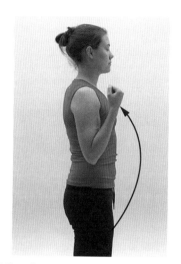

C-16　肘关节屈曲

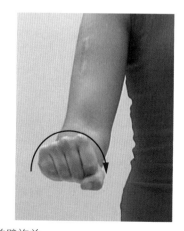

C-17　前臂旋前

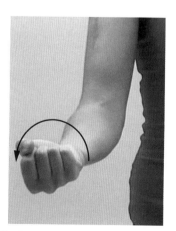

C-18　前臂旋后

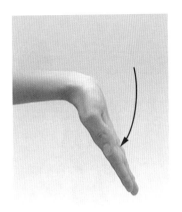

C-19　腕关节背伸

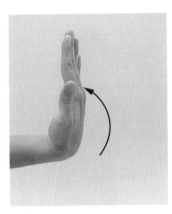

C-20　腕关节掌屈

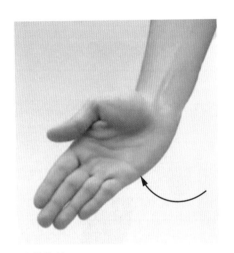

C-21　腕关节桡偏

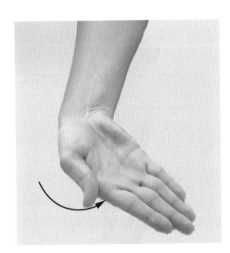

C-22　腕关节尺偏

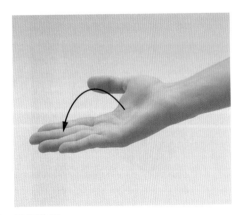

C-23　手指伸展

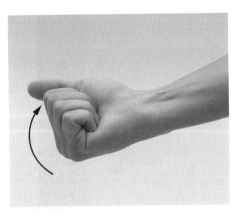

C-24　手指屈曲

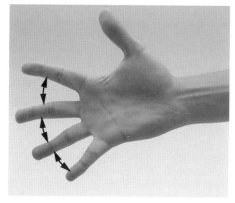

C-25 手指外展

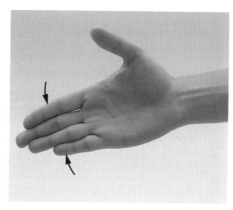

C-26 手指内收

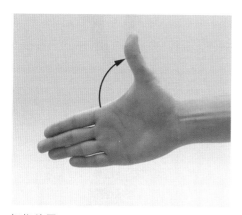

C-27 拇指外展

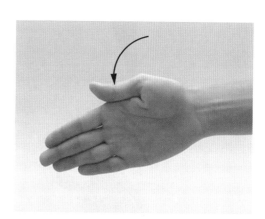

C-28 拇指内收

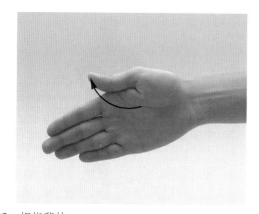

C-29 拇指背伸

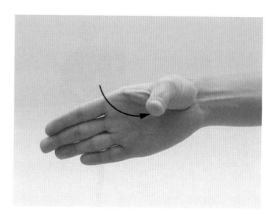

C-30 拇指屈曲

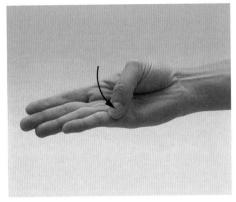

C-31　拇指对掌

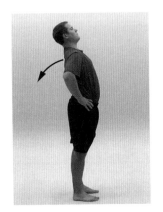

C-32　躯干背伸

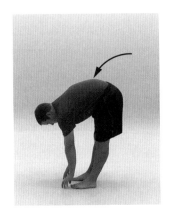

C-33　躯干屈曲

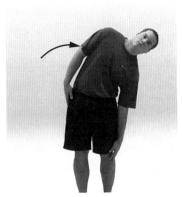

C-34　躯干侧屈

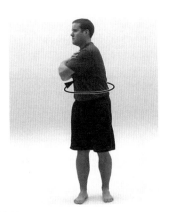

C-35　躯干旋转

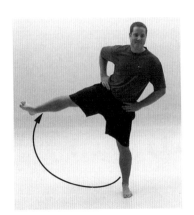

C-36　髋关节外展

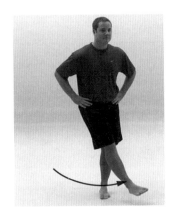

C-37　髋关节内收

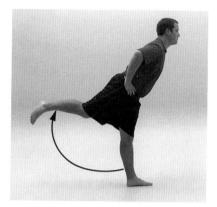

C-38 髋关节后伸

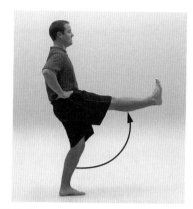

C-39 髋关节前屈

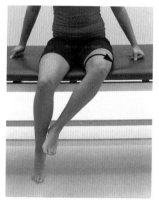

C-40 髋关节外旋

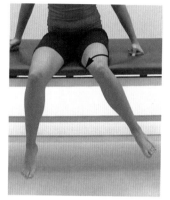

C-41 髋关节内旋

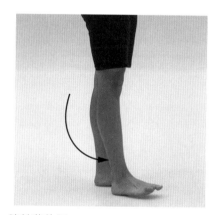

C-42 膝关节伸展

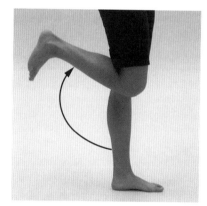

C-43 膝关节屈曲

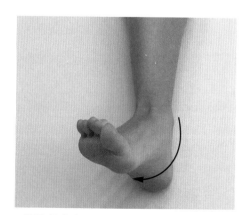

C-44 踝关节外翻

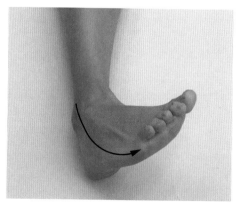

C-45 踝关节内翻

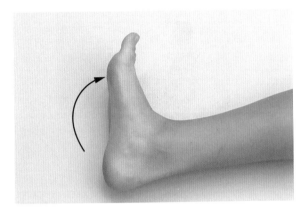

C-46 踝关节背屈

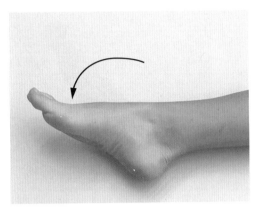

C-47 踝关节跖屈

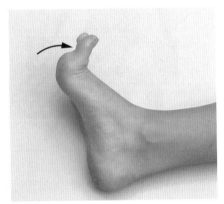

C-48 足趾伸展

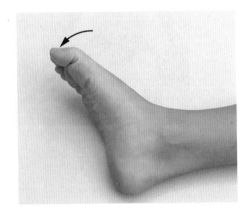

C-49 足趾屈曲